COMPRENDRE ET SOIGNER

Penser la médecine
Collection dirigée par Mirko Grmek et Bernardino Fantini
publiée avec le concours de la Fondation Louis Jeantet, Genève
et de la Fondation Marcel Mérieux, Lyon.

Directeur exécutif : Mirko Grmek

Ouvrages de la même collection

Thierry BARDINET, *Les Papyrus médicaux de l'Égypte pharaonique,* 1995.

Jacques GASSER, *Aux origines du cerveau moderne,* 1995.

Anne-Marie MOULIN (dir.), *L'Aventure de la vaccination,* 1996 (prix de la Société française d'histoire de la médecine, 1998).

Frédéric OBRINGER, *L'Aconit et l'orpiment,* 1997 (prix Giles de l'Académie des inscriptions et belles-lettres ; prix de la Société française d'histoire de la médecine, 1999).

Mirko D. GRMEK, *Le Legs de Claude Bernard,* 1998.

Danielle JACQUART, *La Médecine médiévale dans le cadre parisien,* 1998.

Mirko D. GRMEK et Danielle GOUREVITCH, *Les Maladies dans l'art antique,* 1998.

Dora B. Weiner

COMPRENDRE ET SOIGNER

Philippe Pinel (1745-1826)
La médecine de l'esprit

Fayard

À trois amies trop tôt disparues
Simone Raspail
Gladys Swain
Roselyne Rey

Philippe Pinel Clerc Tonsuré

Pinel méd. consultant de S. M. l'Empereur et Roi, et Professeur a l'école de méd.

Pinel maire

Pinel

Signatures de Philippe Pinel : « clerc tonsuré », Registre des pénitents de Lavaur ; « médecin consultant de S. M. l'Empereur et Roi, et Professeur à l'École de médecine » ; « maire », Registres communaux, Mairie de Torfou, département de l'Essonne ; sur le contrat de mariage de son fils Scipion Pinel, lui cédant sa bibliothèque, 7 mars 1824.

Introduction

Penser la médecine au temps de Philippe Pinel, c'est évoquer les débuts de la médecine moderne en France pendant la Révolution et l'Empire. Penser Pinel, c'est accompagner un médecin provincial talentueux et pauvre à Paris, à la poursuite d'une carrière, et le voir monter au sommet de la médecine française. Comme professeur, Pinel montre un don exceptionnel pour enseigner l'observation exacte des malades et pour la classification rigoureuse de leurs maladies. Comme chercheur, il pousse ses jeunes collègues à explorer, étant lui-même un pionnier de la vaccination, de la médecine gériatrique, de l'étude et du traitement de l'aliénation mentale. Comme clinicien, il sait gagner la confiance des patients qui lui révèlent l'histoire détaillée de leurs maladies psychiques autant que somatiques : sa compréhension de l'être humain malade amènera Pinel à devenir le fondateur de la psychiatrie en France. Auteur de trois livres publiés entre 1798 et 1802, il dote l'École de Paris d'un texte élémentaire de médecine interne qui forme toute une génération d'élèves ; il rend compte de son expérience clinique ; et il explore l'aliénation mentale ou la manie. Comme médecin-en-chef de la Salpêtrière, il aide à transformer un sinistre mouroir en un « hôpital-hospice » plus salubre et mieux administré, en un centre d'enseignement et de recherches. Pinel est donc beaucoup plus que le philanthrope légendaire qui libère les malheureux aliénés pauvres de leurs chaînes. Médecin consultant de

Napoléon, décoré de la Légion d'honneur et de l'ordre de Saint-Michel, membre de l'Académie des sciences, il est l'un des médecins français les plus illustres. Penser Pinel, enfin, c'est plonger dans une période dramatique de la médecine en France.

Au début du XIXe siècle, Paris devient le centre de la médecine mondiale à cause du succès de la méthode anatomo-pathologique pratiquée et enseignée à l'École de Paris. Pinel, lui, ne suit pas cette méthode qui implique de fréquentes dissections de cadavres : là où d'autres voient un corps malade et cherchent la lésion, siège de la maladie, Pinel se penche sur la personne et sur sa souffrance. Il établit côte à côte, à la Salpêtrière, l'infirmerie générale pour les patientes saines d'esprit et une infirmerie spéciale pour les malades de l'esprit souffrant de maux intercurrents. Il y surveille par ailleurs ce qu'il appelle le « traitement général » de toutes les aliénées curables. Ainsi la Salpêtrière devient le modèle de l'« hôpital dans l'hospice »[1]. Pinel crée ce concept et l'illustre à la Salpêtrière pendant trente ans. C'est dans cet esprit qu'Henri Ey, célèbre psychiatre français de notre temps, s'est proposé d'écrire l'histoire de la psychiatrie française *dans l'histoire de la médecine*[2].

L'intégration de l'aliénation mentale dans la médecine n'est pas le seul effort conciliateur de Pinel. Il est à la fois le dernier grand nosologiste du XVIIIe siècle et, avec Corvisart, le premier clinicien de l'École de Paris. Nous verrons que ses contemporains s'enthousiasment pour la *Nosographie philosophique ou méthode de l'analyse appliquée à la médecine,* ce manuel « élémentaire » réédité six fois entre 1798 et 1818, qui nous paraît aujourd'hui si daté du fait de sa classification rigide des maladies et d'une fausse théorie des fièvres essentielles. Les contemporains y voient au contraire un guide précieux pour procéder de façon analytique au chevet des malades. La *Nosographie philosophique* et la *La médecine clinique rendue plus précise et plus exacte par l'application de l'analyse* leur paraissent – comme à nous d'ailleurs –

1. Esquirol, 1819 (a), p. 12.
2. Ey, 1969, p. 244 ; Garrabe, 1997, chap. 8.

deux ouvrages complémentaires, le cadre théorique du premier permettant de classifier les centaines d'exemples consignés dans le second. En revanche, la renommée mondiale du *Traité médico-philosophique sur l'aliénation mentale ou la manie* honore surtout le champion du traitement « moral ».

Cette tentative, vers la fin du siècle des Lumières, d'insérer l'aliénation mentale dans le domaine de la médecine ne se limite pas à la France. Nous verrons en effet, d'une part combien Pinel doit aux écrits et aux pratiques britanniques et allemandes, d'autre part à quel point l'exemple français influe sur l'histoire de la psychiatrie dans le monde occidental. Les développements français présentent un intérêt particulier pour l'historien de la médecine, car ils sont moulés par les bouleversements socio-économiques, religieux et politiques de la Révolution et de l'Empire, par les écrits et par les activités de médecins réformateurs tels que Cabanis, Thouret et Chaptal, par les caractéristiques de l'hospice public français, et par l'éducation, la personnalité, les qualités intellectuelles et psychologiques, l'expérience et les écrits de Philippe Pinel.

Pinel participe au mouvement d'idées qui explore l'égalité en droit des êtres humains. Les philosophes des Lumières de tous les pays occidentaux se rendent compte qu'en matière de santé, le droit aux soins doit figurer au premier rang des préoccupations. Car un citoyen malade, aliéné, aveugle ou sourd n'est pas l'égal d'un homme sain. Cette idée intéresse les médecins : le citoyen malade a donc des droits ! Les médecins vont chercher dans les hôpitaux de nouveaux savoirs car au XVIIIe siècle la médecine devient de plus en plus une médecine d'observation. À l'hôpital, ces médecins découvrent des salles peuplées de malades pauvres qui ne bénéficient pas de la même qualité de soins que leur clientèle privée. Comme le montrent très bien les délibérations du Comité de mendicité de l'Assemblée constituante en 1790-1791, la Révolution française met en cause la réforme des soins aux indigents à l'hôpital[3]. Un des objectifs principaux

3. *PVR*, 1911 ; Weiner, 1970, 1993.

des réformes révolutionnaires sera précisément de repérer les malades parmi les pauvres hospitalisés, et de leur fournir des médecins et des soins adéquats. Philippe Pinel débute dans sa carrière publique comme médecin des infirmeries de l'hospice de Bicêtre.

Notons au passage l'usage confus, par les contemporains de Pinel, des mots « hôpital » et « hospice ». L'« Hôpital général » de l'Ancien Régime, composé des hospices de Bicêtre et de la Salpêtrière, des Petites Maisons et des Enfants Trouvés, n'est pas un hôpital mais une énorme institution hétérogène. Nous employons le terme « hospice » pour les maisons de pauvres valides, et celui d'« hôpital » pour celles de malades. L'hôpital général, créé par Louis XIV au milieu du XVIIe siècle, rassemble tous les mendiants et vagabonds dont le roi voulait nettoyer les rues de la capitale et les routes des environs. On peut s'attendre à ce que parmi ces milliers de miséreux se trouvent des centaines de malades de l'esprit. C'est autour de ces malades qu'a été créé le mythe de Pinel, briseur de chaînes.

La libération des aliénés de leurs chaînes, sujet du mythe, bien que fausse dans les détails historiques, a sa part de vérité symbolique, car le drame imaginaire se joue dans un hospice public, Bicêtre, en présence d'un membre du gouvernement jacobin, sous la Terreur. Le « geste » de Pinel qui rompt les chaînes acquiert ainsi un aspect politique, comme le soulignent les historiens de la psychiatrie des deux siècles passés. Un contraste s'établit entre Paris d'une part et la province et l'étranger de l'autre, où l'on a également remplacé les chaînes par le gilet de force, mais à l'ombre de petits établissements publics ou privés et sans le contexte d'un bouleversement historique.

D'autres développements ont renforcé le mythe, à commencer par la légende familiale : nous verrons que ce n'est pas le fils de l'éminent médecin, le Dr Scipion Pinel, qui s'est chargé de sauvegarder la renommée de son père... Scipion se range plutôt dans le camp solidiste et du côté du contestataire François Broussais[4]. C'est le neveu, le Dr Casimir Pinel, qui

4. PINEL, S., 1819, 1826, 1833, 1837, 1844.

publie en 1859 une série de lettres où il défend Philippe Pinel contre les admirateurs italiens de son contemporain Vincenzo Chiarugi, désireux d'établir la priorité de leur compatriote comme fondateur du traitement compatissant des malades de l'esprit[5]. En choisissant comme sujet de thèse *Philippe Pinel et son œuvre au point de vue de la médecine mentale,* le petit-fils de Casimir, le Dr René Semelaigne, devient le champion de la légende familiale[6]. La partie biographique de cette thèse parle de la piété exemplaire du jeune Philippe, d'un abbé que Mme Pinel aurait fait venir comme tuteur de ses enfants, d'une renommée que l'enfant aurait acquise pour son intelligence extraordinaire, de son dévouement à sa famille... autant de traits mal documentés qui ajoutent à la vérisimilitude de la jeunesse d'un philanthrope miséricordieux. Et l'on connaît les deux fameux tableaux qui confirment le mythe, l'un, de Charles Müller, qui trône dans la salle des pas perdus de l'Académie de médecine à Paris, l'autre, de Tony Robert-Fleury, qui se trouve à la Bibliothèque Charcot de la Salpêtrière. Ils perpétuent la légende.

L'héritier intellectuel et l'élève préféré de Pinel, Jean Étienne Dominique Esquirol, rehausse le mythe sous la Restauration et jusqu'à sa propre mort en 1840. Glorifier le philanthrope permet à Esquirol de jeter un voile sur les écrits du penseur qu'était Pinel et nous verrons, en analysant leurs articles dans les encyclopédies, qu'il s'agit d'une véritable joute du vocabulaire dont Esquirol sort vainqueur. Avec Esquirol comme chef d'école et l'hospice de Charenton comme modèle, l'attention des aliénistes français se tourne vers de nouveaux sujets. La profession et le public sont fascinés par de fameux procès criminels où les aliénistes évoquent le concept de « monomanie homicide » pour défendre des fous meurtriers : la nouvelle science spéciale entre en lice contre la justice. Sous la Monarchie de Juillet, Esquirol sert d'expert pour l'élaboration de la Loi de 1838 qui régit, depuis cette année-là, l'hospitalisation des insensés en France et il inspire la construction de nombreux asiles en province. Avec

5. Pinel, C., 1859. Voir *infra,* chap. 8.

6. Semelaigne, 1888. Voir également *idem,* 1892, 1894, 1910, 1912, 1913, 1930.

Esquirol pour guide, la profession psychiatrique française connaît donc une période d'éclat social et politique bien différent de son orientation sous l'égide de Pinel.

C'est sans doute pour rehausser l'importance d'Esquirol que Jan Goldstein, dans un excellent livre récemment traduit en français, *Consoler et classifier: l'essor de la psychiatrie française,* s'efforce de réduire l'originalité de Pinel[7]. Les nouvelles spécialités médicales qui se développent autour de 1800, explique-t-elle, se calquent sur les métiers artisanaux: ce sont des empiriques – voire des charlatans – qui développent de nouveaux procédés, tels les lithotomistes ou les extracteurs de cataractes. Le traitement moral serait une telle pratique charlatanesque. Il nous semble que Pinel mérite mieux qu'une telle caricature.

Alors que l'histoire de la psychiatrie du XIXe siècle se contente de figer l'image du libérateur philanthrope, de jeunes chercheurs font des progrès spectaculaires dans l'investigation du cerveau. Pinel, qui avait lui-même disséqué des cerveaux, avait conclu dès 1800 que l'état morbide de cet organe n'autorisait pas à un diagnostic rétrospectif d'une maladie chez le patient vivant. Il se borne, dans le *Traité médico-philosophique,* « à tracer la ligne qui sépare le vrai du probable »[8] et il maintiendra toute sa vie que le médecin doit traiter la personne et non le cerveau malade. Mais les jeunes chercheurs font des découvertes étonnantes: par exemple Antoine Laurent Jessé Bayle qui démontre en 1822 que la syphilis peut affecter le cerveau et le comportement, ou Paul Broca qui prouve quarante ans plus tard la localisation cérébrale de la faculté du langage. En comparaison avec de telles découvertes scientifiques, les préoccupations psychologiques de Pinel paraissent bien vagues. Vers le milieu du siècle, le romantisme fait place au réalisme et, dans les sciences de la vie, les notions d'hérédité, de déterminisme et de dégénérescence prédominent. Ce n'est qu'à la fin du siècle, avec Jean Martin Charcot, l'École de Nancy, Sigmund Freud, entre autres, que l'aspect psychologique de la maladie

---

7. Les empêcheurs de penser en rond, Paris, 1997; original publié par Cambridge University Press, New York, 1987.

8. PINEL, *TMP* I, p. 132.

mentale resurgit comme préoccupation primordiale de l'aliéniste.

Nous sommes redevables au regretté psychiatre Gladys Swain de la réévaluation du mythe et de l'œuvre entière de Pinel, comme nous le verrons en détail par la suite. Nous trouverons sa thèse élaborée dans les livres de Swain et Marcel Gauchet, notamment *La pratique de l'esprit humain: l'institution asilaire et la révolution démocratique* et, dans la collection posthume, *Dialogue avec l'insensé*[9]. C'est toute une perspective de traitement psychologique ou « moral » qui s'ouvre ainsi devant nous[10].

> La naissance de l'aliénisme – écrit Gauchet – marque une rupture décisive avec une ancienne logique de l'altérité qui enfermait l'insensé dans son absence à lui-même en même temps qu'elle le retranchait du commerce de ses semblables[11].

Non contente d'inaugurer ainsi les études de l'essor de la psychiatrie en France, Swain, en association avec Gauchet, évalue la naissance de l'asile en relation avec la démocratie. Ces auteurs examinent les interprétations de Michel Foucault, leur attribuant toute leur importance philosophique et historique, mais ne se contentent pas de dénoncer, comme Foucault, la domination de la classe bourgeoise, y compris des médecins, sur le prolétariat et ses malades institutionnalisés. Ils soulignent l'importance de la Révolution de 1789 comme époque charnière dans l'histoire de l'asile, lieu où l'on a, soutiennent ces auteurs, « pratiqué » méthodiquement l'« esprit humain » malade, essayant de l'ajuster à la société. Nous aurons l'occasion de discuter cette idée intéressante.

Michel Foucault, dans *L'histoire de la folie à l'âge classique*, a attiré l'attention sur le « grand renfermement des pauvres » au milieu du XVIIe siècle. Puis, dans *La naissance de la clinique*, il s'est attaqué aux médecins qu'il accuse d'exploiter les

---

9. Swain, 1975; 1977 (b), nouvelle édition (1997) avec une préface de Marcel Gauchet; Gauchet et Swain, 1980 (b); Gauchet, 1994.

10. Gauchet, 1994; voir surtout « De Kant à Hegel », et « D'une rupture dans l'abord de la folie ».

11. « De Pinel à Freud », préface à la nouvelle édition de Swain, 1977 (b), publiée en 1997, p. 11.

malades pauvres hospitalisés pour la recherche, afin d'approfondir leur connaissance de la maladie. Foucault dépeint bien la misère du fou exclu de la société, mais il a sous-estimé l'effort des médecins pour s'occuper des pauvres hospitalisés, en particulier des malades de l'esprit. Notre étude des registres d'archives hospitalières jusqu'ici inconnus, détaillant l'histoire de plus de mille femmes aliénées soignées par Pinel à la Salpêtrière entre 1802 et 1805, montre le médecin à l'œuvre. Le tableau qui en ressort est bien loin du fameux chapitre sur « La naissance de l'asile », où Foucault nous montre un lieu où règnent le silence, la reconnaissance en miroir, le jugement perpétuel, et l'apothéose du personnage médical. Par des citations savamment choisies, il construit son argument prouvant le pouvoir absolu de l'administrateur sur les habitants de l'asile, et l'abus de ce pouvoir par un dictateur, un « sage » [12].

Foucault soulève une question centrale concernant l'hébergement et la direction des malades de l'esprit hospitalisés : c'est celle du degré d'autorité, de pouvoir, que peut légitimement exercer le chef d'un établissement asilaire. Si l'on peut parfois trouver chez Pinel la justification d'une fermeté extrême envers un malade têtu au point de s'exposer à la mort en refusant de manger, on y lit surtout des conseils de patience et de douceur. En dernière analyse, le traitement dépend du jugement *moral* du médecin. Et Pinel nous paraît être un homme éminemment moral. Ce que Foucault n'admet pas, c'est que certains malades, et surtout des malades de l'esprit, peuvent avoir besoin de limites et d'une structure pour guider leur comportement. Il ne perçoit que des abus, et l'on voit fleurir à sa suite toute une littérature qui condamne le contrôle social des malades par les médecins [13].

La notion de traitement moral a fait couler beaucoup d'encre, en partie parce que Pinel n'en donne nulle part une définition précise. Cette notion finit par pénétrer tout le domaine thérapeutique de la psychiatrie au XIXe siècle et par désigner toute stratégie visant la guérison. À strictement

12. Foucault, 1961, chapitre 8, « La naissance de l'asile », p. 282.

13. Voir par exemple Dörner, 1969 ; Szasz, 1970, 1977 ; Scull, 1979, 1981.

parler, Pinel applique le traitement moral aux malades de l'esprit considérés comme curables. Il essaie d'établir une relation individuelle de confiance avec le (ou la) malade, il l'écoute et l'observe avec une attention minutieuse afin de comprendre l'histoire de sa maladie. Une fois qu'il connaît bien cette histoire, il établit son diagnostic et définit le traitement. Pinel conçoit le travail à l'asile comme thérapie individuelle – conception qui a donné lieu à de nombreuses controverses [14]. Mais l'essentiel, pour Pinel, est que les malades sachent qu'ils sont en convalescence, qu'ils peuvent améliorer leurs conditions d'existence et sortir de l'asile par leurs propres efforts. Le « traitement moral » n'a donc rien de révolutionnaire ou de nouveau : mais avant Pinel, on n'en avait jamais fait un principe applicable à tous les malades de l'esprit pauvres dans un hospice public.

Sauf à Bicêtre, où Pinel est étonné de voir un « emploi » de fous régi de façon calme et ordonnée par le surveillant Jean-Baptiste Pussin. Faut-il pour autant en déduire, comme certains l'ont prétendu, que Pussin fut le créateur du traitement moral, et Pinel son imitateur [15] ? Ayant découvert à ce sujet un document fort intéresssant, nous aurons amplement l'occasion de nous attarder sur cette question [16]. De toute façon, les tentatives d'humaniser le traitement des aliénés en France n'auraient sans doute pas attiré l'attention du monde si les événements de la Révolution n'avaient fait se tourner tous les regards vers Paris. Sans la Révolution, ces tentatives se seraient probablement limitées aux activités comme celles d'un comte de Broutet en Avignon, d'un Joseph Daquin à Grenoble, des Frères de la Charité et de Pussin à Bicêtre [17].

Et sans la Révolution, Pinel aurait difficilement fait carrière à Paris. Nous verrons en effet que, pendant les quinze années précédant la Révolution, il fait de multiples efforts

---

14. Voir les thèses de CALVET, 1952, et LONGIN, 1992, chap. 7, pp. 238-239. Swain et Gauchet soulignent les abus dont fut l'objet le travail des malades hospitalisés dans leur analyse d'« Une machine à socialiser ». SWAIN et GAUCHET, 1980, première partie, chapitre 6.

15. JUCHET, 1992, 1994 ; JUCHET et POSTEL, 1996.

16. Il s'agit des « Observations du citoyen Pussin sur les fous », AN 27, AP 8, doc. 2.

17. BROUTET, 1797 ; DAQUIN, 1791 ; PAZZINI, 1956 ; WEINER, 1989.

pour pénétrer dans le monde officiel de la médecine, mais sans succès : les restrictions de l'Ancien Régime lui barrent la route. Il ne possède qu'un diplôme toulousain et il manque de fortune comme de protections. La Révolution le servira de trois façons : elle transforme l'enseignement, elle décrète le libre exercice de la médecine, et elle accélère la médicalisation des hôpitaux. Ainsi, elle fait place à des hommes nouveaux.

Il est évident que la médecine révolutionnaire doit beaucoup à celle de l'Ancien Régime. Cependant, nous ne suivons pas un historien comme Lawrence Brockliss qui ne voit dans les réformes de la médecine française en 1794 et 1803 que le prolongement d'une évolution des Lumières [18]. En fait, nous assistons avec Pinel à l'éclosion d'une nouvelle médecine quand nous pénétrons avec lui dans l'assemblée des professeurs et constatons leurs efforts, par exemple, pour adapter la pharmacopée de Parmentier au système métrique ou pour siéger dans des jurys qui admettent des élèves venus des départements et des colonies [19]. Nous voyons par ailleurs Pinel aider les autorités à faire un tri pour éloigner de la Salpêtrière des milliers d'individus qui ne sont ni malades ni sexagénaires indigents, tels des enfants, des prisonnières, des prostituées : la Salpêtrière sera un hôpital, un centre d'enseignement clinique et de recherches. Certes, l'esprit de renouveau qui anime la médecine française ainsi que Pinel est inspiré des Lumières, mais c'est la Révolution qui permet de le concrétiser.

Une des nouveautés historiques sous la République et l'Empire est la création de postes de médecin des infirmeries et de médecin-en-chef d'un grand hospice public – fonctions qui seront remplies par de remarquables cliniciens tels que Corvisart, Alibert, Auvity, Jadelot, Cullerier. Pinel ayant accédé à ce poste au début de la Terreur, on a suggéré qu'il souhaitait se cacher à Bicêtre, loin du spectacle sanglant que présentait Paris. Il nous incombe d'explorer les dimensions politiques de cet emploi pour savoir s'il est juste d'accuser

18. Brockliss, 1989 ; Brockliss et Jones, 1997.
19. Voir par exemple AN F 17 2281 et AJ 16 6303.

Pinel d'opportunisme et de lâcheté, comme le font certains critiques[20]. Pinel, il est vrai, servira successivement tous les régimes et, pendant trente ans, il habite la Salpêtrière, se mêlant aussi peu que possible de politique. Mais en tant que membre de la faculté et médecin-en-chef il est fonctionnaire, il remplit un poste public. Il doit donc collaborer avec le conseil des hôpitaux, le préfet de la Seine, le ministre de l'Intérieur, s'incliner devant les décisions du gouvernement ou bien démissionner. Cependant Pinel, nous le verrons, n'est pas un politique ; ce qui le passionne avant tout, c'est le sort de ses malades pauvres. Rien ne peut décider M. Pinel à « quitter ses pauvres et ses élèves », témoigne Esquirol[21].

À la fin du XXe siècle, l'expérience de la Seconde Guerre mondiale nous a sans doute sensibilisés à cette question de la collaboration coupable d'un fonctionnaire avec un régime oppressif dont il suit les ordres. Nous pensons néanmoins que les contemporains de Pinel n'auraient pas compris qu'on accuse d'opportunisme un médecin acceptant un difficile emploi hospitalier pendant la Terreur. Bien au contraire, le fait de rester à son poste alors que le gouvernement change plusieurs fois de suite peut apparaître comme un exemple de constance. Notons également que les actions du gouvernement de la Restauration, destituant onze professeurs de la faculté de médecine en 1822, y compris Pinel, sous prétexte d'opposition au régime, sont regardées comme répréhensibles par la plupart des observateurs, même, nous le verrons, par une partie de l'extrême-droite.

Venons-en maintenant à Philippe Pinel lui-même, à sa formation, à ses qualités intellectuelles et morales, à sa personnalité. Tous les observateurs soulignent l'intelligence du jeune Pinel et son application au travail. Il a l'ambition de réussir et, longtemps, il se laisse guider par ses maîtres. Comme beaucoup de garçons français intelligents de son époque, il est pris en main par un ordre d'enseignants catholiques, dans son cas les Pères de la doctrine chrétienne. Il est tonsuré (tout comme Esquirol après lui) et il étudie les

20. Postel, 1981 (a) ; Juchet, 1992, p. 48.
21. Esquirol, 1818 (c), p. 52.

mathématiques, et la théologie presque jusqu'au doctorat. Puis, juste avant ses vingt-cinq ans, en 1770, il hésite : la croix, le compas, ou le scalpel ? Le conflit, profond, ne se limite pas au choix d'une carrière, bien que la perspective d'une vie comme professeur de théologie ait pu le dissuader. Le conflit met en cause son attitude envers l'Église catholique et son attachement au mode de vie des siens. Il obtient son diplôme de docteur en médecine à Toulouse le 21 décembre 1773.

En l'absence de témoignages personnels, nous pensons que c'est l'influence de Jean Baptiste Gardeil, mathématicien, médecin et ami des philosophes, qui éveille chez Pinel des doutes sur la valeur des dogmes catholiques. Gardeil encourage Pinel à se fier aux vérités mathématiques. Il réussit et nous voyons Pinel abandonner l'univers structuré de la théologie catholique pour le monde ordonné d'Euclide, de Newton, de Borelli. Il ira plus loin : attiré par les classifications scientifiques de Linné et de Boissier de Sauvages, il suivra, lui aussi, le mot d'ordre de Sydenham selon lequel il faut classifier les maladies à la manière des botanistes : il sera nosologiste. C'est « un géomètre devenu médecin », suivant la profonde observation de Georges Cuvier[22].

Nous ignorons ce que pensa sa famille de cet abandon des études de théologie. La légende familiale nous décrit Pinel comme très attaché à sa mère ; nous ne savons pas quelles étaient les convictions profondes de cette femme qui meurt quand Pinel a quinze ans. Est-ce à ce traumatisme au sortir de l'enfance qu'il faut attribuer la bonté inépuisable qu'il montre envers les centaines de vieilles femmes qu'il soigne à la Salpêtrière ? Et que penser de sa timidité, de son bégaiement, évoquant le jeune enfant cherchant la protection de sa mère ? Nous nous contentons de mentionner ces traits.

Don significatif du jeune Pinel : son aptitude pour l'enseignement. C'est en donnant des leçons de mathématiques qu'il gagne sa vie à Toulouse, à Montpellier et pendant ses premières années à Paris. Le témoignage de son biographe Semelaigne nous le décrit présidant à la prière quotidienne

22. Cuvier, 1830, p. 236.

des enfants, et prenant son rôle de fils aîné très au sérieux. Ses lettres à ses frères, la plupart datées d'avant 1805, le montrent comme le guide intellectuel et le juge assez sévère de jeunes gens qui n'ont que quelques années de moins que lui. On imagine qu'il agit de même envers ses deux fils dont il aurait pu être le grand-père puisque Scipion naît quand Pinel a cinquante-et-un ans et Charles quand il a soixante ans. On aurait voulu voir ce père jouer et rire avec ses enfants : il est difficile de l'imaginer. Une fois sa carrière lancée, ce don de professeur fonde sa renommée. Or, le désir d'enseigner va de pair avec le plaisir d'apprendre : les élèves le reconnaissent et lui en savent gré.

Faire le portrait d'un homme en l'absence de documents personnels est une gageure. Malheureusement, il ne nous reste presque rien de sa correspondance, et nous ne lui connaissons que trois amis intimes : Claude Étienne Savary, auteur des *Lettres sur l'Égypte,* qui meurt en 1788, juste après avoir publié ce livre ; Pierre Roussel, auteur du *Système physique et moral de la femme,* qui meurt en 1802 ; son ami le plus proche, René Louich Desfontaines, botaniste académicien, qui mène une vie solitaire à Paris. Il est auprès de Pinel à Bicêtre le 6 octobre 1793 pour déclarer le premier fils du médecin (René Joseph, qui meurt à l'âge de cinq mois), et, en 1810, Pinel le nomme son exécuteur testamentaire et tuteur de ses enfants. En dépit de ces liens, le biographe de Desfontaines ne mentionne pas Pinel[23] et l'on ne trouve pas son nom dans les œuvres de ses trois meilleurs amis.

Les commentaires les plus révélateurs nous viennent de Dominique Esquirol, qui sera d'abord son élève, puis son collègue. C'est lui qui a passé le plus de temps avec le maître. Dans le « Rapport sur la proposition d'inaugurer le buste de Pinel dans la salle des séances de l'Académie de médecine », le 6 novembre 1827, Esquirol nous montre un Pinel distrait, modeste, embarrassé par les compliments, et en trace un portrait assez détaillé sur lequel nous aurons à revenir. Contentons-nous ici de signaler ce qu'il dit du médecin des malades de l'esprit dont il avait été l'assistant et le collègue :

---

23. Chevalier, 1939.

> Observateur ingénieux et profond, habile à saisir les rapports, M. Pinel voit à travers les troubles de la raison, la pensée, les affections des aliénées, il révèle ce qu'il y a de plus mystérieux dans l'intelligence humaine.

Si, dans l'ensemble, Esquirol esquisse de Pinel un portrait affectueux et pénétrant, il lui décoche tout de même quelques flèches : n'est-ce pas parce que, dans les relations entre maître et disciple, l'estime cède souvent la place à la rivalité[24] ? Il est vrai que Pinel n'a jamais cessé de traiter Esquirol en élève : en matière d'aliénation mentale, le maître ne tolère pas de rival.

Nous verrons qu'il fait peu de cas des auteurs contemporains britanniques, qu'il juge durement Chiarugi, et qu'il ne mentionne même pas Daquin. Si, pour nous, il ne fait pas de doute que Pinel est, de tous ces auteurs, le plus novateur, il n'en reste pas moins que sa supériorité aurait pu le conduire à formuler des jugements plus généreux.

S'il critique ses rivaux, Pinel en revanche couvre de louanges son surveillant Pussin, l'homme qui le complète si parfaitement. On n'a pas assez dit à quel point il est fréquent qu'un clinicien débutant demande conseil à l'expérience de son infirmier ou de son infirmière, ni combien il est rare de déclarer publiquement cette dette. Sans les louanges de Pinel, Pussin serait mort inconnu et personne n'aurait su combien Pinel avait appris de lui. En revanche, si Pinel choisit soigneusement ses surveillantes-en-chef, il s'intéresse peu à la formation du personnel subalterne chargé de soigner les malades de l'esprit : c'est que lui et ses contemporains étaient habitués à voir les ordres religieux hospitaliers toujours prêts à offrir leurs services. Ce n'est que sous la Troisième République qu'une profession laïque d'infirmières s'organise en France.

Vers la fin de sa vie, dans les années 1820, Pinel voit d'importants aspects de son œuvre contestés : les connaissances en médecine sont maintenant trop vastes pour être contenues dans une *Nosographie* et la théorie des fièvres essentielles paraît erronée. Il n'a pas su définir exactement ce qu'est le traitement moral et l'on doute de sa nouveauté. Il a proposé un calcul des probabilités de guérison des aliénés et l'on se

24. Esquirol, 1828. Pour les relations entre Pinel et Esquirol, voir *infra*, chap. 9.

demande s'il ne s'agit pas d'une chimère[25]. Pinel n'écoute pas ses critiques ou bien, s'il les entend, il ne semble pas s'en soucier. Il sait que la *Nosographie philosophique* propose une bonne méthode analytique pour l'étude des maladies, que la *Médecine clinique* offre maints exemples utiles pour la méthode anatomo-clinique, que le *Traité médico-philosophique* ouvre un champ nouveau à l'aliénation mentale. Une large littérature révèle des commentateurs dans les deux camps : les critiques et les admirateurs. Notre bibliographie montre que, depuis deux cents ans, Pinel continue de préoccuper les Français, car le traitement et le sort des aliénés ne sont pas encore assurés. L'appendice de notre chapitre 9 répertorie les commémorations successives où les orateurs soulignent le fait que Pinel a soulevé un problème scientifique et moral grave et durable. Geste symbolique bien mérité : en janvier 1999, l'Assistance Publique à Paris fait transférer la statue de Pinel à l'intérieur de la Salpêtrière. « Le bon Monsieur Pinel » rentre chez lui.

Un survol rapide de nos dix chapitres révèle d'abord que l'appel aux réformes émanant de Paris ne provoque que de vagues échos dans le sud-ouest rural de la France où grandit Pinel. Pendant trente-trois ans, il s'occupe surtout à enrichir ses connaissances en mathématiques, en médecine et en histoire naturelle. En le suivant, nous explorons le milieu médical et intellectuel qu'il connaît à Toulouse, puis à Montpellier de 1774 à 1778 (chapitre 1) ; et nous constatons que pendant quinze ans à Paris, de 1778 à 1793, sa vie est un mélange d'échecs et de succès. Paris n'a jamais été accueillant pour un jeune homme sans fortune ni protections. Il publie une excellente traduction, les *Institutions de médecine pratique* de William Cullen, il édite un très bon mais modeste journal médical, la *Gazette de santé,* il écrit régulièrement dans la presse périodique. Enfin, l'entrée au salon de Mme Helvétius à Auteuil le met en contact avec des collègues qui l'épauleront dans sa carrière (chapitre 2).

25. Pourtant ces calculs ont intéressé Cuvier, Georges Canguilhem et Sir Aubrey Lewis, et Ackerknecht voit en Pinel le « véritable père de la méthode numérique en médecine ». (Voir chap. 7, n. 87.)

Pendant ces quinze années d'attente, Pinel se forge ce que nous appelons quatre clefs qui lui donneront accès à la carrière qu'il ambitionne. La maîtrise de la langue anglaise le mène à d'autres importantes traductions, à l'étude de la psychologie et de la médecine écossaises. La pratique de l'observation et de recherches au Jardin des Plantes lui fait concevoir la médecine comme une branche de l'histoire naturelle et soumise aux mêmes lois. Cette conception fournit la base de la *Nosographie philosophique.* Il saisit la chance que lui offre enfin, alors qu'il a quarante-huit ans, la réforme de l'exercice et de l'enseignement de la médecine ainsi que la réforme des hôpitaux (chapitre 3). Il débute dans une brillante carrière : il sera d'abord médecin à Bicêtre, où il découvre des hommes dont les médecins ne s'étaient presque jamais occupé dans les hospices : les malades de l'esprit. Avec un cri du cœur que rien ne peut expliquer et qu'il exprime dans « Mémoire sur la manie » en décembre 1794, il se charge de ces malheureux, déclarant que ce sont des malades et qu'il sera peut-être possible de les guérir (chapitre 4). Nommé professeur à l'École de santé de Paris, il y crée un cours de médecine interne fondé sur une nosologie originale ainsi qu'un nouvel enseignement clinique (chapitre 5). Comme médecin-en-chef de la Salpêtrière, il transforme cet hospice en un lieu de soins et de recherches respecté (chapitre 6) et il y entreprend des expériences historiques sur le traitement de l'aliénation mentale (chapitre 7). En cinq ans, il publie ses trois œuvres : la *Nosographie philosophique,* manuel pour ses élèves ; *La médecine clinique*, résultat de son enseignement à la Salpêtrière ; et le *Traité médico-philosophique sur l'aliénation mentale ou la manie,* œuvre maîtresse de la psychiatrie en France (chapitre 8). Il définit les principaux concepts de l'aliénisme dans trente-et-un articles, quelques-uns magistraux, publiés dans le *Dictionnaire des sciences médicales* et dans l'*Encyclopédie méthodique. Médecine,* la plupart entre 1808 et 1819. Mais son prestige s'émousse, sa santé fléchit, les contestataires se multiplient. Il choisit de ne pas défendre son œuvre. Entretemps les connaissances s'accumulent au sujet du corps humain et de ses maladies, étudiés d'un point de vue organiciste. Une médecine solidiste remplace, pour un long moment, l'approche psychologique des malades. L'historien constate une tension continue entre ceux qui cherchent dans le cerveau le siège de la maladie mentale et ceux qui croient, comme Pinel, qu'il faut connaître l'histoire individuelle des malades pour comprendre, et éventuellement traiter, la maladie mentale (chapitre 9).

Nous concluons ce livre par une analyse de la psychiatrie française naissante vue par des médecins étrangers et par la presse étrangère contemporaine (chapitre 10). L'essor de cette spécialité médicale en Allemagne et en Grande-Bretagne au début du XIXe siècle présente des contrastes frappants avec la France. En Allemagne foisonne une quarantaine d'universités, chacune avec son professeur de médecine et sa publication périodique. Mais au-dessus de la psychiatrie allemande naissante plane l'autorité du philosophe piétiste Immanuel Kant qui lui forge, dès 1764, un nouveau vocabulaire. La psychiatrie allemande restera longtemps philosophique[26]. En Grande-Bretagne, tout le monde s'intéresse à la folie du roi George III qui fait l'objet de débats parlementaires dans les années 1780 quand il s'agit de décider s'il faut instaurer une régence. Quand Philippe Pinel publie son *Traité médico-philosophique* le 29 octobre 1800, on voit qu'il a lu la littérature britannique sur le sujet et qu'il vient de découvrir la pensée allemande dans le livre du médecin écossais Alexander Crichton. Nous verrons qu'en fait les louanges de Pinel pour *An Inquiry into the Nature and Origins of Mental Derangement,* publié en 1798, éveille l'intérêt des Français pour les activités des aliénistes d'outre-Rhin.

Un coup d'œil sur la psychiatrie naissante en Italie, en Espagne et en Amérique latine, permet de se rendre compte que l'influence de la France y prédomine. La raison de cette prédominance réside d'abord, à notre avis, dans la longue tradition catholique de charité chrétienne qui dote ces pays d'hôpitaux et de monastères où l'on abrite les malades de l'esprit depuis des siècles. Cette situation contraste avec les pays protestants où monastères et ordres religieux soignants étaient tombés victimes de la Réforme protestante.

26. PICHOT, 1992.

Observons également que des écrits d'auteurs français sont plus accessibles aux médecins et aux réformateurs de langue espagnole ou portugaise que des ouvrages écrits en allemand ou en anglais. Notons que le *Traité médico-philosophique* est traduit en espagnol dès 1804.

Pour apprécier la réception de l'œuvre de Pinel en Grande-Bretagne et aux États-Unis, il faut d'abord savoir que depuis deux cents ans, il n'existe qu'une seule version anglaise du *Traité médico-philosophique*. Elle date de 1806, et le traducteur est un accoucheur de Sheffield, le docteur D.D. Davis. À cette date, une douzaine de livres sur le même sujet ont déjà été publiés par des médecins ou autres propriétaires de *madhouses* en Grande-Bretagne, et la célèbre *Retreat* à York, fondée par le quaker William Tuke, a déjà dix années d'existence. Davis ne comprend pas les différences fondamentales qui séparent l'œuvre de Pinel, savant médecin, de celle de Tuke, riche marchand, et il croit voir dans le médecin français un « Tuke anglais ». C'est donc en tant qu'administrateur d'un asile modèle et créateur du traitement moral que Pinel apparaît dans la littérature psychiatrique anglo-américaine. Dans la traduction en anglais, comme dans le mythe créé par Scipion Pinel, le professeur, le penseur, le chercheur, le médecin généraliste a disparu.

Tous les historiens qui se sont penchés sur Pinel et sur son œuvre déplorent la carence de documents[27]. Nous avons recueilli des bribes documentaires jusqu'ici inconnues dans les archives départementales de l'Essonne, de la Haute-Garonne, du Jura, de l'Hérault, de la Seine, du Tarn, du Val-de-Marne, des Yvelines; dans les archives municipales de Lavaur, de Lons-le-Saunier, de Saint-Paul Cap-de-Joux, de Torfou, de Toulouse. Quant aux Archives de l'Assistance publique à Paris, elles nous ont donné accès aux trésors du Catalogue Fosseyeux, et à plus de mille

27. Les rares manuscrits se trouvent dans un Fonds Semelaigne auquel Jacques Postel a eu accès. Il nous a gracieusement permis de consulter les lettres de Pinel à ses frères. Elles sont publiées fidèlement dans C. Pinel, 1859.

registres des Archives hospitalières de Bicêtre et de la Salpêtrière. Nous en avons soigneusement étudié bon nombre. Aux archives du Muséum national d'histoire naturelle, nous avons découvert plusieurs manuscrits de Pinel jusqu'ici inconnus. Les Archives nationales sont, comme on sait, inépuisables. L'on manque d'un inventaire pour l'immense série F 15, bien qu'un nouveau *Guide du chercheur en histoire de la protection sociale,* édité par Jean Imbert, serve à orienter le lecteur[28]. En revanche, le Minutier central nous a fourni de nombreux documents légaux fort utiles.

Nous devons beaucoup aux richesses de la Bibliothèque nationale, de la Bibliothèque interuniversitaire de médecine, de la Bibliothèque historique de la Ville de Paris, de la Bibliothèque et archives de l'Académie nationale de médecine et de l'Académie des sciences, de la Bibliothèque Henri Ey au Centre hospitalier spécialisé de Sainte-Anne. La littérature imprimée relative à Pinel et à la psychiatrie française naissante est immense, mais les études monographiques restent rares.

Parmi les travaux essentiels à cette étude, notons le livre de Lechler sur la jeunesse de Pinel, les articles de Chabbert qui nous aurait donné une excellente biographie si la mort ne l'avait pas surpris, les recherches de Semelaigne et de Bollotte, les analyses de Marset, les savants écrits de Postel, surtout sa *Genèse de la psychiatrie : Les premiers écrits de Philippe Pinel,* qui rassemble beaucoup de textes écrits par Pinel, notamment des articles de la *Gazette de santé,* le « Tableau de 200 fous » et le « Mémoire sur la manie ». Nous avons analysé la contribution de Gladys Swain qui a récemment transformé les études pinéliennes. Nous évoquons aussi le séminaire du Dr Postel qui nous a réunis, autrefois, Gladys Swain, Marcel Gauchet, Claude Quétel, Pierre Morel, Thierry Gineste, Michel Collée, Cécile Imbert-Collée et quelques autres. Le souvenir de ce groupe continue à nous inspirer.

28. Imbert, 1994-1997.

Il nous reste le plaisir de remercier tous ceux qui ont subventionné ou secondé les recherches nécessaires à ce livre, à commencer par la Charles E. Culpeper Foundation in the Medical Humanities, le NIH (National Institutes of Health), la American Philosophical Society, et le sénat de l'Université de Californie, Los Angeles. Nos travaux résultent de nombreuses visites à Paris où les conseils du Dr Thierry Gineste et l'hospitalité de sa famille ont fourni un élément essentiel de notre effort. Nous apprécions l'aide et le savoir de Mlle Bernadette Molitor et de Mlle Roberge à la Bibliothèque interuniversitaire de médecine à Paris et de Mme Valérie Poinsotte aux Archives de l'Assistance publique.

Nous apprécions l'accueil, l'assistance et les conseils de Mme le maire Henriette Gontier et de maître Pierrette Pelegry à Saint-Paul Cap-de-Joux, de maître Gérard Baudey à Vielmur-sur-Agout, de Michel Roudet, adjoint au maire pour les affaires culturelles à Lavaur, ainsi que l'aide précieuse de Didier Rivals, de la Bibliothèque nationale, qui nous a aidé à découvrir la signature de « Pinel, clerc tonsuré ».

Aux États-Unis, nous remercions les conservateurs de la section historique de la National Library of Medicine à Bethesda, Maryland, et les bibliothécaires Katharine E.S. Donahue et Theresa Johnson à la Louise Darling Biomedical Library à UCLA. Nos remerciements très spéciaux vont à nos assistants Anna Suranyi et Timothy Correll, gardiens de nos bibliographies.

L'accueil de Mme Marie Bommelaer, propriétaire actuelle de la maison de Pinel à Torfou et de son cousin, M. Poupinel, et l'aide de Mme Sylvie LeClech et de M. Olivier Gorse aux Archives départementales de l'Essonne, nous ont permis d'enrichir ce livre de détails qui ont trait à la couleur locale.

Finalement nous remercions les lecteurs attentifs de notre manuscrit, les docteurs Thierry Gineste, Mirko D. Grmek, Mark S. Micale ainsi que Mme Louise L. Lambrichs : ils ont à la fois simplifié et enrichi ce texte, haussant notre français de lycéenne à un niveau littéraire digne du sujet de ce livre.

Los Angeles, décembre 1998

CHAPITRE PREMIER

L'apport occitan à la médecine des Lumières

Le visiteur à Saint-Paul Cap-de-Joux dans le Tarn, bourgade d'une quarantaine de foyers où grandit Philippe Pinel[1], se rend vite compte que l'histoire religieuse y est toujours vivante. Saint-Paul s'oriente surtout vers Castres et Albi et se souvient des Cathares, de la croisade albigeoise, et des massacres de ses citoyens huguenots après la Révocation de l'édit de Nantes. Mais Saint-Paul regarde également vers Lavaur, siège de l'évêché, alors qu'au loin se profile Toulouse, bastion des Dominicains. Au XVIIIe siècle, tout le monde dans la région observe les règles de la religion catholique et l'on s'accommode des antécédents protestants de ses concitoyens. Ainsi, la mère de Pinel descend d'une famille protestante de Castres, les Dupuy; mais les Pinel, ses ascendants paternels, ont toujours été catholiques. Il grandit dans un milieu tolérant[2].

C'est aussi une région de culture et d'hospitalité occitanes: tournée vers la Méditerranée, vers la grande université de Montpellier et les influences catalanes, vers le passé latin. Le gouvernement royal, cantonné dans l'Île-de-France, est perçu comme un pouvoir lointain et hostile. Lechler, chroniqueur de la jeunesse de Pinel, suppose que sa première langue a été un dialecte languedocien, et sans doute a-t-il gardé un

1. CHABBERT, 1960, p. 15.

2. CHABBERT, 1977, p. 16. L'étude la plus détaillée sur la jeunesse de Pinel reste LECHLER, 1959.

accent méridional. Notons que Pinel professe son attachement à sa région natale, mais qu'il n'y retournera jamais après son départ pour Montpellier en 1774. A-t-il la nostalgie de son pays ? Une certaine ressemblance existe entre sa maison natale à Roques et la propriété qu'il achète en 1801 à Torfou, au sud de Paris, sur la route des diligences : bien que Torfou soit plus seigneurial, les structures se ressemblent, et, à l'ombre de beaux arbres, on y jouit du même calme, face au vaste horizon d'un paysage riant. Ainsi Pinel a-t-il trouvé, quittant sa région natale, un havre occitan au sud de Paris.

Une des plus vieilles familles médicales de France

Pinel grandit dans l'ambiance tolérante d'« une des plus vieilles familles médicales de France » : son père, ses deux grands-pères et deux de ses oncles sont maîtres barbiers-chirurgiens [3]. À Roques, dans la ferme où il naît le 20 avril 1745, les dimensions importantes des étables, avec des stalles pour les vaches et un ou deux chevaux, égalent celles de la maison d'habitation. C'est à cheval, en effet, que le chirurgien rend visite aux malades, mais il les reçoit également chez lui, où il propose aussi ses services de barbier. À la campagne, le chirurgien traite tout le monde et fait fonction de médecin généraliste auprès des gros cultivateurs comme des modestes paysans. Ainsi Pinel, enfant, voit-il chaque jour toutes sortes de malades aller et venir, et tire de cette expérience quotidienne une leçon : que le médecin est au service de tous, des pauvres comme des riches.

Dans la région, les Pinel sont une famille estimée. Les délibérations consulaires de Saint-Paul nous décrivent le père de Pinel comme un consul et un syndic des pauvres, collectant la taille qu'il avance au fisc, achetant et vendant de petits lots de terres, sollicitant la charge de tuteur de ses neveux orphelins [4]. La famille est étendue et attachée à la région : le cimetière

---

3. Chabbert, *ibid.*

4. Le 7 mai 1777, Pinel père s'engage à être le tuteur des enfants de son frère défunt. Il « voudra bien recevoir, nourrir et entretenir chez lui ledit Jean Victorien Pinel jusques à son âge de puberté, [...] il voudra bien, dès

compte de nombreuses tombes où reposent des Pinel (et actuellement, le notaire a trente-trois clients portant ce nom). Le jeune Pinel grandit donc comme fils d'une famille aisée et bien établie, vouée à la pratique de la médecine[5].

L'horizon du jeune Pinel s'élargit, en 1754, avec l'arrivée de Jean-Pierre Gorsse (né dans les années 30 du siècle et mort en 1772). À l'époque, l'enfant a neuf ans et son grand-père, Barthélémy Pinel, maître-chirurgien et l'un des sept consuls, vote pour que Gorsse, clerc tonsuré élève des Jésuites d'Albi, devienne maître d'école à Saint-Paul[6]. Ce latiniste accompli, qui enseigne le sérieux du travail intellectuel, trouvera en Philippe un élève avide de savoir et il deviendra l'ami de la famille[7].

En 1759-1760 survient une série d'évènements d'une importance capitale pour Pinel : Gorsse est marié, le 29 octobre 1759, dans l'église de Saint-Paul, par le père Fabre, de La Teyssode, propriété des Pères de la doctrine chrétienne[8]. Gorsse conserve donc des relations amicales avec les Doctrinaires bien qu'il renonce au cléricat, à sa prébende et à la tonsure. Il perd son poste d'enseignant. Cependant, son successeur Crayon ayant été mis à la porte dès le 27 décembre parce qu'il « ne remplit point son devoir à l'égard des écoles », le jeune Pinel, âgé de quinze ans, voit alors son père, premier consul – c'est-à-dire le maire – de Saint-Paul, prendre la défense de son maître Gorsse :

> De plus a été proposé par le sieur Pinel, premier consul – lisons-nous dans les « Délibérations consulaires » – que le plus grand nombre des principaux habitants du présent lieu

---

que ses forces le permettront, *lui montrer dans sa boutique la barberie et les premières montrées de l'art chirurgique* pour lequel ledit enfant semble être déjà porté... » « Actes notariaux. Saint-Paul Cap-de-Joux, 1762-1772, Maître Tournier, notaire royal à Damiatte », fol. 32-34. [C'est nous qui soulignons.]

5. AM, Saint-Paul Cap-de-Joux, « Délibérations consulaires, 1745-1789 », BB3, *passim*.

6. AD Tarn, série D, Collège d'Albi, série G, cote 326, Séminaire d'Albi.

7. Gorsse n'est donc pas, comme le prétend la légende familiale, un tuteur privé que la pieuse Mme Pinel aurait engagé pour instruire ses enfants.

8. AM, Saint-Paul Cap-de-Joux, Registre d'état civil : Baptêmes – Mariages – Sépultures, 1692-1792.

> se plaignent avec fondement que l'éducation de la jeunesse du présent consulat est entièrement négligée quoique l'on impose tous les ans une somme de 120 livres pour un régent. Et qu'attendu que le sieur Pierre Gorsse, habitant du présent lieu, se soit présenté pour se charger des écoles, il convient à cet effet de délibérer si l'Assemblée le reconnaît capable de remplir ce poste.
>
> Sur quoi délibéré que l'Assemblée pleinement informée de la bonne capacité, vie et mœurs du sr Gorsse, elle le nomme pour régent du présent lieu, et que la présente nomination sera tout de suite présentée à Monseigneur l'Évêque de Lavaur pour qu'il lui plaise approuver le sr Gorsse pour faire les fonctions et profiter des émoluments qui sont imposés à la communauté et ont signé ceux qui ont su [9].

Le jeune Pinel reçoit ainsi une double leçon : il apprend qu'il est possible pour un homme probe de renoncer à ses vœux ecclésiastiques tout en conservant l'estime de ses concitoyens ; et qu'il faut savoir défendre ses intérêts et ses amis publiquement pour avoir gain de cause. Il se souviendra de la première leçon, mais contrairement à son père, il évitera de livrer bataille.

Gorsse s'installe dans la grand-rue, en face de chez les Pinel, et les deux familles restent liées. Le maître invite le jeune Pinel à être le parrain de deux de ses enfants, et le poussse à s'inscrire au séminaire des Pères de la doctrine chrétienne à Lavaur. Chez les Pénitents bleus de Lavaur, nous avons trouvé une inscription signée « Pinel, clerc tonsuré ». Pinel se serait-il fait tonsurer pour obtenir la prébende de Gorsse ? Nous le supposons, encore que malgré nos recherches, nous n'ayons pu découvrir trace de cette prébende [10].

---

9. AM, Saint-Paul Cap-de-Joux, « Délibérations consulaires », 2 mars 1760. La permission de l'évêque constituait une garantie de bonne vie et mœurs, certifiait la catholicité du régent ou de la régente, et visait à exclure les protestants. Rascol, 1961, pp. 185-192.

10. Cette découverte est due à M. Didier Rivals. Voir *Registre des pénitents bleus de Lavaur,* Archives, Société archéologique de Lavaur, ms GG 46, fol. 208 ; voir également Bessery, 1897 ; sur Lavaur, Garban, 1989 ; pour plus de détails, Weiner, 1991 (a).

L'enseignement des Doctrinaires [11], mentionné par les historiens de Lavaur [12], est savamment expliqué dans la thèse de Jean de Viguerie, *Une œuvre d'éducation sous l'Ancien Régime* [13]. Leur enseignement comprend les humanités auxquelles, avec le temps, s'ajoutent des classes de rhétorique (1653), de philosophie (1680), et même de théologie (1722). Ils transmettent l'esprit du fondateur, César de Bus (1544-1607), homme de la Contre-Réforme, qui combinait la théologie thomiste avec une mission d'éducateur séculier. Il proposait d'enseigner la « petite, moyenne, ou grande doctrine », suivant le niveau intellectuel de l'étudiant, persuadé qu'il faut aller à la rencontre du public pour inspirer le désir d'apprendre. Un des enseignants doctrinaires, le Père Antheaume, décrit le professeur comme

> un coureur rapide qui, faisant la route avec un plus petit, lui donne la main, diminue la longueur de ses pas, et ne marche jamais plus vite que son jeune compagnon... [14]

C'est la marque du bon professeur qui sait que, pour enseigner, il faut être compris. Au XVIIIe siècle, cette pédagogie des Doctrinaires se teinte d'humanisme chrétien, surtout dans le sud de la France, et s'adresse avec « douceur et compréhension » aux étudiants. Devenu lui-même professeur à l'École de santé de Paris et clinicien à la Salpêtrière, Pinel appliquera cette méthode : enseignant des principes nosologiques bien établis, il fera preuve envers ses élèves d'un dévouement qui deviendra légendaire, tout en montrant une attitude respectueuse envers les malades pauvres. Ainsi, sa vocation de professeur date-t-elle de son enfance.

Pour comprendre la nature de cet enseignement, et donc les connaissances et l'état d'esprit de Pinel à vingt ans, il suffit de consulter la bibliothèque des Doctrinaires de

---

11. Sur les Pères de la doctrine chrétienne, voir *Encyclopédie théologique* s.v. « Doctrine chrétienne », ou bien une version plus succincte, *Dictionnaire d'histoire et de géographie ecclésiastiques* s.v. « Doctrinaires ».

12. Charles COLIN, « Notes sur l'ancien Collège des Doctrinaires de Lavaur », ms ologr. 17 pp, Archives, Société archéologique de Lavaur ; et VIDAL, 1888 ; COLIN, 1941.

13. VIGUERIE, 1976.

14. *Ibid.*, p. 474.

Lavaur[15], dont nous avons retrouvé les ouvrages à la bibliothèque municipale de Lavaur, dispersés dans le fonds ancien. Un *ex libris* permet d'identifier chaque volume du collège. Parmi une cinquantaine d'œuvres, peu sont en grec, beaucoup en latin : Aristote, Platon et Pindare y figurent à la fois en grec et en latin, et l'on y trouve même un Aristote en grec et en italien, publié à Vienne en 1570. Le français prédomine, avec huit éditions d'Horace, les *Métamorphoses* d'Ovide et l'*Histoire* d'Hérodote. On y trouve aussi la *Logique* d'Antoine Arnauld et Pierre Nicole[16], et, sans *ex libris,* les *Provinciales* de Pascal, ainsi qu'une *Réponse* anonyme aux assertions des Jésuites datée de 1763.

Une *Physique* manuscrite de 365 pages, « en usage au collège des Doctrinaires de 1640 à 1792 », ainsi que d'autres volumes de physique et de mathématiques indiquent que les sciences exactes n'étaient pas négligées. Nous intéressent spécialement les *Éléments de médecine pratique tirés des écrits d'Hippocrate et de quelques autres médecins anciens et modernes*[17], sans doute la première lecture médicale classique de Pinel. La bibliothèque possède également une *Méthode pour étudier l'histoire* et une géographie de la Terre Sainte qui, dans la louable intention de localiser exactement le paradis, donne une notion assez précise du Proche Orient.

Quand Pinel aura quitté cette institution, l'esprit du siècle s'affirmera avec l'acquisition d'une *Encyclopédie* complète[18], des œuvres de Jacques Necker, de la *Politique naturelle* d'Holbach et même d'une *History of America* publiée à Édimbourg[19]. Ainsi, ayant parcouru cette bibliothèque, aurait-on pu prédire qu'en 1791, la plupart des Pères de la doctrine prêteraient le serment constitutionnel. Mais ce n'était pas pour quitter l'Église catholique : c'était pour créer une église gallicane.

---

15. Elle est, dit Pierre Chabbert, « réputée dans sa province ». CHABBERT, 1960, p. 17.

16. ARNAULD, 1664.

17. BOUILLET, 1744-1746. Le volume porte la dédicace « Pour Monseigneur l'Évêque de Lavaur, [*signé :*] Bouillet ».

18. 42 vol. avec 5 vol. supplémentaires et 5 vol. de gravures (Yverdun : M. Félice, s.d.).

19. 2 vol., Édimbourg, Cadell, 1778.

À l'automne 1766, donc, Philippe Pinel, bachelier, part pour le collège des Doctrinaires de Toulouse, le Collège de l'Esquille, afin d'y accomplir une maîtrise d'humanités[20]. Son diplôme porte la mention « gratis », car il est toujours clerc, mais contrairement à ce que l'on a écrit, ce diplôme ne comporte pas de thèse. Un an plus tard, à l'automne 1767, Pinel s'inscrit à la faculté de théologie et s'engage, pendant deux ans et demi, dans l'élaboration d'un doctorat. C'est pour Pinel une période d'hésitation, de doute : quelle carrière choisir ? Le scalpel, le compas ou la croix ?

TOULOUSE : LA CROIX, LE COMPAS OU LE SCALPEL ?

Entre 1767 et 1770, le jeune homme est indécis car il est tenté par trois disciplines : la théologie, les mathématiques et la médecine.

On n'a pas fait grand cas, jusqu'à présent, de ses frères cadets qui arrivent à Toulouse comme apprentis chirurgiens-barbiers, François en août 1768, Charles en juillet 1769, Louis en novembre 1770. Pourtant, leur présence quotidienne transforme complètement l'existence du frère aîné. Tout le monde étant à court d'argent, ils vivent sous le même toit et nous savons que les trois apprentis suivent des cours d'anatomie, de chirurgie et d'accouchements, et fréquentent l'hôpital de la Grave. Quelles conversations réunissent les quatre frères, le soir venu ? On imagine que les sujets médicaux y dominent, sujets bien étranges en vérité pour un jeune théologien, et qui ont dû raviver chez lui bien des souvenirs d'enfance.

Au cours de cette période, Pinel étudie les mathématiques. Il s'inscrit chez un érudit récemment rentré de Paris qui lui ouvre un vaste et nouvel horizon : Jean-Baptiste Gardeil (1726-1808). Ce Toulousain sorti, lui aussi, du collège de l'Esquille, abandonne un noviciat chez les Oratoriens à Paris pour la compagnie de d'Alembert et de Diderot[21]. Le célèbre

20. Au sujet du collège de l'Esquille, voir CORRAZE, 1938.

21. D'après « Ceci n'est pas un conte » de Diderot, Gardeil avait une très mauvaise réputation à Paris pour trop aimer l'argent et avoir délaissé Mademoiselle de la Chaux, son amante, qui lui avait sacrifié sa famille, sa fortune et jusqu'à sa santé. Voir BONGIE, 1977.

botaniste Bernard de Jussieu apprécie ses connaissances et le fait nommer membre correspondant de l'Académie des sciences. Revenu à Toulouse et reçu docteur en médecine, Gardeil enseigne les mathématiques au collège royal, ci-devant collège des Jésuites, puis – au moment où Pinel obtient son diplôme de médecin – il passe à la faculté de médecine dont il devient le doyen en 1773 [22].

Comme nous l'apprennent ses mémoires présentés à l'Académie des sciences, inscriptions et belles lettres de Toulouse, c'est à la fois un excellent mathématicien et un médecin observateur, et Pinel tirera de son enseignement une double leçon : tout d'abord, il se familiarise davantage avec la philosophie des Lumières, et tout porte à croire que Gardeil présente la pensée de ses amis philosophes de façon séduisante ; mais surtout, Gardeil convainc Pinel que les mathématiques offrent des vérités immuables et une méthode de raisonnement juste. Nous verrons que les premiers écrits de Pinel présentés devant la Société royale des sciences de Montpellier et l'Académie des sciences à Paris traitent de l'application des mathématiques au corps humain. Le ton enthousiaste et convaincu avec lequel Pinel, toute sa vie, fait appel aux règles, aux proportions, aux lois que les mathématiques imposent aux êtres vivants amène à se demander s'il n'a pas substitué l'ordre d'un univers régi par les mathématiques à l'ordre d'un univers théologique où l'homme, la nature, le bien et le mal, les anges et le diable ont leur place dans une *summa* bien réglée. En effet, Pinel à l'époque était en train de perdre la foi, et il n'est pas impossible que Gardeil, franc-maçon convaincu, ait tenté de l'attirer vers cette fraternité. Plus tard, de nombreuses amitiés lieront Pinel aux membres de cette société, mais aucune preuve n'a pu être trouvée de son appartenance.

Pendant cette période d'hésitation dans la vie de Pinel, Gardeil contrebalance l'influence du Père Jacques Bourges, professeur royal de théologie à l'Université. Ce dominicain, confesseur impassible et avide de prosélytes, a dû être un homme de valeur car Pinel, candidat au doctorat en théologie,

22. Plus tard, Gardeil traduira Hippocrate. GARDEIL, An IX [1800-1801].

s'inscrit dix fois de suite à son cours, entre octobre 1767 et avril 1770. Son enseignement est peu suivi : contrairement au cours de son collègue Pelgrin qui attire plus de cent élèves, les auditeurs de Bourges, de 27 qu'ils étaient en 1767, ne s'élèvent qu'à 15 en 1769 et 1770[23]. Mais Bourges est redoutable. Tout le monde dans la région toulousaine voit en lui le confesseur qui, le 10 mars 1762, s'est penché sur Jean Calas attaché à la roue tandis que le bourreau lui brisait méthodiquement les os. Pinel avait presque dix-sept ans au moment de l'affaire et le protestant Calas était originaire de Lacabarède près de Castres, non loin de Lavaur où Pinel était alors séminariste. L'affaire Calas le touchait de près[24]. D'après le chroniqueur toulousain Barthès, notre meilleure source, Calas

> n'a jamais voulu se rendre aux saintes remonstrances du R. P. Bourges [...] et d'un autre père son adjoint, qui depuis 4 h du matin jusqu'à 6 h du soir n'ont cessé de lui persuader de sauver son âme en ouvrant les yeux à la lumière de la vérité... [25]

Un autre témoin oculaire, Amblard, subdélégué de l'intendant du Languedoc, de Saint-Priest, nous dévoile mieux encore la personnalité du Père Bourges :

> Pendant deux heures qu'il resta sur la roue [Calas] s'entretint avec le confesseur de choses étrangères à la religion [...]. Une des jambes qu'on lui avait cassée n'ayant pas été repliée sur la roue, il pria le confesseur d'avertir l'exécuteur de remonter sur l'échafaud pour la replier parce qu'il sentait des tiraillements qui lui causaient de vives douleurs et le confesseur [...] lui procura ce soulagement[26].

23. On connaît mal Jacques Bourges et des recherches dans les bibliothèques et les archives de Paris et de Toulouse n'ont donné aucun résultat. Les Archives départementales de la Haute Garonne, H 112 vol. 6, « Dominicains. Personnel. Vêtures », portent les signatures du Père Bourges le désignant successivement comme professeur royal, regius antecessor, provincial et prieur. Voir également AM Toulouse, Faculté de théologie, Inscriptions, 1766-1769. MS GG 858.

24. Au sujet de l'affaire Calas, voir également COQUEREL, 1869.

25. AM Toulouse, BARTHÈS, fol. 181.

26. AD Haute Garonne, Toulouse. Affaire Calas. 16 lettres autographes manuscrites. Amblard à St. Priest, 20 mars 1762. Ms C 66.

C'est donc cet imperturbable théologien, témoin du supplice de Calas, qui essaie de lier fermement à l'Église un étudiant qui entend parler médecine chez lui et discute mathématiques avec Gardeil. Mais entre ces trois voies, Pinel hésite encore. Que décidera-t-il ?

On peut penser que, comparée à la médecine, la théologie à l'époque des Lumières a pu manquer d'intérêt. Mais la raison de son choix est plus profonde : Pinel a perdu la foi, et abandonnera bientôt la pratique de sa religion. Bien des biographes lui ont reproché d'« avoir jeté la soutane aux orties » en optant pour la médecine. Ces reproches sont fondés sur la fausse supposition qu'il avait pris les ordres mineurs, ce qui n'était alors requis, ni pour accepter une prébende, ni pour soutenir un doctorat en théologie[27]. Nous pensons plutôt que l'approche de sa majorité légale, en avril 1770, lui donne une liberté de choix et qu'il a pu, alors, hériter quelque argent de sa mère, morte dix ans plus tôt, et qui avait désigné Philippe comme son légataire universel[28]. Notons aussi que jusqu'à sa majorité, Pinel se soumet au projet forgé pour lui par Gorsse et ses maîtres doctrinaires, et qu'il ne prend son destin en main qu'à vingt-cinq ans : c'est en avril 1770 que Philippe Pinel s'inscrit à la faculté de médecine de Toulouse.

Il s'agit alors d'une faculté bien modeste, comptant quatre professeurs et vingt-huit étudiants. Avec l'arrivée de Gardeil en 1773, elle connaît un essor appréciable quant au sérieux des études et au nombre de diplômés. Gardeil impose l'épreuve d'une thèse pour obtenir le doctorat, mais trop tard pour Pinel, qui reçoit son bonnet de docteur le 21 décembre 1773. Pinel profite surtout de l'enseignement de Louis Guillaume Dubernard, professeur de botanique, de chimie et de pharmacie qui emmène ses étudiants herboriser dans les environs[29].

Pinel se rend très bien compte de la médiocrité de ses études de médecine qu'il décrit en 1812 comme comportant

---

27. Communication personnelle du Père Bernard Desprats, archiviste diocésain, Albi.

28. Voir le testament d'Élisabeth Dupuy, du 26 octobre 1757, Archives notariales, Vielmur-sur-Agout, Maître Serin, fol. 202-204.

29. Barbot, 1905 ; Gerber, 1929, « La Faculté de médecine », pp. 182-303 ; Anon., 1929 ; Lechler, 1959, p. 111 ; Stillmunkes, 1989.

> quelques notions générales de pathologie ou de matière médicale ; certaines opinions gratuites crues sur parole, et ce qu'on pouvait appeler jargon des écoles, débité avec le ton de la suffisance la plus présomptueuse [30].

Aussi, dès qu'il a son diplôme en main, Pinel part-il pour Montpellier. Nous sommes au début 1774.

Il est également possible qu'à Toulouse, cette ville qui compte quatre-vingt-dix chapelles ou couvents, deux cents prêtres et mille religieux et religieuses, lui qui avait rejeté une carrière ecclésiastique se soit senti mal à l'aise. Toutefois, il aurait probablement pu y gagner sa vie comme médecin car une immigration constante des environs avait fait de Toulouse une ville de 50 000 habitants, la plus grande agglomération entre Marseille et Bordeaux. Cependant, à la fin de l'Ancien Régime, les masses populaires y restent pauvres et la richesse de la ville et la direction des affaires se trouvent entre les mains d'une petite minorité [31].

En outre, suite à des pertes douloureuses, les liens de Pinel avec sa région natale s'étaient relâchés. Sa mère, Élisabeth Dupuy, était morte le 7 août 1760, et son père s'était remarié quatre ans plus tard [32]. En 1772, sa sœur Charlotte meurt à dix-huit ans, et son maître Gorsse disparaît également ; l'année suivante, c'est au tour de son frère François, le meilleur étudiant parmi ses frères venus comme apprentis à Toulouse [33]. Son frère Louis décide alors de partir pour Paris. Saint-Paul a donc perdu beaucoup de son attrait et pour le frère aîné, la voie vers la capitale est toute tracée.

Au XVIIIe siècle, la décision de monter à Paris pour y faire carrière est tout aussi naturelle pour un jeune homme doué que de faire ses débuts au sein de l'Église. Mais alors que Louis Pinel se contente de la carrière familiale de maître chirurgien, Philippe, fort de sa maîtrise du latin, de son éducation humaniste et de son diplôme de docteur, tente naturellement de se hausser au niveau reconnu à l'époque,

30. PINEL, 1812, « Analyse appliquée à la médecine », p. 24.
31. FRECHE, 1974 ; GODECHOT, 1998, pp. 208 et 230.
32. Le 25 janvier 1764, avec Marie Martin. 3 E 23, fol. 194, Fonds Lonjon, Lavaur, Bibliothèque et Archives.
33. AM Saint-Paul Cap-de-Joux, Registre d'état civil 1692-1792.

tant du point de vue intellectuel que social, comme supérieur à la chirurgie : celui de la médecine. Il sait cependant qu'il n'a pas encore l'éducation médicale requise pour affronter le milieu professionnel parisien, et qu'il lui faut parfaire ses connaissances et acquérir de l'expérience clinique : il part donc pour Montpellier.

Peu avant le départ de Pinel, le 2 février 1772, naît à Toulouse Jean Étienne Dominique Esquirol, qui deviendra à Paris son élève le plus proche, puis son rival déterminé. Si Pinel est issu d'un milieu modeste, Esquirol au contraire grandit dans une famille de bourgeois et de capitouls. Élève, comme Pinel, du collège de l'Esquille, Esquirol commence par suivre sa vocation religieuse chez les Sulpiciens à Paris et c'est la Révolution, et non une décision personnelle, qui met fin à sa carrière ecclésiastique. Contrairement à son maître, il devient royaliste et franc-maçon, ce qui influencera puissamment sa carrière. Élève à l'École de santé de Paris, Esquirol devient, sous l'égide de Pinel, le premier médecin français à recevoir une formation de psychiatre[34].

De Montpellier à Paris

Passer de Toulouse à Montpellier dans les années 1770, c'est quitter une cité où prédomine la stricte théologie dominicaine pour une grande ville riche en traditions et en relations mondiales ; c'est passer d'une médiocre école de médecine à la plus vieille et distinguée faculté de médecine en France, datant du XIIIe siècle et enrichie par les traditions gréco-romaine, judéo-chrétienne et arabe. Se lançant dans ce qu'à soixante-sept ans, il appellera « une sorte d'expérience qui a commencé en 1774, sur un plan concerté, et qui se continue encore », Pinel se met immédiatement au travail. Ce plan, nous dit-il, il le conçoit

> pour connaître l'état actuel de la médecine ; dès lors, assiduité constante aux leçons publiques de la Faculté, à la bibliothèque commune, aux visites journalières du médecin

34. Pour la rivalité entre les deux fondateurs de la psychiatrie en France, voir *infra*, chap. 9.

du grand hôpital; pour lire des extraits des meilleurs auteurs anciens et modernes, prendre des notes par écrit au lit des malades; et à mesure que le goût se formait, tracer des histoires particulières du cours entier des maladies aiguës, tel fut le plan général, suivi pendant quatre années... [35]

Analysons ce plan, et tout d'abord, l'état de la médecine à Montpellier en 1774 [36]. À cette époque, deux sujets dominent et animent les discussions: nosologie et vitalisme. Le nosologiste français le plus influent, François Boissier de Sauvages (1706-1767), professeur royal de botanique à Montpellier, venait de mourir après avoir enrichi le merveilleux Jardin botanique de la ville, d'une abondance qui surprend Pinel. Boissier de Sauvages avait combattu le mécanicisme cartésien qui régnait à Montpellier au début du siècle, se faisant le champion de l'animisme de Georg Stahl. Pour Pinel, son œuvre la plus intéressante est la *Nosologie méthodique* de 1763 dans laquelle Boissier de Sauvages classifie les maladies, suivant le vœu de Sydenham, à la manière des botanistes, selon le système de Linné. Dans sa propre *Nosographie*, Pinel finit pourtant par se montrer assez critique à l'égard de Boissier de Sauvages [37].

Un autre penseur très influent, Théophile de Bordeu (1722-1776), docteur de Paris et de Montpellier que Pinel connaît personnellement, avait acquis une vaste expérience en médecine clinique et en chirurgie, en partie à l'hôpital de la Charité à Paris. Rejetant à la fois le mécanicisme de Boerhaave, l'animisme de Stahl et l'iatrochimie, et s'appuyant sur l'observation des malades et sur la tradition hippocratique, Bordeu était devenu un adepte du vitalisme et attribuait le fonctionnement des corps vivants à des forces inhérentes aux divers tissus. (Les résultats de ses recherches et de ses réflexions sont exposés dans des publications magistrales sur les glandes, sur le pouls, sur le tissu muqueux et sur les

35. PINEL, 1812, « Analyse appliquée à la médecine », pp. 30 et 26.

36. Sur la médecine à Montpellier, voir les nombreux volumes de Louis Dulieu. Sur la vie à Montpellier à la fin de l'Ancien Régime, voir JONES, 1980 et 1982; WILLIAMS, 1996.

37. Sur la nosologie en général et la *Nosographie* de Pinel, voir *infra*, chap. 8. Sur Boissier de Sauvages, voir BERG, 1956; DULIEU, 1969; MARTIN, 1990.

maladies chroniques ainsi que dans un traité de médecine théorique et pratique.) Pinel est profondément marqué par les idées de Bordeu, surtout concernant l'importance du système nerveux et de ses maladies, du rythme « vital » différentiel des divers tissus du corps humain, de l'épigastre comme centre d'où rayonnent de nombreuses maladies, d'une « sympathie » entre ce centre et certains phénomènes psychologiques[38]. Pinel étudie surtout avec un troisième Montpelliérain, le professeur Paul Joseph Barthez (1734-1806), moins original que Bordeu mais excellent écrivain et propagateur du vitalisme. Tout cet enseignement s'inspire de la tradition hippocratique en ce qu'il privilégie une vision du malade dans son environnement familial, l'intérêt pour l'histoire naturelle de la maladie, le scepticisme thérapeutique et une méthode expectante pour permettre le libre jeu des forces curatives de la Nature. Pinel allait y souscrire toute sa vie[39]. En 1813, il se rappelle :

> Durant un séjour de quatre années que je fis à Montpellier, c'est-à-dire depuis 1774 jusqu'à la fin de 1778, je me bornai à fréquenter les cours publics de médecine, à suivre la pratique des hôpitaux et à remonter aux vrais principes de la médecine ancienne et moderne [...] Barthez donnait (en 1776) des leçons publiques sur la physiologie et la matière médicale, et joignait à l'éclat d'un vrai talent l'érudition la plus vaste et l'élocution la plus facile. Venel, chimiste habile et profond, enseignait avec éclat la matière médicale ; l'exact et judicieux Lamure faisait admirer la netteté et la précision de ses idées dans des discussions académiques, et Charles Leroi, aussi partisan éclairé de la médecine hippocratique que physicien pénétrant, concourait également à la gloire de l'université de Montpellier depuis longtemps si célèbre[40].

Dans son plan d'études, Pinel nous informe – comme nous l'avons vu – qu'il suivait « les visites journalières du médecin du grand hôpital ». Cette simple phrase ne laisse

38. Voir notamment Rey, 1991 (a).

39. Au sujet du vitalisme montpelliérain, voir surtout Duchesneau, 1982 ; Rey, 1987. Voir également Haigh, 1977 ; Sutton, 1984 ; Williams, 1994. Pour d'autres pays, surtout l'Allemagne, voir par exemple Reill, 1989.

40. Pinel, *Noso Phil* V, 1, p. lxxiii, et n. 1.

guère soupçonner la lutte acharnée qui se livre alors entre les administrateurs de l'Hôtel-Dieu Saint-Éloi, qui refusaient l'entrée aux étudiants, et les professeurs de la faculté de médecine désireux de développer un enseignement clinique. Heureusement que son diplôme de docteur lui ouvre les portes de cet Hôtel-Dieu ! Pendant ces visites, Pinel nous apprend qu'il s'entraîne à « prendre des notes par écrit au lit des malades [...] et [... à] tracer des histoires particulières du cours entier des maladies aiguës ». Ces quelques lignes traduisent les débuts d'une méthode rigoureuse que Pinel appliquera à la médecine clinique. S'il fallait mentionner un seul aspect de son œuvre qui lui vaudra une réputation mondiale, ce sont précisément ces histoires de malades où, en quelques lignes, il condense le résultat d'observations et de conversations répétées en s'efforçant de dégager pour le lecteur ce qu'il considère comme l'essence de la maladie. Pinel rappellera ses premières expériences montpelliéraines au chevet des malades en 1793, dans un mémoire qui montre bien le développement de cette approche clinique qui allait connaître un rayonnement mondial :

> *Remarques sur les remèdes moraux*
>
> Durant les années que je fréquentais les hôpitaux pour m'instruire et que j'apprenais souvent ce qu'il aurait fallu faire par le spectacle de ce qui ne se faisait pas, je me suis très souvent convaincu de l'heureux effet que produisaient sur les malades des propos consolateurs et propres à les rassurer sur leur état. Abandonnés souvent à eux-mêmes, livrés aux réflexions les plus tristes sur leur sort, souvent isolés de leurs parents et de tout ce qui leur est cher, rebutés par les brusqueries et les duretés de ceux qui se consacrent à leur service, souvent même plongés dans le plus morne abattement par l'idée toujours présente d'un danger réel ou imaginaire, ils marquent la plus vive reconnaissance à ceux qui compatissent à leurs maux et qui cherchent à leur inspirer de la confiance pour leur guérison. Quelle excellente recette à leur administrer que d'aller quelquefois au chevet de leur lit leur faire des questions sur leur état, témoigner de prendre part à leurs souffrances et les engager à la patience par l'espoir d'un prompt retour à la santé. Je voudrais aussi qu'on abandonnât cette coutume qui force les malades dans les cas graves à recourir à des remèdes spirituels et à s'entourer des images les plus lugubres. Je me suis quelquefois attaché à comparer l'état des malades avant et après ces

> cérémonies religieuses et combien de fois n'ai-je point vu les différences les plus frappantes. Que les âmes pieuses qui soupirent après les consolations de la religion dans leurs maladies n'en soient point privées, et qu'au contraire on regarde comme un remède puissant les jouissances morales qui peuvent en résulter; mais qu'on se garde bien d'augmenter le sombre abattement d'un malade pusillanime qui ne voit dans l'approche du prêtre qu'un préliminaire de sa prochaine sépulture[41].

Ainsi, cette approche humaine et psychologique des malades hospitalisés remonte loin dans l'expérience de Pinel: tout en voulant leur éviter des frayeurs superflues, il ne s'oppose pas à la pratique de l'extrême-onction si les malades la réclament et ne cherche donc pas à leur dissimuler une mort imminente. Notons qu'il se penche alors sur l'aspect psychologique d'une maladie somatique dans un hôpital général, sans aller à la recherche des « fous ». Au fait, rien n'indique qu'il se soit intéressé aux furieux enfermés dans « seize loges centrées sur deux petites cours » construites à l'Hôtel-Dieu[42]. Déjà à cette époque, donc, Pinel s'intéresse à la composante psychique de la maladie comme partie intégrante de la vie des personnes malades, et pense qu'une attitude compatissante de la part du médecin peut alléger la souffrance voire contribuer à l'amélioration de l'état général de son patient.

Le troisième élément important du plan d'études de Pinel, outre des leçons publiques et des visites à l'hôpital, c'est la lecture. Dans ce contexte, il faut surtout mentionner la collection privée que le professeur Henri Haguenot, qui meurt en 1775, lègue à l'Hôtel-Dieu Saint-Éloi et qu'il destine spécialement à l'usage des étudiants[43]. En dépouillant le catalogue de ces 853 livres, on y trouve tout ce qui est nécessaire pour cette formation, depuis l'anatomie, la physiologie et la pathologie jusqu'à la pharmacie et la chimie. Dans une section intitulée « Philosophi, phisici, academici », on trouve Boyle, Leeuwenhoek, Newton, Sydenham et Willis en latin,

---

41. Pinel, 1793, « Mémoire sur cette question »; voir également Weiner, 1980 (a), pp. 47-48.
42. Dulieu, 1966.
43. *Catalogue des livres... Haguenot,* Montpellier.

Arbuthnot, Barker, Freind, Hales, Locke, Lind, Macbride, Mead, Monroe *primus* et *secundus*, Whytt et Pringle en français, ainsi que *Les passions de l'âme* de Descartes et *Les éléments de la philosophie de Newton* de Voltaire. L'absence d'ouvrages en grec indique qu'un médecin bien instruit n'avait pas besoin de maîtriser cette langue et de fait, contrairement à la légende, Pinel ne la connaît guère. Ébloui par cette collection, il en profite pleinement. Parmi beaucoup d'autres, il y découvre les œuvres de Giorgio Baglivi (1668-1707) et de Giovanni Alfonso Borelli (1608-1679).

Ce que Pinel admire surtout dans les *Opera omnia* de Baglivi, c'est le *De praxi medica* de 1696. Baglivi, professeur de médecine clinique à Rome, y manifeste des qualités extraordinaires d'observateur au chevet des malades. Certaines phrases de Baglivi reviendront souvent sous la plume de Pinel et de ses amis idéologues : « Les malades sont les meilleurs professeurs de médecine », ou bien « il faut écarter les hypothèses et les systèmes », ou encore « pour étudier la médecine il faut examiner et comparer des cas précis, un malade à un autre[44] ». En 1788, Pinel publiera une nouvelle édition de Baglivi en latin, corrigée et accompagnée de notes et d'une nouvelle préface[45].

Quant à Borelli, Pinel médite profondément son œuvre, surtout le fameux *De motu animalium*, car le mouvement, chez un être vivant structuré, est un phénomène où se rencontrent l'anatomie, que Pinel connaît bien, et le vitalisme qu'il vient d'adopter. Il étudie les questions du mouvement dans le corps humain et présente trois mémoires sur ce sujet à la Société royale des sciences de Montpellier. Il en lira trois autres à l'Académie des sciences à Paris. Ainsi, pendant une dizaine d'années – de 1775 à 1785 –, le *De motu animalium* constitue le thème général de ses écrits, et l'on retrouve ce sujet jusque dans le cours de physique médicale que le professeur Pinel dispensera à l'École de santé de Paris en 1795.

44. Castiglioni, 1947, p. 548 ; Grmek, 1990, pp. 181-188.
45. Baglivi, 1788.

On suppose que AC tourne autour du point A, tandis que CI tourne avec une vitesse égale autour du point C, prolongez la ligne IC en B, et de ce point tirez la perpendiculaire BR; supposez que IC et CD soyent les deux sinus respectifs des angles ICG et CAD : enfin soit menée l'ordonnée IE perpendiculaire à l'axe des abscisses AE. Nommons AC, a; CI, b; DC, s; AE, x; EI, y; cela posé, l'extrémité I décrira la courbe dont l'équation sera

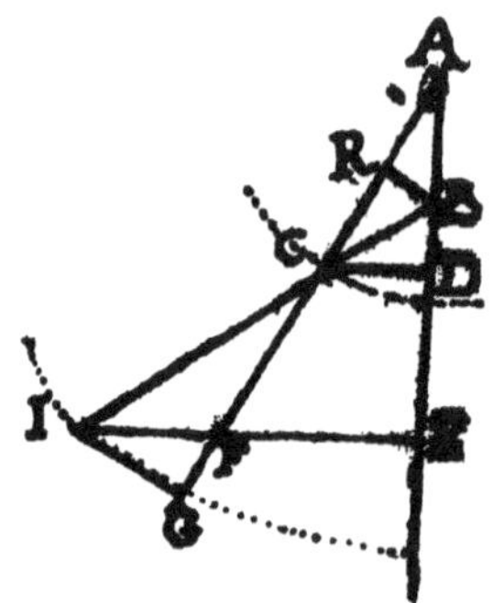

$$y^4 + (2x^2 - 2b^2 - a^2)y^2 + (x^2 - b^2)^2 = (ax + ab)^2$$

Démonstration. Le triangle BAC est isocèle, puisque les angles BAC, BCA sont égaux, à cause

Philippe Pinel, « Sur les courbes que décrivent les extrémités de nos membres dans leurs divers mouvements », *Mémoire de la Société royale des sciences de Montpellier.*

Le premier des trois mémoires que Pinel présente à la Société royale des sciences de Montpellier, datant de 1775, semble perdu [46] ; le deuxième, lu par l'auteur le 10 avril 1777, a pour titre « Sur le talent qu'exige l'application des mathématiques au corps humain ». L'auteur y considère en mathématicien la symétrie, l'équilibre et la complexité du squelette, des systèmes musculaire et vasculaire [47]. Deux mois plus tard, Pinel revient devant la même société avec un mémoire intitulé « Sur les courbes que décrivent les extrémités de nos membres dans leurs divers mouvements ». Ptolémée du corps humain, il délimite la sphère d'action du bras, de l'avant-bras et de la main à l'aide de cercles et d'épicycles centrés sur l'homme. L'aspect moral n'est pas développé dans ces mémoires, mais le concept général est clair : c'est l'image classique de l'homme comme être stable qui, par un mouvement naturel, atteint un certain cercle d'activités qu'il peut, s'il le veut, accroître par un effort ; en revanche, si l'effort est trop violent, ambitieux, démesuré, donc anormal, ce sera la chute. Pour Pinel, l'image de stabilité et d'équilibre, image mathématique et même esthétique, représente la santé, et le déséquilibre, la maladie. Nous savons l'importance qu'il attache à ces problèmes de mécanique humaine et aux relations de l'homme avec son environnement – problèmes largement discutés à Montpellier et que Barthez, par exemple, étudie dans son *Essai d'une nouvelle mécanique des mouvements progressifs de l'homme et des animaux* [48]. Ce mémoire sur les courbes, Pinel y tient car il le republiera en 1803 dans les *Mémoires* de la Société médicale d'émulation [49]. Il parlera souvent, aussi, d'un projet longtemps nourri mais jamais réalisé : écrire un nouveau traité des mouvements de l'homme, reprenant le *De motu animalium* de Borelli.

---

46. MS « Mémoires de la Société royale des sciences de Montpellier », 1777, pp. 185-199 et 295-308. Pinel indique dans la deuxième communication, le 10 avril 1777, qu'il a « présenté un mémoire [...] il y a environ deux ans » (p. 188). Il est bien possible, vu le sujet, qu'il s'agisse du mémoire « De la certitude que les mathématiques impriment au jugement dans son application aux sciences » mentionné par CHABBERT, 1960, p. 17.

47. Les neuf premières pages sont remplies de généralités donnant l'impression que Pinel se sent mal à l'aise devant ce public montpelliérain.

48. POLÈRE, Carcassone, 1798.

49. PINEL, 1803, « Sur les courbes ».

Ce qu'il écrit à Montpellier, pour gagner sa vie, ce sont des thèses pour des étudiants assez aisés pour s'offrir ce « service », et il donne également des leçons de mathématiques. Malheureusement, malgré ses efforts, il manque de moyens financiers pour se faire recevoir docteur – grade qui, plus tard, lui aurait rendu à Paris la vie plus facile. Cependant, il se fait à Montpellier des amitiés importantes, se lie avec la famille Bénézech et avec Jean Antoine Chaptal (1756-1832), faisant ainsi connaissance avec deux futurs ministres de l'Intérieur qui lui seront utiles. C'est Chaptal qui l'introduira à la Société royale des sciences [50].

Pendant son séjour à Montpellier, Pinel étudie l'anglais : des auteurs représentés dans la collection Haguenot ont éveillé son intérêt. Peu à peu, on le voit se préparer pour un terrain plus large et qu'il croit plus libre que Montpellier : il veut monter à Paris.

À trente-trois ans, Pinel a choisi le chemin qu'il veut suivre, mais il n'a pas encore découvert, dans cette voie, la mission à laquelle se consacrer. Après avoir, pendant deux ans, mené de pair à Toulouse ses études de théologie et de mathématiques, Pinel abandonne en 1770 la structure de l'univers théologique catholique pour celle des mathématiques. Il semble avoir toujours eu besoin d'un cadre de référence bien ordonné : un quart de siècle plus tard, en effet, quand il s'agira de présenter les maladies internes aux étudiants, il choisira la stricte classification de la *Nosographie philosophique,* dont il révisera six éditions en vingt ans. Il n'en abandonnera jamais l'ordre fondamental, en dépit de critiques bien fondées.

Il est surprenant de voir la façon radicale dont Pinel rejette la théologie, les croyances religieuses et même la littérature catholique, une fois sa décision prise en avril 1770. On ne trouve dans son œuvre écrite aucune allusion à l'Ancien ou au Nouveau Testament, aux légendes religieuses, aux Pères de l'Église, aux controverses théologiques. Pinel leur a tourné le dos. Il s'était approché de la théologie, essayant de

50. SEMELAIGNE, 1888, pp. 8-9.

comprendre et de continuer à croire ; il finit par trouver ses dogmes inacceptables.

Armé, donc, de ses connaissances en médecine et en mathématiques, il se tourne vers les sciences (d'abord la botanique, puis l'anatomie comparée), et ses nombreuses lectures à la bibliothèque de Haguenot confirment sa vocation d'intellectuel. Cependant, face aux malades de l'Hôtel-Dieu Saint-Éloi qu'il visite maintenant régulièrement, une nouvelle perspective s'ouvre au médecin qu'il est devenu ; cette expérience lui rappelle son enfance, le touche profondément et stimule encore son intérêt pour la dimension psychologique de la maladie humaine.

Où trouver les origines de la nouvelle spécialité médicale dont Pinel allait créer le moule ? Sans doute est-ce surtout aux Doctrinaires qu'il est redevable d'une méthode d'enseignement qui nous semble servir de fondement au traitement moral qu'il proposera pour les malades de l'esprit. Tout comme ses maîtres doctrinaires se penchaient sur chaque élève, Pinel se penchera attentivement sur chaque malade. Au lieu d'enseigner d'après un programme préétabli, le Doctrinaire aide l'élève à apprendre, à une vitesse appropriée et en suivant ses goûts et ses dons. Cet intérêt pour l'élève individuel, Pinel le portera au malade. Il s'efforcera, dans sa méthode clinique comme dans son enseignement, de bien établir l'histoire individuelle de chaque patient afin de cerner les données de sa maladie. En appliquant cette méthode aux malades de l'esprit, Pinel crée le « traitement moral ».

Reste à expliquer son attachement aux malades pauvres, et surtout aux vieilles femmes de la Salpêtrière. Sans doute son respect pour les pauvres trouve-t-il son origine dans son expérience précoce et le spectacle du va-et-vient de malades dans la maison paternelle. Quant à sa sollicitude pour les vieilles femmes de la Salpêtrière, elle n'est pas sans rapport, probablement, avec le triste souvenir d'une mère qu'il a perdue à l'âge de quinze ans. Mais comment expliquer ce qu'il appelle, dans ce « Mémoire sur la manie » du 11 décembre 1794 que nous considérons comme le document fondateur de la psychiatrie en France, sa *tendresse* pour les malades de l'esprit ? Ce sentiment nous paraît un trait essentiellement personnel, rare sinon unique, un don très particulier.

Pour conclure notre analyse des quatre années que Pinel passe à Montpellier, rappelons un épisode qui fut, pour sa carrière, d'une importance capitale, et qui nous est rapporté plus d'un demi-siècle plus tard par le jeune ami que Pinel guérit alors d'une dépression nerveuse. Il s'agit de Jean Antoine Chaptal et le récit de sa guérison nous fournit un précieux portrait du thérapeute que Pinel était à trente ans. Prenant en charge son jeune ami à la fois surexcité et désœuvré, il lui offre de lire avec lui Hippocrate, Plutarque et Montaigne. Le choix de ces trois domaines – la médecine, l'histoire et la littérature philosophique – est parfaitement adapté aux intérêts et à l'orientation du malade car le médecin traitant a préalablement pris soin d'étudier l'histoire de son patient, et il connaît non seulement son passé et sa personnalité, mais également ce qu'il appellera bientôt les « causes occasionnelles » de sa maladie. Pinel comprend intuitivement que la présence et la participation du thérapeute sont essentielles pour que le malade se sente rassuré et traité en égal. Il sait aussi que le temps pris et l'effort fait par le médecin encouragent et assurent la participation d'un malade comme le jeune Chaptal dans son propre traitement. Dans ses *Souvenirs sur Napoléon,* écrits un demi-siècle plus tard, le comte de Chanteloup raconte :

> À peu près à cette époque, je me liai d'amitié avec M. Pinel (devenu célèbre à Paris), qui, doué d'un esprit sain et cultivé, nourri des bons principes de la médecine, était venu fortifier, à Montpellier, sous les yeux et par l'exemple des grands maîtres, les bonnes études qu'il avait faites à Toulouse.

Chaptal avoue qu'il était à l'époque un jeune exalté de vingt ans ayant fait des études de médecine et de chimie, et que Pinel, alors âgé de trente ans, était arrivé à le calmer.

> La lecture réfléchie de ces auteurs – poursuit Chaptal – que nous faisions très souvent en commun, opéra sur moi une révolution que j'avais regardée d'abord comme impossible ; je me passionnai pour l'étude de ces trois philosophes à tel point qu'à force de les lire et de les méditer, j'en savais plusieurs chapitres par cœur. Ma conversion fut complète. Je pris en horreur les hypothèses ; je ne connus plus que l'observation pour guide de mes recherches dans tout ce qui

> tient à la vie animale ; je reconnus que les lois vitales échappaient à la mécanique, à l'hydraulique, à la chimie, et que les mouvements dans les corps vivants dépendaient de quelques lois primitives dont il fallait étudier et comparer les effets sans en rechercher les causes[51].

Pinel obtient donc une guérison par un traitement psychologique parfaitement adapté au malade. Discutant de leurs lectures, les deux amis parlent également des sciences. Chaptal devient adepte de l'observation des êtres vivants et du vitalisme comme explication de leur croissance et de leur comportement. Thérapeute et patient se rendent-ils compte que le lien affectif qui les unit a sa part dans cette guérison ? C'est une amitié de toute la vie qui se forge, et quand Chaptal devient ministre des Affaires intérieures sous le Consulat, Pinel sait qu'il peut compter sur lui. Leur relation demeure discrète, mais Chaptal rend à son ami au moins deux grands services : il arrange le transfert de Jean-Baptiste Pussin de Bicêtre à la Salpêtrière en 1802 et, cette même année, il ordonne la prise en charge par Pinel du traitement des femmes pauvres et malades de l'esprit de toute la région parisienne. Ainsi Pinel pourra-t-il entreprendre l'expérience scientifique la plus importante de son existence : en 1802-1805, il fera à la Salpêtrière l'essai systématique du traitement moral[52].

En 1778, il part pour Paris, en compagnie d'un étudiant anglais qui, dit-on, lui apprend sa langue[53]. Poursuivant sa carrière, Pinel allait chercher sa place dans le monde médical parisien, espérant enrichir la médecine de cette attention portée aux troubles psychologiques, si graves à ses yeux, mais dont la médecine ne semblait pas mesurer l'importance.

---

51. Chaptal, 1893, pp. 18-19. Voir également *idem,* 1796.
52. Voir *infra,* chap. 7.
53. Voir *infra,* chap. 3, n. 44.

CHAPITRE II

Un médecin provincial pauvre à Paris

1778-1793

En 1778, trois hommes accueillent Pinel à Paris : son frère Louis, qui allait sous peu retourner à Saint-Paul pratiquer la chirurgie ; Jean Antoine Chaptal, récemment diplômé docteur ; et le mathématicien Jacques Antoine Joseph Cousin (1739-1800), membre de l'Académie des sciences, pour qui Pinel a une lettre de recommandation (écrite probablement par Gardeil qui avait beaucoup d'amis à Paris). Cousin lui procure deux élèves, messieurs de Thelusson et de Saint James : ainsi Pinel peut-il gagner sa vie [1]. En homme avisé qui connaît la capitale, Cousin conseille à Pinel d'abandonner la médecine pour une carrière de mathématicien. Telle n'est guère l'intention du nouvel arrivé qui multiplie les tentatives pour pénétrer dans le monde officiel de la médecine : il essaie d'abord d'acquérir un diplôme parisien, puis d'avoir un poste à la Cour ; il présente également des mémoires érudits à l'Académie des sciences et à la Société royale de médecine ; enfin, il poursuit une carrière de rédacteur, d'éditeur et de traducteur. Et il ira jusqu'à se livrer à l'exercice illégal de sa profession dans une maison de santé où l'on soigne des malades de l'esprit [2].

1. Lettre à son frère Pierre du 12 janvier 1783 in PINEL, C., 1859, pp. 41-43.

2. CHABBERT, 1966.

Premiers pas d'un nouvel arrivé

Le nouveau venu s'aperçoit vite qu'à Paris, tout le monde semble attendre ou espérer de profonds changements, non seulement politiques et sociaux, mais aussi dans les domaines scientifique et médical. Et il apprend vite que pour s'intégrer dans le monde médical parisien, il faut d'abord se familiariser avec les questions qui agitent les médecins, les chirurgiens et les réformateurs des hôpitaux. Ces questions, qui tournent autour de personnalités parisiennes, de pouvoirs et de fonds locaux, ont souvent des implications nationales. Ainsi, l'incendie de l'Hôtel-Dieu en 1773 soulève un débat important sur la réforme hospitalière ; l'inauguration de la nouvelle Académie de chirurgie aiguise des controverses entre médecins et chirurgiens ; et la création de la Société royale de médecine mène à une guerre sourde et acharnée entre la nouvelle société et la vieille Faculté de médecine autour du droit à l'exercice de la médecine et d'une réforme profonde de l'enseignement de l'art de guérir. Pour parvenir à se faire écouter du monde médical parisien, il faut d'abord se mettre au courant de ces controverses. Ainsi, le futur médecin-en-chef de la Salpêtrière se renseigne.

Le 30 décembre 1772 se déclare un incendie meurtrier qui détruira une aile entière de l'Hôtel-Dieu située près du Petit Pont, dans l'Ile de la Cité. Depuis ce désastre, un débat houleux agite le public : faut-il rebâtir l'Hôtel-Dieu au centre de la ville pour que cet hôpital continue à être accessible aux malades pauvres et aux travailleurs blessés ? ou faut-il diviser cet énorme établissement en hôpitaux de quartiers ? On sait bien que le site de l'Hôtel-Dieu est malsain, l'espace exigu, l'air vicié et l'eau malpropre. Mais en dépit de ces défauts, le contrôleur général des finances Jacques Necker (1732-1804), qui sait que l'argent manque pour faire du neuf, est d'avis de restaurer l'Hôtel-Dieu et de réparer les autres hôpitaux trop vétustes. Aidé par le roi, il commence par financer la rénovation de l'Hospice de la Charité de Saint-Sulpice et du Gros Caillou dont sa femme, Suzanne Curchod Necker (1739-1794), devient l'administratrice. Ainsi naît un hôpital modèle, nommé « Hôpital Necker », en 1803. Jacques Necker travaille en collaboration étroite avec le médecin militaire Jean Colombier (1736-1789) qu'il fait nommer, en 1780, inspecteur des hôpitaux civils et des maisons de force du royaume.

Parmi les opposants à la restauration de l'Hôtel-Dieu, on trouve le baron de Breteuil, secrétaire de la Maison du roi, et les savants de l'Académie des sciences. Les délibérations d'un éminent comité de l'Académie – où siègent notamment Lavoisier, Laplace et Condorcet – aboutissent à la conclusion ferme et circonstanciée qu'il faut diviser l'Hôtel-Dieu en quatre hôpitaux situés à la périphérie de Paris. L'environnement y est salubre, et l'espace y est suffisant pour s'agrandir. Maints projets d'architectes voient le jour, mais Louis XVI, hésitant, ne parvient pas à se décider. Pinel, comme tout médecin intéressé par l'architecture hospitalière, lit attentivement les *Mémoires sur les hôpitaux de Paris* du chirurgien Jacques Tenon, académicien membre du comité des hôpitaux[3]. Quand il sera nommé médecin-en-chef de la Salpêtrière, il aidera à y réaliser bien des projets de Tenon.

Un an après l'incendie de l'Hôtel-Dieu, on inaugure le somptueux bâtiment néoclassique de la nouvelle Académie de chirurgie. Fiers de leur Clinique de perfectionnement et soutenus par l'École pratique de dissection qui fonctionne de l'autre côté de la rue depuis 1750, les chirurgiens prennent ainsi leur place à côté des médecins. L'importance récemment conquise des chirurgiens rend plus aigu le débat au sujet de l'enseignement de la médecine et de la chirurgie : il serait temps, pensent les réformateurs, de regrouper tous les élèves dans un seul enseignement, d'ajouter une expérience pratique aux études du médecin, et une réflexion théorique à la formation du chirurgien. Une instruction commune finira par effacer les distinctions sociales qui séparent médecins et chirurgiens. On se doute que pour de jeunes médecins qui, comme Pinel, sortent d'un milieu de chirurgiens, de telles discussions présentent le plus grand intérêt.

3. TENON, 1788 ; cf. WEINER, 1997 (a). Voir également TENON, 1785.

Les médecins provinciaux nouvellement arrivés se sentent particulièrement concernés par les controverses parisiennes touchant la Société royale de médecine, créée par le roi en 1776. En effet, le secrétaire perpétuel de cette société, le distingué anatomiste Félix Vicq d'Azyr (1748-1794), essaie de constituer une profession nationale de médecins : un tel corps professionnel faciliterait, à son avis, le mandat d'une société chargée de contrôler les eaux, les remèdes secrets, les épidémies et les épizooties. Il lui faut donc, d'abord, connaître la « topographie médicale » de la France, et dans cette perspective, il multiplie les demandes de renseignements auprès des médecins de province et encourage la fondation de prix pour stimuler la rédaction de mémoires. À trois reprises, Pinel concourra pour un prix de la Société royale, et sans doute doit-il son premier poste officiel, comme médecin à Bicêtre, à la lecture de son mémoire de 1793 par les membres de cette société.

La Société royale fait rapidement des jaloux, surtout parmi les membres de la Faculté de médecine. Cette vieille faculté essaie de se venger de l'essor de la Société royale en empêchant des jeunes comme le chimiste Antoine François Fourcroy (1755-1809), protégé de Vicq d'Azyr, d'obtenir un diplôme de médecin. N'ayant pas les 6 000 livres que coûte ce parchemin, Fourcroy se présente au concours du prix Diest qui offre au vainqueur des études gratuites. Le jury de la faculté lui refuse le prix en 1780, sur quoi Vicq d'Azyr fait une collecte parmi les sociétaires et Fourcroy paie son diplôme. Mais il n'obtiendra pas la régence dont dépend le droit d'enseigner. Que de souvenirs pour le futur directeur général de l'instruction publique ! Et quelle source de préoccupations pour les jeunes médecins qui aspirent, eux aussi, au diplôme parisien, le seul qui donne droit à l'exercice de la médecine dans la capitale !

Ces trois controverses – autour de l'Hôtel-Dieu, de l'Académie de chirurgie et de la Société royale de médecine – suscitent de vives discussions dans les sociétés savantes, les salons et les périodiques parisiens intéressés par les questions de médecine, de santé et de maladie. Et bien entendu, le médecin nouveau venu qui souhaite jouer un rôle dans ces controverses doit essayer d'accéder à ces académies et à ces sociétés, ou bien à la rédaction d'un périodique médical tel que le *Recueil périodique d'observations en médecine* ou la *Gazette de santé*[4].

Pinel, cependant, décide d'abord de se mettre en règle et fait deux tentatives, en février 1782 et 1784, pour obtenir le prix Diest. La première fois, le jury de la Faculté attribue le prix à un certain Desmarescaux, ancien étudiant de Montpellier, dont Pinel avait d'ailleurs rédigé la thèse « Tentamen medicum de equitatione »[5]. Michel Caire a récemment publié les détails de la seconde tentative[6] et Pierre Chabbert donne une traduction partielle du document, dont l'original est en latin, dans lequel les juges font du candidat un portrait catastrophique. À lire ce jugement, on a du mal à croire qu'il est question d'un futur professeur et membre de l'Académie des sciences.

> Nous avons estimé que Monsieur Pinel est peu savant et qu'il n'est pas facile de le placer parmi les lauréats. En anatomie, son bagage est léger ; en physiologie, il est meilleur, mais non pas remarquable ; en chirurgie, il ne l'emporte ni pour la théorie ni pour l'habileté manuelle. Il est peu versé dans la chimie, un peu plus dans la médecine et la pharmacie, mais trop de choses laissent à désirer [...] il est suffisamment pourvu d'une certaine pathologie générale, mais rattachant n'importe quelles questions à cette pathologie [...] il nous a paru tourner dans un cercle sans fin [...] au milieu de ces difficultés, un espoir lui restait : approfondir et développer les questions à traiter par écrit [...] faisant preuve d'abondantes richesses dans la connaissance de son art, montrant la méthode et la perspicacité qui lui avaient fait défaut à l'oral. Cet espoir, hélas, fut déçu...[7]

Pinel fut-il impressionné par cette épreuve au point de se conduire de façon aussi désastreuse ? Faut-il croire à l'ignorance du candidat en anatomie, en physiologie, en chirurgie, en chimie et en pharmacie ? Il est possible qu'une épreuve orale devant un jury solennel de sommités médicales

---

4. Pour ces périodiques, voir *Dictionnaire des journaux*, Sgard (réd.), 1991.
5. Chabbert, 1961.
6. Voir Caire, 1995 (a).
7. Chabbert, 1966, p. 591.

parisiennes ait figé le provincial. Mais on peut aussi envisager d'autres hypothèses. Ainsi Chabbert, quant à lui, pense que l'amitié de Pinel pour Michel Augustin Thouret et François Fourcroy, tous deux membres de la Société royale de médecine, a pu lui valoir un échec qui visait cette société plutôt que le candidat. Il est également possible que les juges reprochent secrètement à Pinel d'avoir « magnétisé » chez Deslon en 1784[8] – et l'on sait que le monde médical et scientifique parisien finit par chasser Mesmer. Néanmoins, on est étonné de voir parmi ces juges si sévères envers Pinel Louis Desbois de Rochefort (1750-1786), médecin à l'hôpital de la Charité, ainsi que Jean Nicolas Corvisart (1755-1821), futur professeur à l'École de santé de Paris, qui a pu éprouver une certaine gêne, plus tard, envers son collègue Pinel. De toutes ces hypothèses, la plus probable nous paraît que le candidat, fort intimidé, difficile à comprendre du fait de son accent méridional et de son bégaiement, a en effet « rattaché n'importe quelles questions à la pathologie » et paru, aux yeux de son jury, « tourner dans un cercle sans fin ».

Pour tirer Pinel de ce mauvais pas, son ami le naturaliste René Louich Desfontaines (1752-1833) demande à Louis Guillaume Lemonnier (1717-1799), premier médecin du roi, de présenter Pinel aux tantes de Louis XVI, Mesdames Adélaïde et Victoire, pour être leur médecin. Une charge à la Cour, comme on sait, comportait le droit d'exercer la médecine à Paris. Hélas, Pinel pendant cette entrevue resta muet, et ce fut un nouvel échec.

Pinel rentre-t-il de Versailles plus soulagé que déçu ? Ce n'est pas impossible, car le rôle de courtisan, à coup sûr, ne lui aurait guère réussi. En revanche, il est effondré, à cette époque, par le suicide d'un jeune ami déprimé dont il aurait pu, pensait-il, prévenir la mort. À plusieurs reprises, Pinel reviendra sur ce récit et sur le diagnostic de cette fatale maladie, en particulier dix-sept ans plus tard, dans la première édition du *Traité médico-philosophique sur l'aliénation mentale ou la manie* où une note précise : « C'était en 1783. » Il exprime la culpabilité qu'il éprouve dans le sous-titre qu'il donne alors à son récit : « Histoire d'une manie où le

8. Lettre à son ami Desfontaines in PINEL, C., 1859, p. 45.

traitement moral aurait été nécessaire. » Longuement, dans la deuxième édition du *Traité,* en 1809, il revient sur cet exemple « qui me sera toujours présent[9] ». À cette époque, Pinel apprend que la Société royale de médecine a lancé un prix pour le meilleur mémoire sur le sujet suivant : « Déterminer quels sont les caractères des maladies nerveuses proprement dites, telles que l'hystérie et l'hypochondrie, jusqu'à quel point elles diffèrent des maladies analogues, telles que la mélancolie ; quelles sont leurs causes principales et les indications générales que l'on doit se proposer dans leur traitement[10]. » Bien que Pinel ne rédige pas de mémoire en 1783, ce sujet deviendra rapidement le point central de sa réflexion personnelle. Et cinq ans plus tard, il soumet à la Société royale un manuscrit intitulé « Distinctions sur diverses espèces de manie et sur les moyens d'en diriger le traitement ». Ce mémoire, dira le professeur Pinel à la Société médicale d'émulation dix ans après, « qui fut présenté en 1788 [...] ne me paraît point digne d'être publié sous la forme primitive que je lui ai donnée[11] ». La forme qu'il juge plus « digne » est celle que prendra le chapitre IV du *Traité médico-philosophique sur l'aliénation mentale ou la manie.*

Ayant surmonté sa crise de découragement, Pinel reprend ses efforts pour se faire reconnaître par l'Académie des sciences et publie quelques brefs articles dans un modeste périodique médical, la *Gazette de santé,* dont l'éditeur Duplain est le propriétaire. Pinel gagne l'estime du rédacteur, Jacques Paulet (1740-1826), et, en 1784, il lui succède.

ENTRÉE EN MATIÈRE : LA *GAZETTE DE SANTÉ*

En 1783, la *Gazette* avait beaucoup baissé et pendant six mois, elle se limita à la réimpression de la *Bibliotheca medicinae practicae* d'Albrecht von Haller. À partir de mai 1784 et jusqu'en décembre 1789, au contraire, sous la direction de

---

9. PINEL, *TMP* I, pp. 54-57 et *TMP* II, pp. 404-407.

10. *Hist Mem Soc Roy Med,* 5, p. 17 ; et *Gazette de Santé,* 1784, n° 19, p. 75.

11. PINEL, 1798, « Recherches et observations », p. 218, n. 1.

Pinel, elle présente un programme varié de haute qualité, paraissant ponctuellement tous les mercredi. Avec l'arrivée du nouveau rédacteur, l'horizon de la *Gazette de santé* s'élargit. Elle discute hygiène, gymnastique et psychologie médicale, s'intéresse à la chirurgie, à la chimie, à la pharmacie, à l'histoire naturelle et à la botanique, analyse maints ouvrages étrangers, rapporte les séances publiques des sociétés savantes, annonce les prix offerts par diverses académies et sociétés, discute les projets de lois et les mesures de police, dénonce les charlatans. Elle devient ainsi une publication à intérêts encyclopédiques – modeste mais digne, néanmoins, de l'esprit des Lumières. « La qualité de la *Gazette* est remarquable pour cette période ainsi que le changement de ton », commente Roselyne Rey[12].

Sous la direction de Pinel, cette feuille de quatre pages traite à la fois de *santé* et de *médecine.* Parlant santé, elle répond aux préoccupations des lecteurs ayant une bonne culture générale et insiste sur les mesures d'hygiène et de prévention. Elle incite le public à consulter et dispense ses conseils. Discutant médecine, elle s'adresse aux professionnels que l'on prie d'envoyer leurs observations sur les maladies, leurs questions, leurs opinions au sujet de remèdes suspects. Il est impossible d'identifier tous les articles écrits par Pinel, car au début, peu sont signés. Cependant, au fil des années, on passe d'« un de nos abonnés [...] aussi instruit que modeste » comme auteur présumé[13] à « M. P., docteur en médecine[14] », puis aux articles signés. Dans les premiers articles, on reconnaît souvent les convictions et le style de Pinel ; parfois il répète un argument qu'il signe dans un autre écrit ; en 1785, il défend sa traduction de Cullen contre un rival ; puis « le rédacteur » commente une « Observation communiquée par M. Pinel, maître en chirurgie à Saint-Paul en Languedoc » ; il s'agit, on l'aura compris, de son frère Louis. Ainsi voit-on le rédacteur à l'œuvre.

12. Voir Rey, « *Gazette de santé* », in *Dictionnaire des journaux*, 1, pp. 495-499. Voir également Genty, 1934 (a).

13. *Gazette de santé*, 1785, « Avertissement ».

14. Par exemple *Gazette de santé*, 1785, n° 32, p. 125, ou *ibid.*, n° 38, p. 150.

Longtemps, l'hygiène constitue le thème central de la *Gazette,* car Pinel projette de consacrer un livre à ce sujet.

> Je travaille vivement à mon Hygiène – écrit-il à son ami Desfontaines – et, pour essayer le goût du public, j'en insère de temps en temps quelque article dans la *Gazette de santé* [...] j'ai annoncé mon [...] ouvrage [...] sur la gymnastique médicale, et j'ai absolument à cœur de le finir et de le publier vers le printemps ou l'été [15].

Le concept d'« hygiène » élaboré par Pinel dans les années 1780 insiste sur la nécessité, pour chaque personne bien portante, de surveiller sa propre santé, de manger, de boire et d'agir avec modération. Cette conception s'inspire de l'hippocratisme montpelliérain et reflète à cet égard une attitude où prédominent les notions de modération, de foi en la *vis medicatrix naturae,* de scepticisme envers les médicaments forts, de condamnation de la saignée. Point de départ d'une thérapie valable pour toute la « pathologie interne » (Pinel occupera la chaire de pathologie interne pendant trente ans à l'École de médecine de Paris), ce concept concerne aussi les maladies de l'esprit et révèle donc un médecin soucieux de s'adresser à la totalité de l'être humain malade [16].

Comme on pouvait s'y attendre de la part d'un adepte des humanités classiques, les articles sur l'hygiène écrits par Pinel s'inspirent abondamment des bons conseils des Anciens. Celse, Sénèque, Galien, Suétone, Plutarque et surtout Pline le Jeune apparaissent souvent. Concernant la question du régime, Pinel rapporte que les Romains aimaient à commencer leurs repas par des huîtres, servies sur de la neige. Il affirme que les aliments se digèrent mieux tièdes que chauds, que l'alcool nuit et que le thé porte atteinte aux dents. Pour la nourriture, il s'agit de « suivre un plan réfléchi et puisé dans les lois immuables de notre organisation et de notre structure », c'est-à-dire d'adapter notre régime, dans les limites du raisonnable, tant aux désirs du goût qu'aux besoins du corps [17].

Du régime, Pinel passe naturellement à l'environnement et célèbre le grand air comme élément naturel à l'homme.

15. Pinel, « Lettre à Desfontaines », in Pinel, C., 1859, pp. 46, 48.
16. Voir Weiner, 1977 (a).
17. *Gazette de santé,* 1784, n° 36, p. 141.

> L'air est le fluide dans lequel nous sommes destinés à être plongés [...] On peut voir combien les enfants, quand on les débarrasse de leurs liens [...] sont sensibles à cette espèce de jouissance. Ils étendent, ils fléchissent alternativement leurs membres et une joie innocente rayonne sur leur visage [18].

Pinel avait lu l'*Émile.*

> Le froid – ajoute-t-il – est un puissant stimulant et un tonique lorsqu'il n'est point excessif et trop longtemps prolongé. Rien n'importe plus que de s'endurcir à supporter ses impressions dès la jeunesse.

Il ne fait là que citer Platon. Mais il ajoute:

> Que de maladies de nerfs, fomentées durant l'hiver par une vie sédentaire auprès d'un grand feu, céderaient facilement si on avait le courage d'aller par intervalles faire quelque course rapide au grand air. On ranimerait ainsi le jeu des muscles; la respiration et l'appétit en recevraient un nouveau degré d'énergie, et on en goûterait mieux par cette alternative tous les agréments d'un appartement chaud et commode.

Pinel préconise même les sports d'hiver, qu'il estime excellents pour la santé:

> On a exposé il y a quelques années dans une thèse de médecine les avantages de s'exercer sur la glace à ce qu'on appelle *patiner.* Ce genre de mouvement, en mettant à l'écart les accidents qu'il peut entraîner, est très convenable, par la rapidité de ses évolutions, à une jeunesse active et effervescente; il demande des contractions alternatives de tous les muscles du corps, nourrit la gaîté à titre d'amusement, et fortifie d'ailleurs par l'impression vive du froid. On ne peut qu'acquérir une constitution saine et robuste en s'y rendant habile [19].

Partisan de modération et de douceur, il s'élève en revanche contre la pratique des bains froids, même comme moyen thérapeutique [20] – alors qu'au XIXe siècle, les psychiatres prescriront toutes sortes de bains, froids ou tièdes, parfois à longueur de journée, ainsi que des douches descendantes ou ascendantes, ou encore des bains-surprises pour administrer un choc.

---

18. *Ibid.*, 1787, n° 32, p. 126.
19. *Ibid.*, 1788, n° 51, p. 202.
20. *Ibid.*, 1787, n° 25, p. 98.

Un jour, un abonné lui écrit :

> Vous ne présumez pas, Monsieur, qu'on puisse vous entretenir d'un objet aussi frivole que les songes ; [...] je demande donc si la médecine peut, à l'aide du régime, délivrer des situations pénibles et fatigantes, dont sont tourmentées, durant le sommeil, certaines personnes douées d'une constitution irritable et d'une imagination active[21].

La réponse de Pinel ne nous apprend, hélas !, rien de nouveau. Contre les mauvais rêves, dit-il, « ... Hippocrate conseille de retrancher le tiers de sa nourriture... », et Pinel quant à lui préconise de faire des promenades ou d'autres exercices physiques ou même vocaux (comme le chant et la déclamation)[22]. Il ne reconnaît pas aux rêves de signification diagnostique. Finalement, un peu plus tard, Pinel définit le bon médecin comme

> éclairé et d'un caractère ferme, qui prescrit à propos et avec épargne des remèdes peu actifs, et qui a surtout l'habileté de mettre à profit toutes les circonstances de l'état moral, et de tirer ses principales ressources du régime, à l'exemple de tous les médecins observateurs[23].

Parallèlement au thème de l'hygiène, fondamental chez Pinel, on trouve traité dans la *Gazette de santé* un autre sujet pinélien, également important – et l'on peut considérer ces textes comme le point de départ de son œuvre psychiatrique : il s'agit des observations psychologiques[24]. L'érudit Pedro Marset Campos pense en effet, comme nous, que l'on peut identifier les nombreux écrits de Pinel non signés par les idées, le style, certaines allusions. Analysant d'abord de nombreux articles sur le mesmérisme – sujet qui prédomine dans la *Gazette* de mai à octobre 1784 – il montre comment Pinel débute par une attitude neutre mais bienveillante envers Mesmer, va lui-même, par curiosité, magnétiser chez

21. *Ibid.*, 1787, n° 30, p. 117.
22. *Ibid.*
23. *Ibid.*, 1787, n° 50, p. 202.
24. Pedro Marset Campos consacre à ce thème une thèse de médecine fort originale et deux articles, Philippe Mangin écrit une autre thèse avec un horizon plus large, et Jacques Postel offre des commentaires nourris de sa propre expérience clinique. MARSET CAMPOS, 1970, 1971, 1972, 1978 ; MANGIN, 1978 ; POSTEL, 1983 (b).

Deslon, puis passe assez vite à une attitude plus réservée voire ironique. Et quand les commissions de l'Académie des sciences et de la Société royale de médecine auront publié leur jugement critique, Pinel se rangera de leur côté[25]. Philippe Mangin, quant à lui, souligne avec raison que Pinel « néglige totalement l'intérêt théorique et pratique de la méthode, et en particulier le rôle capital de l'imagination et de la suggestion dans la pathologie et la thérapeutique psychiatriques[26] ».

Marset souligne ensuite l'intérêt de Pinel pour le pouvoir de l'habitude sur le comportement humain – il extrait ce thème de deux articles sur l'impotence, conséquence possible de l'onanisme[27] – et, dans cinq articles publiés en 1785, reconnaît la plume de Pinel et ses premières réflexions sur les maladies mentales.

Le premier de ces articles est le compte rendu d'un livre de l'Américain David Stuart, *Disputatio medica de mania*[28], où Pinel explique que l'auteur pense avoir trouvé dans des altérations organiques du cerveau la cause de la manie. Exprimant pour la première fois un scepticisme qui ira croissant, Pinel demande des précisions circonstanciées avant d'accepter cette explication[29].

Le deuxième article concerne un cas de démence passagère apparemment guéri par un accès de fièvre maligne. Le médecin qui rapporte ce cas explique la guérison par des théories humorales. Pinel s'indigne :

> Nous devons faire remarquer que cette manière de raisonner, fondée purement sur une pathologie humorale et sur des suppositions gratuites d'humeurs acres, visqueuses, etc., ne sont plus goûtées par les personnes qui portent quelque exactitude dans la manière de raisonner[30].

25. Marset Campos, 1972, pp. 167-173. Voir également Mangin, 1978.

26. Mangin, 1978, p. 57.

27. Pinel, « Lettre sur l'impotence », *Gazette de Santé,* 1786, n° 45, pp. 179-180, et *idem,* « Considérations sur l'empire de la coutume... », *ibid.*, 1788, n° 32, pp. 125-126.

28. Édimbourg, Balfour, Auld & Smellie, 1770.

29. Pinel, *Gazette de Santé,* 1785, n° 3, pp. 10-12.

30. Pinel, « Observations communiquées par M. Régis Rey de Cazillac », *ibid.*, 1785, n° 22, pp. 85-86.

Cette sévérité tranchante, nous en retrouverons bien d'autres exemples, à partir de 1803, dans les comptes rendus de Pinel à l'Académie des sciences.

Dans un troisième article, nous voyons Pinel explorer l'effet de l'habitude combinée à des sentiments de frayeur ou de tristesse. À son avis, de telles expériences répétées peuvent « augmenter à un point extrême la sensibilité des nerfs » jusqu'au point où « on se croit attaqué de maladies imaginaires et on craint à chaque instant de toucher à sa dernière heure »[31].

C'est en 1785 qu'il commence à s'occuper sérieusement de la mélancolie et qu'il mentionne pour la première fois ces prêtres du « temple de Saturne » de l'ancienne Égypte qui guérissent les mélancoliques avec des traitements voluptueux – anecdote tirée d'un livre de Pierre Sue et que nous retrouvons dans le *Traité médico-philosophique*[32]. C'est en 1785 également que l'ami suicidé revient à plusieurs reprises hanter son propos. Ses regrets vont jusqu'à lui faire écrire qu'

> il aurait fallu employer la force pour l'assujétion à un traitement régulier, et personne n'avait sur lui assez d'autorité pour exercer cette violence[33].

Cette question de l'autorité du médecin sur le malade mental obsédera la psychiatrie des XIXe et XXe siècles. Pinel se prononce pour la fermeté dont certains malades ont besoin, mais condamne vigoureusement toute brutalité envers les patients.

Comme beaucoup d'autres avant lui, Pinel note l'influence du climat et du temps sur la santé mentale et attire l'attention sur la prévalence de suicides, semble-t-il, en Angleterre. Un passage inséré dans la rubrique « Hygiène » explique pourquoi « la classe nombreuse des mélancoliques ont surtout à craindre les approches de l'hiver ». Puis il note un aspect particulier de la mélancolie, qui fera l'objet plus tard d'une

---

31. *Ibid.*, 1786, n° 28, pp. 109-110.

32. *Gazette de santé*, 1785, n° 32, pp. 25-26 ; PINEL, *TMP* I, 184 n. ; voir SUE, 1785.

33. PINEL, « Observation sur une mélancolie nerveuse », *Gazette de santé*, 1786, n° 9, pp. 34-35.

analyse approfondie : « l'apathie et cette espèce de concentration de l'intérêt personnel qui rend incapable de tout sentiment affectueux. » Cette concentration sur une seule idée reste pour Pinel le trait caractéristique des mélancoliques – trait qu'il met en rapport avec les difficultés d'hommes très actifs, soudain mis à la retraite :

> Il semble que l'homme, en vivant dans une certaine sphère d'activité, contracte le besoin d'y vivre encore ; et qu'il ne peut plus l'abandonner sans que ses facultés morales tombent dans une espèce de léthargie qui devient son supplice[34].

Voici, dès 1785, une bonne illustration de cette compréhension pleine de sympathie avec laquelle Pinel approche les malades de l'esprit.

En 1789 – dernière année où Pinel est rédacteur de la *Gazette de santé* –, c'est surtout l'influence du climat politique sur la santé qui l'intéresse, mais il publiera ses réflexions à ce sujet dans d'autres journaux.

Parallèlement aux articles originaux, la *Gazette* tient ses lecteurs au courant de la littérature médicale contemporaine par des comptes rendus de livres portant fréquemment sur des ouvrages étrangers, allemands, italiens, espagnols, américains même, mais surtout britanniques, et dans lesquels le rédacteur n'hésite pas à se montrer critique. Dans le cas des *Observations on Insanity* de Thomas Arnold, par exemple, il dénonce un « appareil imposant de divisions générales, d'une multiplication superflue d'espèces et de définitions laborieusement enfantées[35] » ; ou bien, à propos de *History of the Origins of Medicine* de John Coakley Lettsom, il critique fortement l'auteur qui « paraît plus curieux d'entasser avec profusion des passages des auteurs que d'en faire un choix judicieux et de se renfermer dans les bornes du sujet qu'il traite[36] ». Pinel s'arrête aussi sur un livre curieux, *Account of the Effects of Swinging* de James Carmichael Smyth[37] – médecin dont plus tard il se souviendra.

34. *Ibid.*, 1785, n° 43, pp. 171-172.
35. *Ibid.*, 1787, n° 5, pp. 17-18.
36. *Ibid.*, 1787, n° 26, p. 103.
37. *Ibid.*, 1787, n° 51, pp. 205-206.

Souvent, la *Gazette* annonce des traductions françaises, par exemple celle du *Treatise on the Venereal Disease* de John Hunter[38], de *Observations on the Duties and Offices of a Physician* de John Gregory[39], de *Anatomy of the Absorbing Vessels of the Human Body* de William Cumberland Cruikshank[40], ou de *Thoughts on Hospitals* de John Aikin[41]. Elle rend compte également de la littérature périodique. On y trouve régulièrement des notices d'articles importants publiés dans des revues étrangères, surtout britanniques telles que *The London Medical Journal* ou *The Critical Review*. Elle s'intéresse à la réforme de l'enseignement de la médecine et aux cours libres proposés à Paris. Par exemple, une notice détaillée sur le « Cours public de botanique du jardin du Roi » dispensé par René Louich Desfontaines est évidemment écrite par son ami Pinel, auditeur enthousiaste de ce cours[42].

Notons enfin l'intérêt attentif de la *Gazette* aux programmes des sociétés savantes. Elle publie régulièrement la retranscription des séances publiques de la Société royale de médecine ainsi que des assemblées de l'Académie des sciences concernant la médecine, et informe consciencieusement ses lecteurs des sujets de prix proposés par ces deux institutions ou par les académies provinciales.

> Au total – conclut Roselyne Rey – les promesses faites dans l'Avertissement des éditeurs pour l'année 1785 et dans le Prospectus de la même date ont été tenues, tant pour la variété des sujets que pour la rigueur des articles, non seulement en médecine et chirurgie, mais aussi pour l'histoire naturelle, la chimie, la botanique[43].

Lorsqu'on parcourt six années de cet hebdomadaire, on voit progressivement cette feuille ennuyeuse et pédante se transformer en un petit journal riche en informations internationales et rempli de nouvelles et des événements

---

38. *Ibid.*, 1787, n° 44, p. 176.
39. *Ibid.*, 1787, n° 48, pp. 189-190.
40. *Ibid.*, 1787, n° 49, pp. 198-200.
41. *Ibid.*, 1787, n° 51, p. 208.
42. *Ibid.*, 1787, n° 37, 145-146.
43. Rey, « La *Gazette de santé* », p. 499.

médicaux du jour. On sent que le rédacteur prend goût à stimuler et à satisfaire les curiosités ainsi qu'à calmer, aussi, les angoisses d'un public de lecteurs intelligents mais sans connaissances médicales. En même temps, il s'adresse à ses confrères, surtout ceux qui habitent la province, pour les tenir au courant de l'actualité médicale et leur signaler les livres nouveaux susceptibles de les intéresser. La *Gazette de santé* véhicule la conviction de son rédacteur que la médecine est une science encyclopédique ; que la santé comme la maladie concernent la personne tout entière, et non simplement le corps *ou* l'esprit ; que beaucoup d'autres sciences contribuent au savoir du médecin et que l'exercice de la médecine exige un esprit ouvert aux occurrences locales, nationales, et internationales ; enfin, qu'entretenir la santé suppose des connaissances et des lectures, et que chaque citoyen doit se soucier de sa propre santé et de celle de la communauté.

Une seule voix discordante, très critique à l'égard de Pinel, s'exprimera à l'occasion du centenaire de sa mort dans un article intitulé « Philippe Pinel, journaliste ». L'auteur, Albert Garrigues, y fait observer que Pinel « devint journaliste sans y être préparé et qu'il se chargea du métier de rédacteur en chef sans l'avoir appris », qu'il « n'a pas le métier dans la peau », ce qui est juste. Plus contestable est le jugement selon lequel Pinel aurait commis « cette grave faute d'inexpérience, qui est de ne pas faire un journal pour ses lecteurs mais de l'écrire pour soi-même ». Car c'est son enthousiasme, ce sont ses convictions qu'il communique alors, et les lecteurs de son temps, d'ailleurs, ne s'y trompent pas. En effet, n'est-ce pas précisément parce qu'il enrichit la *Gazette* de sa conception personnelle d'une médecine plus compréhensive, plus humaine et toujours plus instruite, que Pinel réussit dans un métier qu'il n'avait, il est vrai, jamais appris [44] ?

Tout en transformant la *Gazette de santé,* il est également vrai que Pinel lui-même évolue, grâce à son métier. En 1789, il connaît le monde médical parisien aussi bien que quiconque, il est au courant des récents développements en médecine puisqu'il lit les livres et périodiques dès leur

44. Garrigues, 1926, pp. 2294-2299.

publication. À l'affût des nouvelles professionnelles, il a maintenant de la médecine une vue très large, cosmopolite, encyclopédique et philosophique.

À la fin de 1789, le rédacteur annonce que la *Gazette de santé* va être absorbée par le *Journal de médecine, chirurgie et pharmacie* de Philippe Joseph Roux. Pinel démissionne car, explique-t-il, le public est fasciné par les évènements politiques : pour continuer à intéresser les lecteurs et les tenir au courant de l'essor récent des sciences médicales, il faudra une publication plus importante que la *Gazette*. Quant au rédacteur, ses « autres occupations n'ont fait qu'accroître[45] ». Pinel, en effet, progresse sur la voie du pouvoir médical.

VERS LE POUVOIR MÉDICAL

Son travail de rédacteur à la *Gazette de santé* n'empêche pas Pinel de s'efforcer, parallèlement, de se frayer un chemin vers les institutions et les personnalités qui comptent dans le monde médical parisien. Ainsi, il soumet ses travaux à l'Académie des sciences et à la Société royale de médecine, il publie plusieurs livres en traduction ou en édition commentée, ainsi que des articles dans des périodiques importants médicaux et généraux, il commence à acquérir l'expérience clinique qui lui manque et se forge des amitiés qui élargissent son cercle social. Évènement clé, à cet égard, et emblématique du siècle des Lumières : sa présentation à Mme Helvétius dans son fameux salon à Auteuil.

Cependant, Pinel commence par pénétrer dans l'enceinte de l'Académie des sciences, à laquelle il lit quatre mémoires, en 1785 et 1786, sur les luxations de la clavicule, de l'humérus, du cubitus, et sur un monstre humain[46], dans lesquels il

45. « Avis à MM. les souscripteurs », *Gazette de Santé*, 1789, n° 52.

46. Mémoires lus par Philippe Pinel à l'Académie des sciences, 1785-1786 : 2 avril 1785, « Sur les luxations de la clavicule », *Procès-verbaux de l'Académie des sciences* (*104*, 69), commissaires MM. Tenon et Portal ; 1er juin 1785, « Sur les luxations de l'humérus » (*104*, 106), commissaires MM. Tenon et Portal ; 27 août 1785, « Sur les luxations de l'humérus et du cubitus » (*104*, 191), commissaires MM. Poissonnier, Vicq d'Azyr et Broussonet ; 5 août 1786, « Sur un monstre humain » (*105*, 300), commissaires MM. Portal et Sabatier. Pour les détails de ses publications dans le *Journal de physique*, voir PINEL, 1787-1789.

applique au corps humain le raisonnement mathématique des mécaniciens. Le 1er juin 1785, il est présenté comme candidat à la classe d'anatomie et de zoologie, mais c'est seulement dix-huit ans plus tard qu'il sera élu[47]. Sans doute s'est-il consolé de cet échec temporaire en se disant que six académiciens, commissaires de ses mémoires (Broussonet, Poissonnier, Portal, Sabatier, Tenon et Vicq d'Azyr) avaient ainsi pris connaissance de ses premiers travaux. En effet, l'un d'eux, Vicq d'Azyr, lui demandera sous peu des articles pour l'*Encyclopédie méthodique*.

Si l'on compare les premières publications parisiennes de Pinel à ses manuscrits de Montpellier, le changement est frappant: l'étudiant qui se complaisait en démonstrations pédantes a cédé la place au médecin chercheur. Les mathématiques et la mécanique ne sont plus son sujet, mais elles alimentent sa méthode de travail; l'érudit se révèle médecin, et ce ne sont plus, dans le corps, les articulations normales qui l'intéressent, mais la pathologie susceptible de les affecter. Avant d'écrire ses communications présentées à l'Académie des sciences, Pinel a étudié des cas chirurgicaux à l'hospice de l'École de chirurgie à Paris, à l'Hôpital de la Charité dans le service d'Alexis Boyer, et à l'Hôtel-Dieu de Paris chez Desault[48]. Lors de sa première visite à l'Académie, il apporte un exemplaire de sa récente traduction des *Éléments de médecine pratique* de William Cullen (1710-1790), le fameux professeur de médecine d'Édimbourg[49], et en 1786, en anatomiste soucieux de la personne dont il présente les restes pathologiques, il vient muni de six pièces anatomiques non

47. « MM. de la classe d'anatomie ont présenté MM. Broussonet, Chambon et Pinel. Les premières voix ont été pour M. Broussonet, les deuxièmes pour M. Chambon », *PV Académie des sciences*, 104, p. 108.

48. « C'est à cette époque [1784] que j'eus occasion de voir [le malade] à la Charité où il était venu consulter le Chirurgien en chef. » PINEL, 1787, « Sur l'application des mathématiques au corps humain », p. 356. – « Je rends ici un témoignage public de reconnaissance à M. de Sault, Chirurgien en chef de l'Hôtel-Dieu de Paris, qui m'a généreusement ouvert son cabinet d'anatomie... », *idem*, 1788, « Sur le mécanisme des luxations de l'humérus », 13, n. 1. Voir aussi *idem*, 1789, « Sur le mécanisme des luxations des deux os de l'avant-bras ».

49. Cet exemplaire est conservé à la Bibliothèque de l'Institut de France.

seulement pour expliquer comment la nature essaie de réparer une articulation endommagée, mais aussi pour commenter la position, la réaction, les douleurs du patient. « [Le coup...] a-t-il accéléré la mort de la personne ? » demande-t-il[50]. Question inhabituelle dans une démonstration d'anatomie.

Pinel a-t-il découvert *Synopsis nosologiae methodicae,* de Cullen, pendant son séjour à Montpellier ? C'est possible, car le livre du maître d'Édimbourg date de 1769. Il ne figure pas, cependant, dans la bibliothèque Haguenot, mais on sait combien les Montpelliérains s'intéressaient à la nosologie, et Cullen dans son livre rend justice aux travaux de Boissier de Sauvages (ce qui a pu motiver l'achat de *Synopsis*). Le plus fameux livre de Cullen, *First Lines of the Practice of Physick,* ne paraît qu'en 1777, donc presque au moment où Pinel quitte la ville universitaire. Ce livre, immédiatement acclamé pour sa méthodologie clinique, la clarté de sa présentation et de son style, Pinel en publie en 1785 une traduction, chez l'éditeur Duplain, sous le titre *Institutions de médecine pratique, traduites sur la quatrième et dernière édition de l'ouvrage anglais de M. Cullen, Professeur de médecine pratique dans l'Université d'Édimbourg, etc., Premier médecin du roi pour l'Écosse*[51].

L'influence de Cullen sur Pinel sera considérable. En insistant sur le rôle primordial du système nerveux dans la transmission des sensations et des irritations, le savant écossais contribue notablement aux idées nosologiques du XVIIIe siècle. Se faisant l'écho de ses compatriotes Thomas Willis et Robert Whytt[52], Cullen écrit cette phrase, qui a dû étonner Pinel : « À certains égards, presque toutes les maladies du corps humain doivent être appelées nerveuses... » puisque les nerfs transmettent toutes les sensations[53]. Les maladies des nerfs, que Cullen nomme *neuroses,* jouent donc un rôle

---

50. PINEL, 1788, « Sur le mécanisme des luxations de l'humérus », p. 15.
51. 2 vol., Duplain, Paris, 1785. Nous examinerons l'œuvre nosologique au chapitre 8. Ici c'est l'influence de la pensée de Cullen sur Pinel qui nous intéresse.
52. Voir *infra,* chap. 3.
53. PINEL, tr., *Institutions de médecine pratique,* 2, p. 61.

central dans la pathologie humaine, et dans la nosologie de Cullen elles apparaissent comme la deuxième classe des maladies. Pinel adopte cette idée dans sa *Nosographie* de 1798, faisant des « névroses » sa quatrième classe.

À l'évidence, une telle conception de la maladie se marie très bien au vitalisme montpelliérain. Mais ce qui frappe surtout Pinel, c'est la vaste expérience clinique sur laquelle Cullen fonde son livre – expérience qui, précisément, manque à Pinel. Ainsi, c'est en quelque sorte avec Cullen comme guide de médecine clinique que Pinel retourne au chevet des malades, et tous ses écrits montreront qu'il a adopté la méthode de ce maître.

Malheureusement, la traduction de l'ouvrage de Cullen par Pinel ne rencontre pas le succès escompté car, raconte Chabbert,

> quelques semaines après la parution de son livre, paraît en librairie une autre traduction du même ouvrage faite par [Édouard François Marie] Bosquillon (1744-1816) qui joint à ses titres de médecin de l'Hôtel-Dieu de Paris et de professeur de grec au Collège de France, les fonctions de lecteur du Roi et surtout de censeur de la librairie[54].

Il y a pire : Bosquillon fait insérer des propos venimeux au sujet de la traduction de Pinel dans le *Journal de Paris* du 11 octobre 1785 : « [...] nous y avons remarqué beaucoup de phrases incorrectes et obscures », y lisons-nous, « et des expressions peu exactes et même des contresens[55] ». Pierre Duplain, l'éditeur de Pinel, tente d'apaiser la polémique :

> Ce sera, je le répète, aux personnes éclairées et impartiales à juger les deux traductions, en mettant de côté les titres des traducteurs et tout esprit de corps (la chose n'est pas aisée) si nuisible aux progrès des sciences[56].

Mais Pinel, de son côté, se venge comme il peut dans les colonnes de la *Gazette de santé,* en publiant un compte rendu sévère du livre de Bosquillon[57]. Il y souligne l'évidente

54. Chabbert, 1966, p. 593. Il s'agit de Bosquillon, 1785-1787.
55. *Journal de Paris*, 1785, n° 284, p. 1174.
56. *Gazette de santé,* 1785, n° 42, pp. 167-168.
57. 1785, n° 43, pp. 169-170.

différence entre les deux publications en rappelant l'avertissement, sur la page de garde, où Bosquillon déclare qu'il a ajouté des

> notes dans lesquelles on a refondu la Nosologie du même auteur, décrit les différentes espèces de maladies et ajouté un grand nombre d'observations qui peuvent donner une idée du progrès que la Médecine a fait de nos jours.

Bosquillon a donc mêlé ses propres réflexions au texte du maître d'Édimbourg. La quatrième édition de Cullen datant de 1784, on se demande quels grands progrès la médecine a faits en un an, qui justifient que le texte de Bosquillon soit beaucoup plus long que celui de Cullen ou celui de Pinel : la traduction de la préface de Cullen, par exemple, est presque le double chez Bosquillon. Prétendant enrichir le texte de Cullen, il se borne en fait à le surcharger et, qui plus est, sa traduction est mauvaise. En voici un exemple, concernant les névroses :

> [Bosquillon :] Je les ai ensuite distinguées, en ce qu'elles consistent, ou dans l'interruption ou la faiblesse des puissances sensitives et motrices, ou dans l'irrégularité avec laquelle ces puissances exécutent leurs fonctions.
>
> [Pinel :] Je les distingue ensuite en tant qu'elles consistent ou dans l'interruption et la faiblesse des propriétés du sentiment ou du mouvement, ou dans leur irrégularité.

Ce n'est donc pas l'infériorité de la traduction qui a causé l'échec du livre de Pinel. Mais ce dernier conçoit autrement sa mission de traducteur : il a « cru ne devoir ajouter au texte ni note ni commentaire puisqu'il ne manque d'ailleurs rien à l'ouvrage du côté de la méthode et de la clarté[58] ». Son véritable gain, c'est qu'il a acquis avec l'auteur cette familiarité qui est la vraie récompense du traducteur consciencieux. Et lui restent ses 1 000 livres d'honoraires. Quant à la médisance du *Journal de Paris,* il y répond dignement en y faisant insérer trois articles sur l'hygiène : les lecteurs verront ainsi que les critiques acerbes de Bosquillon n'ont en rien altéré la continuité de ses travaux[59].

58. PINEL, Préface du traducteur, *Institutions de médecine pratique,* p. XIV.

59. *J Paris,* 30 octobre 1785, n° 303, pp. 1249-1250 ; 15 novembre 1785, n° 319, pp. 1313-1315 ; 19 décembre 1785, n° 353, pp. 1461-1462.

La riche expérience clinique qu'il recueille chez Cullen a-t-elle conduit Pinel à renouer avec le grand clinicien Giorgio Baglivi, qu'il avait étudié à Montpellier ? Toujours est-il qu'en 1788, il publie chez l'éditeur Duplain une nouvelle édition des *Opera omnia medico-practica,* en latin – édition corrigée, commentée et pourvue d'une nouvelle préface [60]. Il suit donc, pour Baglivi, le procédé qu'il condamne chez Bosquillon, c'est-à-dire qu'il s'autorise à mettre au goût du jour le texte original et à y ajouter un commentaire – avec cette différence, toutefois, qu'un siècle sépare la publication de Baglivi de la nouvelle édition.

Dans le *Journal de physique,* bien plus prestigieux que la *Gazette de santé,* Pinel fait imprimer les mémoires qu'il avait présentés à l'Académie des sciences [61]. Il y ajoute ses communications de savant travaillant à titre bénévole au Jardin du roi, qui collectionne des spécimens, fait des expériences au laboratoire, guide des « courses du dimanche » et donne des conférences de « zootomie » [62]. Cependant, son manque d'expérience clinique continue de le préoccuper et, constatant que toutes ses tentatives d'acquérir un diplôme parisien ont échoué, il envisage d'exercer illégalement la médecine.

En 1784, dans une lettre à son ami Desfontaines, Pinel parle de « quelques maisons de commerce dont je suis le médecin [63] ». Dans la deuxième édition du *Traité,* il mentionne « une pension du faubourg Saint-Antoine où [il était] souvent appelé (c'était en 1786) [64] ». Nous savons qu'il parle de l'établissement de l'ex-menuisier Jacques Belhomme (1737-1824) à Charonne, connu précisément parce que Pinel y fait ses premières armes [65]. C'est en effet chez Belhomme

---

60. Baglivi, 1788. Voir chap. 1, p. 46.

61. Voir Pinel, 1787-1789.

62. Voir *infra,* chap. 3.

63. Lettre à Desfontaines du 27 novembre 1784.

64. Pinel, *TMP* II, p. 383.

65. Le registre de la pension Belhomme est aujourd'hui déposé à la bibliothèque de l'école de médecine de l'Université de Californie à Los Angeles. Il s'agit d'un manuscrit de 29 feuilles, le *Registre d'entrée s'échelonnant de 1804 à 1810 de la maison de santé du Dr. Belhomme, rue de Charonne.* Une analyse détaillée est en cours. Voir Estrée, 1903 ; Bertaud, 1952 ; Forzinetti Motet, 1952 et 1953 ; Bénard, 1956 ; Ferroni, 1964 ; Postel, 1983 (b) ; Vincienne, 1985.

que Pinel a pour la première fois un contact individuel et continu avec les malades de l'esprit. Jacques Postel nous en donne une très bonne analyse[66]. Cette expérience dure sept ans, de 1786 à 1793, et les premiers grands articles sur les maladies mentales que nous avons identifiés dans la *Gazette de santé* datent justement de cette période.

À Paris, vers la fin du XVIIIe siècle, on comptait dix-huit de ces maisons de santé privées qui hébergeaient des malades de l'esprit. Comme l'indique le tableau de Tenon, les établissements privés parisiens étaient tous petits, le plus grand avait 36 hôtes, le plus petit, 2[67]. Environ les deux cinquièmes des Parisiens âgés pouvant payer la pension de ces maisons de santé privées étaient classés comme séniles (267 sur 632). La plupart des malades mentaux agités ou épileptiques étaient placés dans les hôpitaux municipaux, à l'exception de 16 sur 377 malades agités et 22 sur 322 épileptiques. Contrairement au *madhouse* britannique, qui semble n'avoir pas du tout été surveillé par la force publique et où des propriétaires rapaces et cruels brutalisaient les malades, la maison de santé française a toujours été strictement contrôlée par la police et d'ailleurs, les historiens ne mentionnent pas de plaintes contre les propriétaires.

Le registre de la maison Belhomme indique en effet de fréquentes visites de l'inspecteur. Sous l'Empire, bien après le départ de Pinel, le préfet de police Dubois se sert même de cette maison comme prison privée. Mais alors que Pinel n'avait pas à se soucier de cette sorte de surveillance, il se plaint amèrement du fait que Belhomme faisait obstacle à l'application du traitement prescrit par le médecin : parce que le propriétaire n'avait aucun intérêt à ce que ses malades payants guérissent ? On raconte même que pendant la Terreur, des suspects politiques trouvaient refuge dans cette maison, sous couvert de maladie mentale et moyennant des sommes énormes. Étant donné la nécessaire clandestinité

66. POSTEL, 1983 (b).

67. TENON, 1788, p. 218. Tenon était particulièrement intéressé par le sort des aliénés. Il discute leur hospitalisation au § 3 du quatrième mémoire, et propose un modèle d'asile *(Figure XV)* avec explications détaillées. Voir TENON, 1788 ; CARRETTE, 1925 et 1938 ; et WEINER, 1997 (a).

de telles pratiques, il reste difficile, bien sûr, de trouver des traces écrites qui les confirment. C'est seulement le 6 août 1793 – jour où la maison Belhomme devient prison de la Terreur – que Pinel est nommé à Bicêtre et quitte la maison Belhomme[68]. Sans doute les dirigeants du Comité des hôpitaux de la Convention, Thouret et Cabanis, étaient-ils au courant de cette transformation de la maison de santé en prison; mais nous verrons que s'ils ont nommé Pinel comme médecin à Bicêtre, ce n'était pas seulement parce qu'ils craignaient pour la sécurité de leur ami: c'est aussi et surtout parce que cette nomination répondait à un véritable besoin.

Le salon de Mme Helvétius

À partir de 1785, grâce à la *Gazette de santé,* à ses traductions et à ses autres publications, grâce aussi à ses activités au Jardin du roi, à l'Académie des sciences et à sa fréquentation des hôpitaux et des bibliothèques, Pinel est enfin reconnu par ses pairs. Par qui fut-il présenté à Mme Helvétius et aux habitués de son fameux salon à Auteuil ? Nous ne le savons pas exactement; sans doute par l'un de ses deux amis proches, le médecin écrivain Pierre Roussel (1742-1802), ou bien l'orientaliste Claude Étienne Savary (1750-1788). (Pinel analyse la maladie fatale de son ami dans la *Gazette de santé* en février 1788[69].) À moins qu'il s'agisse de Michel Augustin Thouret, gendre de l'inspecteur militaire et réformateur Jean Colombier ? ou du philosophe et futur sénateur Pierre Jean Georges Cabanis (1757-1808), fils adoptif de Mme Helvétius ? Quoi qu'il en soit, tous les spécialistes sont d'accord pour reconnaître l'importance de ce salon dans la vie intellectuelle avant la Révolution et à l'aube du XIXe siècle. Quant aux contacts entre les nombreux penseurs, écrivains, médecins et philosophes qui y circulent, et à la teneur exacte de leurs échanges, l'historien ne peut que les imaginer. Connaissant la timidité de Pinel, on le suppose mal à l'aise dans l'ambiance élégante et spirituelle d'un salon parisien des Lumières. S'il n'a pas participé

---

68. Postel, 1983 (b), p. 575; Ackerknecht, 1964, 1975, 1986 (b).
69. Pinel, 1788, « Observation sur les suites funestes d'une vie sédentaire ». Sur Roussel, voir Alibert, 1803.

activement aux discussions, du moins sommes-nous certains qu'il les écoute avec une attention passionnée[70].

Pour Pinel, l'accès à ce salon est doublement important : il fait la connaissance d'un grand nombre de personnalités qui, toutes, veulent réformer la société, ou les sciences, ou le gouvernement, ou la médecine. Les idées intéressantes abondent. On parle, on écoute, on discute. Pinel y rencontre non seulement Benjamin Franklin (qui voudrait l'emmener en Amérique) et le marquis de Condorcet (qu'il essaiera de sauver de la guillotine), mais aussi, entre autres, Nicolas François de Neufchâteau (1750-1828), futur ministre de l'Intérieur, le chimiste Lavoisier et l'avocat législateur C. E. J. P. Pastoret (1756-1840).

À Auteuil, on parle beaucoup d'une « science de l'homme », des projets et des moyens de changer les conditions de vie afin de rendre les hommes plus heureux[71]. Pinel y fait la connaissance de A.L.C. Destutt de Tracy (1754-1836), futur auteur des *Éléments d'idéologie* (1804)[72], mais dans ce groupe des Idéologues, c'est avec Cabanis que Pinel partage des connaissances approfondies sur l'enseignement théorique de la médecine et sur l'enseignement clinique au chevet des malades. Surtout, ils rêvent ensemble de la réforme des hôpitaux et des soins dus aux patients pauvres : c'est de cette époque que datent les « Observations sur les hôpitaux » de Cabanis et un tournant dans l'orientation de Pinel, qui d'une médecine clinique individuelle va le conduire vers les soins à de larges groupes hospitalisés[73]. Leurs idées réformatrices coïncident, et lorsque, en 1793, Cabanis et Thouret feront appel à Pinel et lui proposeront son premier poste important, à Bicêtre, et c'est Cabanis qui le convaincra de s'aventurer dans cette redoutable forteresse. Ainsi, Pinel leur devra le début de sa carrière[74].

---

70. Moravia, 1974 (b). Voir aussi Guillois, 1894, toujours utile pour des références individuelles anecdotiques.

71. La littérature sur l'idéologie est abondante. Voir surtout Moravia, 1970, 1974 (a) 1978 et 1980 ; et Gusdorf, 1978.

72. Sur Destutt, voir Kennedy, 1978.

73. Marset, 1971 ; Postel, 1983 (b).

74. Les écrits de Cabanis sont parsemés de références amicales à Pinel. Ses principaux ouvrages sont Cabanis, 1804, 1804-1805 ; pour l'édition

La grande presse médicale

Juste avant la Révolution, Pinel publie quelques petits articles dans des périodiques ne s'intéressant qu'incidemment aux activités médicales tels que le *Journal de Paris*, et le *Journal gratuit*[75], mais il continue par ailleurs de se montrer un chercheur fort sérieux. En témoignent les travaux qu'il publie dans le journal de François Fourcroy, *La médecine éclairée par les sciences physiques ou Journal des découvertes relatives aux différentes parties de l'art de guérir*, publié en 4 volumes en 1791-1792. Tout comme la *Gazette de santé*, ce périodique se veut encyclopédique, mais contrairement à la *Gazette*, *La médecine éclairée* s'adresse uniquement aux savants. De fameux personnages y donnent des contributions : on peut y lire, par exemple, le plan du cours de l'hygiéniste Jean Noël Hallé, ou encore une importante notice sur le « Nouveau Plan de Constitution pour la Médecine en France », élaboré par la Société royale de médecine sous la direction de Vicq d'Azyr[76]. Le périodique publie aussi les « Détails sur l'hôpital de Saragosse en Espagne, destiné surtout au traitement des fous ou maniaques », par le médecin espagnol Iberti, dont Pinel parlera longuement dans le *Traité*[77].

L'éditeur attire l'attention sur deux travaux de Pinel, en publiant un « Extrait d'un Mémoire lu à la Société d'histoire naturelle sur une nouvelle méthode de classification des quadrupèdes[78] », et sur le volume 6 de *L'Abrégé des transactions de la Société philosophique de Londres*[79]. Pinel lui-même donne au journal de Fourcroy deux comptes rendus, trois articles critiques concernant des traitements médicaux ou

moderne de ses œuvres, voir Cabanis, 1956. Sur Cabanis, voir Staum, 1980 ; et aussi Thurot, 1800 ; Colonna D'Istria, 1917 ; Durand, 1939 ; Pierson, 1946 ; Moravia, 1972 (a), 1979 ; Pigeaud, 1986. L'étude de Thouret reste à faire, mais voir Leroux, 1810 ; Genty, 1934 (b).

75. Voir Pinel, 1788-1790.

76. *Med Ecl Sci*, 1, pp. 221-224.

77. *Ibid*, 2, pp. 315-318, et Pinel, *TMP* I, pp. 225-226.

78. Voir *infra*, pp. 94-95.

79. *Med Ecl Sci*, 2, pp. 23-24. Voir *infra*, pp. 81-83.

pharmaceutiques – sur l'abus de la saignée, les effets désastreux d'un « épithème désorganisant » employé contre le cancer, et une démonstration détaillée pour préparer un « emplâtre divin »[80] – et trois articles originaux.

L'un de ces comptes rendus concerne une nouvelle traduction de Cullen par Bosquillon, celle du *Traité de matière médicale* de 1789[81]. Sans mentionner son traducteur concurrent, Pinel exprime son admiration pour Cullen comme clinicien et professeur. Mais il reste fort sceptique devant sa classification des médicaments suivant les tempéraments humains, soulignant qu'« une pareille division est vague, indéterminée ». Pinel a donc pris une certaine distance par rapport à ce maître qu'il admire par ailleurs comme nosologiste et clinicien.

Les trois articles originaux que Pinel signe dans le journal de Fourcroy méritent un commentaire, ne fût-ce que pour la nature disparate de leur contenu qui montre que Pinel, jusqu'en 1793, cherche encore sa voie. C'est d'abord un nouvel article sur les luxations, celle cette fois de la mâchoire inférieure[82]. Dans le deuxième article, Pinel nous étonne par de longues « Réflexions sur la buanderie[83] », dans lesquelles il se fait le promoteur d'une entreprise de l'Ile des Cygnes dont les propriétaires proposent de vendre au gouvernement des bâteaux-lavoirs pour lessiver tout le linge de l'Hôtel-Dieu, de la Salpêtrière, de Bicêtre et de la Pitié[84]. Expliquant la nécessité de répartir le linge suivant trois catégories (vêtements extérieurs ; linge de corps, draps, linge de table ; et gros linge de cuisine), Pinel détaille les procédés chimiques qu'il faut connaître pour mélanger les quantités appropriées de soude, de cendres et d'eau. Il a consulté les chimistes Fourcroy et Berthollet au sujet des taches causées par les fluides excrétés du corps humain et l'on suppose qu'il a consulté sa nouvelle épouse car il parle de « teintes que les femmes

80. *Ibid.*, 2, pp. 39-42 ; 3, pp. 60-64 et 126-128.
81. *Ibid.*, 1 : Bibliographie, pp. 2-5.
82. *Ibid.*, 3, pp. 183-192.
83. *Ibid.*, 2, pp. 12-21.
84. Lettre des citoyens d'Herbelot et Riffé au ministre de l'Intérieur, 2 septembre 1793. AN, F 15 2451.

exigent » et de « procédés particuliers pour enlever les taches de fruit, de vin ou de sang ». Pourquoi cet intérêt pour la buanderie ? Sans doute est-il mû, déjà, par le désir de se rendre utile à la chose publique, et nous verrons que, trois ans plus tard, Pinel commencera à appliquer ses connaissances en buanderie au fonctionnement de l'hospice de la Salpêtrière, car la lessive ne sortira pas des grands établissements hospitaliers parisiens.

Mais ce sont les « Observations sur une espèce particulière de mélancolie qui conduit au suicide » qui témoignent des préoccupations profondes et permanentes de Pinel. Il y présente les cas de trois hommes qu'il avait soignés ou dont il suivait la maladie depuis 1783. Âgés de 36 et 22 ans, les deux premiers avaient cédé à un dégoût insurmontable de la vie et, malgré soins et bons conseils, fini par se noyer. Le troisième, âgé d'environ 34 ans, était sur le point de faire de même lorsqu'il fut attaqué par des voleurs. Il « parvint à s'arracher d'entre leurs mains [...] cette sorte de combat changea entièrement la chaîne de ses idées », et il fut guéri. Réfléchissant à ces suicides sans apporter d'éléments nouveaux aux stratégies habituelles mises en œuvre pour les prévenir, Pinel fait appel aux « médecins observateurs » pour « perfectionner la méthode de traitement ». Postel rappelle que Pinel revient sur ces trois cas dans le *Traité* [85], mais souligne surtout à quel point Pinel semble frappé par la logique avec laquelle agissent certains mélancoliques [86].

Les publications de Pinel dans le journal de Fourcroy révèlent un homme s'intéressant à de multiples domaines : la médecine mentale, la classification, la santé publique, la matière médicale, l'exercice de la médecine, de la chirurgie et de la pharmacie. Sans doute est-il constamment stimulé par la présence d'autres savants car, apprenons-nous dans l'Introduction de *La médecine éclairée*, « les savants les plus distingués », collaborateurs du journal, se réunissent régulièrement :

> Assemblés tous les quinze jours, pour cet objet utile, c'est la première fois, peut-être, qu'on aura vu une société libre de Médecins, de Chirurgiens, de Pharmaciens, se

85. Pinel, *TMP* I, pp. 146-148, 187-188 et 241-242.
86. *Med Ecl Sci*, 1, pp. 154-159 et 189-191 ; Postel, 1978 (b).

> rapprocher pour travailler en commun à l'avancement d'une Science dont toutes les parties ont des rapports si intimes qu'on ne doit plus les séparer[87].

Pinel partage certainement les sentiments de Fourcroy, mais il n'a plus beaucoup de temps pour rédiger des articles car il entame alors un important travail de rédacteur.

Le naturaliste Jacques Gibelin (1744-1816) avait été chargé par l'éditeur Buisson de préparer un *Abrégé des transactions philosophiques de la Société royale de Londres.* Le travail se révèle écrasant, et Gibelin ne peut compléter les douze volumes de cette série que grâce à cinq collaborateurs, dont Pinel. Ce qui rend l'entreprise si laborieuse, explique Gibelin dans sa Préface, c'est que les *Transactions* se suivent dans un ordre chronologique alors qu'il veut présenter son *Abrégé* de façon thématique.

> Qu'on se figure – écrit le maître d'œuvre – la peine et l'embarras qu'il doit y avoir à choisir, élaguer, mettre en ordre d'innombrables matériaux sur toutes les sciences, entassées pêle-mêle dans 75 gros volumes in-4°, qui de plus sont écrits dans une langue étrangère[88] !

Ce sont cette peine et cet embarras dont se charge Pinel pour le volume 5, *Chimie,* le volume 6, *Anatomie et physique animale,* le volume 7, *Médecine et chirurgie,* et le volume 9 qui contient la deuxième partie de *Matière médicale et pharmacie,* ce dernier en collaboration avec... Bosquillon !

Pour le volume *Chimie,* le rédacteur se trouve devant une situation étrange puisque « les défenseurs de l'ancienne théorie du phlogiston ont composé presque tous les articles » et que la nomenclature de cette science était l'objet d'un complet renouveau[89]. Il choisit donc les contributions les plus récentes sur les applications pratiques de la chimie, les

> principes qui peuvent servir à perfectionner l'art du tanneur, du teinturier, du fabricant de potasse, etc., pour engager les savants à répandre de nouvelles lumières sur ces arts chimiques qui sont d'une si haute importance pour la société[90].

---

87. Introduction, *La médecine éclairée,* 1, pp. 44-45.
88. GIBELIN (réd.), 1790-1791, 1, pp. xxiv-xxv.
89. PINEL, Introduction, GIBELIN (réd.), *Abrégé des transactions,* 5, p. i.
90. *Ibid.,* pp. v-vi.

C'est une façon de se tirer d'affaire. Le volume 6, *Anatomie,* présente une autre difficulté : abondance d'articles qui traitent de phénomènes contre nature, de monstres humains ou d'évènements peu croyables. Un savant habitué au sérieux de l'Académie des sciences était tenu de se rappeler que la Société royale était en grande partie composée, surtout à ses débuts, d'amateurs fortunés. Pinel sélectionne avidement les quelques contributions intéressantes, tels une lettre de John Freind à Sir Hans Sloane sur un hydrocéphale ou un long mémoire de John Hunter sur la chaleur animale[91]. Il se tire également d'affaire en donnant

> la préférence très souvent aux mémoires d'anatomie qui représentent les parties dans un état morbifique et qui peuvent par conséquent donner lieu à des applications utiles, soit pour la médecine, soit pour la chirurgie[92].

Le volume 7, *Médecine et chirurgie,* est plus satisfaisant pour le rédacteur « parce que les auteurs se sont bornés à de simples relations de faits et aux conséquences qu'on doit en tirer pour la pratique ». Le rédacteur souligne l'importance des articles sur les tables de mortalité – « branche de la médecine très peu cultivée en France » –, sur l'inoculation, sur la peste à Marseille en 1720 et à Constantinople en 1758, sur la lithotomie, et sur « les moyens chirurgicaux employés par les sauvages de la Virginie » parce qu'« ils sont propres à faire sortir des routes battues de la routine[93] ».

Dans le volume 9, la deuxième partie de *Matière médicale et Pharmacie,* Pinel aurait dû suivre le plan du volume 8, tracé par Bosquillon. Il semble pourtant prendre des libertés, car il se livre à de longs commentaires sur l'air, l'atmosphère et la constitution épidémique à propos d'un article sur ce sujet, sur l'oxygène et sur les découvertes d'Alessandro Volta et de Jan Ingenhousz. En d'autres termes, le rédacteur se transforme ici en un ambassadeur culturel qui transmet en France les idées scientifiques en vogue à l'étranger, espérant ainsi intéresser le public.

---

91. *Ibid.*, 6, pp. 70-76 et 284-326.
92. PINEL, « Avertissement », *ibid.*, 6, p. vii.
93. PINEL, « Avant-propos », *ibid.*, 7, *passim.*

Malheureusement, les années 1790-1791 sont mal choisies pour la publication de ces *Abrégés.* Des préoccupations plus pressantes que la pensée anglaise du XVIIIe siècle absorbent à présent le monde scientifique français, et le climat politique de la Révolution tend à encourager une attitude hostile envers les institutions de l'élite intellectuelle. Les savants auront bientôt à défendre leurs écoles, leurs collèges, leurs académies et leurs sociétés.

Entre-temps Pinel a la grande satisfaction de voir le fameux Vicq d'Azyr solliciter sa collaboration à l'*Encyclopédie méthodique* dont il édite la partie *Médecine* depuis 1787. Pinel débute à la *Méthodique* en 1792 avec l'article « Dose et doser », qui proclame sa foi hippocratique. « Dose et doser » révèle un clinicien aux convictions mûries, qui veut « réduire toujours à la moindre *dose* possible » et s'appuyer surtout sur la diététique et sur l'hygiène, donc plutôt confier ses malades à la *vis medicatrix naturae* que les droguer. Pinel insiste sur la nécessité pour le médecin d'*observer* les malades, car si l'on administre les médicaments « à propos, on peut facilement obtenir d'une petite dose ce qu'une dose plus forte [...] ne produirait qu'imparfaitement dans tout autre temps de la maladie[94] ». Cette importance accordée à l'observation des malades pour connaître leur histoire ainsi que l'histoire naturelle de la maladie, cette nécessité d'une intervention médicale à un moment précis, cette foi dans le rôle guérisseur du temps, cet intérêt pour la botanique plutôt que pour la chimie appliquée à la thérapeutique, cette foi en l'hygiène et en la diététique restent les traits caractéristiques permanents de Pinel clinicien. Il considère l'article « Dose et doser » comme important puisqu'il le republie vingt-deux ans plus tard dans le *Dictionnaire des sciences médicales* (avec une douzaine de petits changements, indiquant qu'il se relit, plume en main)[95]. Son deuxième article, la même année, dans l'*Encyclopédie Méthodique. Médecine,* « Ellébore, elléborisme », rapporte consciencieusement tout ce que savaient les Anciens

94. PINEL, 1792, « Dose et doser ».
95. PINEL, 1814, « Dose et doser ». (Une bibliographie d'œuvres en latin est fournie par « F. P. C. » [*sic*]).

sur les variétés de cette plante vénéneuse, plus dangereuse qu'efficace[96].

Ainsi, Vicq d'Azyr contribue-t-il, comme éditeur et comme secrétaire de la Société royale de médecine, à encourager des médecins tels que Pinel, dont il reconnaît les talents. Quand la Société propose un autre prix sur le sujet des maladies de l'esprit, le 30 août 1791, aucun mémoire n'est jugé digne de la récompense de 600 livres. Mais Pinel reçoit une médaille de 100 livres avec mention honorable pour « des observations bien faites et des vues très saines[97] ». Ayant été considéré comme l'un des meilleurs, le mémoire consacré à « Indiquer les moyens les plus efficaces de traiter les malades dont l'esprit est devenu aliéné avant l'âge de vieillesse » est lu à la Société le 28 septembre 1792, ce qui permet aux membres présents de se familiariser avec la pensée de Pinel. Les idées qu'il y défend seront reprises dans le *Traité*.

En septembre 1792, Pinel travaille déjà à un troisième mémoire « Sur cette question proposée pour sujet d'un prix par la Société de médecine: "Déterminer quelle est la meilleure manière d'enseigner la médecine pratique dans un hôpital." » Ce mémoire le mènera droit au poste de professeur à l'École de santé de Paris[98]. Ainsi la Société encourage Pinel, trois fois en cinq ou six ans, à ordonner, préciser et exprimer sa pensée sur les diverses formes de maladies mentales, sur leur traitement, et sur l'enseignement clinique. Les réponses qu'il y présente contiennent déjà les idées fondamentales de ses trois livres.

Au cours des premières années de la Révolution, Pinel pour la première fois s'adresse au grand public, avec « Coup d'œil d'un médecin sur les effets de la Révolution opérée en France », publié dans le *Journal de Paris* du 18 janvier 1790. L'article est repris par *L'esprit des journaux* en février, car il intéresse[99]. Pinel y met en relation son expérience personnelle au cours des quinze années qui précèdent la Révolution

---

96. PINEL, 1792, « Ellébore, elléborisme ».
97. *Med Éclairée Sci Phys*, 1792, 3, p. 117.
98. Voir *infra*, chap. 3.
99. *L'esprit des journaux*, 19e année, février 1790, pp. 365-368.

« dans *ma* capitale » avec la situation politique générale, et – fait rare de sa part – il évoque les déceptions qu'il a dû supporter à cette époque.

> Les progrès funestes de l'intérêt personnel – écrit-il – avaient glacé tous les cœurs, sans cesse attristés et découragés par l'idée d'un pouvoir arbitraire.

Dans un parallèle entre corps humain et corps politique, il fait observer que tous deux sont susceptibles de maladies.

> On ne peut qu'avoir observé dans la capitale toutes les infirmités d'un ordre social prêt à expirer [...] le corps dépérissait dans l'inaction par les progrès de la mollesse et du luxe...

À l'encontre de Jean-Jacques Rousseau, qu'il cite, Pinel, confiant dans le regard médical, analyse les effets de la Révolution sur le « vrai patriote », qu'il oppose aux « cœurs pusillanimes ».

> Le médecin observateur a pu aisément reconnaître les effets salutaires des progrès de la liberté [...] tout a contribué à donner plus de ressort au caractère et un surcroît de vigueur et d'énergie à tous les mobiles de l'économie animale [...] Les affections vaporeuses et mille indispositions [...] ont paru s'évanouir.

Tout en notant « la diminution sensible des maladies et des morts », il remarque – ce qu'on ne se privera pas de lui rappeler en temps utile – l'existence d'« un grand nombre de fous de plus qu'à l'ordinaire ».

Alors que la Révolution inspire les patriotes, elle effraie les cœurs pusillanimes, « surtout les femmes », par des « alarmes réelles ou imaginaires ». Ces personnes, écrit Pinel, ressentent

> un resserrement pénible vers la base de la poitrine avec de vives angoisses [...] un morne accablement [...] des suffocations, des maux de tête spasmodiques, des tremblements dans les membres et tous les effets compliqués de la consternation et de l'effroi.

Pendant cette période agitée, Pinel apporte également sa contribution à la section « Santé » d'un modeste périodique, le *Journal gratuit,* auquel il donne trois articles[100]. Notons qu'il continue à s'informer minutieusement sur l'état de ses patients avant de prescrire un médicament ; notons surtout ses « Réflexions médicales sur l'état monastique », où il se demande si les règles du célibat claustral n'induisent pas, souvent, de graves conflits pouvant occasionner des troubles mentaux.

Écrivant début 1790, Pinel paraît heureux de pouvoir s'exprimer librement. L'analyse politique n'est évidemment pas son fort, il prend ses impressions personnelles pour des faits et colporte des rumeurs. Mais il ne s'exprime plus comme un provincial : c'est maintenant un citoyen cosmopolite, un Parisien qui parle de « sa » capitale et un médecin qui nous fait part de ses observations sur l'impact psychologique des évènements politiques, surtout sur les femmes, observations qui lui serviront dix ans plus tard lorsqu'il entreprendra son étude historique des femmes aliénées de la Salpêtrière.

Un médecin au service de la chose publique

Au début de la Révolution, Pinel découvre que vouloir servir la chose publique en tant que médecin en cette période agitée impose d'émettre des jugements de valeur et de prendre des décisions souvent pénibles. Les choix qu'il fit justifient-ils l'accusation d'opportunisme politique portée contre lui par certains ? Sans doute, avant de le condamner, convient-il d'examiner de plus près ses motivations.

Pourquoi, vers 1789, Pinel se tourne-t-il vers une carrière de médecine hospitalière ? Malheureusement, les documents nous manquent, mais il paraît évident qu'il subit l'influence des Idéologues fréquentant le salon Helvétius, surtout celle de Cabanis et de Thouret – tous deux médecins et ayant préféré la chose publique à la clientèle privée. Sans doute l'expérience chez Belhomme fait-elle aussi réfléchir Pinel : il comprend le pouvoir du propriétaire ou du « patron » de la

---

100. Pinel, 1790, « Exemple d'une fièvre lente nerveuse », « Réflexions médicales sur l'état monastique », « Faits de pratique sur les variétés de l'impression des médicaments ».

maison, sans l'appui duquel aucun traitement prescrit par le médecin ne peut être appliqué. Entrevoit-il déjà l'influence de l'institution elle-même, de l'environnement des malades, sur leur éventuel rétablissement ? Commence-t-il à réfléchir à une réforme de l'hôpital pour malades de l'esprit ? Ce problème fait l'objet, dans les milieux médicaux, de nombreuses discussions, comme l'indiquent notamment les *Mémoires* de Tenon et les délibérations du Comité de mendicité (dont Thouret fait partie). Quoi qu'il en soit, en 1789-1792, il est certain qu'une attitude positive, voire enthousiaste, envers les réformes politiques des assemblées constituante et législative se marie très bien avec une carrière de service médical hospitalier.

Cependant, en 1793, le climat politique change et se durcit, avec la prise du pouvoir par les Jacobins. A-t-on le droit, alors, de se faire embaucher comme médecin d'hôpital ? Notons que Pinel, n'ayant pas alors les moyens financiers de voyager, ne peut partir en exil, comme le duc de la Rochefoucauld-Liancourt, ou se cacher en province, comme Tenon. En outre, il ne paraît pas avoir été menacé d'arrestation et il avait la charge, à l'époque, de sa jeune épouse enceinte. Ce n'est donc pas, à notre avis, un choix politique que fait Pinel mais un choix moral – qui rencontre, il est vrai, ses intérêts personnels : il avait besoin en effet de gagner sa vie et l'offre de Cabanis et de Thouret survient au bon moment ; mais ce qui l'intéresse également, dans cette offre, c'est la possibilité, en ces temps critiques de la Révolution, de venir en aide aux malades pauvres hospitalisés.

Le premier document qui expose clairement les sentiments politiques de Philippe Pinel est une lettre à son frère Louis écrite le 21 janvier 1793, juste après avoir été témoin de l'exécution de Louis XVI :

> C'est à mon grand regret que j'ai été obligé d'assister à l'exécution, en armes, avec les autres citoyens de ma section, et je t'écris le cœur pénétré de douleur, et dans la stupeur d'une profonde consternation.

Tout en déclarant qu'il est « loin d'être royaliste », Pinel pense que la Convention a commis « la plus grande infraction aux lois éternelles de la justice ». D'après lui, voter la mort du roi fut illégal et précipité, car « la majorité de la nation aurait seulement voté pour la réclusion ». La majorité de la nation ? On voit que Pinel accepte déjà, dans son for intérieur, les principes de la République.

Imaginons la scène : ce 21 janvier 1793, Pinel est sommé de se joindre aux citoyens gardes nationaux de la section des Piques pour se rendre en place de Grève, et s'il refuse, il risque la mort. Pinel ne se conduit pas en héros ? Admettons que les héros sont rares. Néanmoins, quelques mois plus tard, il fera preuve de courage en cachant Condorcet chez une voisine – sans pouvoir éviter, malheureusement, une issue fatale.

Dans cette même lettre, il raconte à Louis les expériences qui l'ont dégoûté de la politique :

> Tu sais que dans les premiers temps de la Révolution, j'ai eu aussi cette ambition [de me mêler de politique], mais ma vie, ainsi que celle de mes confrères, a été tellement en danger lors même que je ne demandais que la justice et le bien du peuple, j'ai conçu une si profonde horreur pour les clubs et les assemblées populaires, que je me suis, depuis cette époque, éloigné de tous les postes publics qui ne se rapportent point à ma profession de médecin [101].

Ainsi, le choix de Pinel est fait : s'il doit se mêler de politique, ce sera uniquement dans l'intérêt de la médecine. Cette attitude, qui comporte sa logique, le conduit en effet à s'accommoder des régimes successifs.

Une fois en poste comme médecin des infirmeries à l'hospice de Bicêtre, Pinel fait la déclaration la plus émouvante de sa vie dans un appel public pour améliorer le sort des aliénés. Il y décrit leur condition et relate des histoires individuelles en termes touchants, il y analyse les diverses variétés de maladies de l'esprit, l'histoire des accès violents, leur début et leur déclin, et il propose les mesures nécessaires pour favoriser la guérison. Toutes ses idées fondamentales sur l'aliénation mentale sont contenues dans ce document. Ce « Mémoire sur la manie. Contribution à l'histoire naturelle de l'homme », Pinel le lit devant la Société d'histoire naturelle le 11 décembre 1794,

---

101. PINEL, C., 1859, pp. 10-12.

et la Société, par un vote, décide de le transmettre au Comité de salut public[102]. Douze jours après cette lecture, Pinel est nommé professeur à la nouvelle École de santé[103].

Nous avons esquissé, dans ce chapitre, le portrait d'un médecin de province en marge du pouvoir médical et soucieux d'une catégorie de malades dont la médecine officielle ne s'occupait pas. Nous l'avons vu en butte à de nombreux échecs (échec au prix Diest, échec dans l'obtention d'un poste de médecin auprès de la famille royale, échec de sa candidature à l'élection à l'Académie des sciences, échec enfin à un prix de la Société royale de médecine), mais nous l'avons vu aussi se dépenser (en tant que traducteur, éditeur et journaliste médical), acquérir chez Belhomme quelque expérience clinique et préciser ses idées thérapeutiques. Nous allons maintenant le voir se forger les clefs de sa carrière.

102. *Procès-verbaux de la Société d'histoire naturelle.* Manuscrit 464. Muséum national d'histoire naturelle. Pour une version anglaise avec commentaire, voir WEINER, 1992 (a). Cependant, nous n'avons pas trouvé ce mémoire dans les archives du Comité de salut public.

103. Voir *infra*, chap. 4.

CHAPITRE III

Quatre clefs d'accès à une carrière

Pendant les quinze années qu'il passe à Paris avant sa nomination à Bicêtre, de 1778 à 1793, Pinel poursuit deux objectifs qui l'intéressent depuis longtemps : enrichir ses connaissances en histoire naturelle et perfectionner sa maîtrise de l'anglais pour se familiariser avec la pensée médicale et philosophique britannique. À ces deux clefs s'en ajoutent deux autres, qui lui seront fournies par la Révolution : le droit d'exercer à Paris et les réformes qui modernisent l'enseignement de la médecine et amènent le médecin à l'hôpital en tant que soignant, enseignant et chercheur.

Recherches au Jardin du roi

C'est dans le *Journal de physique* de l'abbé Rozier que Pinel publie, dans les années 1780, ses trois études présentées à l'Académie des sciences, suivies de cinq longs articles d'anatomie comparée. Ces huit mémoires constituent la source indispensable pour connaître l'évolution de la pensée scientifique de Pinel avant son arrivée à Bicêtre [1]. Grâce à ces publications, Pinel, à la veille de la Révolution, est à même de participer aux discussions qui animent les sociétés savantes parisiennes, les salons, les cafés et la presse. Cependant, jusqu'en 1793, ses

1. Voir Pinel, 1787 à 1793.

centres d'activités restent le Jardin et le Cabinet du roi, avec leurs collections botanique, zoologique et minéralogique d'une richesse extraordinaire. Le Jardin du roi se distingue des autres fondations royales – de l'Observatoire ou des grandes académies – par son hospitalité envers les amateurs sérieusement intéressés par l'histoire naturelle. Ceux-ci ont accès aux plantations, aux serres, aux cabinets de collections, et outre ces privilèges, l'amitié de Desfontaines, professeur de botanique au Jardin, ouvre à Pinel beaucoup de portes.

En 1788, la mort de Buffon (1707-1788), directeur autocratique du Jardin, laisse le champ libre aux admirateurs de Linné qui fondent immédiatement une Société linnéenne. On peut enfin discuter de la formation des espèces ou de classification – problèmes qui passionnent le monde scientifique vers la fin des Lumières. Les collections du Jardin détournent l'attention de Pinel des luxations du corps humain vers l'étude des animaux à vertèbres, et il propose alors une « nouvelle méthode de classification des quadrupèdes, fondée sur la structure [...] de la mâchoire inférieure[2] ». Il étudie donc une articulation du crâne – du crâne des animaux, pour le moment – et tente de trouver une juste mesure entre Buffon, qui proscrit les classifications, et Linné, qui veut tout classifier. Pour montrer que les mâchoires varient suivant que l'animal est herbivore ou carnivore, Pinel mesure l'arcade zygomatique[3].

> Quel magnifique tableau présenterait une *collection nationale* de squelettes de tous les quadrupèdes de la terre – s'écrie-t-il [nous sommes en 1792] – disposés naturellement [...] en espèces et en variétés...[4]

Classifier, donc, pour essayer de mieux comprendre.

Sur ces entrefaites, un collègue prête à Pinel « une tête décharnée d'éléphant », ce qui l'amène à de « Nouvelles observations sur la structure et la conformation des os de la tête

2. Pinel, « Sur une nouvelle méthode de classification », *J Physique*, 1792 ; il poursuit le sujet dans « Recherches sur l'étiologie », *Med Eclairée Sci Phys*, 1792.
3. Pinel, « Sur une nouvelle méthode de classification », p. 407.
4. *Ibid.*, p. 405.

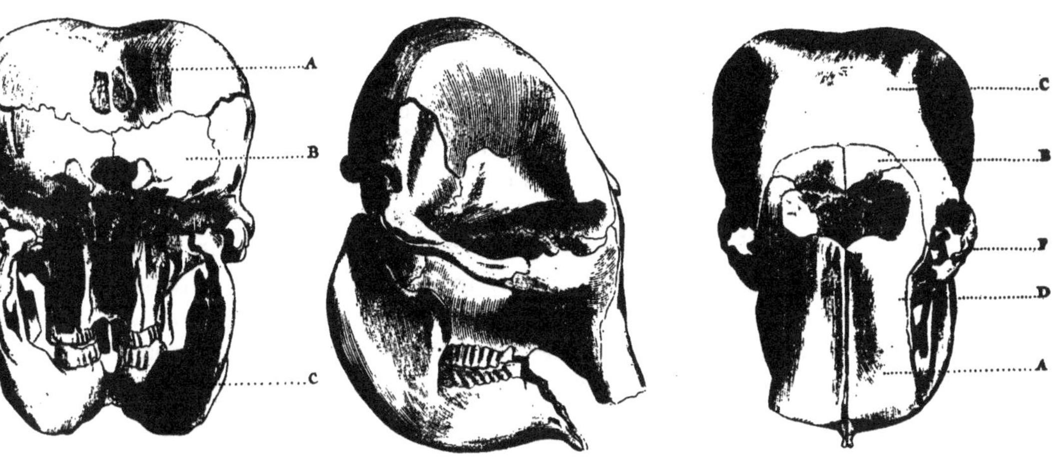

Crâne d'éléphant présenté par Pinel à la Société médicale d'émulation.

de l'éléphant », mémoire qui étonne par son ton assuré d'expert. Pinel, qui se dit « zoologiste » ou de préférence « zootomiste », parle pour la première fois du cerveau, surtout parce que le cerveau, chez l'éléphant, est remarquablement petit en comparaison de la taille de l'animal. Pinel déduit de l'examen des sutures encore visibles que ce spécimen est mort jeune : il ne s'est *pas encore* transformé en adulte. Qui plus est, d'un examen plus précis, il déduit que le développement du corps et des défenses est plus rapide, chez cet animal, que celui de la tête et du cerveau. Il cite les travaux de Claude Perrault (1613-1688), de Johann Friedrich Blumenbach (1752-1840) et de Félix Vicq d'Azyr, et fait allusion au problème de l'os intermaxillaire, pas encore découvert chez l'homme[5]. Dans un autre mémoire sur ce sujet, « Observations sur le cerveau ossifié d'un bœuf », Pinel s'interroge sur « les fonctions de l'économie animale qu'on croit si indispensablement liées à celles du cerveau[6] ».

Pinel, d'ailleurs, continuera plus tard à étudier la conformation du crâne et à réfléchir sur sa relation avec le cerveau. Ainsi, le 7 mars 1800, en vue de sa nomination à l'Académie des sciences, il y lit un mémoire, « Recherches anatomiques sur les vices de conformation du crâne des aliénés ». Après avoir minutieusement mesuré la forme et les proportions des crânes de malades souffrant de toutes sortes de maladies mentales et les ayant comparées aux dimensions des crânes de personnes en bonne santé, Pinel refuse de se prononcer en faveur de relations constantes entre crâne, cerveau et santé mentale. Son argument le plus convaincant est que le crâne humain est complètement formé à l'âge de la puberté alors que les maladies mentales se développent en général après cet âge, donc trop tard pour être influencées par la forme du crâne. Ce mémoire

5. D'après une communication personnelle de Charles C. Gillispie, la méthode utilisée dans ce mémoire, comparant des aspects de structure interne des parties osseuses, préfigure Cuvier. D'après cet expert, Cuvier a dû connaître ce mémoire.

6. PINEL, 1793. La citation se trouve à la page 465.

Ci-contre : Illustrations de crânes et de têtes pour le chapitre III du *Traité médico-philosophique de l'aliénation ou de la manie*, « Recherches anatomiques sur les vices de conformation du crâne des aliénés ».

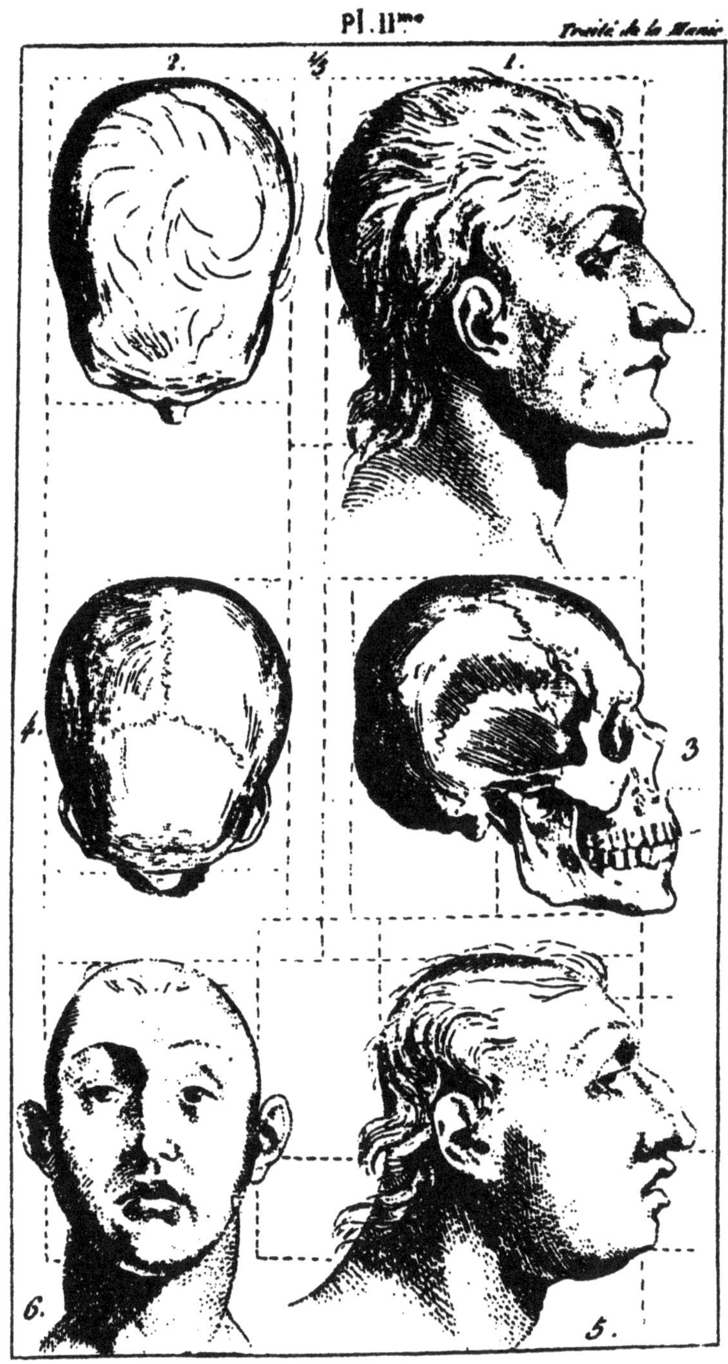
Pl. IIme
Traité de la Manie
2.
1/3
1.
4.
3
6.
5.

deviendra la section III du *Traité médico-philosophique de l'aliénation mentale* publié en octobre de la même année[7]. Le choix de ce mémoire, destiné à lui assurer un vote favorable de l'Académie, montre comment Pinel se définit en 1800 : comme médecin spécialiste de l'étude comparative de la tête humaine – du crâne, du cerveau, et des facultés mentales dans leur état normal et pathologique.

L'étude du crâne et de sa relation au cerveau comme sources de connaissances des facultés mentales agitait alors le monde des physiognomonistes tels que Johann Kaspar Lavater (1741-1801) et Pieter Camper (1722-1789), ainsi que celui des phrénologues, tels Franz Joseph Gall (1758-1828) et Johann Christoph Spurzheim (1776-1832)[8]. Bien qu'il cite ces auteurs, Pinel estime que ni la physiognomonie ni la phrénologie ne débouche sur une meilleure compréhension de la santé ou de la maladie mentale. Se bornant, dans le *Traité*, « à tracer la ligne qui sépare le vrai du probable[9] », il ajoute en note :

> Avant d'exercer la médecine dans les hospices, j'avais cru qu'on pouvait tirer de grandes lumières sur les causes de l'aliénation mentale, en considérant l'état pathologique du cerveau ou de ses membranes, mais je me suis convaincu [...] que les inductions tirées de l'état pathologique sont très équivoques... [10]

Ainsi, avant la vogue de la phrénologie et de la localisation des fonctions mentales, Pinel pensait que les connaissances en anatomie, en physiologie et en pathologie ne suffisaient pas pour, à partir de la mesure des crânes et de la dissection des cerveaux de malades mentaux, tirer des conclusions sur la nature de leur maladie. D'ailleurs, bien qu'il participe plus tard à de nombreuses autopsies, il ne s'intéresse guère à la dissection des cerveaux et ne changera jamais d'avis.

Ces investigations font partie intégrante de sa méthode en tant que médecin interniste, comme nous dirions aujourd'hui, à l'Infirmerie générale de la Salpêtrière. Cependant, en tant qu'aliéniste, il ne recherche pas, dans le cerveau, une lésion

---

7. Voir Pinel, *TMP* I, chap. 3, section 4.

8. Voir Lanteri-Laura, 1970, 1983, 1984 ; Mann, 1985. Voir *infra*, chap. 5.

9. Pinel, *TMP* I, p. 132.

10. *Ibid.*, p. 133, n. 1.

qu'il considérerait comme le siège de la maladie mentale. Nous verrons que la jeune génération, surtout après la publication des travaux de A. L. J. Bayle en 1822, adoptera une opinion carrément opposée. Devenu membre de l'Académie des sciences, Pinel souscrira au jugement négatif de ses collègues commissaires concernant le mémoire sur une nouvelle façon de disséquer le cerveau présenté en avril 1808 par Franz Joseph Gall. En effet, une commission composée de Pinel, Jacques Tenon, Antoine Portal et Raphaël Bienvenu Sabatier, avec Georges Cuvier comme rapporteur, soumet le 25 avril 1808 son rapport sur la méthode de Gall. Ce rapport conclut :

> Aucun de ceux qui ont travaillé sur le cerveau n'est parvenu à établir rationnellement une relation positive entre la structure de ce viscère et ses fonctions... [11]

La Société d'histoire naturelle

Mais revenons au début de la Révolution. C'est à la Société d'histoire naturelle que Pinel présente tous ses mémoires d'anatomie comparée [sauf le dernier mentionné] avant de les publier dans le *Journal de physique.* Cette société, issue en 1790 de la Société linnéenne, devient un refuge pour les savants [12] au moment où la Convention, dans son désir d'étendre l'égalité au monde de la recherche et de l'éducation, abolit par son décret du 18 août 1792 les académies, les collèges et les facultés. Quelques naturalistes ayant de solides relations politiques – Fourcroy, Desfontaines, Lemonnier, Jean Louis Marie Daubenton (1716-1800) – parviennent alors à convaincre les Jacobins que l'histoire naturelle est une occupation démocratique, contrairement à la médecine ou aux sciences, qui ont un caractère élitiste [13]. Cette étrange

11. *PV Acad sciences,* 1808, 4, p. 50.

12. Dans Laissus, 1989, l'ancien conservateur donne un aperçu général des archives du Muséum où cette société tient ses séances et où ses Procès-verbaux sont conservés.

13. L'impact du jacobinisme et de la Terreur sur les sciences – en particulier sur le Jardin du roi – a attiré l'attention de bien des chercheurs. Parmi les études les plus intéressantes figurent Gillispie, 1962, pp. 255-289 ; Limoges, 1980, pp. 211-240 ; Outram, 1983 ; et Hahn, 1993 (original en anglais, 1971), chap. 9.

théorie eut gain de cause : le Jardin des plantes survécut, transformé en *Muséum d'histoire naturelle.*

> ... comme il était réputé propriété nationale – écrit un témoin oculaire – et que tous ceux qui venaient le visiter y étaient également accueillis ; comme le peuple le croyait principalement destiné à la culture des plantes médicinales, et que le laboratoire de chimie était considéré comme un atelier pour faire du salpêtre, tout y fut respecté [14].

Les responsables du Muséum rédigent eux-mêmes leur nouveau règlement qui devient loi le 10 juin 1793. Étienne de Lacépède (1756-1825) s'étant réfugié à la campagne parce qu'il se sentait en danger, il est possible que Pinel ait un instant espéré que le Comité d'instruction publique lui offrirait un poste en zoologie. Mais il dut rapidement déchanter : Étienne Geoffroy Saint-Hilaire (1772-1844),

> qui avait succédé à M. de Lacépède dans la place de sous-démonstrateur du cabinet, se chargea seul d'enseigner l'histoire des quadrupèdes et des oiseaux, et celle des poissons et reptiles [15].

La promotion de ce jeune sous-démonstrateur de 21 ans au poste de professeur de zoologie était probablement due à Joseph Lakanal (1762-1845), membre puissant du Comité d'instruction publique, qui avait reconnu le talent de Geoffroy. La nomination de Pinel à Bicêtre en août de cette même année 1793 n'est sans doute pas étrangère à ces évènements [16].

C'est l'époque où le Comité de salut public dissout toutes les sociétés savantes, dont la Société (ci-devant « royale ») de médecine. C'est pourquoi la Société d'histoire naturelle, établie au Muséum et dont Pinel fait partie depuis le 3 décembre 1790 [17] – attire un nombre croissant de médecins, tels Vicq d'Azyr et Hallé qui se mêlent aux naturalistes et aux autres savants comme Geoffroy Saint-Hilaire, Cuvier, Jacques Philippe Martin Cels (1740-1806), Jean-Baptiste de Lamarck et

14. Deleuze, 1823, p. 72.
15. *Ibid.*, p. 77.
16. Temkin et Temkin, 1945.
17. Pinel est élu le 3 décembre 1790, alors que la Société compte seize membres, en même temps qu'Antoine Augustin Parmentier et Étienne Geoffroy Saint-Hilaire.

Antoine Lavoisier[18]. La fréquentation de collègues si divers confirme Pinel dans sa conviction que la médecine trouve aisément sa place parmi les sciences puisque, tout comme les sciences, la médecine étudie la nature et son histoire. En outre, la collaboration avec tant de savants intéressants et distingués permet à notre médecin de se créer de nombreuses relations. Une fois élu à l'Académie des sciences, Pinel incarnera, pendant les deux premières décennies du XIXe siècle, ces liens positifs entre science et médecine[19].

À l'aise parmi ces naturalistes, Pinel, bien qu'occupé comme médecin à la maison de santé de Jacques Belhomme à Charonne, vient assez régulièrement aux réunions de la Société d'histoire naturelle. Les *Procès-verbaux* nous révèlent qu'en 1793, il enseigne la « zootomie », l'un de ces cours gratuits que le Muséum offrait alors au public[20]. Dans le cadre de la société, il organise également des « courses du dimanche » pour faire des observations et collectionner des spécimens en botanique, en minéralogie et en zoologie. En principe, ces excursions devaient conduire à écrire une histoire naturelle du département de Paris[21]. Finalement, des contrôles effectués par la police du Comité de salut public, requérant les passeports, découragent les sociétaires de poursuivre ces expéditions botaniques et zoologiques.

---

18. Voir BRYGOO, 1987-1988. Pour l'histoire classique du Muséum, voir CAP, 1854. Voir également DURIS, 1993, et GILLISPIE, 1997.

19. Voir *infra*, chap. 5.

20. PV Soc Histoire Nat, ms 464 Muséum national d'histoire naturelle, fol. 136. Le cours commence le 5 février ; il continue après une réorganisation le 12 avril (fol. 157) ; la date à laquelle il se termine n'est pas claire. Moreau de la Sarthe note en 1801 : « J'ai suivi en 1792 les cours d'anatomie comparée que faisait alors le citoyen Pinel, dans le lieu des séances de la Société d'histoire naturelle, quelques années avant l'époque à laquelle le citoyen Cuvier est venu professer cette belle partie des sciences naturelles au Muséum national du Jardin des Plantes [...] Le zèle et le respect religieux avec lesquels j'ai médité constamment ses ouvrages doivent, peut-être, me faire accorder l'honneur d'être compté au nombre de ses élèves. » *Décade philosophique*, An IX, 3e trimestre, p. 467.

21. Leurs résultats sont parfois décevants. Ainsi, une de ces expéditions de Pinel, dûment enregistrée, ne note pour butin qu'une buse et une souris rare, entrevue mais échappée, peut-être à cause d'un brouillard extrêmement épais. Ms 298, Muséum national d'histoire naturelle.

En 1792, la possibilité d'établir une ménagerie au Muséum est envisagée par le directeur, Henri Bernardin de Saint-Pierre (1737-1814). La nation avait hérité des animaux du roi à Versailles, où l'on ne savait qu'en faire. Georges Cuvier et Étienne de Lacépède s'intéressent à la question[22], et en novembre-décembre 1792, la Société d'histoire naturelle désigne Pinel, Aubin Louis Millin (1759-1818) et Alexandre Brongniart (1770-1847) comme commissaires. Le 30 novembre, Pinel présente un rapport qui est adopté, imprimé et envoyé au gouvernement. Une ménagerie servirait à « l'observation des caractères distinctifs des animaux et [à] la connaissance de leurs mœurs », dit le rapport, poursuivant – sur un ton où l'on a parfois l'impression d'entendre la voix de Pinel :

> Une ménagerie ne pourra point faire connaître exactement la manière de vivre de l'animal, mais elle en apprendra plus qu'une peau desséchée. [...] n'est-il pas intéressant de connaître jusqu'à quel point l'esclavage change le caractère des animaux ? [...] Est-ce la température ou l'esclavage qui empêche les animaux de s'accoupler dans nos ménageries[23] ?

Pinel trouve d'autres façons de se rendre utile à la Société et, pendant les six premiers mois de 1792, il sert de secrétaire. Cette activité nous vaut seize pages in-folio olographes – une rareté –, dont le contenu raconte surtout les activités usuelles des sociétés : rapports de comités, nouvelles des membres, élections, correspondance ; et puis des communications sur lesquelles nous reviendrons[24]. À lire les procès-verbaux, on sent que l'on se situe entre l'Ancien Régime et le nouvel ordre : ainsi, le 5 janvier 1792, Pinel écrit en marge des *Procès-verbaux* : « An IV de la Liberté », souligné deux fois. Et le procès-verbal conclut comme suit :

> La séance s'est glorieusement terminée par une décision unanime pour le mode de date décrété par l'Assemblée nationale. Ainsi les actes de la Société perpétueront aussi la

22. Lacépède et Cuvier, An X [1802] ; je dois cette référence à Roselyne Rey. Voir Rey, 1992 (a). Bernardin de Saint-Pierre, 1818.
23. Millin, Pinel et Brongniart, 1792.
24. Ms 464, Muséum national d'histoire naturelle, fols. 96-111.

> mémoire de l'époque où les Français, fatigués du joug de la Tyrannie, donnèrent à tous les peuples de l'Europe le signal de la liberté universelle.

Pourtant, huit jours plus tard, les vieilles habitudes se rétablissent quand Pinel inscrit « Séance du 12 janvier 1792 » ; et à la fin de son mandat de secrétaire, il note : « Séance du 29 juin : il n'y en eut point à cause de la fête de saint Pierre[25]. »

D'après les procès-verbaux de la Société, on compte onze communications de Pinel parmi celles lues par les membres, mais jamais publiées. Les mémoires et rapports présentés par Pinel invitent à quelques commentaires. (Voir tableau, page suivante.)

D'après les dates, nous sommes en pleine Terreur, et quatre jours après l'exécution du roi, Pinel s'occupe de l'huître commune. Que penser de cette présentation, alors qu'il venait d'un spectacle qui l'avait laissé, selon ses termes, « le cœur pénétré de douleur et dans la stupeur d'une profonde consternation » ? Pinel juge que le roi a trahi son peuple en essayant de fuir et en appelant des troupes étrangères au secours ; mais il est ahuri qu'on lui ait infligé la peine de mort. Sans doute la Société, pour montrer que la vraie science ne s'occupe pas de politique, a-t-elle tenu à ne pas interrompre ses séances. À moins que Pinel et ses collègues, victimes de la frayeur ambiante, aient craint qu'un changement de programme paraisse suspect et n'attire l'attention des autorités ? Quoi qu'il en soit, le 25 janvier 1793, la Société d'histoire naturelle se réunit comme prévu.

Le contenu des communications de Pinel étonne par sa variété. Il nous mène du conduit alimentaire des oiseaux à l'huître[26], et du cerveau de bœuf aux onglets de la panthère. Savant écclectique, il s'intéresse à tous les aspects de « l'économie animale », mais n'a pas encore trouvé le centre de gravité de ses travaux, ni le chemin vers cette carrière qu'il ambitionne. Si la médecine clinique semble encore loin de ses préoccupations quotidiennes, il montre déjà les talents

---

25. *Procès-verbaux de la société d'histoire naturelle*, fols 96, 97 et 111.
26. Cette communication est commentée dans le *Bulletin de la Société philomatique de Paris* de février 1793, p. 38.

Mémoires lus par Philippe Pinel à la Société d'histoire naturelle [ms = manuscrit olographe inédit]

Date	*Titre*
16 septembre 1791	« Recherches à faire par les voyageurs pour concourir efficacement aux progrès de la zoologie » **ms**
2, 23, 30 décembre 1791	« Sur l'anatomie comparée du conduit alimentaire des oiseaux carnivores et des granivores »
22 juin 1792	« Réflexions sur l'enseignement public de la zoologie et projet de décret » (supplément à ce qui a été écrit par les officiers du Jardin des Plantes)
21 déc. 1792, 4 et 25 jan. 1793	« Sur l'anatomie de l'huître commune, *Ostrea adulis* »
19 avril 1793	« Réponse aux observations de Richard sur son mémoire relatif à l'anatomie de l'huître *Ostrea adulis* »
21 juin 1793	« Description et analyse d'une portion de cerveau de bœuf dans laquelle les parties molles avaient été remplacées par une substance osseuse » (avec Deyeux)
8 août 1794	« Rapport sur un mémoire du citoyen Millin sur la classification des mammifères » **ms**
11 décembre 1794	« Mémoire sur la manie pour servir à l'histoire naturelle de l'homme »
10 janvier 1795	« Rapport sur un mémoire de Cuvier sur le larynx inférieur des oiseaux » (avec Richard)
11 mars 1795	« Rapport sur deux mémoires présentés par le citoyen Flandrin 1. Sur une liqueur acidulée minérale 2. Sur les terminaisons de la rétine et les membranes qui la composent » (avec Vicq d'Azyr et Sue) **ms**
9 juillet 1795	« Sur la rétroductilité des onglets de la panthère »

Muséum d'histoire naturelle, manuscrit 298, et Archives nationales AJ[15], 565.

critiques qui lui seront utiles, quelques années plus tard, pour rédiger ses rapports à l'Académie des sciences.

Dans les archives de la Société d'histoire naturelle se trouvent deux rapports de Pinel, sur les travaux d'Aubin Louis Millin et d'un certain Flandrin – autres manuscrits inédits[27]. Dans un rapport sur le mémoire de Millin lu le 8 août 1794, Pinel passe en revue toutes les possibilités de classification des mammifères, revient sur sa propre méthode fondée sur l'étude de l'arc zygomatique et présente celle de Millin, fondée sur la dentition. Ce qui frappe dans ce rapport d'août 1794, c'est le ton assuré, le vaste horizon où Aristote, Pline et Linné côtoient les membres de la Société d'histoire naturelle, et l'aisance avec laquelle Pinel, refusant de choisir une méthode de classification plutôt qu'une autre, cite ses propres recherches.

Flandrin, également sociétaire, soumet deux mémoires que Pinel critique le 11 mars 1795. Le premier travail examine une solution d'acide sulfurique servant à faire macérer des tissus animaux pour exposer les vaisseaux sanguins, les muscles et les nerfs ; le second applique ce procédé à l'œil, afin d'examiner la rétine. Pinel loue un procédé qui fait voir « les filets nerveux les plus fins » formant « une dentelle des plus riches et des plus déliées ». Mais pourquoi, demande-t-il, l'auteur n'a-t-il pas « rapporté les détails circonstanciés de quelqu'une des expériences qu'il a faites » ou apporté « des pièces d'anatomie préparées » ou au moins des dessins ? Quelle est la concentration d'acide sulfurique dont il se sert ? la durée de la macération ? la chaleur de l'atmosphère ? la grosseur de la substance à faire macérer ? le tissu de cette substance ? l'espèce de l'animal ? Si Pinel s'efforce d'adhérer lui-même à la « méthode sévère de l'histoire naturelle », il en exige autant de ses collègues.

Nous possédons également les comptes rendus critiques de deux mémoires de Pinel présentés à la Société le 12 avril 1793. Le premier travail, sur l'anatomie de l'huître, est critiqué par le naturaliste Louis Claude Marie Richard (1754-1821), le second, sur le squelette d'un jeune éléphant, par

27. Muséum national d'histoire naturelle, ms 298.

Fourcroy, Hallé et Richard[28] – tous trois futurs collègues de Pinel à l'École de santé. Ces deux mémoires, Pinel les présente aux concours pour des prix, mais il retire le premier après avoir entendu la critique de Richard et il échoue pour le second. Que pensent de lui ses collègues ? Les deux rapports se ressemblent : après avoir donné un résumé détaillé des descriptions et arguments de Pinel, ils déclarent qu'il n'a rien découvert de nouveau mais que c'est un excellent observateur sachant rapprocher des détails pris dans divers champs de la nature pour en tirer « beaucoup de développement et de réflexions nouvelles », dit Richard. Dans le second rapport, les trois auteurs se prononcent dans le même sens, louant les efforts de Pinel qui n'hésite pas à prendre des libertés par rapport aux méthodes habituelles pour multiplier l'observation des analogies qui lient entre eux les êtres vivants. Et ce n'étaient pas là des politesses : souvenons-nous en effet que ces mêmes auteurs, en 1803, coopteront Pinel pour la section anatomie et zoologie de l'Académie des sciences.

Entre-temps Pinel s'intéresse à une question nationale d'intérêt majeur. Depuis quelque temps déjà le public s'inquiète du sort de Jean-François de Lapérouse (1741-env. 1790), parti en 1785 pour naviguer autour du monde. Le 22 janvier 1791, la Société d'histoire naturelle soumet une pétition à l'Assemblée nationale pour qu'une expédition soit envoyée à la recherche de l'explorateur[29]. L'Assemblée consent, nomme le capitaine d'Entrecasteaux chef de l'entreprise, et demande que des experts de la Société rédigent des instructions pour les naturalistes. C'est ainsi que Pinel vient à écrire « Recherches à faire par les voyageurs pour concourir efficacement aux progrès de la zoologie », mémoire inconnu jusqu'ici[30].

Ce mémoire parle surtout des quadrupèdes, de l'importance de collectionner les squelettes, surtout la tête et avant

---

28. *Ibid.*

29. Voir, à ce sujet, Richard, 1986.

30. Voir *supra*, p. 102. Un manuscrit de Pinel rédigé dans un but similaire et découvert dans les fonds de la Marine a été récemment publié et commenté dans Collini et Vannoni, 1995-1996.

tout la mâchoire. Comme cet os desséché se casse souvent en deux, il faut chercher l'autre moitié : en effet, l'angle que font les deux parties est important pour la classification. Si l'animal est trop grand pour que son squelette puisse être transporté, il faut le mesurer et le dessiner. Pinel conseille également aux zoologistes voyageurs de ramasser les os fossiles et de parler aux indigènes pour se renseigner sur les espèces d'animaux dans la région. Il s'intéresse à « la grande question des variétés de l'espèce humaine », cite longuement la « dissertation curieuse » de Blumenbach à ce sujet et se demande comment on pourrait établir les « différences réelles qui peuvent exister entre les diverses variétés de l'espèce humaine ». Ce qui le ramène à l'étude des crânes et l'amène à se poser des questions d'anthropologue, voire d'ethnographe :

> ... peut-on raisonnablement [...] trouver [ces différences] ailleurs que dans les formes variées de la tête où se marquent surtout d'une manière si prononcée les traits caractéristiques qui distinguent les divers peuples de la terre ?
>
> Il importe donc que le zoologiste-voyageur se procure avec soin les crânes des divers peuples qui offriront des différences tranchantes [...] pour le port extérieur, la constitution et la couleur, afin qu'on puisse dans la suite faire un examen comparatif de ces pièces et en tirer des distinctions fondées sur les rapports réels et non sur des dissemblances vagues et arbitraires.

Les naturalistes voyageurs devront également se préoccuper de la préservation des spécimens chassés ou découverts. Pinel traite cette question dans un mémoire qu'il leur fait remettre et qu'il publie dans le *Journal de physique* sous le titre « Sur les moyens de préparer les quadrupèdes et les oiseaux destinés à former des collections d'histoire naturelle[31] ». Ce mémoire de 1791 révèle chez Pinel un talent de chasseur, ainsi que sa familiarité avec les produits chimiques nécessaires pour conserver les spécimens et son adresse à les préparer en les injectant et à les monter. Il insiste aussi sur le fait qu'une collection doit être parlante et donner des renseignements sur le caractère, les mœurs et le comportement des animaux.

31. *J Phys*, 1791, 39, pp. 138-151.

> Il est très intéressant pour l'Histoire Naturelle de posséder le mâle et la femelle... – écrit-il. – Quel contraste, par exemple, entre la démarche imposante et fière du coq et l'extérieur soumis et timide de la poule[32] ! [...] Quel contraste peut offrir l'audace insultante d'un oiseau de proie et la consternation impuissante et profonde de sa victime ! [...] il faut connaître l'histoire particulière de chacun de ces oiseaux, puisque les uns en saisissant leur proie, débutent par la poitrine, d'autres par la tête, et qu'enfin d'autres font sortir et dévorent les entrailles. Manquer à ces convenances, c'est se montrer peu éclairé ou peu observateur, et c'est ouvrir une source d'erreurs aux sculpteurs, aux peintres et aux poètes[33].

Deux ans nous séparent de son entrée à Bicêtre. Une fois logé dans cet hospice, loin du centre de Paris, la présence de Pinel aux séances de la Société se fera plus rare ; mais c'est à ce moment-là, néanmoins, qu'il présentera le « Mémoire sur la manie », texte fondateur de la psychiatrie en France[34].

La Société des observateurs de l'homme

Il paraît logique, vu l'évolution intellectuelle de Pinel, qu'il établisse des comparaisons entre le comportement animal et le comportement humain. Nous avons vu en effet son intérêt pour l'anthropologie naissante, sa familiarité avec les travaux de Perrault et de Blumenbach, son souhait que les zoologistes voyageurs se renseignent sur les populations indigènes. Quelques années plus tard, en 1800, il fait fonction d'expert à la Société des observateurs de l'homme au moment où l'enfant connu sous le nom de « sauvage de l'Aveyron » est amené à Paris pour y être examiné[35]. L'histoire de ce « sauvage » est bien connue : il s'agit d'un enfant d'environ douze

---

32. *Ibid.*, p. 140. [NB : Il allait se marier le 16 mars 1792.]
33. *Ibid.*, p. 151.
34. Voir *infra*, chap. 4.
35. Gineste, 1993, publie les deux parties du « Rapport » de Pinel, pp. 249-260 et 271-278 (voir également Pinel, 1800), les rapports d'Itard, pp. 279-324 et 401-445, et un manuscrit fort important d'Itard, « Vésanies », écrit en 1802 et découvert par Gineste, pp. 335-376. Voir égale-ment Gineste, 1982, 1984, 1989. Pour les textes originaux, voir Itard, 1801, 1807.

ans entrevu plusieurs fois, et finalement pris dans les forêts de Lacaune vers la fin de 1799, apeuré, muet et sélectivement sourd. Il a survécu dans la nature par ses propres moyens, trouvé assez de nourriture, échappé aux prédateurs. Des hommes instruits et de bonne volonté s'occupent de lui en province, mais Paris fait valoir ses droits : on veut étudier cet enfant. C'est pourquoi il est amené dans la capitale en août 1800 et logé à l'Institution nationale des sourds-muets. C'est que le directeur de cette institution, l'abbé Roch Ambroise Cucurron Sicard (1742-1822), a fait valoir auprès de Lucien Bonaparte, ministre de l'Intérieur, sa compétence de grammairien et de linguiste afin qu'on lui confie le petit sourd. L'officier de santé de l'institution, le chirurgien militaire Jean Marc Gaspard Itard (1775-1838), demande à s'occuper de l'enfant. Élève de Pinel, Itard doit bientôt passer sa thèse de docteur et, fasciné par l'enfant, il voudrait entreprendre son traitement et son éducation. Mais la décision gouvernementale de financer l'hébergement et les soins pour le « sauvage » va dépendre de l'opinion avancée par la Société des observateurs de l'homme.

Cette Société importante mais éphémère – elle n'existera que six ans (1799-1805) – regroupe une soixantaine d'Idéologues : naturalistes, philosophes, explorateurs, archéologues, économistes, historiens, médecins, écrivains[36]. Ils s'intéressent à l'anthropologie naissante et se penchent tout d'abord sur l'expédition que le capitaine Baudin doit conduire en Australie pour explorer cette terre inconnue. C'est le Muséum d'histoire naturelle qui est à l'origine de cette expédition et le naturaliste Lacépède demande que les Observateurs de l'homme rédigent des instructions pour les naturalistes voyageurs. Comment Pinel, membre de cette Société, aurait-il pu ne pas s'intéresser à une entreprise qui lui rappelle ses activités de 1791 ?

Quand on leur présente ce « sauvage », les Observateurs de l'homme lui consacrent immédiatement toute leur attention. La commission qui étudie Victor de l'Aveyron se compose du fameux naturaliste Cuvier, du baron Joseph Marie

36. Pour le contexte, voir HERVÉ, 1911 ; BOUTEILLER, 1956 ; COPANS et JAMIN, 1978 ; KILBORNE, 1982. Voir également POSTEL, 1977 (a), (b) et (c).

Degérando (1772-1842), expert en surdi-mutité, de Pinel, de Sicard et de l'abbé Jauffret, secrétaire de la Société[37]. Cuvier, Degérando et Pinel présenteront plusieurs rapports dont seulement le dernier nous est parvenu. La question est d'établir si Victor de l'Aveyron est un enfant arriéré et inadapté, qui profiterait d'une éducation spéciale, ou si c'est peine et argent perdus; on enverrait alors le jeune idiot à Charenton ou à Bicêtre. Le ministre de l'Intérieur Chaptal refuse d'abord toute subvention, puis il change d'avis, sans doute sur une intervention de son ami Pinel: Itard est donc autorisé à s'occuper de Victor. Il invente un programme graduel de socialisation et d'éducation à l'Institution des sourds-muets où Victor est accueilli[38].

Pinel lit son rapport le 29 novembre 1800 en séance publique, et ses conclusions en mai 1801; Itard se trouve bien sûr parmi les auditeurs. Observant l'enfant pendant plusieurs mois, la commission a d'abord étudié ses cinq sens: Pinel a trouvé le regard de Victor instable, l'ouïe sélective, le tact sans association aux qualités de l'objet touché, mais l'odorat extrêmement développé, surtout pour évaluer la nourriture. D'autre part, les éclats de rire de Victor, sans cause observable, lui ont rappelé les enfants hospitalisés à la Salpêtrière. Du point de vue de l'acuité des sensations et des facultés mentales, Pinel compare Victor à douze de ces enfants âgés entre 7 et 21 ans. (Le fait que près de la moitié de ces enfants soient épileptiques ne semble pas arrêter Pinel.) Pour parvenir à un diagnostic différentiel de Victor, Pinel passe en revue les exemples qui mettent en évidence le degré d'attention dont ces enfants sont capables et il cherche à savoir s'ils agissent par imitation ou motivés par une véritable compréhension. Ainsi, Pinel cite le cas d'une fille,

> réduite à un idiotisme complet, [...] dominée par le penchant le plus marqué et le plus irrésistible pour l'imitation, puisqu'elle simule tout ce qu'elle voit faire, ou qu'elle répète automatiquement tout ce qu'elle vient d'entendre, sans juger nullement des convenances et sans distinguer si elle parle bien ou mal.

---

37. Degérando s'intéresse également aux aliénés, aux hospices, et à la bienfaisance publique. Degérando, 1822, 1839.

38. Gineste, 1993, pp. 82, 266, 392.

Pinel compare volontiers ces enfants aux animaux dont il a, nous le savons, longtemps observé et médité le comportement. Il mentionne ainsi que, si Victor aime à se regarder dans une glace (ou dans le petit bassin de l'Institution où il habite), un chat ou un singe en font autant ; que, pareil aux humains, l'éléphant aime la musique ; que « plusieurs animaux domestiques sont susceptibles [...] d'une sorte d'éducation » quand il s'agit du « choix ou de la préparation très grossière des aliments ». Pinel estime qu'il se trouve devant un être humain incomplet.

En mai 1801, il présente aux Observateurs de l'homme ses conclusions au sujet de Victor : une partie de l'intelligence normale humaine lui fait défaut, c'est la *démence* ; il ne pourra jamais apprendre davantage, c'est un *idiot.*

> [...] son discernement toujours borné aux objets de ses premiers besoins, son attention uniquement fixée par la vue des substances alimentaires ou sur les moyens de vivre dans un état d'indépendance dont il a fortement contracté l'habitude, le défaut total de développement ultérieur de facultés morales pour tout autre objet, n'annoncent-ils point qu'il doit être entièrement rangé parmi les enfants atteints d'idiotisme et de démence, et qu'on n'a aucun espoir fondé d'obtenir des succès d'une institution [*sic*] méthodique et plus longtemps continuée ?

Quel choc pour Itard ! Dans le *Mercure de France*[39], il proteste et se met sur-le-champ à rédiger son premier rapport, « De l'éducation d'un homme sauvage ou des premiers développements physiques et moraux du jeune sauvage de l'Aveyron ».

Ce rapport nous intéresse particulièrement car il est rédigé au moment où Pinel prépare la plus importante expérience thérapeutique de sa vie, le « traitement général » des femmes malades de l'esprit hospitalisées à la Salpêtrière, qui commencera en mars 1802[40]. Il serait surprenant que le premier mémoire d'Itard n'ait pas fait réfléchir Pinel, surtout la première des cinq « vues » énoncées par le médecin du « sauvage ». Itard propose en effet, comme premier objectif pour

39. *Ibid.*, pp. 278-279.
40. Pour l'analyse de ce traitement, voir chap. 7.

Victor, de « [l]'attacher à la vie sociale, en la lui rendant plus douce que celle qu'il menait alors, *et surtout plus analogue à la vie qu'il venait de quitter*[41] ». Quel sujet de réflexion pour guider les convalescentes de la Salpêtrière !

De son côté Itard, fort déçu sans doute par le jugement négatif d'un professeur qu'il admire, est évidemment choqué par la comparaison qu'établit Pinel entre le comportement de Victor et celui des animaux – comparaison évidente pour le naturaliste du Muséum mais péjorative pour le médecin traitant des enfants sourds-muets. Itard revient à plusieurs reprises sur cette comparaison pour tenter de la réfuter. Dans le premier rapport, il oppose un défi poli mais ferme à Pinel et décrit en détail quelques-unes des méthodes employées pour encourager Victor à prononcer quelques mots, à faire attention. Ce n'est pas encore le rapport magistral de 1806 ; mais c'est un rapport optimiste qui conclut que

> l'enfant connu sous le nom de *Sauvage de l'Aveyron* est doué du libre exercice de tous ses sens ; qu'il donne des preuves continuelles d'attention, de réminiscence, de mémoire ; qu'il peut comparer, discerner et juger, appliquer enfin toutes les facultés de son entendement à des objets relatifs à son instruction[42].

Le second rapport d'Itard date de 1806. Intitulé « Rapport fait à son Excellence le ministre de l'Intérieur sur les nouveaux développements et l'état actuel du sauvage de l'Aveyron », il est adressé au ministre de l'Intérieur Champagny dont le baron Degérando, ami d'Itard, est maintenant le secrétaire général.

L'étude des rapports d'Itard nous remplit d'admiration : pour éduquer les sens de Victor qu'il considère comme arriéré et non idiot, il a inventé une méthode neuve, ingénieuse, destinée à stimuler ses facultés mentales et à éveiller ses émotions. Selon Itard, Pinel a jugé trop hâtivement et pendant trois ou quatre ans, il estime que Victor fait de grands progrès. Puis survient la débâcle, déclenchée par une puberté explosive, et

41. *Ibid.*, p. 289. [C'est nous qui soulignons.]
42. *Ibid.*, p. 319.

qui ne laisse plus aucun espoir. Le « sauvage » est alors abandonné par Itard, et aussi par le gouvernement.

Nous pensons, avec Gineste, que l'intérêt d'Itard pour le « sauvage » ne se réduit pas à la trivialité d'un attrait pédophilique : entre en jeu dans cette relation thérapeutique la complexité de ce que les spécialistes appelleraient aujourd'hui les identifications conscientes et inconscientes et les contre-transferts qu'elles favorisent. Gineste conclut que, faute de pouvoir s'appuyer sur un appareil conceptuel lui permettant de rendre compte des manifestations pulsionnelles, Itard se détourne de l'enfant sauvage. Cependant, les cinq années de « traitement moral » de Victor font d'Itard le fondateur de la pédopsychiatrie. Il nous offre, souligne Gineste, « le seul traitement moral dont on ait conservé une narration détaillée[43] ». Pendant la période de proche collaboration, Itard croit fermement que grâce à une éducation spéciale soignée et à une protection continue, Victor et des enfants comme lui pourraient vivre, sinon heureux, du moins relativement satisfaits. Demeuré fidèle à l'esprit de Victor, Itard présentera à l'Académie de médecine, en 1828, un « Mémoire sur le mutisme produit par la lésion des fonctions intellectuelles » et, devenu le grand expert des maladies de l'oreille et de l'audition[44], il inspirera la méthode éducative de Maria Montessori et celle d'Édouard Seguin, fondateur des soins aux enfants arriérés.

Au moment où Itard ose au sujet du diagnostic du « sauvage » se démarquer de Pinel, son maître admiré, il s'interroge sur la nature et les causes des maladies de l'esprit. Gineste a récemment retrouvé un manuscrit inachevé sur les vésanies, datant de 1802, et qui constitue l'ébauche d'un traité sur les maladies mentales chroniques. Itard s'y montre profondément influencé par Pinel, par ses lectures, et probablement par son ami Esquirol. Il y discute le rapport de Pinel ; comme s'il voulait convaincre son maître que l'enfant connu sous le nom de Victor de l'Aveyron était en fait un jeune arriéré guérissable[45].

Pinel, lui, ne s'intéresse pas sérieusement à la psychologie de l'enfant et se montre plutôt attiré par l'étude de la vieillesse.

43. *Ibid.*, pp. 104-105.
44. *Mem Acad Med* (Paris), 1828, 1, pp. 3-18.
45. Mises et Gineste, 1976 ; Gineste, 1988.

Cependant, il n'y arrivera qu'après un long trajet. Pour le moment, en marge de son activité de naturaliste, il se montre surtout intéressé par les études et les recherches britanniques.

La littérature médicale britannique

La traduction que fait Pinel des *Institutions de médecine pratique* de William Cullen en 1785 marque, nous l'avons vu, un tournant dans sa vie. Ce travail, qui le familiarise avec l'enseignement clinique de Cullen et pour cela le passionne, consacre aussi sa maîtrise de l'anglais. S'il n'avait pas besoin, à Montpellier, de connaître cette langue puisque les auteurs britanniques de la bibliothèque Haguenot y étaient présentés en latin ou en français, il se rend compte en les lisant alors qu'il existe une importante littérature en anglais à découvrir. L'Angleterre, il faut le rappeler, est alors très à la mode dans le monde des philosophes, mais c'est sur la médecine et la psychologie britanniques que Pinel quant à lui se penche, avec un sérieux exceptionnel.

D'après la légende familiale, il aurait appris l'anglais avec un étudiant britannique : ils seraient montés ensemble à Paris – à pied, nous dit-on[46]. Sans doute est-ce de cette époque que date son opinion favorable de la législation anglaise ; en effet, en 1779, il écrit à son frère Pierre, alors étudiant à Toulouse :

> Le code législatif des Anglais est le seul qui doive fixer l'attention [...] Quand ces fiers insulaires se sont distingués par leur génie et leur talent – ajoute-t-il – leur législation était tout ce qu'elle pouvait être. C'est le patriotisme qui les a maintenus dans leurs revers, qui leur a fait trouver des ressources ; c'est à l'ardeur avec laquelle ils cultivent la politique qu'ils doivent leurs institutions modernes... [47]

46. Pierre Chabbert pense qu'il peut s'agir de George Coltman (1752-1828), étudiant en médecine d'Édimbourg qui exerce plus tard à Liverpool et à Chester (Chabbert, 1966, p. 589). Un auteur américain affirme que c'était William Cullen lui-même ! (Cohen, 1932.) Spencer Paterson penche plutôt pour le Dr. Sayer Walker (1748-1826), diplômé à Aberdeen et plus tard accoucheur à Londres. Lui devrait-on le fait, curieux, que ce soit un accoucheur de Sheffield qui traduisit, plus tard, le *Traité* de Pinel en anglais ? (Paterson, 1969.)

47. Pinel, C., 1859, p. 142. Privat, 1969, p. 48, cite ce passage.

Avant même de bien la connaître, Pinel est donc favorablement disposé envers la littérature médicale britannique. Vers 1784, la langue est acquise – fait confirmé par une remarque critique de Pinel au sujet du style littéraire de Cullen qu'il voudrait

> débarrasser d'une surabondance d'adverbes ou de tournures uniformes trop souvent répétées, *que la connaissance de la littérature anglaise* rend encore plus saillantes[48].

L'heureux développement de la *Gazette de santé* entre 1784 et 1789 est dû en partie, nous l'avons vu, à l'analyse de périodiques anglophones tels que le *London Medical Journal* et *Critical Review.* Quelques années plus tard, la lecture attentive de cent années de *Transactions* de la Société royale de Londres enrichit la compréhension de Pinel ainsi que son vocabulaire. Son introduction au *Traité*, en 1800, confirme que Pinel connaît désormais toute la riche littérature de la psychiatrie britannique naissante puisqu'il cite William Battie, Thomas Arnold, William Perfect, Andrew Harper, William Pargeter, John Ferriar et John Haslam[49]. Juste avant de publier le *Traité*, Pinel découvre *Inquiry into the Nature and Origin of Mental Derangement* d'Alexandre Crichton qui l'impressionne tellement qu'il en traduit un long passage, « Recherches sur les causes du délire », pour le *Recueil périodique de littérature médicale étrangère*[50], et qu'il incorpore une citation de dix-neuf pages dans l'introduction du *Traité.*

Les auteurs médicaux britanniques instruisent Pinel sur quatre sujets : la traduction du livre de Cullen le familiarise avec la nosologie admise à Édimbourg ainsi qu'avec la méthode écossaise d'enseignement de la médecine pratique ; la lecture de nombreux auteurs contemporains le renseigne sur la méthode britannique d'hospitalisation et de traitement des aliénés. Depuis longtemps déjà, Pinel connaît Locke qui lui a appris que les connaisssances nous viennent du monde

---

48. PINEL, 1785, pp. xiv-xv. [C'est nous qui soulignons.]

49. BATTIE, 1758 ; ARNOLD, 1782 et 1786 ; PERFECT, 1787 ; HARPER, 1789 ; PARGETER, 1792 ; FERRIAR, 1792 ; HASLAM, 1798. Il aurait dû ajouter William FALCONER, 1788.

50. PINEL, 1798 (d).

extérieur : nous apprenons par expérience. David Hartley lui enseigne l'importance des associations d'idées. Sans doute connaît-il les écrits latins de Thomas Willis (1621-1675), médecin et professeur de philosophie naturelle à Oxford, concernant le cerveau et le système nerveux qui font de ce philosophe le fondateur de la neurologie. Pinel, ayant découvert la psychologie écossaise, pousse plus avant ses lectures : il étudie à la fois des philosophes comme Reid et Stewart, et des médecins comme Whytt, John Gregory et, bien sûr, Cullen.

Cette façon de mêler la philosophie morale et naturelle avec l'enseignement de la médecine, familière à cet ancien Montpelliérain, le confronte néanmoins à un abord différent car en Écosse, on n'a pas à combattre l'écrasant prestige d'un Descartes et l'on suit des penseurs comme Francis Bacon et John Locke. En philosophie, c'est Thomas Reid (1710-1796) qui prédomine avec sa « psychologie des facultés » et sa croyance dans le « sens commun » des êtres rationnels que nous sommes. Ses théories, enseignées à Édimbourg par Dugald Stewart (1753-1828), s'intéressent au fonctionnement normal et pathologique des facultés telles que l'attention, la volonté, la mémoire, la raison ou l'imagination. Quant à son approche des problèmes psychologiques, fondée sur le « sens commun », elle rend plus de services au médecin qu'à la même époque, le scepticisme de David Hume[51].

Ce sont les médecins, cependant, qui traitent le mieux des aspects psychologiques de la maladie qui intéressent Pinel. Robert Whytt (1714-1766), professeur de médecine à Édimbourg, applique à la médecine la pensée neurologique de Willis. S'intéressant au système nerveux, il admire et adopte les vues d'Albrecht von Haller sur la sensibilité des nerfs et l'irritabilité des muscles. Ce sont les nerfs qui transportent la mystérieuse force qui fait se contracter les muscles et qui anime les corps vivants. Dans son *Essay on the Vital and Other Involuntary Motions of Animals* de 1751, Whytt déclare que

51. Pour le contexte historique, RISSE, 1986.

> toutes les maladies peuvent, dans un certain sens, être appelées affections du système nerveux parce que, dans presque toutes les maladies, les nerfs sont plus ou moins atteints[52].

Cullen, nous l'avons vu, s'empare de cette idée et la transforme en donnant le nom de « *neuroses* » à toutes les maladies nerveuses – et Pinel le suivra en proposant, en France, le terme « névroses ». C'est assez indiquer l'influence de la pensée écossaise dans l'œuvre de Pinel. Quant à John Gregory (1724-1773), il impressionne le monde médical surtout par ses *Observations on the Duties and Offices of a Physician* (1770), œuvre qui insiste sur la déontologie médicale et qui recueille l'approbation de Pinel.

La Révolution française et la réforme de la médecine

La Révolution lève finalement les obstacles que l'Ancien Régime avait opposés au talent de médecins comme Pinel. Bien qu'ayant acquis le droit d'exercer la médecine, Pinel est trop absorbé, au début de la Révolution, par ses obligations de rédacteur et d'écrivain, pour se consacrer à une clientèle. Il ressent en revanche un profond désir de servir la chose publique et il acceptera sans hésitation un poste de médecin dans un grand hospice de pauvres. Quant à l'enseignement, il faudra attendre les grandes réformes de la Convention pour que de rares nouveaux venus, dont Pinel, accèdent au professorat.

Cet enseignement créé par la Convention permet d'apprécier le pouvoir transformateur de la Révolution, et ses limites. Elle réduit les dix-huit facultés et collèges de médecine français à trois, et parmi les trois nouvelles écoles, Paris prédomine. On favorise ainsi un programme d'études uniforme pour toute la France, ce qui explique que la *Nosographie philosophique*, le manuel de Pinel (devenu entre-temps professeur de « pathologie interne »), ait profondément marqué l'enseignement de la médecine française par sa pensée, sa classification et son vocabulaire.

Pinel publiera ensuite le *Traité médico-philosophique sur l'aliénation mentale ou la manie* : son attention aux maladies

---

52. Hamilton, Édimbourg, 1751, p. 300. Le contexte scientifique est présenté dans Carlson et Simpson, 1969.

de l'esprit s'inscrit dans le cadre général de l'enseignement de la médecine, et si très peu d'étudiants deviendront aliénistes, toute une génération de médecins n'en portera pas moins l'empreinte de la perception pinélienne, si complexe et humaine, de la personne malade.

Pinel fait plus que fonder l'enseignement théorique de la médecine interne dont sortira la profession psychiatrique : il donne une base solide à l'enseignement pratique de la médecine clinique. Nous sommes bien renseignés sur ses idées à ce sujet car il élabore, pendant l'hiver 1792-1793, un troisième mémoire sur un sujet de prix proposé par la Société de médecine : « Déterminer quelle est la meilleure manière d'enseigner la médecine pratique dans un hôpital ? »

Le sujet n'est pas nouveau, ni en France ni en Europe. En 1778, par exemple, deux membres de la Faculté de médecine de Paris, Claude François Duchanoy et Jean-Baptiste Jumelin, avaient publié un « Mémoire sur l'utilité d'une école clinique de médecine » suivi de « Idée d'un plan d'étude en médecine, sous le titre d'école clinique »[53] – mais ils ne sont pas les seuls : Nicolas Chambon de Montaux[54], G. C. Würtz[55] en Alsace, ou encore Johann Peter Frank[56] avaient déjà largement contribué, par leurs idées, à faire progresser la réflexion.

L'hiver 1792-1793, au moment du nouveau concours, les candidats se montrent plus soucieux d'attirer l'attention du monde politique sur l'urgence d'une réforme de l'enseignement de la médecine clinique que de développer de nouveaux projets. Aussi la carence d'idées neuves conduit-elle la Société à retirer le prix sans désigner de gagnant. Le manuscrit de Pinel dormira ainsi dans les archives de la Société de médecine jusqu'en 1935, date à laquelle le conservateur de l'Académie de médecine, Maurice Genty, le découvrira. Il

53. *J Phys*, 1778, 13, pp. 277-286.

54. *Moyens de rendre les hôpitaux plus utiles à la nation,* Hôtel Serpente, Paris, 1787.

55. *Mémoire sur l'établissement des écoles de médecine pratique à former dans les principaux hôpitaux civils de la France à l'instar de celle de Vienne pour perfectionner l'art de médecine pratique et la faciliter aux jeunes médecins,* Treuttel, Strasbourg, 1784, et Didot Jeune, Paris, 1784.

56. *Plan d'école clinique ou Méthode d'enseigner la pratique de la médecine dans un hôpital académique,* Wappler, Vienne, 1790.

sera publié d'abord par Georges Bollotte puis, en édition critique bilingue, par nous-même[57]. Sur la bande qui enveloppait le manuscrit, Maurice Genty découvre les signatures de trois lecteurs : deux médecins peu connus, Coquereau et Caille, et un troisième fort célèbre, Michel Augustin Thouret. Ainsi Thouret, qui deviendra doyen de la nouvelle École de santé de Paris en 1794, a-t-il pris connaissance de la pensée de Pinel, ce qui se révélera fort utile à ce dernier.

Le mémoire de Pinel sur « La meilleure manière d'enseigner la médecine pratique dans un hôpital » contient des règles pour situer, aménager et diriger un hôpital, ainsi que des principes généraux de thérapeutique. Il établit en outre les principes suivant lesquels Pinel organisera son fameux enseignement clinique de médecine interne à la Salpêtrière. C'est donc un document précieux, non qu'il contienne des idées originales, mais justement parce qu'il présente, de façon succincte, l'opinion des réformateurs en 1792. Pinel à l'évidence s'inspire largement des *Mémoires* de Tenon, qui avait une connaissance intime des hôpitaux de France et de l'étranger, et se montre en accord avec les *Observations sur les hôpitaux* que son ami Cabanis vient de publier[58] – opinions justes mais générales et abstraites car Cabanis a moins encore l'expérience de l'hôpital que Pinel.

L'hôpital, selon Pinel, devrait être situé près d'une grande ville, exposé au sud, protégé des vents et pourvu d'eau potable en abondance. Pinel ne le voudrait pas trop grand, pour ne pas compliquer l'administration, ni trop petit, pour qu'il puisse accueillir des patients souffrant de maladies suffisamment diversifiées et considérées comme bien définies, et servir ainsi à l'enseignement. Il s'inspire du pavillon préconisé par Tenon et de son modèle anglais, auquel il ajoute une salle de réunion et des laboratoires. En revanche, il n'envisage pas d'amphithéâtre et ne mentionne pas les autopsies[59]. Cette omission témoigne-t-elle de son attitude résolument sceptique à l'égard de la méthode anatomo-pathologique appliquée aux maladies de l'esprit ? C'est probable.

57. Bollotte, 1970, 1971 ; Weiner, 1980 (a).
58. Imprimerie nationale, Paris, 1790.
59. Weiner, 1980 (a), pp. 35-36.

Pour les malades, il imagine de loger les hommes et les femmes dans des quartiers séparés, bien sûr, et de donner à chacun une petite chambre individuelle contenant, entre autres, une chaise confortable pour encourager les convalescents à sortir de leur lit. Il leur offrirait la promenade, le jardinage et des jeux simples qui leur permettraient de restaurer leurs forces. Concernant les « divisions des malades dans les salles cliniques », nous trouvons exprimée ici une idée qui mènera Pinel à pratiquer une médecine particulière pour les vieilles femmes de la Salpêtrière.

> Chaque âge – observe-t-il – a pour ainsi dire sa manière d'exister, ses maladies propres et [...] exige des différences fondamentales même dans le traitement des mêmes maladies... [60]

Ainsi définit-il, pour la première fois, ce qui deviendra la médecine gériatrique.

Le médecin, selon lui, devrait à l'hôpital s'occuper de la pharmacie, de la cuisine et du potager, de façon à bien accorder médicaments et nourriture.

> Il faut entièrement abandonner ces fatras monstrueux de médicaments et n'admettre pour les végétaux que les plantes simples ou leurs produits,

écrit-il. Quant à la diététique, elle

> offre des ressources inépuisables dans des mains habiles et [...] resserre dans des bornes si étroites l'emploi des médicaments [...] Ce sera donc bien plutôt la cuisine que la pharmacie qui devra être souvent visitée par le médecin...

Il prévoit aussi un petit jardin pour cultiver les plantes médicinales

> afin que le professeur trouvât pour ainsi dire sous sa main celles qu'il désirerait employer, et que les élèves puissent se familiariser avec leurs caractères et les reconnaître ensuite [61].

La règle principale de l'enseignement pinélien est l'observation du malade au cours des visites répétées, afin de bien

60. *Ibid.*, p. 41.
61. *Ibid.*, pp. 40, 45, 46.

comprendre l'histoire individuelle de la femme ou de l'homme malade. Le fait qu'il applique cette méthode aux pauvres, que les médecins avaient jusque-là abandonnés aux chirurgiens, donne une dimension morale et historique à ses efforts. Son enseignement souligne que, connaissant l'histoire naturelle de la maladie, le médecin saura établir diagnostic, pronostic et prescriptions thérapeutiques. Il faut surtout laisser agir la nature, recommande cet hippocratiste, l'aider dans ses efforts et ne jamais les contrarier en intervenant trop vite, avec trop d'énergie, ou avec des doses trop fortes. L'enseignement de Montpellier transparaît.

Pinel prévoit trois classes d'élèves : les débutants, essentiellement observateurs ; les avancés, qu'on laisserait s'approcher des malades, mais sous une surveillance constante ; et les experts, qui auront chacun la responsabilité d'un patient. Il tient absolument à ce que l'étudiant observe le malade, puis recueille et rédige son histoire au moment de son entrée et après chaque visite : ainsi ces histoires pourront-elles ensuite être lues à haute voix par l'élève et critiquées publiquement par le professeur. C'est le plan du *studium casuale* d'Édimbourg et Pinel se réfère à cette méthode. Pour instituer un tel enseignement, il faut évidemment opérer d'abord une transformation radicale des hôpitaux parisiens, bien différents de ceux d'Édimbourg par le nombre et la qualité des malades, le pouvoir des administrateurs, le travail et l'importance des ordres religieux hospitaliers.

Notons, pour finir, la passion avec laquelle Pinel décrit les fonctions du « professeur clinique » (alors qu'il n'est encore, au moment où il écrit en 1792, que journaliste et traducteur) :

> Le professeur clinique ne doit point remplir sa tâche d'une manière subsidiaire comme on le fait communément ; pour parvenir à la vogue et à la fortune, il doit s'en occuper comme une des fonctions les plus sacrées et les plus augustes qu'on puisse remplir dans la société[62].

62. *Ibid.*, p. 52.

La Révolution française et la réforme hospitalière

À la veille de la Révolution, Tenon recense quarante-huit institutions hospitalières dans la région parisienne dont vingt-deux s'occupent exclusivement d'indigents malades, vingt hébergent et surveillent des pauvres nécessiteux mais valides tels les orphelins et les enfants trouvés, et six recueillent ces deux catégories, pauvres malades et valides[63]. La décennie révolutionnaire entraîne la disparition de certaines institutions, mais aussi des transformations et des créations nouvelles de sorte que le Conseil général des hôpitaux et hospices de la Seine, fondé par Chaptal en 1801, regroupe finalement vingt établissements hospitaliers parisiens. La décennie révolutionnaire apporte donc, plutôt qu'un bouleversement, des ajustements et des réadaptations. Un de ces changements sera l'introduction du pouvoir médical dans la vie hospitalière.

Avant la Révolution, il faut distinguer à Paris, du point de vue de leur administration, quatre groupes d'institutions hospitalières : d'abord l'Hôtel-Dieu, avec ses dépendances de Saint-Louis et des Enfants-Trouvés, ses magasins, sa boulangerie, sa boucherie et ses caves, sa bergerie à Aubervilliers, sa maison de retraite à Gentilly et son cimetière à Clamart. L'Hôtel-Dieu a des arrangements spéciaux avec l'Hospice des Incurables et celui des Petites Maisons de la rue de Sèvres. C'est une énorme institution municipale et laïque (bien que son conseil d'administration soit présidé par l'archevêque de Paris), dirigée par les grands bourgeois, mais suivant les principes de la charité chrétienne… « *Das gottgeheiligte Riesenwerk* » [« l'entreprise géante, bénie de Dieu »] dira de cet hôpital un visiteur allemand[64]. Tenon, quant à lui, le décrit comme

> l'hôpital de l'homme nécessiteux et malade, nous ne disons pas seulement de Paris, et de la France, mais du reste de l'Univers. Ses portes, comme les bras de la Providence, sont toujours ouvertes à ceux qui viennent s'y réfugier[65].

63. Tenon, 1788 ; et Weiner, 1997, premier mémoire.
64. Kopp, 1825, p. 28.
65. Tenon, 1788, p. i ; Weiner, 1997, p. 7.

Ces principes charitables séculaires aboutissent, à la veille de la Révolution, à un afflux écrasant de malades. Tenon en compte près de 3 500 alors que l'Hôtel-Dieu ne dispose que de 1 219 lits dont 733 sont « grands » ou doubles[66]. Quant aux religieuses hospitalières Augustines qui tiennent les services administratifs de l'Hôtel-Dieu, elles obéissent à des règles strictes mais ne comprennent rien à la médecine[67].

L'Hôpital général, en revanche, dépend directement de la Maison du roi. Cet établissement comprend les énormes hospices de Bicêtre et de la Salpêtrière, et l'esprit de leur fondation vise à l'ordre public. En 1656, le roi ordonne d'y enfermer les vagabonds et mendiants qui infestent les rues de Paris et les routes du royaume. C'est ce « grand renfermement » que condamne Michel Foucault dans *Folie et déraison : Histoire de la folie à l'âge classique.* S'il a certainement raison d'accuser la société d'exclure les fous, il généralise à notre avis trop rapidement au sujet de la population de l'Hôpital général et n'apprécie guère les efforts des médecins à leur juste valeur.

Si cette population de mendiants, de filles publiques et de vagabonds n'était pas, aussi, âgée et en mauvaise santé, l'Hôpital général compterait beaucoup moins de malades. Mais elle requiert des soins, d'autant que la médecine d'observation, maintenant à la mode, repère des maladies contagieuses qu'on essaie de contenir. Un courant humanitaire veut que même les prisonniers aient droit aux soins médicaux. C'est dans cette population de miséreux que Pinel trouvera de nombreux malades de l'esprit. Ainsi est-ce à Bicêtre et à la Salpêtrière que naîtra la psychiatrie française.

Le roi régit également l'Hôtel des Invalides avec ses belles infirmeries, l'Hôpital de la Garde, et il a fondé l'Hospice du Collège de chirurgie cher à Tenon et, rue de Vaugirard, un hospice expérimental où l'on soigne des bébés syphilitiques ; il veille aussi sur le plus ancien de ces établissements après l'Hôtel-Dieu : l'Hospice des Quinze-Vingts, fondé par Saint Louis en 1250 pour abriter 300 aveugles.

---

66. TENON, 1788, pp. xix-xx ; WEINER, 1997, p. 52.
67. WEINER, 1972.

Sous l'Ancien Régime, certains ordres religieux sont propriétaires de leurs hôpitaux, à commencer par la Charité – l'hôpital modèle à Paris, d'après Tenon. Les Frères de la Charité possèdent également une institution unique à Paris, un Hospice de convalescence, rue du Bac, une maison de retraite, la Maison royale de santé, et la fameuse Charité de Charenton qui deviendra le centre de la psychiatrie française sous Esquirol, après la mort de Pinel en 1826. Les Frères de la Charité – qui par ailleurs excellent comme lithotomistes – sont des infirmiers réputés pour les malades de l'esprit. Bien que leurs hôpitaux respectent des règlements religieux très stricts, ils emploient des chirurgiens laïcs tels que Pierre Joseph Desault et des médecins tels que Desbois de Rochefort et Corvisart[68].

L'hôpital de l'« Enfant Jésus » des Dames de Saint-Thomas de Villeneuve, propriété d'un autre ordre religieux qui sera confisquée par la Révolution, deviendra en 1802 le premier hôpital d'enfants ; cependant, l'ordre le plus nombreux, les sœurs de la Charité, continuera de travailler dans les hôpitaux grâce à des contrats signés entre l'établissement et certains groupes de sœurs.

À côté de ces grands groupes hospitaliers parisiens se trouvent aussi de petits établissements privés de quartier, tels Saint-André-des-Arts, Saint-Méry, Saint-Jacques du Haut-Pas, ainsi que l'hôpital de proximité modèle du quartier du Gros Caillou, réorganisé et présidé par Suzanne Curchod Necker et servi par un groupe extraordinaire de sœurs de la Charité.

Ce qui manque à tous ces hôpitaux, c'est un nombre suffisant de médecins. Mais les religieux hospitaliers savent bien que ces médecins bouleverseraient l'agencement général, car ils remplaceraient les chapelles par des amphithéâtres et créeraient des salles de consultation et de réunion. Il faudra en fait la Révolution pour introduire dans les salles de malades un médecin ayant autorité sur le régime, les pansements, l'horaire, la disposition des lits, et surtout l'emploi du temps des infirmières. Pour ce médecin d'un genre nouveau, on créera le poste de médecin-en-chef.

---

68. Les révolutionnaires seront les disciples plutôt que les réformateurs des Frères de la Charité, comme nous le verrons au début du prochain chapitre.

UN POSTE NOUVEAU : MÉDECIN RÉSIDANT

Les circonstances politiques des débuts de la Révolution ne permettent pas une réorganisation systématique de l'hôpital parisien. Pourtant, on ne manque pas de projets ; le plus fameux, dans cette littérature abondante, est le « Nouveau plan de constitution pour la médecine en France » soumis en 1789-1790 par l'anatomiste Félix Vicq d'Azyr au jugement de la Société royale de médecine[69]. Au cours de nombreuses séances de cette Société, il en avait mené la discussion détaillée puis, le 11 novembre 1790, il avait présenté ce « Nouveau plan » au président du Comité de salubrité de l'Assemblée constituante, Joseph Ignace Guillotin. Ce comité avait, à son tour, discuté l'enseignement et l'exercice de la médecine[70], puis un accord de principe s'était établi.

Dans la réalité, les changements s'accomplissent très progressivement. On les voit surgir, par exemple, des multiples efforts déployés par Michel Augustin Thouret, Georges Cabanis, et Jacques Cousin, membres de la Commission des hospices en 1793, pour introduire un tri rationnel et des critères médicaux dans les vingt établissements hospitaliers de la capitale. Ainsi, après 1793, les registres de Bicêtre et de la Salpêtrière indiquent que l'on essayait de mettre de l'ordre dans l'administration des hôpitaux parisiens. Un nombre exceptionnellement important de femmes malades de l'esprit sont alors transférées de l'Hôtel-Dieu dans ces deux hospices ; on établit un nouveau registre pour les femmes enceintes, une nouvelle numérotation à l'entrée, des certificats d'admission rédigés par un médecin ou un chirurgien et non par un administrateur, un diagnostic médical ajouté fréquemment au titre d'admission. Mais surtout, les registres de Bicêtre nous montrent Thouret et Cabanis débordés par la tâche consistant à établir un certificat pour chaque admission d'un « fou » après examen de son dossier. On comprend, dès lors, leur désir d'avoir un médecin sur place, à Bicêtre.

---

69. « Nouveau plan de constitution pour la médecine en France », *Hist Mem Soc Roy Med*, 1787-1788, *9*, pp. 1-201 ; nous en avons analysé l'impact dans WEINER, 1993, chap. 3.

70. WEINER, 1970.

Sans doute souhaitent-ils aussi aider Pinel, leur collègue et ami, en lui trouvant un poste. La maison Belhomme est maintenant suspecte et Pinel, impatient probablement d'en sortir. Nous ne sommes guère convaincus, cependant, par l'argumentation de Jacques Postel selon laquelle Pinel aurait voulu se cacher à Bicêtre car il se serait senti compromis par les difficultés de Belhomme à Charonne. En quoi Pinel pouvait-il se sentir responsable pour Belhomme ? En revanche, ce qui pourrait paraître plus énigmatique, c'est l'attrait pour Pinel de cette lugubre forteresse de Bicêtre, loin de Paris. Pour le comprendre, il faut rappeler que Pinel, récemment marié et ayant la charge d'une femme enceinte, aspire à la stabilité financière et professionnelle. Où la trouver pendant la Terreur ? En un temps où la moindre expression d'une pensée politique modérée, le moindre mouvement insolite pouvait susciter soupçons et accusations, un citoyen cherchant un emploi et souhaitant faire parler de lui le moins possible avait peu de choix. La commission des hospices trouve en Pinel un candidat exceptionnel pour le nouveau poste de « médecin des infirmeries à Bicêtre ». L'offre de ce poste, le 6 août 1793, a donc dû combler ses vœux. Il allait y découvrir sa mission.

CHAPITRE IV

L'hospice de Bicêtre sous la Révolution

Pinel a certainement eu connaissance d'une publication distribuée en 1785 dans toute la France, « Instructions sur la manière de gouverner les insensés, et de travailler à leur guérison dans les asiles qui leur sont destinés », et prônant une réforme de l'hébergement et du traitement des malades mentaux à la charge du gouvernement. De même, puisqu'il suit de près les événements politiques, surtout lorsqu'ils touchent les hôpitaux et les malades, il a pu lire dans le *Moniteur* les rapports du Comité de mendicité publiés en 1790-1791. Il est possible aussi que son collègue Michel Augustin Thouret, collaborateur du duc de la Rochefoucauld-Liancourt, président lui-même de ce comité, ait tenu Pinel au courant de leurs visites d'inspection dans les hôpitaux en 1790. Mais connaît-il les horribles conditions qui prévalent à Bicêtre ?

Les critiques du passé

Les « Instructions » de 1785, huitième document d'une série, sont envoyées dans tous les hôpitaux, prisons et maisons de force du royaume[1]. Les auteurs en sont deux inspecteurs royaux, le médecin militaire et docteur régent de Paris, Jean Colombier (1736-1789), et son adjoint, le docteur

1. Voir par exemple Vallade, 1977.

François Doublet (1751-1795), médecin de l'hôpital de Mme Necker et de l'hospice pour les enfants syphilitiques de la rue de Vaugirard[2].

L'origine du document historique de 1785 est quelque peu énigmatique car rien dans la vie préalable de ses deux auteurs n'indique un intérêt spécial pour les malades de l'esprit. Cela dit, la sollicitude sincère du nouveau monarque, guidé par Jacques Necker, est à l'origine de plusieurs initiatives royales de réforme des hôpitaux parisiens vers la fin des Lumières, et ce document en est sans aucun doute une manifestation parmi beaucoup d'autres. C'est Necker qui recrute Colombier pour une enquête en 1777 et lui demande d'inspecter les prisons, les dépôts de mendicité, les hôpitaux et les hospices du royaume pour connaître la situation des malades. Il veut tout en connaître : logement, nourriture, vêtements, occupations (travail ou oisiveté), la qualité des soins médicaux qu'on leur dispense. Colombier est infatigable. Ses rapports sont à l'origine de l'aménagement d'infirmeries à Bicêtre et à la Salpêtrière et de la création d'un poste de médecin résidant pour ces infirmeries. Au cours de ses tournées d'inspection, il visite notamment les établissements où sont détenus les malades de l'esprit incarcérés par ordre judiciaire ou royal. Leur misère le touche.

Parmi ces institutions se distinguent celles des Frères de Saint Jean de Dieu ou Frères de la Charité chez qui Colombier trouve un hébergement et un traitement des malades de l'esprit qui lui paraissent recommandables. Les historiens médecins Paul Sérieux et Lucien Libert nous renseignent dans le détail sur les trente-sept établissements français tenus par les Frères de la Charité et sur la façon dont, en France et dans les colonies françaises, leur règlement y est appliqué[3]. Désireux de montrer que les ordres hospitaliers catholiques

2. Colombier et Doublet, 1785 ; pour Colombier, voir Gallot-Lavallée, 1913, surtout le chap. 3, et Cilleuls, 1907 ; pour Doublet, on manque de critiques approfondies, mais voir Carrette, 1926 ; Asselin, 1964. Pour le contexte de ces réformes, voir Greenbaum, 1984 ; Adams, 1990.

3. Sérieux et Libert, 1914-1916, 1914 (a) et (b) ; Sérieux, 1924-1925. Sur l'œuvre du Dr Sérieux, voir Bollotte, 1968 (d). Sur l'œuvre internationale des Frères, voir Pazzini, 1956.

furent, bien avant la Révolution et Pinel, des pionniers d'un traitement plus humain des malades de l'esprit, Sérieux et Libert se livrent à un examen minutieux des documents. Ils démontrent la priorité des Frères dans l'institution d'un régime de vie humanitaire et d'un traitement médical pour les malades susceptibles d'en tirer profit. Ils taisent cependant le prix exorbitant de ce traitement – 6 000 livres par an – qui restreint singulièrement la clientèle des « charités ». Il n'en est pas moins vrai que la bonne administration de leurs asiles d'aliénés est confirmée par des sources indépendantes[4].

Sérieux et Libert, après avoir suivi Colombier dans sa distinction entre les institutions qui se contentent d'enfermer les insensés et celles qui essaient de les traiter, sont arrêtés par la remarque suivante :

> Il existe à peine dans le royaume – écrit Colombier –, quatre à cinq lieux destinés et préparés pour traiter les insensés ; et, si l'on fait attention, on trouvera que ces asiles, *à l'exception peut-être d'un seul,* manquent des choses les plus nécessaires au traitement...

Et un peu plus loin, il insiste sur le fait qu'« on n'en trouvera qu'*un seul,* où, malgré plusieurs défauts essentiels, les cures sont un peu soutenues[5] ». Quel peut donc être cet établissement exceptionnel ? s'interrogent Sérieux et Libert. Sans doute la Charité de Charenton, aux environs de Paris. Cette hypothèse selon laquelle Colombier et Doublet auraient eu connaissance des conditions de vie des malades de l'esprit à Charenton nous paraît vraisemblable. En sa faveur parle aussi la comparaison détaillée entre les mesures habituelles chez les frères hospitaliers, les recommandations de Colombier quant au logement, au régime et à l'attitude du personnel envers les malades, et celles de Doublet concernant le traitement.

Le raisonnement de base est simple : il faut, dit Colombier, traiter les insensés pauvres qui sont à la charge du gouvernement comme les riches traitent les leurs. S'il est préférable,

---

4. Par exemple, le rapport des inspecteurs envoyés par le Comité des lettres de cachet de l'Assemblée constituante en 1790 pour vérifier si tous les hommes enfermés à la Charité de Charenton étaient de véritables fous. Voir AN, DV 1, n° 7. Voir également WEINER, 1989.

5. COLOMBIER et DOUBLET, 1785, p. 533. C'est nous qui soulignons.

bien sûr, d'éviter les dépenses inutiles, il faut cependant leur fournir des vêtements, une literie, une cellule ou un dortoir propres et adéquats où ils couchent seuls, une nourriture simple et saine, de l'air et de l'eau salubre, et leur offrir la possibilité de promenades ombragées. Pour les nouvelles constructions, « chaque corps de logis formera un carré[6] ». Colombier recommande, tout comme les Frères, un tri des malades suivant qu'ils sont curables ou incurables, mais il rappelle que même quand la maladie est ancienne, « on ne doit pas croire que les malades ne guérissent point » puisqu'il y en a qui « reviennent entièrement à la raison, au moment où l'on s'y attend le moins[7] ». Il est important de les séparer les uns des autres d'après leur type de comportement, de façon à les protéger de la violence de quelques-uns, mais aussi d'une agitation ou d'une mélancolie qui pourraient se propager. Sans doute faut-il parfois contenir un furieux ; mais « [S]i les liens sont quelquefois nécessaires, il faudrait du moins leur ôter ce qu'ils ont de cruel et d'humiliant[8] » et il faut choisir soigneusement le personnel car

> leurs fonctions exigent en même temps une grande force de corps, de l'humanité, de la présence d'esprit et de l'adresse, qualités difficiles à réunir et encore plus à conserver longtemps dans un emploi aussi essentiel[9].

Doublet, dans la partie « Traitement », distingue quatre genres de maladies : la frénésie, la manie, la mélancolie et l'imbécillité. Il ne fait aucune allusion aux hospices de pauvres, prisons ou asiles d'aliénés : il ne les connaît pas. Ses diagnostics sont traditionnels et humoralistes ; il explique, par exemple, que la mélancolie « consiste dans l'épaississement du sang imprégné d'une humeur étrangère, poisseuse et aerugineuse[10] ». Les thérapies qu'il propose – beaucoup de saignées, de purgations, de bains et de douches – décrivent surtout les pratiques de l'Hôtel-Dieu de Paris et ne présentent pas d'intérêt pour la réforme des hôpitaux.

6. *Ibid.*, p. 543. Esquirol se rappellera cette recommandation du « carré isolé » sans, pourtant, l'attribuer aux Frères.
7. *Ibid.*, p. 541.
8. *Ibid.*, p. 539.
9. *Ibid.*, p. 540.
10. *Ibid.*, p. 576.

Ce sont donc les Frères de la Charité et Jean Colombier qu'il faut considérer comme les pionniers du traitement humain des malades de l'esprit en France. La tradition charitable chrétienne guide les réformateurs, mais un militaire montre le chemin au gouvernement.

Au début de la Révolution, les réformes hospitalières sont d'abord étouffées par les événements politiques. Cependant, les besoins des malades se révèlent urgents et l'Assemblée constituante forme, dès l'hiver 1789, un « Comité pour l'extinction du paupérisme » ou Comité de mendicité. Le président de ce comité, le duc de La Rochefoucauld-Liancourt (1747-1827), s'adjoint un médecin doté d'une riche expérience en médecine sociale et en santé publique : il s'agit de Thouret, connu notamment pour la translation du cimetière des Innocents hors de Paris, et qui fut également l'adjoint de Jean Colombier, son beau-père. Très tôt, le duc et Thouret voient dans la maladie la *source* de l'indigence et concentrent donc leurs efforts sur la réforme des hôpitaux. Pour être mieux renseignés, ils décident alors d'envoyer des députations du Comité de mendicité visiter tous les hôpitaux et hospices de la région parisienne, dont l'Hospice de Bicêtre, au sud-est de Paris [11].

Au cours d'une période de confusion où le département et la commune de Paris se disputent la juridiction des hôpitaux, le distingué botaniste Antoine Laurent de Jussieu (1748-1836), « lieutenant de maire » pour les affaires hospitalières, adresse un questionnaire à l'administrateur de Bicêtre et les réponses, parvenues au Comité de mendicité avant sa visite de cet hospice, nous renseignent bien sur les conditions de vie qui y sont faites aux malades.

À Bicêtre, d'après le rapport effectué en 1790 par l'administrateur Hagnon, sept « gouverneurs » régissent des services divisés en cinquante-deux dortoirs et infirmeries, et soixante « sœurs officières » (c'est le terme utilisé à l'époque) surveillent les salles de malades et administrent les cuisines et

11. Sur les activités du Comité de mendicité, voir WEINER, 1993 (a), chap. 3.

la buanderie[12]. Le duc de la Rochefoucauld-Liancourt, qui inspecte Bicêtre en mai 1790, ne perçoit point une telle organisation. Il ne voit que

> des hommes, des enfants épileptiques, écrouelleux, paralytiques, des insensés, des hommes renfermés par ordre du roi, par arrêts du Parlement, et ceux-là encore sont avec et sans pensions, des enfants arrêtés par ordre de la police, ou condamnés pour vol ou autre délit, des enfants sans vice et sans maladie, et admis gratuitement, enfin des hommes et des femmes traités du mal vénérien.
>
> Ainsi cette maison est à la fois hospice, hôtel-Dieu, pensionnat, maison de force et de correction.
>
> La totalité des individus vivant dans la maison s'élevait le 5 mai [1790] à 3 874, dont 769 employés pour le service, parmi lesquels, à la vérité, sont 435 pauvres qui reçoivent une augmentation de nourriture et une petite somme de quatre livres par mois[13].

D'après les observations de Liancourt, les résidents de Bicêtre disposant d'un peu d'argent peuvent s'acheter toutes sortes d'éléments de confort tels que des boissons alcoolisées, vendues clandestinement, un lit individuel, ou un supplément de nourriture[14]. Les personnes ayant droit à des rations supplémentaires mangent à la table commune, ce qui suscite quotidiennement l'envie des autres. « Cette distinction humilie et peut aigrir », commente Liancourt[15].

La plupart des habitants de Bicêtre, aux yeux des administrateurs, sont physiquement valides. Quant aux véritables malades, ils se trouvaient répartis notamment dans cinq nouvelles infirmeries, récemment instituées, suivant un décret royal de 1781 – rappelons qu'« infirmerie », à l'époque, n'a pas le sens actuel mais désigne simplement une chambre à part, un peu plus calme et plus propre que les autres, où les

---

12. Sur Bicêtre, voir BLOCH et TUETEY (réd.), *PVR*, pp. 598-614; TUETEY, *Assist Publ*, vol. 1, pp. lxv-lxxvi et 196-261. Les documents manuscrits se trouvent sous la cote AN, F15, 1861.

13. BLOCH et TUETEY (réd.), *PVR*, pp. 598-599.

14. Dix-huit prisonniers et trente-deux malades mentaux avaient une famille qui contribuait à leur maintien; une quarantaine de pensionnaires avaient choisi d'y habiter, moyennant 100 à 400 livres par an. TUETEY, *Assist Publ*, vol. 1, p. 231.

15. BLOCH et TUETEY (réd.), *PVR*, p. 601.

infirmes peuvent se reposer et sont un peu mieux nourris et mieux soignés. Les infirmeries Saint-Martin et Saint-Roch, hébergeant des malades provenant des sections « correction » et « prison », ressemblent selon Liancourt à une « école de vices et de crimes » où les enfants nouent des relations suspectes avec des criminels endurcis[16]. À l'infirmerie Saint-Joseph se trouvent indistinctement mêlés mourants et épileptiques, imbéciles, incontinents, et enfants scrophuleux ou teigneux. L'infirmerie Saint-Henry, quant à elle, est réservée aux employés, aux serviteurs et aux « bons pauvres ». S'il faut en croire le rapport officiel, un effort était donc fait pour trier les patients selon leur qualité et leur maladie. Toutefois, les soins médicaux laissaient à désirer. À Bicêtre, conclut Liancourt, « il n'est aucune ressource pour les malades [...] Tout ce qui n'est que pauvre est, dès qu'il est malade, porté à l'Hôtel-Dieu...[17] ».

Une expérience étonnante attend pourtant les visiteurs à l'« emploi[18] » Saint-Prix où deux centaines d'hommes aliénés sont enfermés sous la surveillance du gouverneur Jean-Baptiste Pussin.

> Les fous [...] à Bicêtre [...] paraissent généralement conduits avec douceur – écrit Liancourt. – Le quartier qui leur est destiné contient 178 loges, et un pavillon à deux étages, où ils couchent seuls, à trois lits près communs à deux [sic] Un gouverneur et treize employés servent ce département. Les fous sont toutes les nuits renfermés dans leurs loges ou dans les salles, mais ils ont toute la journée la liberté des cours, quand ils ne sont pas furieux. Le nombre de ceux-ci est peu considérable, il varie selon les saisons; dix seulement étaient enchaînés parmi les 270 individus enfermés le jour de notre visite[19].

Cette façon humaine que l'on a, à Bicêtre, de traiter les aliénés semble ignorée à Paris. Et c'est grâce à Pinel, qui en fera toujours grand éloge, que l'on se souviendra des mérites de l'administrateur talentueux Pussin et de sa femme.

---

16. *Ibid.*, p. 606.
17. *Ibid.*, pp. 601-602.
18. L'emploi désigne, dans l'hôpital de l'époque, un quartier particulier de malades.
19. *Ibid.*, p. 604.

À Paris dans les années 1780, on connaît mieux Bicêtre pour sa clinique spécialisée dans le traitement des maladies vénériennes, affreux mais unique centre de traitement public et gratuit de la région parisienne. Il contient cinquante-quatre places pour les femmes dans la salle de la Miséricorde et cinquante-six places pour les hommes dans la salle Saint-Eustache. Le traitement de six semaines se déroule sous la direction du chirurgien Michel Jean Cullerier (1758-1827)[20]. Des salles d'attente avec vingt à vingt-cinq lits abritent souvent deux cents « expectants » couchés sur les lits ou par terre, trop malades, trop faibles ou désespérés pour pouvoir bouger, « ... entassés comme une cargaison de nègres dans un navire africain », écrit le comte de Mirabeau qui connaissait l'endroit[21]. Cullerier lui-même rapporte d'effroyables détails :

> Dans les salles d'expectants, la moitié des malades se couchait depuis huit heures du soir jusqu'à une heure du matin, l'autre moitié jusqu'à sept heures du matin ; ainsi, ils avaient environ une moitié de la nuit de repos et de tranquillité. Le local était noir et tapissé de toutes espèces de malpropretés ; les croisées étaient clouées et ne donnaient jamais passage à l'air, parce qu'elles se fussent brisées en les ouvrant ; beaucoup étaient murées, ce qui avait transformé des salles de malades en cachots de criminels. Le carreau ne se voyait plus, tant il était couvert d'ordures ; les paillasses étaient remplies de paille qui n'avait pas été renouvelée depuis plusieurs années ; les draps et les couvertures étaient en lambeaux, et tout leur tissu se trouvait imprégné des matières excrémentielles des malades et du pus qu'avaient fourni leurs ulcères ; les traversins n'étaient point couverts de toiles, et la tête des malades de ce temps reposait sur un coutil souillé des émanations sales et putrides de ceux qui les avaient précédés pendant plusieurs années. Des malades, au nombre de 200 ou 250, n'étaient pas traités ; on se contentait de panser superficiellement leurs maux extérieurs ; ils attendaient ainsi, pendant six mois, neuf mois, quelquefois un an ; le mal faisait des progrès ; de nouveaux symptômes se développaient ; les organes de la génération s'altéraient, et la mort en emportait un grand nombre[22].

---

20. Bloch et Tuetey (réd.), *PVR*, p. 610.
21. Mirabeau, 1788, p. 8.
22. Voir Cullerier, 1802-1803 ; la même description est donnée in *Rapport...*, Pastoret, 1816, p. 80. Voir aussi Mirabeau, 1788, *passim*.

Choqué par la visite de cet établissement, Liancourt déclare :

> Il serait bien pressant de débarrasser la maison de Bicêtre de ce traitement, qui n'y a lieu que depuis environ cinquante ans [...] et qui *tient une place qui pourrait être utilement occupée par une infirmerie...* [23]

En réalité, le roi avait depuis longtemps donné l'ordre de transférer cette clinique dans le nouvel Hôpital des maladies vénériennes, établi aux Capucins. Il est étrange que Liancourt semble ne pas avoir eu connaissance de ce projet et que rien, à Bicêtre, n'ait apparemment averti les visiteurs de changements imminents.

Concernant l'état de santé général des résidents de Bicêtre, Liancourt constate :

> Il se fait une communication continuelle des maux de toute espèce dont ils sont attaqués, et chacun a nécessairement bientôt ceux de tous [24].

La gale et la teigne, endémiques, sont notamment soignées dans une clinique qui fonctionne depuis 1787 et traite de 100 à 160 malades par jour [25], mais dans l'enceinte de Bicêtre, Liancourt rencontre des garçons qui, guéris de la gale, y végètent, oubliés [26]. L'attention des médecins qui viennent faire leur tournée chaque semaine se concentre sur les employés, et Liancourt découvre de tous côtés inégalités et préférences odieuses.

Lorsque Pinel arrive à Bicêtre, le 11 septembre 1793, comme « médecin des infirmeries [27] », il a dû rapidement se rendre compte que ces infirmeries en fait n'existaient guère, exception faite du service des maladies vénériennes administré par Michel Jean Cullerier. En effet, bien que dans son rapport de 1790, l'administrateur Hagnon parle de multiples

---

23. Bloch et Tuetey (réd.), *PVR*, p. 611. [C'est nous qui soulignons.]
24. *Ibid.*, p. 603.
25. Tuetey, *Assist Publ*, vol. 1, p. 274.
26. Bloch et Tuetey (réd.), *PVR*, p. 606.
27. Il n'existe pas d'étude historique compréhensive et critique de Bicêtre. La thèse de Millet, 1842, est encore valable ; l'étude généralement citée est Bru, 1890 ; voir également Richard, 1889 ; Funck-Brentano, 1938 ; Surzur, 1969 ; Letouzay, 1970 ; Bertholier, 1974 ; Boulle, 1989.

« infirmeries »[28], le duc de Liancourt déclare en 1791, après avoir inspecté les lieux, que « le tour de Bicêtre n'est pas encore venu[29] ». « Infirmerie », nous l'avons vu, n'impliquait pas à l'époque la notion d'une intervention thérapeutique, puisqu'il n'y avait pas de médecin. Les soins médicaux aux prisonniers et aux fous hospitalisés incombaient depuis toujours aux chirurgiens, et à Bicêtre comme à la Salpêtrière, les tâches administratives et infirmières étaient assurées par un groupe laïque de « sœurs officières ».

Dès l'arrivée de Pinel à Bicêtre, le gouverneur du « Septième emploi », Jean-Baptiste Pussin, lui remet un « État des fous entrés à Bicêtre, depuis le 1er janvier 1784 jusques et y compris le dernier décembre 1792 (vieux style)[30] ». Nous ne savons pas si la première visite de Pinel à l'emploi Saint-Prix se situe avant ou après sa lecture de ce rapport ; mais nous savons que sa rencontre avec les deux cents fous de Bicêtre est le moment décisif de sa vie, qui lui révèle sa vocation. Dans son étonnant « Mémoire sur la manie », qu'il lit à la Société d'histoire naturelle le 11 décembre 1794, Pinel décrit l'émotion et les réflexions que suscite chez lui cette première rencontre :

> Je ne sais quel intérêt tendre inspire un grand rassemblement de fous quand on songe que la plupart d'entr'eux ne doivent leur état qu'à une vive sensibilité et aux qualités morales les plus dignes d'estime ; c'est une vérité dont j'ai lieu de me convaincre sans cesse et qui résulte de mes notes journalières [...] C'est le plus souvent en outre-passant les vertus et en exagérant les penchants généreux et magnanimes que l'homme est conduit du libre exercice de la raison à la folie[31].

---

28. Tuetey, *Assist Publ*, 1, pp. 232-233.
29. Bloch et Tuetey (réd.), *PVR*, p. 602.
30. Ce tableau et les « Observations du citoyen Pussin sur les fous » se trouvent à AN, 27 AP 8, dossier 2. Nous avons découvert le manuscrit de ces « Observations du citoyen Pussin » dans la correspondance du ministre de l'Intérieur François de Neufchâteau, à qui Pinel l'avait envoyé quand il était médecin-en-chef de la Salpêtrière pour obtenir du ministre le transfert de Pussin à cet hôpital. Voir Weiner, 1980 (b) et 1994.
31. Pinel, « Mémoire sur la manie pour servir à l'histoire naturelle de l'homme », 1794 (b). Ce texte important a été « présenté » trois fois, par Semelaigne, 1910, Bollotte, 1976, Postel, 1981 (a) et traduit en anglais, voir Weiner, 1992 (a).

Ces sentiments généreux vont inspirer trente années d'efforts : Pinel va encourager les médecins à intégrer les soins aux malades de l'esprit dans leur pratique professionnelle ; il va pousser le gouvernement à réformer les hôpitaux où l'on soigne les malades pauvres ; et il vouera une grande partie de sa vie professionnelle à l'étude et au traitement de l'aliénation mentale.

Les sentiments exprimés dans le mémoire de décembre 1794 sont très personnels, imprégnés pourrait-on dire de valeurs démocratiques. Pinel en effet approche chaque malade et s'occupe avant tout des pauvres. Il apprendra beaucoup, aussi, au contact de Pussin, lui-même riche d'une expérience de neuf ans comme gouverneur de Bicêtre.

> J'eus des entretiens réitérés – déclare Pinel quelques années plus tard – avec l'homme qui connaissait le mieux leur état antérieur [il parle des malades] et leurs idées délirantes : attention extrême pour ménager toutes les prétentions de son amour-propre [de Pussin], questions variées et souvent reportées sur le même objet, lorsque les réponses étaient obscures, point d'opposition de ma part à ce qu'il avançait de douteux ou de peu probable, mais renvoi tacite à un examen ultérieur pour l'éclaircir ou le rectifier… [32]

Ainsi Pinel se fait-il l'apprenti de Pussin, afin de mieux comprendre ses malades [33]. Mais qui donc était Jean-Baptiste Pussin ?

LE MÉDECIN, LE « GOUVERNEUR » ET LEURS ÉPOUSES

Né à Lons-le-Saunier le 28 septembre 1745 [34], Pussin a tout juste cinq mois de moins que Pinel et comme celui-ci, il est un fils aîné qui embrasse le métier de son père, maître tanneur à Lons ; enfin, comme Pinel encore, il quittera son pays natal. Dans les années 1760, sa Franche-Comté ne faisait

---

32. PINEL, *TMP* I, p. XLVIII.
33. WEINER, 1978, 1979.
34. Le certificat dit : baptisé le 29 – sans préciser l'usuel « né d'hier ». AD Jura, 3 E 494. Quelques auteurs s'intéressent à Pussin : FERRON, 1925 ; BIXLER, 1936 ; CAIRE, 1993 (b). Plusieurs s'efforcent de démontrer que c'est Pussin et non Pinel qui a développé le traitement moral des aliénés, par exemple JUCHET, 1992 ; JUCHET et POSTEL, 1996.

partie de la France que depuis un siècle et la vie y était dure. Les archives de sa ville mentionnent des impôts répétés sur le cuir et parlent de « marasme économique[35] ». En même temps, les armées du roi recrutaient des soldats et il est bien possible que ce garçon tanneur, temporairement militaire, se soit trouvé sur le pavé de Paris vers 1770. Cela expliquerait sa présence, à 26 ans, dans les registres de Bicêtre le 5 juin 1771, et son transfert à l'Hôtel-Dieu de Paris avec un diagnostic d'« humeurs froides[36] ». Retourné à Bicêtre à une date restée en blanc sur le registre, il devient « maître des garçons » en 1780 (c'est-à-dire chef de la division des garçons enfermés), puis « gouverneur » des insensés quatre ans plus tard. A-t-il rencontré Jean Colombier pendant une visite de l'inspecteur à Bicêtre ? Toujours est-il que les deux hommes semblent s'être liés car – découverte surprenante – nous retrouvons le fameux inspecteur comme témoin au mariage de l'humble gouverneur de l'« emploi Saint-Prix » de Bicêtre, le 26 mai 1786[37]. La présence de Colombier à ce mariage témoigne de l'estime de l'inspecteur pour Pussin, dont le savoir-faire professionnel l'a évidemment impressionné[38]. Quoi qu'il en soit, on comprend mieux, sinon l'origine des idées humanitaires de Pussin, du moins l'assurance avec laquelle il les proclame.

La jeune femme qui épouse Pussin, Marguerite Jubline, est parisienne. Née le 1er avril 1754 d'une famille de monnayeurs et ajusteurs de la Monnaie du Roi, elle demeurait au Pont au change et lorsqu'elle se marie, à trente-deux ans, elle est « tailleresse », c'est-à-dire ajusteuse du poids exact des pièces d'or et d'argent, et détient par là le privilège de pouvoir transmettre à ses enfants le droit d'entrée dans la corporation

35. La Franche-Comté est annexée par la France en vertu du traité de Nimègue en 1679. Sur cette région et sur Lons-le-Saunier, voir *Dictionnaire géographique*, Rousset (réd.), 1855 ; Brelot et Duhem, 1957 ; Grosperrin, 1967.

36. « Humeurs froides » désignait la tuberculose. Pour l'enregistrement de Pussin à Bicêtre, voir AAPHP ; AH Bicêtre. Registres d'entrée. 1Q2, 53, fol 278 v.

37. Pour son contrat de mariage, voir AN, Minutier central, Étude CVII, liasse 626.

38. Nous n'excluons pas l'hypothèse que les deux hommes se soient connus pendant une éventuelle et brève carrière militaire de Pussin.

sans payer les droits d'examen[39]. Il est possible, d'ailleurs, que Pinel ait lui-même connu sa femme, Jeanne Vincent (1768-1811), par les Pussin, car celle-ci était née dans le petit village de Géruge, tout près de Lons-le-Saunier, la ville natale de Jean-Baptiste Pussin[40].

Pinel a une bien grande dette envers Mme Pussin car celle-ci soutiendra Mme Pinel dans une période difficile. C'est à Bicêtre que lui naîtront deux petits garçons : René Joseph, né le 6 octobre 1793, ainsi nommé en l'honneur du meilleur ami de Pinel, René Louich Desfontaines, qui signe le registre avec Pinel, mais l'enfant meurt à cinq mois ; neuf mois plus tard, en décembre 1794, naît un second petit garçon que Pinel nomme, en souvenir de sa mère, « Élisa Sipion ». Moment crucial dans la vie de Pinel que ce mois de décembre 1794, puisqu'il présente son « Mémoire sur la manie » le 11, est nommé professeur le 23, et se retrouve père d'Élisa Scipion le 26. Malheureusement, l'enfant ne survivra pas. C'est seulement la naissance de Philippe Scipion à la Salpêtrière, le 22 mars 1796, qui comblera finalement les vœux de Philippe et de Jeanne[41].

On imagine à quel point cette succession de grossesses, de naissances et de deuils, sans compter l'isolement dans cette horrible forteresse, avec un mari souvent absent (car se rendant à Paris pour ses activités professionnelles), eussent été

39. Les biographes de Pinel seront intéressés d'apprendre que cette corporation possédait des terres, notamment une vigne, à Charonne, avoisinant la propriété de Jacques Belhomme.

40. Jeanne Vincent naît le 12 juillet 1768 à Géruge, commune de Saint-Laurent-la-Roche (AD Jura, 5E 113/6). Elle meurt à Torfou, commune de Chamarande, le 22 juin 1811 (AD Essonne, 4E 2794). Elle se marie orpheline, à 24 ans.

41. René Joseph Pinel naît à Bicêtre le 6 octobre 1793 [15 Vendémiaire, An II] et meurt à cinq mois, le 13 mars 1794 [23 Ventôse, An II] (AD Val-de-Marne, 2E1/1 et 3E1/1) ; Elisa Scipion ou « Elisa Sipion », naît à Bicêtre le 26 décembre 1794 [6 Nivôse An III] et meurt huit jours plus tard, le 3 janvier 1795 [14 Nivôse An III] (AD Val-de-Marne, 3E1/3 et 3E1/4). Philippe Scipion naîtra à la Salpêtrière le 22 mars 1796 [2 Germinal An IV]. Une lettre de Pinel à son frère Jean-Pierre datée du 26 Messidor An III [14 juillet 1795] sème quelque confusion : Pinel y dit que sa femme « a donné le jour il y a environ deux mois et demi à un petit républicain... ». Les documents confirmant la naissance d'Elisa Scipion en décembre 1794, il est impossible qu'un bébé bien portant soit né cinq mois plus tard. Nous pensons qu'à la date de cette lettre, il faut lire « An IV » et non « An III ».

difficiles à supporter pour cette jeune femme de vingt-cinq ans sans l'amitié de Marguerite Jubline. C'est elle, également, qui vient en aide à Pinel au moment de sa convalescence, après la sévère maladie qui quelque temps l'immobilise :

> Dans le typhus que j'éprouvai moi-même autrefois étant médecin de l'hospice de Bicêtre – écrit Pinel –, le pouls resta entièrement insensible dans le bras gauche pendant plusieurs jours, et la main conserva pendant tout ce temps un aspect cadavéreux et un état d'insensibilité [42].

Pour l'aider à se remettre, Marguerite Jubline lui apporte alors de « succulents » potages (il y fera souvent allusion) et soutient ainsi la jeune Mme Pinel qui, seule, eût sans doute eu du mal à faire face à cette situation. L'amitié entre les Pinel et les Pussin se lit aussi dans bien d'autres détails : dans le fait, par exemple, que ce soit Pussin qui enregistre les deux bébés morts au bureau de la municipalité, ou encore dans les compliments nombreux que Pinel adressera dans ses livres à Mme Pussin dont il loue le courage, la sagacité et l'industrie. Ainsi, en composant le groupe central de son fameux tableau de 1878, Tony Robert-Fleury a vu juste : situant la rencontre de Pinel et de Pussin dans le contexte de leurs deux couples, il la rend pour ainsi dire plus humaine, plus vraie.

Pussin était-il médecin ? Même si le Père Richard, longtemps employé à Bicêtre, prétend dans ses Souvenirs lui avoir « remis son diplôme de docteur de la Faculté de Bruxelles [43] », le fait reste douteux [44]. Si Pussin apparaît dans le budget imprimé de la Salpêtrière pour l'An XI comme « médecin des folles », ce poste ne lui était pas destiné et nous n'avons pas retrouvé trace d'un diplôme de docteur le concernant. Ce poste, en fait, est envisagé par le Département de Paris dès

42. Pinel, *Méd Clin* III, p. 539.

43. Cité par Semelaigne, 1912, Appendice « Pussin », pp. 501-504, et par Boulle, 1989. Pour les « Souvenirs du Père Richard » : Bib Hist Paris, ms 5318.

44. En revanche, l'élection de Pussin comme membre correspondant de la Société de médecine de Bruxelles (probablement vers 1800), avec des douzaines de médecins français, semble assurée. Le fait est rapporté en 1807 mais la date de son élection n'est pas claire. Voir *Actes Soc Med Bruxelles,* Weissenbruch, Bruxelles, 1808, p. liv.

1791 mais à l'époque il n'est pas pourvu. Le désir de Pinel d'obtenir le transfert de Pussin de Bicêtre à la Salpêtrière aboutira, en 1802, à faire occuper à Pussin un poste créé au départ pour un médecin, avec un salaire de 1 000 F (contre 300 F à Bicêtre) – et qui sera occupé, après sa mort en 1811, par Esquirol[45].

Trois documents fondamentaux de la psychiatrie française

Revenons à la rencontre de Pinel avec Pussin, et au choc de la confrontation avec un large groupe d'aliénés. Trois documents nous éclairent sur cette période. Tout d'abord, les « Observations du citoyen Pussin sur les fous[46] » (voir *infra*, pp. 140-141, tableau de « l'état des fous entrés à Bicêtre... »).

Ce document est composé de deux parties bien distinctes : la première, datée de 1793, pleine de bon sens, d'observations prises sur le vif, d'opinions un peu naïves ; et la seconde, écrite quatre ans plus tard, pour appuyer son dossier de transfert à la Salpêtrière demandé par Pinel. À cette époque, en 1797, Pussin est devenu un disciple de Pinel. Au moment de leur rencontre en revanche, Pussin ne sait rien encore de « la doctrine médicale de l'aliénation » et ses propos se révèlent souvent simplistes :

> Les cheveux roux sont ordinairement furieux, peu d'entre eux sont imbéciles – écrit-il. – Les cheveux châtains bruns ou noirs et les barbes rousses sont également très dangereux. Les cheveux blonds sont plus doux et dégénèrent ordinairement en imbécillité ; arrivés à ce degré, il n'y a plus de guérison à espérer.

Cependant, Pussin se livre aussi à des observations plus fines, témoignant qu'il envisage à la fois un éventuel retour à la santé et le risque de rechutes.

> En général les fous les plus agités sont ceux où il y a le plus d'espérance de guérison ; l'on peut les réduire en deux classes : la première, qui est la plus grande, est assurée de

45. Voir *Comptes généraux,* An XIII, p. 194.
46. AN, 27 AP 8.

État des fous entrés à Bicêtre, au 7e Emploi,
depuis le 1er janvier 1784 jusques
et compris le dernier décembre 1792 (vieux style)

	Âge – Ans						
Savoir	15	20	30	40	50	60	Total
Fous entrés en l'année 1784 v.s.	5	33	31	24	11	6	110
Fous sortis après guérison	2	13	20	9	4	1	49
Morts	3	18	9	15	7	5	57
Restent de ladite année	–	–	2	2	–	–	4
Entrés en l'année 1785	4	39	49	25	14	3	134
Sortis	2	15	13	8	1	–	39
Morts	2	19	32	14	13	3	83
Restent de ladite année	–	5	4	3	–	–	12
Entrés en l'année 1786	4	31	40	32	15	5	127
Sortis	4	17	16	14	4	2	57
Morts	–	10	23	15	10	3	61
Restent de ladite année	–	4	1	3	1	–	9
Entrés en l'année 1787	12	39	41	26	17	7	142
Sortis	5	7	18	9	6	–	45
Morts	6	29	19	16	11	7	88
Restent de ladite année	1	3	4	1	–	–	9
Entrés en l'année 1788	9	43	53	21	18	7	151
Sortis	4	15	10	7	10	1	47
Morts	5	26	37	13	8	6	95
Restent de ladite année	–	2	6	1	–	–	9
Entrés en l'année 1789	6	38	39	33	14	2	132
Sortis	2	18	14	10	4	–	48
Morts	–	18	24	20	10	1	73
Restent de ladite année	4	2	1	3	–	1	11
Entrés en l'année 1790	6	28	34	19	9	7	103
Sortis	5	11	16	4	3	1	40
Morts	1	12	12	9	6	5	45
Restent de ladite année	–	5	6	6	–	1	18
Entrés en l'année 1791	9	26	32	16	7	3	93
Sortis	3	15	12	6	2	–	38
Morts	4	8	14	8	5	3	42
Restent de ladite année	2	3	6	2	–	–	13
Entrés en l'année 1792	6	26	33	18	12	3	98
Sortis	3	11	5	4	3	–	26
Morts	1	8	17	9	6	2	43
Restent de ladite année	2	7	11	5	3	1	29

Suite du tableau des fous entrés à Bicêtre, au 7e Emploi,
depuis le 12 Nivôse de l'An premier [1er janvier 1793]
jusqu'au dernier de l'An V [21 septembre 1797]

Fous entrés dans les 9 derniers mois de l'An I	13	13	1	7	4	2	40
Fous sortis après guérison	1	4	6	2		1	14
Morts		3	4	3	3	1	14
Restent de ladite année		6	3	2	1		12
Entrés de l'An II	3	23	15	15	9	6	71
Sortis	1	11	5	1	2	3	23
Morts	1	9	7	10	6	3	36
Restent de ladite année	1	3	3	4	1		12
Entrés en l'An III	4	20	24	15	5	4	72
Sortis	1	5	8				14
Morts		8	11	11	3	4	37
Restent de ladite année	3	7	5	4	2		21
Entrés en l'An IV	5	18	18	14	7	3	65
Sortis	3	2	5	1	1		12
Morts	2	7	3	9	2	2	25
Restent de ladite année		9	10	4	4	1	28
Entrés en l'An V	3	16	26	17	4	1	67
Sortis	1	5	2	2			10
Morts		1	3	2	1		7
Restent de ladite année	2	10	21	13	3	1	50

AN 27 AP 8

recouvrir totalement son bon sens ; la seconde le recouvre également, mais pour retomber par intervalles, et c'est à ces derniers qu'un renouvellement de traitement serait de la plus grande nécessité.

Pussin exprime son appréhension devant une folie « dont le principe est l'orgueil et le fanatisme ». Ils « sont presque les seuls regardés incurables, et sont le plus souvent très dangereux ». Pinel partagera cette opinion. Notons que les premiers tableaux sont prêts dès 1792, puisque Pussin les présente à Jacques Tenon pour son enquête sur les hôpitaux[47].

47. Michel Caire a découvert un « état des fous » presque identique à celui de 1794, remis par Pussin à Jacques Tenon en mai 1792 ; voir CAIRE, 1993 (a).

La seconde partie des « Observations » de Pussin et ses tableaux complémentaires, qui datent de 1797, donc, concernent la direction des malades dans l'hospice ainsi que la morbidité et la mortalité générales. Sur de nombreux détails, les opinions des deux hommes se rencontrent. Lequel a influencé l'autre ? Nous verrons dans notre discussion du « Mémoire sur la manie » de Pinel quelles sont les idées qu'il a pu emprunter à Pussin. Quant à Pussin, son style en 1797 s'est modifié, et ses vues sont plus larges : comparé à l'administrateur consciencieux et borné de 1794, il est devenu un homme sûr de lui et fier de son travail, transformé par le contact quotidien avec un médecin cultivé et compatissant.

Pinel, de son côté, paraît heureux de cette rencontre avec un homme ayant vraiment réfléchi sur les différences qui existent entre les malades mentaux et sur une classification possible de ces malades en fonction de leurs troubles. Abandonnant, dit-il lui-même dans l'introduction au *Traité sur la manie,* « le ton dogmatique de docteur » pour

> enrichir la doctrine médicale de l'aliénation de toutes les lumières acquises par une sorte d'empirisme, ou plutôt pour compléter la première et ramener l'autre à des principes généraux dont elle était dépourvue[48],

Pinel adopte à l'égard de Pussin une attitude d'égal à égal. Il s'agit là du passage-clé permettant de comprendre et d'apprécier les rapports entre ces deux hommes. Il s'établit entre eux, à la faveur d'une collaboration quotidienne, une « intimité qui ne s'est plus démentie », écrit Pinel dès 1798[49].

Deuxième document fondamental pour l'histoire de la psychiatrie française : le « Tableau général des fous de Bicêtre au nombre d'environ 200 », écrit de la main de Pinel[50].

---

48. Pinel, *TMP* I, pp. lxvii-lxix.
49. Pinel, « Recherches et observations », 1798, p. 220.
50. Pinel, « Tableau général des fous de Bicêtre au nombre d'environ 200 », publié dans Semelaigne, 1913 ; Postel, 1981 (a), pp. 226-229 ; et traduit en anglais dans Weiner, 1993 (a), pp. 266-267.

Tableau général des fous de Bicêtre au nombre d'environ 200 considérés

1. suivant la nature des causes occasionnelles
2. suivant le type particulier de leur manie
3. suivant leurs caractères ou manière d'être habituelle

1. Causes occasionnelles connues

Chagrins domestiques

Des dérangements de fortune, de jalousie, le divorce forcé, la perte de quelque enfant chéri, sont souvent des causes de la manie et on compte à Bicêtre 27 fous de cette espèce.

Amour

On en compte 8 devenus fous par une trop grande sensibilité morale et 5 par la fougue du tempérament. Ces derniers se livrent à des actes indécents à la vue des femmes.

Dévotion ou fanatisme

On en compte 18 dont les uns se croient des dieux ou des prophètes, d'autres se livrent à des actes puérils de religion et quelquefois se laissent exténuer par l'abstinence et le jeûne.

Événements de la Révolution

Il y en a 27 dont la raison a été aliénée par les événements de la Révolution, soit par des renversements de fortune soit par la crainte de la réquisition ou autres accidents.

2. Type particulier de la manie

Accès régulier

Ce sont les cas les plus rares : 1 est fou trois mois d'été, 1 fou le matin et calme le soir, 1 fou de deux jours l'un, 3 fous 6 mois et 18 mois tranquilles, 1 fou seulement quinze jours de suite dans une année ; folie qui se renouvelle au printemps et à l'automne et quelquefois l'hiver.

Accès irréguliers

Ce sont les cas les plus ordinaires ; on en peut compter 32 et sur ce nombre il y en a 29 dont les accès sont devenus beaucoup plus doux et moins fréquents ; les 3 autres vont en empirant ; en général la folie irrégulière est la plus susceptible de guérison. [Pinel ajoute :] pendant huit ans, fou six mois tous les deux ans, et depuis dix ans toujours fou.

Manie continue

Cette sorte de folie est assez ordinaire et suppose une cause plus difficile à vaincre. On compte 31 fous de cette sorte, plusieurs d'entre eux le sont par dévotion, par amour, ou par une ambition exaltée. Ce sont ceux qui donnent le moins d'espoir de guérison.

Épilepsie avec manie

L'hospice des fous contient 12 épileptiques dont les attaques sont suivies d'une manie qui dure plus ou moins de jours. Cette manie est très dangereuse et ressemble à des accès de rage ; l'expérience apprend qu'elle est presque toujours funeste.

3. Variétés générales du caractère de la manie

Lésions des fonctions de l'entendement avec fureur, extravagance dans les propos ou les actes

On remarque que les folies périodiques dont les accès sont les plus violents sont en général les plus susceptibles de guérison et que le temps seul les rend peu à peu moins fréquents et plus doux ; on en compte 29 de cette sorte ; dans les manies continues, l'extravagance est moins violente comme cela a lieu dans les 31 ci-dessus.

Fureur sans lésion des fonctions de l'entendement. Manie qu'on peut appeler raisonnante

Il y a certains fous qui sont très dangereux et qui cependant semblent conserver toute leur raison quand on leur parle ; ils se porteraient cependant aux actes les plus violents s'ils étaient libres ; cette sorte de manie est périodique, régulière ou continue. On en compte 10 dans l'hospice.

Mélancoliques – Misanthropie maniaque

Les fous de cette sorte vivent en général retirés dans leur loge, et on ne peut leur arracher une parole ; quelques-uns sont tranquilles et se contentent de ne rien répondre quand on leur parle ; d'autres entrent dans une sorte de fureur, il y en a qui ne veulent pas même souffrir qu'on ouvre la porte de leur loge. On compte dans l'hospice 17 misanthropes bien caractérisés.

Idiotisme – Imbécillité

Cette folie n'est souvent qu'une sorte de rêvasserie douce ; les hommes à cheveux blonds y sont les plus sujets. On compte dans l'hospice 31 imbéciles tranquilles et non dangereux et 18 imbéciles sujets à des quintes dangereuses.

Il s'agit d'un tout premier brouillon de notes hâtivement griffonnées – le genre de document qui fait les délices des psychiatres et des historiens car il traduit le jet original de la pensée. Après avoir au Muséum consacré son attention à l'anatomie comparée et au comportement des animaux, Pinel applique ici son art de l'observation et sa réflexion aux malades de Bicêtre. Et si plus tard, dans la *Nosographie philosophique,* il se contente de maintenir les quatre catégories traditionnelles de manie, mélancolie, démence et idiotisme, au cours de cette première rencontre à Bicêtre, il se laisse porter par son intuition et concentre son attention sur les maladies qu'il espère guérissables – à savoir les cas de manie [51].

Dans le « Tableau général des fous », Pinel examine d'abord les « causes occasionnelles connues » de la manie et mentionne les chagrins domestiques, l'amour, le fanatisme et les évènements de la Révolution. Dans la troisième section, « variétés de la manie », il suit l'idée de l'école écossaise et analyse les facultés mentales une à une pour établir exactement quelle faculté est abolie ou dérangée et quelle émotion échappe au contrôle du sujet. Pinel s'attarde surtout sur la « folie raisonnante », cette « fureur sans lésion des fonctions de l'entendement » où le raisonnement est intact mais fondé sur une illusion folle dans laquelle Pussin n'avait vu qu'orgueil et fanatisme.

C'est la deuxième partie du tableau qui appelle les commentaires les plus intéressants. Pinel y discute le « type particulier de manie ». En bon mathématicien, il est frappé par le fait que de longs intervalles, réguliers ou irréguliers, s'inscrivent souvent entre les accès, et ses réflexions lui suggèrent une approche originale de ce qu'il appelle « manie périodique », maladie qui obéirait à un mystérieux biorythme. Ce rythme, Pinel se rend compte qu'il peut permettre au thérapeute d'approcher le malade pendant les périodes de calme, d'établir avec lui un bon rapport et d'engager l'aliéné à collaborer à son propre rétablissement [52].

---

51. Postel, 1979 (b) et 1983 (a).

52. Ce mémoire nous a été expliqué de façon neuve par Gladys Swain dans sa thèse de 1975 et son livre de 1977, *Le sujet de la folie.* Swain, 1975 et 1977 (b).

L'idée pinélienne d'une folie qui serait temporaire, partielle, et sujette à un rythme, l'idée qu'existerait une dialectique entre raison et folie – comme nous l'apprend Gladys Swain – convainc Hegel car selon lui, un reste de raison subsiste toujours : le fou reste conscient de sa folie. À l'appui de son exposé, Swain cite un passage de *Philosophie des Geistes* (1830) dans lequel Hegel confirme ce point de vue :

> Le véritable traitement psychique se tient fermement au point de vue selon lequel la folie n'est pas une perte abstraite de la raison, ni sous l'aspect de l'intelligence, ni sous celui du vouloir et de sa responsabilité. C'est plutôt un simple dérangement, une simple contradiction à l'intérieur de la raison, laquelle se trouve encore présente [...] Ce traitement humain, c'est-à-dire aussi bienveillant que raisonnable – Pinel mérite la plus grande reconnaissance pour les services qu'il a rendus à cet égard – présuppose que le malade est un être raisonnable. C'est un solide point d'appui pour s'emparer de la personne comme de la vitalité du malade qui est un signe de santé[53].

Ainsi le philosophe allemand confirme-t-il de façon théorique ce que Pinel constate intuitivement : il persiste, chez le fou, un être humain raisonnable. Le défi lancé au médecin est d'essayer d'engager ce reste de raison dans un dialogue qui peut mener à la guérison.

> La réflexion hégélienne – commente Gladys Swain – porte plus loin qu'aucune autre en son temps. Elle témoigne d'un effort pour penser *l'être en conflit* que révèle la folie [...] L'opposition non pas de deux côtés de la personne, mais de deux personnes psychiques au sein de la même individualité psychique ; voilà le pas que franchit proprement Hegel...

Et plus loin, Swain ajoute :

> De Kant à Hegel, il y a l'espace d'une découverte [...] qui va permettre de nouer avec la réalité de l'aliénation un rapport entièrement nouveau, qu'il s'agisse de l'observer, de la penser dans sa nature ou de la traiter[54].

---

53. Hegel, 1969, 3e partie, p. 338, cité d'après Swain, 1977 (b), p. 96. Ce jugement de Hegel date de 1817.

54. « De Kant à Hegel : deux époques de la folie », *in* Gauchet, 1994, pp. 17 et 24-25. « Les pages que Gladys Swain consacre à cet aspect fondamental de la conception psychopathologique de Philippe Pinel », commente Henri Ey dans *Perspectives psychiatriques,* « [ces pages] sont elles-mêmes

Les idées contenues dans le tableau de Pinel, germes de sa méthodologie en psychiatrie, vont s'exprimer pleinement dans le « Mémoire sur la manie pour servir à l'histoire naturelle de l'homme » – et c'est là notre troisième document – qu'il lit, le 11 décembre 1794, devant la Société d'histoire naturelle[55]. Il y dit pour la première fois publiquement sa sollicitude envers les aliénés et y décrit en quelques phrases les illusions qui les habitent. Il évoque ainsi, notamment, un vieillard de soixante-dix ans qui se prend pour une jeune fille, un « des horlogers les plus habiles de Paris qui s'était infatué de la chimère du mouvement perpétuel », un « fou qui se croit Louis XIV et qui me remet souvent des Dépêches pour les Gouvernements de ses provinces ». Il y parle aussi de trois hommes enchaînés depuis respectivement quinze, vingt-cinq et même quarante-cinq ans – mais sans faire de commentaire sur les chaînes (on sait que, contrairement à ce que dit la légende, ce n'est pas Pinel qui les remplacera plus tard par le gilet de force, à Bicêtre, mais Pussin).

Cependant, dans ce « Mémoire sur la manie », Pinel ne s'intéresse pas seulement aux malades ; il s'applique aussi à l'étude des maladies et discute des variétés diverses de manie : la folie continue, périodique ou chronique ; les diverses facultés qui peuvent être atteintes ; le début puis le déroulement des crises, la fin des accès et les précautions à prendre ; le comportement isolé ou collectif des fous ; les similarités entre la folie et les autres maladies ; les possibilités de guérison et les dangers de rechute.

Pinel donne également des indications concernant la prévention et le traitement suggérées par des observations exactes et répétées du malade et formule certains principes du

---

fondamentales. Elles seraient à citer toutes ici pour leur égale profondeur. » Ey, 1978, p. 21. C'est un hommage bien mérité car les œuvres de Gladys Swain – sa thèse, ses livres écrits avec Marcel Gauchet, et ses nombreux articles – ont jeté une lumière brillante sur les débuts de la psychiatrie en France. Nous évoquons dans nos Remerciements en tête de ce livre les rencontres au séminaire de Jacques Postel où nous avons pu apprécier la pensée de Gladys Swain en compagnie de Marcel Gauchet, Claude Quétel, Michel Collée, Cécile Imbert-Collée, Thierry Gineste, Pierre Morel et plusieurs autres collègues.

55. Le ms du texte raccourci se trouve dans *PV Soc Hist Nat*, ms 464, fol. 217-218. Pour le texte du Mémoire, voir *supra*, n. 31.

fameux « traitement moral » : proscrire toute forme de violence, mêler savamment bienveillance et fermeté, avoir toujours en tête une perspective de guérison possible. Pussin, dans les commentaires de son premier tableau rédigé en 1793 pour Pinel (ou même déjà en 1792 pour Tenon), avait évoqué certaines de ces idées, mais il ne faudrait pas lui attribuer les vues générales sur l'aliénation mentale ni les conceptions neuves que Pinel présente en 1794 dans le « Mémoire sur la manie »[56]. Pussin est certes un bon observateur et un excellent administrateur, mais sa contribution se limite à des remarques subjectives et anecdotiques. C'est Pinel qui saura les transformer en idées théoriques générales. D'ailleurs, saurait-on encore aujourd'hui qui est Pussin si Pinel ne l'avait si généreusement remercié dans ses écrits ?

Mais ce « Mémoire sur la manie » n'est pas seulement un exposé médical, c'est aussi un document politique. On y trouve en effet une accusation curieuse, portée contre les Anglais, de garder « le secret anglais », c'est-à-dire de cacher leur méthode de traitement alors qu'ils soignent et guérissent leurs malades mieux que les autres nations. Ce jugement, que Pinel répète plusieurs fois, semble être l'écho d'un petit livre de Thomas Bowen, traduit par l'abbé Soulavie, qui a pour titre *Du traitement des insensés dans l'hôpital de Bethléem de Londres* et qui est suivi d'un petit traité par l'abbé Robin intitulé *Observations sur les insensés de Bicêtre et de la Salpêtrière*[57]. La comparaison entre les institutions françaises et anglaises s'y révèle tout à l'honneur de l'Angleterre.

Pourquoi Pinel soulèverait-il cette question sinon pour provoquer une action du gouvernement français en faveur des aliénés ? Il conclut en effet son mémoire par un appel au gouvernement :

> C'est au Corps Législatif à donner à un asile public pour les fous l'ensemble et le caractère de grandeur qu'exige la nation qu'il représente.

---

56. Pussin n'en parle explicitement que dans la deuxième partie de ses « Observations » (1797).

57. Bowen, 1787.

N'oublions pas la date de cette lecture : le 11 décembre 1794. Une date qui s'inscrit, comme nous l'indiquent les *Procès-verbaux de la Société d'histoire naturelle,* dans une chronologie qui parle d'elle-même : le 1er décembre 1794 [11 Frimaire An III], Pinel avait « demandé à lire dans la prochaine séance » ; le 4 décembre 1794 [14 Frimaire An III], le gouvernement publie le programme des nouvelles Écoles de santé ; le 11 décembre 1794 [21 Frimaire An III], donc, Pinel lit son Mémoire, après quoi la « société *arrête d'envoyer ce mémoire au Comité de salut public* » ; enfin, le 23 décembre [3 Nivôse An III], Pinel est nommé professeur de physique médicale, adjoint de Jean-Noël Hallé. Ce scénario paraît avoir été bien préparé, notamment par Thouret, récemment promu doyen de l'École de santé par Fourcroy, l'artisan du nouvel enseignement de la médecine, et par leurs collègues du comité d'Instruction publique. Pour Pinel, c'est le véritable début de sa carrière.

Premiers pas de professeur

> Nous t'invitons, citoyen – écrit la Commission exécutive de l'Instruction publique à Michel Augustin Thouret le 23 décembre 1794 [3 Nivôse, An III] – à faire parvenir, aussi promptement qu'il te sera possible, les pièces ci-jointes aux citoyens [...] nommés professeurs adjoints à l'École de santé de Paris. Nous n'avons pu nous procurer l'indication de leur domicile.

Thouret note en marge : « La lettre remise le jour même au citoyen Pinel. [58] » Le poste assure au nouveau professeur un salaire de 5 000 F [59].

Au cours des mois suivants, Pinel – toujours « médecin des infirmeries » – a dû passer peu de temps à Bicêtre puisque, d'après les *Procès-verbaux de l'Assemblée des professeurs de l'École de santé de Paris,* cette assemblée se réunit alors tous les jours à Paris, et nous verrons dans le prochain chapitre que Pinel y participe activement [60]. Étant donné la distance de Paris à Bicêtre et les moyens de transport disponibles en 1795, il semble évident que les obligations d'un professorat à

58. AN AJ 16 6519.
59. AN F 17 2289.
60. *PV de l'assemblée des professeurs,* AN AJ 16 6226.

Paris n'étaient guère compatibles avec une lourde charge à Bicêtre. D'où lui vient, sans doute, l'idée de s'installer à Paris. Mais pourquoi cette nomination à la Salpêtrière ? Elle répond probablement au souhait de Pinel d'exercer régulièrement la médecine, à son désir de continuer à servir la chose publique, et à son vif intérêt pour la médecine clinique. En outre, abandonner son poste à Bicêtre pour une fonction comparable dans l'autre partie du ci-devant Hôpital général, la Salpêtrière, équivaut à une promotion professionnelle: les registres des deux hospices indiquent fréquemment de tels transferts, avec hausse de salaire et avancement dans la hiérarchie. Du point de vue de l'enseignement, la Salpêtrière présente de grands avantages car l'hospice des femmes est plus près du centre de Paris, donc accessible aux étudiants, et beaucoup plus vaste. De plus, la Salpêtrière lance un défi historique: parviendra-t-on à transformer cet immense hospice en un centre de soins et de recherches ?

Notons que le titre de Pinel va changer: de « médecin des infirmeries », il devient « médecin-en-chef ». Dès la Révolution, il apparaît clairement aux réformateurs des hôpitaux que Bicêtre et la Salpêtrière ont besoin de services médicaux séparés. Un seul médecin ne peut plus être responsable de la santé de plus de 10 000 personnes de l'Hôpital général, mais la Salpêtrière est si vaste qu'on envisage dès le départ la nomination de plusieurs médecins, et de placer Pinel à leur tête. Notons qu'il sera nommé à vie, ce qui, trente ans plus tard, lorsqu'il sera malade et incapable d'assumer sa charge, créera de grosses difficultés à son adjoint, Esquirol.

Pinel arrive à la Salpêtrière le dimanche 19 avril 1795 [30 Germinal An III]. Quelque temps plus tard, en juillet, il écrit à son frère Pierre:

> Je trouve toujours tous les agréments que je puis désirer à la Salpêtrière et c'est une maison nationale infiniment plus tranquille et plus agréable à habiter que celle où j'ai resté précédemment [*sic*] [61].

Le docteur et Mme Pinel sont finalement logés de façon confortable (mais nullement luxueuse) au pavillon Lassay, à

---

61. Pinel, *Lettres*, Fonds Semelaigne. La date correcte de cette lettre pourrait être An IV; la remarque citée resterait aussi valable. Voir *supra*, n. 41.

côté de l'église Saint-Louis de la Salpêtrière. À peine installé, Pinel se rend compte qu'administrer un service médical de 8 000 personnes ne correspond ni à ses goûts, ni à ses aptitudes. Aussi appelle-t-il au secours : il lui faut Pussin. Le 17 octobre 1798, Pinel écrit au ministre de l'Intérieur, Nicolas Louis François de Neufchâteau (1750-1828), pour demander le transfert de Pussin,

> qui joint à une expérience de plusieurs années, l'heureux accord des sentiments d'humanité et d'une fermeté imperturbable si nécessaires pour contenir les gens de service, prendre de l'ascendant sur l'esprit de certains aliénés et concourir ainsi puissamment à rétablir leur raison.

La présence de Pussin à ses côtés libérerait Pinel.

> Depuis plus de trois ans que je suis en activité de service à la Salpêtrière – poursuit Pinel –, il m'a été impossible d'entreprendre le traitement de la folie ou même de faire aucune observation exacte sur cette maladie, à cause de l'espèce de désorganisation où est cette partie de l'hospice[62].

Cette initiative, cependant, n'aboutit à aucun résultat, mais Pinel ne se décourage pas : le 3 avril 1800 [13 Germinal An VIII], il adresse une demande similaire au ministre de l'Intérieur Lucien Bonaparte et lui envoie un tiré-à-part de « Recherches et observations sur le traitement moral des aliénés », qui sera bientôt publié comme chapitre 2 du *Traité*. Voici la lettre, inédite à notre connaissance, qu'il lui adresse :

> Citoyen Ministre,
>
> Un séjour de deux années dans l'hospice de Bicêtre à titre de médecin en chef m'a convaincu de l'importance et de la difficulté extrême d'établir et de faire observer avec régularité la police intérieure dans les hospices d'aliénées. Un Mémoire que j'ai publié sur le traitement moral de la Manie et dont je vous prie d'agréer un exemplaire, fait assez connaître qu'on était parvenu à ce but si désirable à Bicêtre et qu'on le devait surtout aux qualités morales du cit. Pussin, surveillant des insensés. Je désire d'étendre ce bienfait aux aliénées de la Salpêtrière et c'est un vœu que je forme depuis ma nomination à la place de médecin en chef de cet hospice.

62. AN 27 AP (8), doc. 2. Publié dans Weiner, 1978, 1979, et dans Gauchet et Swain, 1980, p. 50.

> On a senti depuis quelques années combien une seule femme préposée à la surveillance et à la direction d'environ 600 aliénées était peu propre à remplir sa tâche dans toute son étendue et on a créé une place de directeur de ce qu'on appelle ici l'Emploi des folles. Mais cette place est restée vacante et des variations continuelles dans l'administration des hospices civils m'ont empêché depuis quatre ans de demander que le cit. Pussin fût appelé à la remplir. Aujourd'hui qu'un gouvernement ferme et éclairé nous assure un ordre des choses constant, je réclame en faveur des insensées une mesure que je crois très urgente et sans laquelle je ne puis soumettre celles qui peuvent être guéries à un traitement régulier. Comme d'ailleurs elle demandera des réformes et qu'elle éprouvera par conséquent des obstacles, je pense, Citoyen Ministre, que votre intervention directe est nécessaire.
>
> Je demande donc que le cit. Pussin, surveillant de l'emploi des aliénés de Bicêtre, soit nommé à la place vacante de Directeur de l'Emploi des folles de la maison nationale de la cy-devant Salpêtrière, en renvoyant d'ailleurs à l'administration des hospices civils tous les objets de détail que sollicitera une pareille disposition.
>
> Salut et respect,
>
> Pinel, méd. en chef de la maison nat. de femmes
> et Professeur de l'École de médecine.
> Paris 13 Germinal, An 8e de la Rép.[63]

En dépit d'une lettre de recommandation écrite par Degérando, ami de Lucien Bonaparte, le ministre ne répondra pas[64].

Notons au passage que Pinel propose de subordonner la surveillante de 600 aliénées à un directeur : il participe donc au mouvement tendant à donner aux hommes l'ascendant sur la profession soignante féminine. Ce directeur, Pussin en l'occurrence, amènera ici une nouvelle surveillante de son choix : Marguerite Jubline. Pinel en effet aura finalement gain de cause avec l'arrivée au ministère de l'Intérieur, le 21 janvier 1801 [1er Pluviôse An IX], de son ami Chaptal qui, une semaine après sa nomination, écrit au Préfet de la Seine,

63. Lettre de Philippe Pinel à Lucien Bonaparte, du 13 Germinal An VIII (3 avril 1800). AN F 17 2274.

64. Ces lettres ainsi que l'exemplaire de ces « Recherches et observations » se trouvent à AN F 17 2274.

Nicolas Frochot, pour lui demander d'accéder à la demande du « citoyen Pinel » :

> Ceux qui ont lu les ouvrages du cit. Pinel sur la manie savent que le nom de Pussin se trouve toujours honorablement associé aux expériences du célèbre médecin Pinel.
>
> Un des grands moyens de récompenser le talent est de lui fournir tout ce qui est nécessaire pour l'alimenter et en accroître l'étendue.
>
> Je vous invite en conséquence, Citoyen Préfet, à faire statuer favorablement par la commission sur l'objet de sa demande[65].

Chaptal prend même le temps d'écrire un mot rapide à Pinel :

> Je vous préviens, citoyen, que je viens d'inviter le préfet du département de la Seine à faire statuer favorablement sur l'objet de la demande que vous m'avez adressée relativement à la [*illis.*] du citoyen Pussin. Je suis persuadé que le préfet de la Seine fera ce qu'il dépendra de lui pour vous procurer ce nouveau moyen d'être utile à la chose publique[66].

Les roues de l'administration commencent à tourner, mais lentement. Le déplacement de Pussin aura lieu seize mois plus tard, en mai 1802.

Pourtant, Pinel avait joint à sa première lettre, adressée à François de Neufchâteau, un document qu'il devait croire d'un grand poids. Ce sont les « Observations du citoyen Pussin sur les fous », dont nous avons déjà longuement parlé[67]. Dans la deuxième partie, datant de 1797, Pussin observe les aliénés individuellement, en décrit quelques-uns, analyse la diversité de leurs maladies mentales, leur comportement, leur nourriture, souligne le danger de trop les saigner, consigne les bons résultats de leur travail manuel. La révélation majeure, c'est le remplacement des chaînes par le gilet de force. Pussin écrit :

> J'ai tellement cherché à adoucir l'état de ces infortunés, qu'au mois de Prairial de l'An V [printemps 1797], je suis venu à bout de supprimer les chaînes (dont on s'était servi

65. Lettre du ministre Chaptal au Préfet de la Seine, datée du 8 Pluviôse An IX [28 janvier 1801]. AN F 17 2274.
66. Cette correspondance se trouve à AN F 17 2274.
67. Voir *supra*, pp. 139-142.

> jusqu'alors pour contenir les furieux), en les remplaçant par des camisoles qui les laissent promener et jouir de toute la liberté possible, sans être plus dangereux.

En 1800, Pinel à son tour remplacera les chaînes à la Salpêtrière[68]; mais l'évènement initial et historique s'est bien produit, deux ans plus tôt, grâce à Pussin et *après* que Pinel eut quitté Bicêtre.

Ainsi, l'expérience de Pinel à Bicêtre aura été pour lui une véritable libération: il y découvre sa vocation; il change de ton, d'attitude, d'objectifs. Pour la première fois de sa vie, c'est lui qui commande: il est marié; il aura un enfant; il définit par son travail le nouveau poste de médecin des infirmeries; il est clairement d'un état social et professionnel supérieur à Pussin et à ses malades, libre enfin d'exercer légalement sa profession de médecin. C'est le début d'une vraie carrière de clinicien. Il étudie pour la première fois un groupe nombreux de malades et conçoit une classification de toutes les maladies, y compris les maladies mentales. Il a le courage de présenter publiquement, devant la Société d'histoire naturelle, non seulement ses idées, mais des sentiments très personnels envers les malades de l'esprit – revendiquant pour tous les aliénés, hommes et femmes, le respect des droits de l'homme.

Rempli de gratitude envers Pussin, Pinel ne perçoit pas le danger que comporte, pour sa propre méthode thérapeutique envers les malades de l'esprit, une étroite association avec cet administrateur énergique. Le « traitement moral » que prône Pinel est fondé sur la compréhension et la coopération intime entre le thérapeute et l'individu malade. Ce sera le modèle d'une psychiatrie humaniste, élaborant des histoires de malades finement ciselées, encourageant les malades à comprendre leur mal, à remanier leur vie intérieure et à réintégrer la vie sociale. Ce modèle, écarté pendant de longues années, resurgira avec la méthode psychodynamique de Freud.

Le talent de Pussin, en revanche, c'est l'administration d'une institution qui loge un grand nombre d'individus. Il sait comment maintenir l'ordre et se faire respecter. Il n'est pas étonnant que Pinel ait eu besoin de son aide: ne s'était-il pas plaint à François de Neufchâteau qu'il était

68. Voir *infra*, chap. 6.

> impossible d'entreprendre le traitement de la folie ou même de faire aucune observation exacte sur cette maladie, à cause de l'espèce de désorganisation où est cette partie de l'hospice[69].

Ce qui paraît plus surprenant, c'est que Pinel n'ait pas compris qu'une administration à la Pussin prendrait un tour autoritaire, n'écouterait pas la voix des malades, transformerait l'institution, comme le montrent si bien Swain et Gauchet, en une « machine à socialiser » imposant aux malades des règles pour dormir, manger, travailler – prétendument pour leur propre bien[70]. C'est bien ce que décrit Michel Foucault dans « La naissance de l'asile[71] ». Son expérience à la Salpêtrière en 1802-1805 permettra certes à Pinel de connaître des centaines de malades et de reconstituer leur histoire[72]; mais il aura conquis sa liberté de thérapeute au prix de l'attribution à Pussin de la surveillance générale du quartier de traitement.

Telles sont les deux manières, antinomiques, de traiter les malades de l'esprit, et qui se disputent le terrain depuis deux siècles : d'un côté, le thérapeute qui se penche sur les malades de façon individuelle et continue, de l'autre l'asile où l'afflux de malades et la pénurie de médecins mènent au contrôle collectif et « scientifique » d'un grand nombre de patients. Nous verrons que, vers la fin de sa vie, Pinel semble avoir entrevu ce dilemme.

En 1795, cumulant les charges de professeur et de médecin-en-chef, Pinel accède au sommet de sa profession. Il apporte ainsi à la direction médicale de la Salpêtrière le prestige du professorat, et c'est là une combinaison d'activités bien rare. Pinel peut désormais enrichir son enseignement à l'École de santé de l'expérience qu'il continue d'acquérir à la Salpêtrière. Et comme nous le verrons, ses élèves lui en sauront gré.

---

69. Voir *supra*, p. 151.
70. GAUCHET et SWAIN, 1980, 1re partie, chap. 6.
71. Chapitre 8 de *Folie et déraison. Histoire de la folie à l'âge classique*, Paris, 1961.
72. Voir *infra*, chap. 7.

CHAPITRE V

Professeur à l'École de santé de Paris

Au début de 1795, la nouvelle École de santé de Paris s'installe dans les magnifiques bâtiments de la « ci-devant » Académie de chirurgie, eux-mêmes inaugurés vingt ans plus tôt. De nos jours, la statue de Xavier Bichat – un de ses plus brillants élèves – y accueille le visiteur et les bustes de ses plus fameux professeurs, dont Pinel, s'alignent dans la salle des pas perdus.

À ses débuts, l'assemblée des professeurs se réunit tous les jours, car il faut tout organiser – les Jacobins ayant aboli toutes les facultés, académies et sociétés savantes, toutes ces institutions étant suspectes à leurs yeux d'abriter privilèges et inégalités. Les réformateurs de l'éducation nationale et de la médecine désirant promouvoir un enseignement nouveau, l'assemblée des professeurs doit commencer par réorganiser les cours, la bibliothèque, les laboratoires, les dissections, les jurys de professeurs pour sélectionner les étudiants, les salaires du personnel[1]. Dès le départ et jusqu'en 1808, l'assemblée des professeurs déborde d'activité. À partir de 1808 en revanche, quand la Faculté de médecine sera intégrée

1. Les détails qui suivent proviennent de AN, AJ 16 et sont dispersés dans les cotes 6226-6230, mais également 6307 et 6698-6699. Ces cotes ne sont pas inventoriées. Sur l'histoire de l'école de médecine et de ses professeurs, voir Corlieu, 1896, 1902 ; Prévost, 1901 (a) et (b) ; Wiriot, 1970 ; Huguet, 1991.

à l'Université impériale régie par le Grand maître Fontanes, les réunions deviendront formelles, sans discussions véritables.

Les professeurs

Pinel fait ses débuts de professeur dès le 2 janvier 1795 [13 Nivôse An III] comme membre d'un jury : l'École de santé de Paris doit admettre trois cents « élèves de la patrie » envoyés par quatre-vingt-trois départements. Pendant trois mois et demi il sert de secrétaire de l'Assemblée, puis pendant sept mois de président, fait passer des examens et rédiger des thèses, attribue des prix. En février 1796 [Ventôse An IV], il participe à un jury qui admet soixante-treize élèves dont « deux colons qui forment une classe particulière[2] ». Il discute de problèmes médicaux comme l'inoculation de la variole et le procédé tout nouveau de la vaccination (inoculation de la « petite vérole des vaches »), et, en 1800, il se rend à Fontainebleau pour évaluer une épidémie. Il participe aux comités donnant l'opinion officielle des professeurs sur des livres médicaux, sur des médicaments (parfois « secrets »), sur des mémoires envoyés des provinces ou sur les conditions d'exercice de la médecine (celui-ci sera réglementé par la loi de 1803). On soumet parfois aussi à ces comités des publications, des périodiques étrangers pour savoir s'il faut les traduire. Après la création du Conseil de salubrité de la Seine en 1802, le Préfet de police demande souvent l'avis des professeurs sur des substances dangereuses. En septembre 1801, les professeurs discutent la façon d'adapter les nouveaux poids et mesures à la pharmacopée : tout en élaborant des équivalences, les médecins plaident pour conserver la quantification traditionnelle de la goutte et de la cuillerée : ces mesures, sans doute, ne sont pas « rigoureusement exactes [...] mais commodes et peuvent être employées par toutes sortes de personnes[3] ».

Au cours de l'été 1795, l'Assemblée est saisie d'une question qui concerne personnellement Pinel : un professeur exerçant également une fonction hospitalière permanente

2. AN AJ 16, 6226, fol. 207.
3. AN AJ 16, 6698, 45 r.

a-t-il droit à un double salaire ? La réponse viendra finalement du Comité d'instruction publique, le 28 septembre 1795 [6 Vendémiaire An IV] et sera positive : outre les 2 400 F qu'il reçoit à la Salpêtrière, où il est également logé, Pinel gagnera donc 6 000 F comme professeur[4].

Pinel participe à des cérémonies comme l'inauguration de la nouvelle clinique à la Charité, le 20 mai 1799 [1er Prairial An VII] et le 18 juillet 1801 [29 Messidor An IX], il fait partie d'une députation de cinq professeurs qui se rend chez Chaptal, ministre de l'Intérieur, pour le remercier de son intérêt très particulier pour l'École.

> [La] députation est accueillie avec distinction et [...] le ministre a promis de s'occuper très puissamment de l'organisation des cours de clinique que les circonstances n'ont pas encore permis de mettre en activité[5].

Pinel est convié à donner ses vues critiques au sujet de Charenton : en effet, le 8 janvier 1798 [19 Nivôse An VI], la nouvelle administration de cet hospice envoie un prospectus invitant

> l'École à s'occuper d'une manière spéciale de la folie et à fixer l'état actuel des connaissances sur les moyens curatifs de cette maladie et à lier pour cet effet une correspondance avec les officiers de santé qui dirigent cet établissement.
>
> Le citoyen Pinel est invité par une délibération expresse de s'occuper de ce travail[6].

Dix mois plus tard, le gouvernement décide que l'École

> sera chargée de l'inspection de la maison des insensés de Charenton pour tout ce qui intéresse le régime médical et le traitement des individus admis dans cet établissement et de présenter au ministre de l'Intérieur les règlements propres à régulariser ce service[7].

---

4. AN AJ 16, 6226, fol. 164.
5. AN AJ 16, 6227, fol. 97-100.
6. AN AJ 16 6226, fol. 313-314. Nous savons par ailleurs que l'auteur de ce prospectus et de cette invitation à l'École de santé, l'ex-abbé François Simonnet de Coulmiers (1741-1818) qui faisait de la réclame pour sa propre maison de santé, n'avait nullement l'intention de s'incliner devant l'expertise de l'École. C'est lui qui est responsable des représentations théâtrales à Charenton dirigées parfois par le marquis de Sade qui y est interné.
7. *Ibid.*, fol. 368.

De même que l'Institution nationale des jeunes sourds et l'Établissement national des aveugles aux Quinze-Vingts, la maison nationale de Charenton restera, en tant qu'« établissement de bienfaisance », soumise à un régime spécial[8].

Il est surprenant que le Comité d'instruction publique de la Convention n'ait pas appelé plus d'hommes nouveaux à siéger parmi les vingt-sept premiers professeurs de l'École de santé de Paris. Au départ en effet, les sommités médicales de l'Ancien Régime, tels le chirurgien Desault ou l'accoucheur Baudelocque, dominent, dix membres sont docteurs régents de l'ancienne Faculté de médecine, douze ont appartenu au Collège de chirurgie, et l'on ne trouve que quatre nouveaux venus : le pharmacien-chimiste Nicolas Deyeux (1745-1837) qui avait une réputation aussi étendue que sa clientèle ; deux hommes qualifiés par Ackerknecht d'« illustres inconnus », à savoir Jean Baptiste Jacques Thillaye (1752-1822), dit Thillaye fils, chargé des instruments et des médicaments, et le botaniste et voyageur Louis Claude Marie Richard (1754-1821), membre de l'Académie des sciences ; enfin, Philippe Pinel[9]. Ainsi cette école, créée par des réformateurs comme Thouret, Fourcroy et Cabanis, fait surtout appel à des professeurs mûrs et déjà affirmés pour former les médecins du nouveau régime.

Contrastant avec cette tendance conservatrice, l'esprit du programme d'études se montre résolument réformateur. Les cours proposés portent sur des sujets nouveaux, et l'on envisage l'intégration des « sciences accessoires », des travaux de dissection et de laboratoire et un enseignement clinique au chevet des malades. Et de même que le nouveau régime a imposé un nouveau calendrier, une nouvelle façon de

8. Concernant le traitement des malades de l'esprit, nous verrons au chap. 7 qu'en 1802, toutes les femmes malades seront transférées à la Salpêtrière et les hommes à Bicêtre. Charenton admettra un certain nombre de malades pauvres mais continuera à favoriser les malades payants. Ce ne sera que sous A. A. Royer-Collard et, après 1826, sous Esquirol, que Charenton deviendra une institution modèle. Les comptes rendus classiques de Charenton sont toujours Esquirol, 1829 (a) et 1835, à compléter par des études monographiques récentes telles que Haustgen, 1985 et 1989, ou Sevestre, 1976 et 1991.

9. Prévost, 1901 (a) et (b) ; Ackerknecht, 1986 (a), p. 52.

s'habiller et de s'adresser la parole, de même on entreprend d'adopter de nouveaux poids et mesures, une nouvelle pharmacopée, et de créer une école de *santé*, différente de l'ancienne faculté de *médecine* et plus en accord avec les découvertes scientifiques récentes et les besoins quotidiens du peuple. Pour cela, on a choisi des professeurs confirmés, auxquels on demande d'insuffler un véritable renouveau dans les matières qu'ils présentent aux étudiants. Les deux cours dont se chargera Pinel illustrent parfaitement cette façon neuve d'envisager des sujets traditionnels. Et l'accueil enthousiaste que lui réservera la jeunesse estudiantine montrera qu'il visait juste.

Le 20 avril 1795 [1er Floréal An III], jour de ses cinquante ans, Pinel débute comme professeur adjoint de physique médicale, un cours prévu pour le semestre d'été, de Floréal à Vendémiaire, les jours pairs de 10 heures à midi[10]. Sa seule expérience préalable d'enseignant – des leçons privées, surtout de mathématiques, et ses cours de « zootomie » au Muséum, présentés à un auditoire de fortune – ne l'avaient guère préparé à affronter l'amphithéâtre de la nouvelle école envahi de centaines d'étudiants[11]. S'ils ne connaissent pas encore Pinel, ils savent qu'il est débutant, provincial comme beaucoup d'entre eux, qu'il s'est occupé pendant près de deux ans des fous de Bicêtre, qu'il doit gérer les soins pour les femmes pauvres dans l'énorme hospice de la Salpêtrière et y habiter. Ils sont prêts à lui faire confiance. Lorsqu'ils firent la connaissance de ce petit homme timide, à l'accent méridional et à l'élocution difficile, ils lui accordèrent leur sympathie ; et, ayant entendu son message, leur enthousiasme.

Il faut se représenter Pinel, très sûr de son programme en physique médicale qu'il voulait conforme aux traditions hippocratique et montpelliéraine, présentant la personne humaine entourée de forces naturelles qui modifient le corps

10. AN F 17, 2280.

11. Voir « Registres journaliers d'inscriptions d'élèves à l'École de santé ». Il ne semble pas y avoir de registre pour le printemps de 1795, correspondant au cours de physique médicale donné par Pinel. Pour son cours de pathologie interne, dispensé pendant le semestre d'été, les cartons des cotes AN AJ 16 6411 à 6418 indiquent que pendant les sept premières années le nombre des auditeurs de Pinel monte de 130 à 805.

et l'esprit [12]. Tout en rejetant le mécanicisme, il retient l'étude mathématique des mouvements du corps et attire l'attention sur l'étude des forces vitales qui animent les organes, les tissus et le système nerveux. Le plan de son cours nous est connu car il figure dans les *Procès-verbaux de l'assemblée des professeurs* [13]. Nous trouvons également aux Archives, datée du 7 mars 1795 [17 Ventôse An III], la présentation par Pinel d'un « aperçu des dépenses à faire pour compléter la collection des instruments nécessaires à la partie d'enseignement dont il est chargé ». Pour cela, l'assemblée lui octroie la somme considérable de 2 800 francs, qu'il avait demandée [14], mais il tire également profit des nombreuses confiscations de cabinets privés – comme ceux des Frères de la Charité, dont nous avons l'inventaire – qui lui fournissent de quoi démontrer aux élèves les mouvements du corps, les effets de l'électricité et du magnétisme, la statique des végétaux et bien d'autres phénomènes naturels.

Commençant son cours par l'étude des propriétés physiques et de leur application à la physiologie animale, Pinel, en bon géomètre, explore les limites des efforts dont le corps humain est capable. Ayant longtemps médité le *De motu animalium* de Borelli, il énumère mouvements, frottements et chocs pour expliquer le travail musculaire, et analyse les liquides qui interviennent dans l'« économie animale », s'inspirant de connaissances récemment acquises sur « les lois de leur statique [...] appliquées aux phénomènes des circulations ». Passant à l'environnement, il étudie « les propriétés de l'air, des fluides aériformes, des substances vaporisées, celles de la lumière, du calorique, du fluide électrique, du fluide magnétique », et démontre aux étudiants que ces forces naturelles, qui intéressent alors les savants, doivent également préoccuper le médecin. Ces forces, dit-il, représentent « les éléments de la physique atmosphérique et on en déduira les principes généraux de la météorologie » – utiles, puisque le temps influe sur les récoltes et donc sur le bien-être des populations.

---

12. Weiner, 1991 (b).
13. AN AJ 16, 6226, fol. 28-29.
14. *Ibid.*, fol. 108.

Viennent ensuite l'exposé et les démonstrations concernant la perception sensorielle et les instruments, tels que le microscope, qui en étendent les capacités, puis – Pinel désirant informer ses étudiants des expériences récentes d'Albrecht von Haller et de Luigi Galvani – l'étude des « propriétés générales des corps organiques, et spécialement [des] propriétés nouvellement découvertes de l'organe nerveux et leur analogie avec l'électricité ». Pinel entend aussi étudier « la manière dont les propriétés organiques modifient les propriétés physiques » – problèmes qui préoccupent ses amis idéologues, Georges Cabanis surtout. Plus tard il rappelle

> les promesses de la chimie pour connaître les parties élémentaires de certaines concrétions formées dans le tissu des organes ou au milieu de certains fluides, comme les calculs biliaires, salivaires, urinaires, les tophus des articulations et d'autres produits analogues [...] la différence de composition de certains liquides ou des mélanges confus de parties molles et solides rendues par une voie naturelle ou artificielle, et qui, bien connus, peuvent faire remonter au vrai siège de la maladie[15].

Il conclut avec un exposé de « l'art de faire des expériences sur les animaux », sujet que Jacques Tenon avait déjà présenté à l'Académie des sciences[16]. Pinel se propose ainsi d'explorer les « principes de l'application des sciences physiques à la médecine », paraphrasant le titre du périodique édité par son collègue François Fourcroy, et auquel il a lui-même collaboré.

En dépit de son vif intérêt pour les sciences et les techniques, le professeur Pinel sait bien qu'il s'adresse à de futurs médecins. Aussi, partant du corps humain dans son état normal et passant à l'idée de déséquilibre et de transformations par les forces de la nature est-il amené, logiquement, à examiner le rôle de la maladie. Il veut démontrer à ses élèves que préserver ou restaurer la santé équivaut à rétablir l'équilibre du malade – première loi de l'art de guérir et façon, aussi, de donner à la « physique médicale » une perspective toute neuve.

15. Pinel, *Noso Phil* IV, 1, cv.
16. Tenon, 1785.

À peine entamé ce premier cours, Pinel apprend la mort soudaine, le 5 juin 1795, de son collègue François Doublet, professeur de pathologie interne. Il demande sa mutation à cette chaire. Passer d'une chaire à une autre, à l'époque, est une manœuvre courante et d'ailleurs, le Procès-verbal de l'assemblée des professeurs indique bien que la Faculté, lorsqu'une chaire se trouve vacante, commence toujours par demander si l'un de ses professeurs souhaite concourir pour l'obtenir, après quoi seulement elle s'adresse aux autres médecins. Enhardi par ses récents succès, Pinel saisit ainsi l'occasion d'avancer de la périphérie vers le cœur de l'enseignement de la médecine. Il sait bien, pourtant, que cette mutation comporte pour lui un défi : devenir d'un coup l'égal d'hommes ayant derrière eux des carrières distinguées à la Société royale de médecine, à l'Académie des sciences ou au Comité de mendicité de l'Assemblée constituante. Mais il aura facilement le dessus sur des rivaux que l'on présente pour la forme, semble-t-il, de façon à satisfaire au règlement[17], et sera rapidement accepté par ses collègues, puis porté au sommet de sa gloire par l'enthousiasme des étudiants pour son enseignement, et celui du public pour ses livres[18].

Présenter ce nouveau cours ne va pas bouleverser l'emploi du temps du professeur puisque la pathologie interne devait être enseignée pendant l'été, comme la physique médicale, mais seulement les jours impairs, de midi à quatorze heures. Il commence cet enseignement trois jours après la naissance de son fils Philippe Scipion, né le 22 mars 1796 [2 Germinal An IV], sous l'intitulé « Pathologie. Nosologie » ou bien « Pathologie nosologique[19] ». Quel éventail d'associations d'idées et de projets, sous ce terme de *nosologie* ! Pinel a dû penser à Montpellier, à Boissier de Sauvages, à Linné, à Cullen, et envisager alors d'écrire un de ces textes « élémentaires » dont l'enseignement public avait si grand besoin, rédigé dans ce

17. Les candidats en question sont les Parisiens Caille et Coquereau, et les médecins militaires Coste et Desgenettes. AN AJ 16, 6226, fol. 142.

18. Jean-Jacques Leroux, son successeur comme professeur de physique médicale, suit d'ailleurs le même parcours de mutations pour finir sa carrière comme doyen, successeur de Thouret en 1810.

19. AN, F 17 2281.

français simple et clair qu'il possédait si bien. Son modèle sera évidemment le manuel qu'il connaît dans ses moindres détails, pour l'avoir traduit en français : les *Institutions de médecine pratique* de Cullen. Quand le gouvernement couronne la *Nosographie philosophique* à la fête du Nouvel An VII, le 1er Vendémiaire [22 septembre 1798], on célèbre « une des productions médicales qui honorent le plus l'esprit français et la science contemporaine ». Dix ans plus tard, l'Institut décernera son prix annuel à la troisième édition de la *Nosographie,* alors que Corvisart (qui avait si sévèrement jugé Pinel lors du prix Diest en 1784) ainsi que Bichat, Portal et Alibert, ne recevront qu'une mention honorable.

Établir un tableau nosographique où chaque maladie trouverait sa juste place paraît, aux yeux de Pinel, une entreprise logique et répond à son besoin psychologique d'ordre et de règles. Ayant abandonné à vingt-cinq ans l'ordre théologique pour l'ordre d'un univers régi par les lois mathématiques, on comprend qu'à cinquante ans, lorsque lui est offerte la chance d'élaborer un schéma ordonné des connaissances médicales, il saisisse l'occasion pour façonner une cosmographie des maladies humaines – une noso*graphie.* On sait qu'il se disait trop ignorant pour écrire une noso*logie* : s'il peut décrire les maladies, il ne prétend pas connaître leur essence ni leurs imbrications. Selon certains commentateurs, la *Nosographie philosophique* ferait de Pinel un classificateur typique du siècle des Lumières – sans doute. Mais à cette observation, il faut ajouter qu'il ne cesse, dans son texte écrit comme dans son enseignement, de compléter l'abstraction nosologique par des données cliniques recueillies au lit du malade. Il sait, comme tout bon médecin, que ce sont les signes et les symptômes individuels qui caractérisent une maladie concrète. Il est vrai qu'au début de son enseignement, il doit s'appuyer surtout sur des données abstraites car il manque d'expérience clinique. Mais cette expérience, il l'acquiert progressivement avec ses élèves, et la *Nosographie philosophique* s'enrichit d'autant.

À quel point son enseignement est ouvert sur la réalité clinique, on s'en rend compte en lisant cet extrait du « cours de pathologie – 1re section », cité dans les *Procès-verbaux de l'assemblée des professeurs* :

Les principes de pathologie seront expliqués et développés

1) par l'histoire de la pathologie qui fera voir le danger des fausses théories ainsi que la nécessité d'étudier l'histoire des maladies dans les ouvrages des bons observateurs et *de la vérifier au lit des malades*;

2) en considérant la maladie en elle-même, c'est-à-dire dans son opposition avec la santé, dans ses effets évidents qui font connaître d'une manière simple les différences des maladies; dans ses principes physiques qui ne sont autre chose que le concours des *forces organiques*, connu et tant célébré sous le nom de *travail de la nature*, et sur lequel on essaiera de donner des idées fixes et précises [20];

3) par l'examen général des causes des maladies qui se trouvent dans les éléments et dans le jeu même de l'organisation de l'homme; dans l'action des corps dont il est environné et des substances qui servent à son entretien et à sa conservation; dans l'influence des différents éléments; dans les effets des passions, dans l'exercice trop souvent dangereux des arts et des métiers; enfin dans les progrès et la dégradation de la vie [21];

4) par l'étude et la comparaison des maladies, suivant leur différente marche et leur différent siège, d'où naissent les divisions suivantes: les aiguës et les chroniques; les simples et les compliquées; les idiopathiques et les sympathiques; les périodiques et les irrégulières; les intermittentes et les épidémiques: ici l'histoire de la contagion et celle des constitutions [22];

5) par la diverse terminaison des maladies, ce qui exige préliminairement la connaissance et l'étude de la coction dont la marche est inégale et variée suivant les différentes maladies et de suite l'histoire des crises vraies ou fausses. Le caractère de la guérison, le changement des maladies, les signes vrais et faux de la mort et ses suites [23].

Suit la deuxième section que l'on peut considérer comme une ébauche de nosographie. Comparé à celui de François Doublet, également conservé dans les *Procès-verbaux de l'assemblée des professeurs*, le programme de ce cours se

20. Les passages en italiques sont soulignés par nous. On voit que les convictions vitalistes du professeur attribuent au médecin un rôle expectant, pour que la nature puisse accomplir son œuvre restauratrice.

21. On retrouve ici l'idée directrice du cours de « physique médicale » intégrée dans ce nouvel enseignement.

22. Ces subdivisions seront remplacées par celles de la *Nosographie*.

23. AN, AJ 16 6226, fol 33.

présente sous la forme d'un exposé bien plus clair et débarrassé du jargon traditionnel.

Cette ébauche montre bien qu'il est nécessaire de compléter la *Nosographie* de 1798 par la *Médecine clinique* de 1802, « spécialement destinée à imprimer une marche régulière aux études de la *Nosographie*[24] ». Vue sous cet angle, la *Nosographie* devient le tableau théorique qui sert à orienter les cliniciens débutants. C'est d'ailleurs ainsi que Pinel l'envisage. En 1810, il plaide pour

> l'adoption d'un tableau général ou cadre nosographique auquel on rapporte les maladies observées, autant pour apprendre à coordonner ses idées et à se former un système régulier de connaissances médicales, que pour distinguer les maladies nouvelles de celles qui ont été décrites par les auteurs, et qui sont anciennement connues[25].

Conçue comme un cycle de leçons, la *Nosographie* s'insère parfaitement dans l'horaire universitaire sous la forme de cinq conférences de deux heures par décade. Quelles notions générales Pinel essayait-il d'inculquer à ses étudiants ? Lisant l'Introduction de sa *Nosographie*, on trouve Hippocrate érigé en modèle : on y voit l'auteur de *Pronostic* allant visiter le malade à son domicile, notant des précisions sur son environnement, sur le climat, sur la qualité de l'eau et de la nourriture, décrivant la famille et l'aspect du malade, sa position dans son lit, et jusqu'au désordre des draps ou des couvertures. De tous ces détails, le médecin avisé déduit l'état du malade, le diagnostic et surtout le pronostic. Pinel insiste sur le devoir qui incombe au médecin moderne de se libérer de tout « système » traditionnel afin d'aborder le malade et sa maladie comme un cas particulier.

Sentant l'impatience de ses élèves d'accéder au lit du malade, Pinel dans ses écrits comme dans son enseignement ne cesse de souligner l'importance de l'expérience clinique et d'illustrer ses réflexions théoriques par des histoires de malades qu'il vient de voir, transformant ainsi son auditoire et ses lecteurs en observateurs de patients hospitalisés. Son

---

24. Pinel, *Noso Phil* V, Introduction, p. xi.
25. Pinel, *Noso Phil* IV, 1, p. cv.

texte est d'ailleurs truffé de notations telles que « j'ai vu », « je puis citer », « dans certains cas », « un aliéné parlait de », « on remarque », « je trouvai », « j'ai eu longtemps sous mes yeux », « il est curieux de suivre » – qui tendent à mieux faire partager son expérience d'observateur.

Une fois la *Nosographie* dans toutes les mains – et six éditions successives en vingt ans indiquent que c'est le cas –, Pinel n'a plus besoin de traiter chaque année toute la pathologie interne. Il décide donc de varier le contenu de ses cours et en 1810, par exemple, il écrit :

> Chaque année, dans mes leçons publiques, je me circonscris dans une classe de maladies pour mieux discuter et approfondir les principes du traitement. C'est sous ce point de vue que j'ai considéré exclusivement cette année les phlegmasies[26].

En 1813, il axe son enseignement sur « l'application de l'hygiène au rétablissement de la raison[27] » et en 1815, sur son expérience récente du typhus à la Salpêtrière[28]. Ainsi, il reste en contact avec les événements et avec son public[29].

Les étudiants

Au cours des débuts euphoriques de l'École de santé, les étudiants viennent volontiers à la rencontre des professeurs : ils créent des sociétés pour s'instruire mutuellement et pour associer les professeurs à leurs recherches. Pierre Huard et Marie-José Imbault-Huart ont passé en revue les sept sociétés parisiennes d'étudiants en médecine les plus importantes[30] et Roselyne Rey, quant à elle, a élaboré un schéma quantitatif ainsi qu'une très fine analyse des 406 thèses de médecine passées à Paris pendant les années scolaires 1799 à

26. *Ibid.*, 1, p. xcv, n. 2.
27. Pinel, *Noso Phil* V, p. cxviii, note.
28. Pinel, *Méd clin* III, p. 534.
29. Les documents ne sont pas clairs quant à la régularité avec laquelle il fait son cours de pathologie interne. Le professeur adjoint, Joseph François Bourdier de La Moulière, le remplace souvent et il est également suppléé par son élève, Landré-Beauvais. Imbault-Huart, 1975, p. 157, et 1978.
30. Huard et Imbault-Huart, 1975 (c).

1803 pour montrer les innovations intervenues dans l'enseignement de la médecine[31]. Elle répond ainsi de façon définitive aux critiques récentes cherchant à démontrer que ni la Révolution ni même la France n'ont rien apporté de nouveau dans le domaine médical à la fin du XVIIIe siècle : comme si tout avait déjà été pensé et écrit, sinon établi, sous l'Ancien Régime et à l'étranger[32].

Rey explique qu'à côté d'un enseignement « vertical », tel qu'il se pratiquait à la Société d'instruction médicale de la Charité créée par Corvisart, Leroux et Boyer, existait une importante transmission

> horizontale [...] des connaissances entre les hospices, entre condisciples [...] ; se définit ainsi un milieu intellectuel, scientifique et professionnel [...] où enseignement et recherches se chevauchent, qui constitue une des raisons fondamentales du rayonnement de l'École de Paris[33].

Pinel participe activement à la création de ce nouveau milieu. Ainsi, il soumet les prémices de son travail sur l'aliénation mentale à la Société médicale d'émulation – choisissant par là la plus remarquable, du point de vue intellectuel, des sept principales associations d'étudiants en médecine. Celle-ci, dès sa fondation en 1796, avait demandé au doyen Thouret un local pour ses assemblées[34], et sans doute la qualité des pétitionnaires (Bichat, Richerand, Alibert) avait-elle convaincu Thouret. Dès le 11 Messidor An IV [29 juin 1796], le doyen écrit au ministre de l'Intérieur, Pierre Bénézech, pour expliquer qu'

> établie à l'instar de celle d'Édimbourg, qui a prospéré, cette société de jeunes élèves peut devenir utile aux progrès de la Médecine et le zèle qui les anime mérite d'être soutenu[35].

Sans doute, aussi, le doyen a-t-il été séduit par la description que fait Jean-Louis Alibert de la naissance de cette société fraternelle dans le Discours préliminaire de ses *Mémoires* :

---

31. REY, 1993 (b).
32. Voir par exemple KEEL, 1985, et BROCKLISS, 1989.
33. REY, 1993 (a), p. 47.
34. ASTRUC, 1936.
35. AN, F 17, 2284.

> Partout on se chercha des amis, chacun fit renaître les occasions de voir et d'entretenir celui qui flattait plus ou moins l'intérêt de son esprit ou de son cœur. Enfin on se connut; on s'apprécia mutuellement; on se revit plus souvent; on ne se quitta plus qu'à regret. Notre Société existait donc déjà...[36]

Ce discours, Alibert l'adresse aux soixante membres dont quatre professeurs (Thouret, Fourcroy, Pinel et l'accoucheur Alphonse Leroy (1742-1816)).

> En partageant nos travaux – conclut Alibert –, ils sont juges de nos efforts, et toujours ils remportent de nos séances, avec le tribut d'une reconnaissance méritée, le sentiment délicieux d'avoir proposé quelque vue nouvelle, combattu quelque erreur, ou applaudi quelque vérité[37].

Pinel entend dans ce texte une invitation personnelle à partager ses réflexions les plus récentes avec les étudiants, passionnés comme lui par la nouvelle médecine. Ainsi, trois années de suite – en 1796, 1797 et 1798 – Pinel choisit cette société de jeunes pour leur soumettre des mémoires destinés à devenir respectivement les chapitres 1, 2, et 4 du *Traité* de 1800[38]. Ces mémoires qui, à quelques changements près, constituent la moitié de ce *Traité* de 1800, confirment des observations et développent des idées présentées en décembre 1794 à la Société d'histoire naturelle. Mais alors que dans le « Mémoire sur la manie », observations et réflexions se bousculent sous la plume d'un défenseur des aliénés impatient de tout dire, les mémoires lus devant la Société médicale d'émulation traduisent la pensée ordonnée et mûrie d'un novateur et s'adressent, plus qu'à un petit groupe de jeunes élèves qui furent les premiers à les entendre, au grand public que Pinel souhaite convertir à une attitude ouverte et bienveillante envers les malades de l'esprit.

---

36. Alibert, 1798, p. v.
37. *Ibid.*, p. xii. Alibert s'intéresse à l'aspect psychologique des maladies : 1795, 1796 (a) et (b).
38. Voir bibliographie de Pinel, années 1797-1799.

TROIS CONFÉRENCES SUR L'ALIÉNATION MENTALE

Le premier mémoire, « Sur la manie périodique ou intermittente », s'avère le plus important de tous : il contient déjà les idées de la deuxième édition du *Traité*, entièrement remaniée et infiniment mieux composée que la première édition [39]. Pinel a conscience de la richesse de ce mémoire quand il écrit qu'« un accès de manie offre toutes les variétés qu'on pourrait rechercher par voie d'abstraction [40] ». Ayant rapidement exposé les opinions des Anciens, il attire l'attention de ses auditeurs sur sa propre expérience à Bicêtre (section II). Des accès de manie de un à cinq mois pendant les chaleurs de l'été lui paraissent la norme, à un certain nombre d'exceptions près (section III). Ces accès peuvent être déclenchés non seulement par la chaleur, mais aussi par des causes variables et se succéder à intervalles réguliers ou irréguliers (section IV). Le caractère d'un cas de manie tient non à la « cause occasionnelle » mais à la constitution du malade et à « sa sensibilité physique et morale ». Nous retrouvons comme signe physique indicatif la couleur des cheveux, chère à Pussin (qui rejoint le « tempérament » des Anciens) et, parmi les dispositions morales, les dignes époux, les pères tendres, les patriotes purs et magnanimes à qui Pinel avait déjà rendu hommage dans le « Mémoire sur la manie » de 1794 (section V). Suit une énumération précise des signes précurseurs d'un accès de manie (section VI), énumération fondée évidemment sur des observations personnelles. Parmi les signes précurseurs prédominants figure la notion d'un « accord sympathique » qui expliquerait la correspondance mystérieuse entre symptômes physiques et psychiques. Cette sympathie, longuement débattue par les médecins montpelliérains, surgissait souvent dans les discussions contemporaines au sujet de l'hystérie et de l'hypocondrie où les signes physiologiques peuvent se manifester dans la région épigastrique. Nous verrons [41] que Pinel apprécie

39. Bibliographie de PINEL, 1797 et 1799.
40. PINEL, 1797, p. 103.
41. Voir *infra*, chap. 8.

beaucoup les analyses que fait d'une telle correspondance Alexander Crichton dans *Inquiry into the Nature and Origins of Mental Derangement*[42]. Pinel lit le livre du médecin écossais en 1799, très vite après sa publication. Il continuera à souligner la « sympathie » entre symptômes physiologiques et psychologiques sans percevoir qu'il peut s'agir de processus parallèles dérivés d'une même cause.

Dans la septième section, Pinel décrit avec finesse un phénomène classique et frappant, qui se produit pendant les accès : le changement dans les affections morales. Il nous montre ainsi un maniaque repoussant un enfant qu'il chérissait, un honnête homme qui se met à voler, un fils qui frappe son père, un maniaque coupant sa propre main. Un accès maniaque peut donc pervertir les repères affectifs et émotionnels de celui qui en est victime.

Pinel analyse ensuite (section VIII) les fonctions de l'entendement pouvant être altérées durant un accès de manie, signalant notamment « l'attention, la comparaison, le jugement, la réflexion, l'imagination, la mémoire, le raisonnement[43] ». Passant ainsi en revue les facultés, Pinel touche à tous les aspects majeurs de l'aliénation mentale, tout en insistant sur sa variété et sur le fait, si bien souligné par Hegel, qu'un reste de raison subsiste le plus souvent chez l'aliéné. Gladys Swain attache à cette huitième section une grande importance et suggère que le positivisme, qui prédomine en psychiatrie pendant la plus grande partie du XIXe siècle, n'a jamais pu complètement se défaire de cette idée d'une contradiction interne chez l'aliéné[44].

Après avoir décrit le phénomène, bien connu à l'époque, de l'accroissement de l'énergie physique au cours d'un accès de manie (section IX), Pinel traite de la diminution de la sensibilité des malades, pendant un accès, au chaud et au froid (section X). Il passe ensuite aux problèmes médicaux et psychologiques qui se posent au décours des accès (section XI),

42. Crichton, 1798 ; Weiner, 1990.
43. Pinel, 1797, p. 103.
44. Swain, 1975, p. 53.

puis aux rechutes et s'interroge sur les moyens de les prévenir (section XII). Enfin, dans la treizième et dernière partie, il traite des guérisons.

Pour conclure, Pinel exprime sa satisfaction de voir désormais la médecine française libérée « des entraves que lui donnaient l'esprit de routine, l'ambition de parvenir, son association avec des institutions religieuses, et sa défaveur dans l'opinion publique », et il se réjouit qu'« un grand essor lui [soit] déjà préparé par un enseignement conforme aux principes de la Révolution[45] ». Il en profite aussi pour faire partager sa joie d'être lui-même sorti de la situation médiocre où l'avaient confiné les restrictions de l'Ancien Régime. En effet, les « principes de la Révolution » n'ont pas seulement permis la création d'un nouvel enseignement de la médecine ; ils ont aussi, très concrètement, permis à Philippe Pinel d'accéder au professorat.

Soumettre ainsi sa pensée toute fraîche aux jeunes médecins de la Société médicale d'émulation est pour Pinel une expérience très satisfaisante. La sympathie mutuelle qui rapproche élèves et professeur est-elle en partie suscitée par leur découverte commune de la médecine clinique ? Sans doute. Quoi qu'il en soit, ce sentiment de fraternité intellectuelle avec ses élèves encourage Pinel à leur présenter en 1797 son second mémoire, « Sur le traitement moral des aliénés » – un « traitement moral » qui, comme on sait, a fait couler des flots d'encre, à la fois parce que le terme « moral » prête à confusion, et parce que Pinel le décrit plus qu'il ne le définit précisément. Il n'en demeure pas moins que ce mémoire, véritable chef-d'œuvre littéraire, est le mieux connu et le plus mal interprété des écrits de Pinel sur l'aliénation mentale.

Le traitement moral exige tout d'abord du médecin qu'il respecte la personne malade, qu'elle soit pauvre, laide ou insensée, puisque ce qui motive le médecin – qui par ailleurs s'interdit tout jugement de valeur – c'est un véritable intérêt pour les malheurs de cette personne. Mais respect et patience ne font pas tout, et une question demeure : un traitement

45. Pinel, 1797, p. 117.

physiquement douloureux peut-il donner des résultats psychologiques positifs ? Question morale, cette fois, et Pinel, même s'il prescrit de temps à autre les bains voire la douche froide sur la tête, se prononce toujours de préférence pour les moyens « doux ».

Le point le plus controversé de ce mémoire concerne l'autorité du directeur de l'asile. Dans son premier mémoire, Pinel avait déjà décrit le surveillant idéal : du zèle et du discernement, un heureux mélange d'autorité naturelle et de compassion, de fermeté et de sensibilité, une expérience éclairée et une vigilance constante... toutes qualités que, déjà, Colombier et Doublet prônaient en 1785. Avec un tel surveillant, le médecin pourra – devra même collaborer au lieu de se fier exclusivement à ses propres lumières.

Dans ce deuxième mémoire, Pinel, racontant des histoires de malades, donne des exemples de fermeté, de « détermination courageuse et imposante », voire de menaces ou de punition brève, de « recours à la force », d'« un appareil propre à effrayer », de répression « sage et énergique », destinés à engager l'aliéné sur le chemin de la guérison. Mais il insiste aussi pour que les menaces ou la répression, si elles s'avèrent ponctuellement nécessaires, ne durent pas longtemps et soient toujours suivies d'un retour à la « plus pure philanthropie » et d'une réconciliation amicale. Ce sont évidemment les interventions de Jean-Baptiste Pussin que Pinel décrit dans ces exemples[46] – Pussin qui, sous la plume de Michel Foucault, deviendra un tyrannique « personnage médical » imposant le silence, suscitant la culpabilité et exigeant du malade une soumission totale[47].

Foucault aborde ici un aspect essentiel de la relation médecin/malade : la question de l'autorité du thérapeute sur le patient. Il a eu le mérite de soulever cette question à une époque où l'on venait de découvrir les horreurs des camps de concentration et du goulag, et où on les comparait volontiers aux hôpitaux où l'on enfermait les malades mentaux. Cela l'a amené, comme un certain nombre d'auteurs tels que Klaus Dörner, Paul Szasz ou Andrew Scull, à une critique outrée de

46. Pinel, 1798, *Mem Soc Med Emulation*, pp. 223-225.
47. Foucault, 1961, chap. 8, « Naissance de l'asile ».

l'hôpital et des médecins – critique tendant à assimiler les médecins hospitaliers à des bourgeois exploitant des prolétaires hospitalisés et décrivant ces mêmes médecins comme des êtres cyniques utilisant les malades pour acquérir un savoir utile à leur carrière [48].

Pinel n'aurait pas reconnu cette description, ni souscrit à cette opinion. Il décrit en effet l'hôpital d'aliénés comme

> une grande famille composée d'êtres turbulents et fougueux qu'il faut réprimer, mais non exaspérer, contenir plutôt par des sentiments de respect et d'estime, que par une crainte servile, lorsqu'ils en sont susceptibles, et conduire le plus souvent avec douceur, mais toujours avec une fermeté inflexible [49].

Pinel à notre avis expose ici son idée selon laquelle beaucoup d'aliénés auraient besoin d'une structure, de règles qu'ils ne savent pas, ou ne peuvent plus, s'imposer à eux-mêmes, ce qui autoriserait le directeur ou le médecin à aller relativement loin pour ramener l'aliéné à la raison, y compris jusqu'aux menaces de punition, jusqu'à l'isolement et à l'usage de la camisole. Pinel ne semble pas avoir mesuré le danger d'octroyer au directeur de l'asile tant de pouvoir, ni prévu les excès auxquels une telle liberté non contrôlée pouvait conduire.

Le troisième mémoire présenté par Pinel à la Société médicale d'émulation, « Observations sur les aliénés et leur division en espèces distinctes », paraît dans sa première version plutôt confus, et il le remaniera profondément pour en faire le quatrième chapitre du *Traité* [50]. Le problème auquel, ici, se heurte Pinel vient de ce qu'il a déjà consacré un premier mémoire à la manie périodique et n'a pas grand-chose à dire de nouveau sur la manie continue. Aussi parle-t-il surtout de la « première espèce » de vésanie, la mélancolie, présentée comme une variété de la manie et se manifestant parfois en alternance avec la forme habituelle de celle-ci. Elle est surtout caractérisée par la concentration du malade sur un seul

---

48. Voir Szasz, 1961 et 1970 ; Scull, 1979 et 1989 ; Dörner, 1981.
49. Pinel, *TMP* I, p. 213.
50. Pinel, 1799, « Observations sur les aliénés ».

objet, et par la perte d'intérêt pour tout événement, toute personne, toute activité ne se rapportant pas à l'obsession du malade. C'est déjà la « monomanie » d'Esquirol bien clairement expliquée. Quant à la démence et à l'idiotisme, tous deux incurables, même les descriptions vivantes et les histoires dramatiques de malades n'offraient qu'un intérêt secondaire pour des jeunes gens se destinant à l'art de guérir.

Ce mémoire présentait également une autre difficulté : abordant ce qui allait devenir le premier ordre de la quatrième classe de la *Nosographie,* l'ordre des vésanies dans la classe des névroses, il touchait un domaine qu'en 1798, Pinel ne dominait pas encore et dont il ne pouvait, alors, esquisser qu'une ébauche.

Que ne donnerions-nous pour savoir si ces présentations à la Société médicale d'émulation entraînaient des discussions générales entre les professeurs et les meilleures jeunes têtes de l'École de Paris ! Ce dont au moins nous sommes sûrs, c'est que les jeunes l'appréciaient car ils élisent Pinel comme président en 1798, puis comme directeur, et publient immédiatement ses trois mémoires dans le recueil officiel de la Société, et publieront plus tard trois autres mémoires[51]. Ce fut donc une collaboration fructueuse.

Cependant, dans l'amphithéâtre, le contact reste distant. Au chevet des malades en revanche, la proximité de la souffrance crée une nouvelle intimité entre maître et disciple alors que s'engage un échange intellectuel tout personnel[52]. Malgré sa réputation d'avoir été, avec Corvisart, le meilleur clinicien de l'École de Paris[53], rares sont les portraits de Pinel dans une salle de malades. Citons pourtant deux témoignages d'élèves, et d'abord celui de François Leuret, qui deviendra lui-même médecin aliéniste, qui fréquente à la fois l'école de la Charité et celle de la Salpêtrière, et qui explique en quoi l'enseignement de Pinel était utile aux étudiants, surtout aux débutants :

51. Voir *infra,* bibliographie de Pinel, années 1797-1803.

52. Les remerciements des thésards de l'époque en témoignent. Voir Mauvif-Montergon, 1804.

53. Ce jugement provient des sommités de la jeune génération, Bichat, Alibert, Richerand, Itard, Leuret, et bien d'autres.

> Ce qui faisait rechercher Pinel, c'étaient deux qualités extrêmement précieuses : une grande pénétration comme clinicien, une grande clarté comme professeur. En l'entendant disserter sur une maladie, on aurait cru qu'il lisait dans le livre de la nature. Des propositions nettes, simples, et en petit nombre, faisaient la matière de ses leçons ; elles y étaient développées de telle façon que chaque auditeur les comprenait sans peine et les retenait facilement. Chez Corvisart, on apprenait vite, chez Pinel, on savait bien [54].

Ajoutons le témoignage de René Simon Bailly, jeune chirurgien militaire strasbourgeois qui obtient son bonnet de docteur en 1802 et plus tard écrit, dans ses *Souvenirs* :

> C'est un homme unique que ce M. Pinel, ne disant pas deux mots sans hocqueter et ne guérissant pas mieux ses malades qu'un autre ; il a cependant rendu de très grands services à la médecine en formant beaucoup de bons médecins [...] Les mouvements de sa figure grippée m'en ont plus appris que ses paroles [...] Je reconnais que c'est lui qui m'a fait médecin ; mais je ne puis bien dire comment, si ce n'est qu'au lit du malade il m'a appris à reconnaître les symptômes principaux de chaque maladie et à les rapporter aux genres et aux espèces de son cadre nosographique... [55]

Ainsi, par un inconscient mélange de gaucherie et de sagesse, Pinel attirait et retenait ses élèves au lit des malades, afin d'en faire de bons médecins.

L'ENSEIGNEMENT CLINIQUE : MÉDECINE INTERNE, MALADIES MENTALES, GÉRIATRIE

Le but de l'éducation à l'École de santé de Paris, publiquement proclamé, était, d'après la fameuse formule de Fourcroy, de « peu lire, beaucoup voir, beaucoup faire ». Si la première partie de ce programme ne présentait guère de difficulté (et se justifiait notamment par l'abondance des lectures traditionnelles, le plus souvent en latin), les deux autres en revanche n'allaient guère de soi : beaucoup voir supposait de nombreux services cliniques, beaucoup faire de nombreux

54. Wiriot, 1970, pp. 52-53.
55. Bailly, 1924, pp. 16-17.

laboratoires – et cela à un moment où la plupart des fonds disponibles étaient utilisés dans la guerre contre une Europe coalisée. L'effort réalisé pour équiper quelques laboratoires et les amphithéâtres de dissection est lisible dans les *Procès-verbaux de l'assemblée des professeurs* : on y voit notamment comment les instruments des « ci-devant » académies et sociétés savantes, confisqués en 1793, changent d'opérateurs et passent aux étudiants.

Chose surprenante : l'enseignement clinique dans les hôpitaux ne connaît pas les changements qui auraient permis à tous les étudiants de « beaucoup voir ». Ni le Comité d'instruction publique, ni le ministère de l'Intérieur, ni le Conseil général des hôpitaux ne s'occupent de créer un nombre suffisant de places dans les grands hôpitaux parisiens pour cet enseignement pratique si nécessaire à la formation du jeune médecin. C'est donc un enseignement qui s'élabore en partie en marge des circuits officiels et qui est payant, ajoutant ainsi au fardeau financier imposé aux élèves. À côté des trois cliniques parisiennes officielles situées à l'Hôtel-Dieu, à la Charité et à la Clinique de perfectionnement, s'organisent ainsi des cliniques « libres » dans les grands hôpitaux (Necker, Beaujon, la Maternité, les Enfants Trouvés, les Vénériens, Saint-Louis, Bicêtre, la Salpêtrière, les Enfants malades à partir de 1802, la Pitié à partir de 1808), où les médecins encadrent l'apprentissage clinique des étudiants. Ce développement s'avère d'autant plus intéressant que de nouvelles spécialités médicales commencent à se dessiner, telles que la pédiatrie, la gériatrie, la dermatologie, la cardiologie, la psychiatrie. Notons également la création de certaines cliniques spécialisées – comme celle d'inoculation ouverte à la Salpêtrière par Pinel et J. J. Leroux en l'An VI, juste avant l'avènement de la vaccine. Il reste difficile, cependant, d'évaluer l'extension exacte de cet enseignement clinique car il ne laisse de trace que dans les souvenirs personnels et ne paraît pas avoir préoccupé l'assemblée des professeurs.

> Les fonctions des élèves auprès du lit des malades – lisons-nous dans les *Procès-verbaux de l'assemblée des professeurs* – seront déterminées dans les règlements de chaque hospice. Ils seront distingués suivant leurs progrès

> par les professeurs cliniques des hôpitaux qui les placeront de manière à pouvoir tirer parti de leurs talents et à les avancer dans la carrière médicale d'une manière proportionnée à leur mérite[56].

Vu les efforts que doit déployer Pinel pour obtenir un maigre salaire pour son seul adjoint, Augustin Jacob Landré-Beauvais (1772-1840), professeurs et ministres ne semblent guère se mobiliser pour donner toutes ses chances à cette importante innovation.

Pinel offre donc un enseignement clinique « particulier » à la Salpêtrière, tôt le matin, au moment de sa visite. Sans doute a-t-il commencé cet enseignement peu après son arrivée car en 1798, il en parle comme d'une habitude bien établie. Il évoque une salle de trente lits à l'Infirmerie générale où, suivant ses idées exprimées dans son mémoire de 1793, il place des malades aux symptômes bien repérés. À l'époque, la Salpêtrière disposait d'un petit amphithéâtre pour les autopsies, mais elle manquait d'une salle de conférence où un professeur aurait pu exposer et discuter l'histoire d'un malade. C'est donc au chevet des vieilles femmes malades que les étudiants reçoivent cet enseignement clinique[57].

Il ne semble pas que Pinel ait conçu un enseignement psychiatrique formellement séparé de cet enseignement clinique général. Cependant, les documents mentionnent une infirmerie dite « du 5e emploi » (anciennement les Loges) où se trouvaient regroupées les malades de l'esprit atteintes d'une maladie « intercurrente ». Un enseignement particulier s'y déroule donc, ainsi que dans le cabinet privé de Pinel situé dans son appartement à la Salpêtrière, et ce, pour les quelques élèves privilégiés que sont Esquirol, Landré-Beauvais, Itard, Schwilgué, Bricheteau, Boisseau, Leuret, Ferrus, Rostan,

---

56. AN, AJ 16, 6226. Assemblée des professeurs, 23. Voir deux travaux importants sur l'enseignement clinique : BRUTÉ, 1803, et FALRET, 1847, 1849 ; deux commentaires contemporains : VAIDY, 1818, et RATIER, 1830 ; des études récentes, HUARD et IMBAULT-HUART, 1973, 1974 (b), 1975 (a) et, en comparaison, une thèse allemande, KARENBERG, 1997.

57. On trouve des éléments précieux pour connaître cet enseignement dans les pages de *La médecine clinique,* ainsi que dans les articles « Asthénie », « Adynamie », « Ataxie » et « Cachexie » écrits par Pinel en 1812 pour le *Dictionnaire des sciences médicales.* Voir *infra,* bibliographie de PINEL, 1812.

Pariset, et quelques autres[58]. Esquirol prendra la relève en 1817, avec un cours théorique aussi bien que clinique enseigné également à la Salpêtrière, puis, en 1826, il partira pour devenir directeur médical de la maison de Charenton.

À l'Infirmerie générale ou dans celle du « 5e emploi », la plupart des malades étaient de vieilles femmes et Pinel insiste souvent sur le fait que leurs maux psychologiques et physiques sont surtout ceux de la vieillesse. Les facteurs qui, dans leurs maladies, retiennent son attention sont leur personnalité, leur situation économique et familiale et l'intensité de leurs souffrances. Elles présentent des symptômes difficiles à classifier tels qu'un sentiment de tristesse et d'abandon, le désir de mourir avec parfois l'intention de se suicider – des symptômes voisins, donc, de la mélancolie – mais aussi un affaiblissement de la mémoire, de la pensée logique, de la volonté, de l'énergie tendant vers la démence ; une diminution des forces sensorielles comme la vue et l'ouïe ; une incontinence due à la perte du contrôle de l'action musculaire volontaire ; un détachement croissant, frisant le marasme, à l'égard de leur environnement ; un empêchement des forces motrices, un manque d'appétit pouvant évoquer l'idiotisme. Les registres de la Salpêtrière nous apprennent qu'un grand nombre des femmes hospitalisées au 5e emploi meurent à l'Infirmerie générale. Les transferts sont donc fréquents entre ces deux sections, d'ailleurs voisines. Cette proximité et ces transferts symbolisent la conviction de Pinel que maladies gériatriques et psychiatriques se touchent de près et que l'hôpital d'aliénés doit être intégré dans un hospice général.

Pinel, en fait, conçoit l'état de santé de ces vieilles femmes de façon tout à fait neuve pour l'époque : en effet, il considère le plus souvent que *vu leur âge avancé,* leur état est normal. Ainsi jette-t-il les bases d'une médecine gériatrique[59]. Risquant un double anachronisme, on pourrait dire que se

---

58. Voir chap. 9, p. 330 : « Deux générations d'élèves, collaborateurs et critiques de Pinel ».

59. Erwin H. Ackerknecht et Mirko D. Grmek sont d'accord sur ce point. Grmek, 1957, et 1958, pp. 125-126 ; Ackerknecht, 1961 ; *idem,* 1986 (a), p. 222.

manifeste ici un modeste début d'enseignement de psychiatrie gériatrique. En effet, toute une génération de médecins français de la première moitié du XIXe siècle se disent élèves de Pinel – qu'ils soient aliénistes comme Esquirol, Leuret, Falret, Scipion ou Casimir Pinel, spécialistes d'enfants handicapés et d'otologie comme Itard, séméiologistes comme Landré-Beauvais, ou chimistes comme Nysten et Schwilgué. Or, Pinel leur a ouvert les yeux sur les réalités et les aspects normaux de l'âge mûr, sur l'importance chez le sujet âgé des facteurs psychologiques dans la maladie, sur la mort comme phénomène naturel, sur l'importance de la dimension individuelle chez chaque malade, femme et homme, riche ou pauvre, et sur la personne dans toute sa complexité[60].

Le maître à la Faculté et à l'Académie des sciences

Avant de quitter Pinel professeur, deux aspects de son personnage nous restent à analyser : son rôle comme directeur de thèses et son activité comme défenseur de « la méthode sévère de l'histoire naturelle » à l'Académie des sciences. Tous les élèves ayant été en contact avec tous les professeurs, tous les enseignants ont pu influencer les thèses des uns et des autres. Eh bien, la *Nosographie* est le manuel de médecine interne dont tous les étudiants se servent, et son vocabulaire compliqué est utilisé par toute l'École de Paris. Rey nous apprend que parmi les disciplines nouvelles abordées dans les thèses, c'est la chimie médicale qui, à l'évidence, se retrouve le plus souvent, associée à d'autres disciplines et surtout à la pathologie interne. Or, qui sont les professeurs responsables de ces enseignements ? Fourcroy et Pinel. Quant aux méthodes nouvelles, ce sont les méthodes anatomo-pathologique et anatomo-clinique qui priment toutes les autres[61]. Quant aux sujets de thèses, enfin, neuf à notre connaissance, écrites pendant la vie de Pinel, portent sur des sujets

60. Pour les aspects fondamentaux de cette médecine gériatrique, voir *infra*, chap. 8.
61. Rey, 1993 (a).

gériatriques[62]; deux sont rédigées par ses élèves très particuliers, Esquirol et Landré-Beauvais[63]. À Paris comme à Montpellier, elles portent fréquemment sur la « médecine morale », sans que Pinel soit toujours mentionné[64].

Bien différente des autres est la thèse que Gaspard Laurent Bayle (1774-1816) soutient sous la présidence de Pinel en 1802. Intitulée « Considérations sur la nosologie, la médecine d'observation et la médecine pratique », elle conteste la valeur d'une approche nosologique à la médecine tout en attaquant le savant échafaudage théorique de Pinel. Si le professeur avait écouté son jeune et génial critique, aurait-il entièrement repensé sa nosographie ? Toujours est-il qu'aux yeux des critiques de Pinel, le défi de Bayle constitue une étape essentielle dans l'évolution de la pensée médicale[65].

Pinel, malheureusement, parle peu du petit groupe d'élèves qu'il invite chez lui, à la Salpêtrière et dans sa maison de campagne à Torfou – à l'exception d'Esquirol, toutefois, qu'il mentionne pour ses hautes qualités de clinicien et dont il recommande à plusieurs reprises dans ses écrits la maison de santé établie en 1802 rue Buffon. C'est d'ailleurs dans ses œuvres que Pinel rend hommage aux travaux de certains de ses élèves favoris. En voici deux exemples, extraits de la cinquième édition de la *Nosographie,* publiée en 1813 :

> L'action des médicaments sur le corps vivant, étudiée surtout par Schwilgué avec le plus grand soin dans l'hospice de la Salpêtrière, a donné lieu à deux ouvrages qui semblent pour ainsi dire destinés à être incorporés avec la *Nosographie,* et auxquels je renvoie sans cesse pour le traitement des maladies[66].

---

62. DELSERIES, 1802 ; AUCHIER, 1804 ; MAUVIF-MONTERGON, 1804 ; BROSSARD-YSABEAU, 1815 ; VINACHE, 1816 ; BELLOIR, 1817 ; BALLOT, 1822 ; CHAUSSARD, 1822 ; SECRETAIN, 1827.

63. ESQUIROL, 1805 ; voir également LANDRÉ-BEAUVAIS, 1800 ; GAUCHET et SWAIN, 1980 ; et aussi *Tables... des thèses,* 1806.

64. On peut citer comme exemple deux thèses de médecine de Montpellier : C. GUILLET, An X, et M. BAUDENON DE LAMAZE, 1816.

65. Pour l'étude de la thèse de Bayle, voir *infra,* chap. 8.

66. Et Pinel ajoute en note : « *Traité de matière médicale* et *Manuel médical,* par C. J. A. Schwilgué. La 2e édition de ces ouvrages a été revue, corrigée et augmentée par M. Nysten, D. M., membre de la Société de l'École de Médecine de Paris, et professeur de matière médicale, Paris,

Autre exemple: «[...] la Séméïotique pathologique, [...] traitée avec un grand soin dans l'ouvrage de M. Beauvais...[67]»

Ces recommandations, rares, sont hautement appréciées. Les élèves de Pinel savent que leur maître est un juge sévère quant à la qualité du travail, exigeant des observations personnelles, une documentation abondante, des expériences scientifiques précises. Les chercheurs qui soumettent des travaux à l'Académie des sciences vont l'apprendre: les *Procès-verbaux de l'Académie des sciences* nous permettent d'illustrer le rôle important que joue Pinel comme critique.

Pinel aimait beaucoup l'Académie: pendant les douze premières années au cours desquelles il participe à ses travaux, avant que la maladie ne l'affaiblisse, il ne manque, en moyenne, que cinq de ses réunions hebdomadaires par an[68] et participe au total à cinquante-quatre rapports, dont trente-et-un en collaboration avec des collègues comme Cuvier, Fourcroy, Geoffroy Saint-Hilaire, Lamarck, Lacépède, Jussieu. Il sert de rapporteur neuf fois au sujet de communications importantes.

Mais, surtout, Pinel écrit quatorze rapports comme commissaire unique, dont douze sont rendus oralement de sorte qu'il n'en reste pas trace[69]; deux en revanche, présentés le 26 août 1805, sont imprimés dans les *Procès-verbaux de l'Académie des sciences* et nous permettent d'apprécier les idées, le ton et l'attitude de Pinel académicien et critique.

1809. Mais les changements faits successivement aux dernières éditions de la *Nosographie*, et ceux qu'il était indispensable de faire à la partie pharmaceutique du *Manuel médical* de Schwilgué, ont déterminé M. Nysten à publier un nouveau *Manuel médical* (1 vol. in-8, chez J. A. Brosson).» PINEL, *Noso Phil* V, p. LXXXIX et note.

67. Note de Pinel: «*Semeïotique* ou *Traité des signes des maladies* par A. J. Landré-Beauvais, médecin de la Salpêtrière, etc., 2e édition, Paris, 1813, chez J. A. Brosson, Libraire, rue Pierre Sarrazin, n° 9.» PINEL, *Noso Phil* V, p. XCV et note.

68. Voir les tableaux de présence à la fin des *Procès-Verbaux de l'Académie des sciences.*

69. Il s'agit, entre autres, de quatre rapports sur des livres étrangers: YOUNG, 1815 [rapport demandé le 2 mars 1818]; BISCHOFF, 1816 [rapport demandé le 20 janv. 1817]; GOOD, 1817 [rapport demandé le 24 août 1818]; HOSACK, 1818 [rapport demandé le 10 déc. 1821].

L'un de ces deux rapports concerne un mémoire envoyé par un M. Sonnerat sur les propriétés du stramonium violet, *Datura fastuosa*, remède contre l'asthme. Ce mémoire « laisse plusieurs objects à désirer », conclut Pinel. Et, en professeur et clinicien qu'il est, le critique fait lui-même la description des calice, corolle, capsule, fruit, feuille, tige et fleur du *Datura*. Manque aussi, indique Pinel, une analyse de la littérature, et il en profite pour la mentionner. En outre, décrire une plante ne suffit pas : « Il faut encore connaître les caractères distinctifs ou spécifiques de la maladie contre laquelle on l'emploie. » En peu de mots l'orateur, discutant d'une plante médicamenteuse, emmène ainsi les quarante-deux académiciens qui l'écoutent au chevet du malade :

> On voit dans les hôpitaux – explique-t-il – [...] des maladies qui ont toutes les apparences de l'asthme et qui en sont cependant distinctes. Une difficulté de respirer [...] peut tenir à une vomique ou abcès pulmonaire, à la présence de vers intestinaux, à un vice organique du cœur ou de l'aorte, à l'impression de vapeurs métalliques longtemps continuée [...] et il faut être bien exercé à observer pour ne point confondre de semblables maladies avec l'asthme spasmodique proprement dit.

Enfin, pour terminer sur ce sujet qui lui tient à cœur, Pinel ajoute qu'on voit chaque jour l'asthme être une affection secondaire et dépendante de l'hystérie, quelquefois de l'hypocondrie... Ainsi parvient-il à intégrer dans un sujet en apparence purement pharmacologique des considérations cliniques et même psychopathologiques. Cette méthode lui permet de parler tout à la fois en naturaliste, en chercheur, en classificateur, en médecin et en aliéniste [70].

Le second mémoire est signé du Dr Savaresi, médecin qui avait participé à la campagne d'Égypte. Il soumet à l'Académie un « Recueil de mémoires et opuscules physiques et médicaux sur l'Égypte ». Hélas, le commissaire y trouve « une foule d'objets connus et déjà publiés dans des relations des voyageurs les plus distingués », ainsi que « des résultats de ses propres observations qui inspirent quelque défiance »

---

70. *PV Académie des sciences*, 3, pp. 246-247.

car ils manquent « d'une exactitude sévère » – Savaresi n'ayant pris que des « notes fugitives ». En conclusion, Pinel défend sa méthode préférée :

> Il est assez singulier d'entendre parler de la marche des mathématiques appliquée à l'explication la plus frivole et la plus versatile d'un des phénomènes les plus obscurs de la nature, la contagion de la peste[71].

Dans neuf jugements critiques de l'Académie, Pinel, choisi comme rapporteur par ses collègues, exprime leur opinion collective et dans ces cas-là, il se montre un critique sévère, bien différent du « bon Monsieur Pinel » légendaire. Le 26 février 1810, le Dr Pitaro ayant présenté ses « Considérations sur la tarentule de la Pouille et sur les accidents causés par la piqûre de cet insecte », Pinel insiste d'abord sur la structure anatomique de la tarentule pour savoir si cet animal pourrait être venimeux, ce que Pitaro avait négligé de faire. À vrai dire, les descriptions de celui-ci, ses gravures, ses lectures des meilleurs auteurs s'avéraient insuffisantes, et ses démonstrations cliniques peu convaincantes.

> Que de défiance doit inspirer un ordre aussi singulier de symptômes qu'on attribue d'ailleurs à un prétendu venin désavoué par les recherches les plus exactes d'anatomie zoologique ? [...]
>
> Nous ferons remarquer à l'auteur – poursuit Pinel – que ce sont précisément les affections qu'on observe chaque jour dans des hôpitaux d'aliénés où on ne trouve certainement aucune trace de tarentule.

Et de conclure que la Première Classe de l'Académie regarde le Mémoire du docteur Pitaro « comme plus propre à faire rétrograder la Science qu'à contribuer à ses progrès[72] ».

Le 18 juillet 1814, c'est le tour de M. Chambon qui expose « Les avantages de la saignée pratiquée à la base du nez ». Pinel trouve si vague le procédé opératoire indiqué par l'auteur qu'il ne paraît nullement propre à constituer un rapport. Avec son collègue Portal, il étudie néanmoins les quatre

---

71. *Ibid.*, 3, p. 248.

72. « Sur la tarentule de la Pouille », commissaires Pinel et Portal, *ibid.*, 4, pp. 323-329.

observations soumises par Chambon; les commissaires concluent que Chambon doit « reprendre le cours de ses utiles recherches » mais « suivre une marche expérimentale bien plus sévère » car

> c'est seulement sous ce point de vue que la médecine devient une branche des sciences physiques, qu'elle est maintenant enseignée dans l'École de Paris, et qu'elle peut être associée heureusement aux autres travaux de la Classe[73].

Et c'est encore la médecine scientifique que défend Pinel lorsqu'il rejette avec mépris le mémoire de Thilorier sur « La formation de la voix » comme « peu susceptible de réfutation sérieuse[74] ».

Pinel, cependant, n'est pas toujours aussi négatif: il sait aussi se montrer enthousiaste. Ainsi, il apprécie et loue les travaux de quatre de ses collègues: le mémoire de Nicolas René Dufriche Desgenettes « Sur les fumigations du gaz acide muriatique oxigéné[75] », celui de René Joseph Hyacinthe Bertin « Sur les altérations du cœur[76] », l'étude d'André Marie Duméril « Sur le mécanisme de la respiration des poissons[77] », et surtout, il exprime son admiration pour les travaux de François Magendie, entrepris avec l'aide du botaniste Rafeneau Delile, sur l'action physiologique des poisons[78]. Magendie présente son premier travail à l'Académie en 1809. L'appui, pour ne pas dire l'enthousiasme de Pinel pour la nouvelle science physiologique, contribue à ce que le monde académique, et une grande partie du monde

73. « Sur la saignée à la base du nez », commissaires Pinel et Portal, *ibid.*, 5, pp. 363-365.

74. 6 novembre 1816, « Sur la formation de la voix », commissaires Pinel, Hallé, de Prony, *ibid.*, 5, pp. 573-575.

75. 6 janvier 1806, « Sur les fumigations », commissaires Pinel et Guyton de Morveau, *ibid.*, 3, pp. 297-299.

76. 15 janvier 1821, commissaires Pinel, Duméril, Pelletan, *ibid.*, 7, pp. 126-128.

77. 7 septembre 1807, commissaires Pinel, Tenon et Lacépède, *ibid.*, 3, pp. 577-579.

78. L'emploi de substances vénéneuses préoccupe les commissaires, dont Pinel, donne lieu à trois rapports, mène à une réunion confidentielle et à la décision de ne pas publier leurs conclusions. *PV Académie des sciences*, 4, pp. 208-210, 275-277; 5, pp. 142-146.

scientifique, accueillent rapidement avec intérêt les nouvelles méthodes d'investigation [79].

Restent à discuter deux rapports, d'une importance capitale pour l'essor de la psychiatrie au XIXe siècle. Le premier est rendu le 15 mai 1809 par une commission présidée par Georges Cuvier et rassemblant Pinel, Tenon, Portal et Sabatier, et qui présente son jugement sur l'œuvre de Franz Joseph Gall et de Johann Christoph Spurzheim, *Recherches sur le système nerveux en général et sur le cerveau en particulier* [80]. Ayant écarté les « doctrines physiologiques » de Gall qui « n'entrent assurément dans les attributions d'aucune Académie des Sciences », les commissaires s'étaient mis d'accord pour n'étudier que « ses observations anatomiques ». Parce que, disent-ils,

> aucun de ceux qui ont travaillé sur le cerveau n'est parvenu à établir rationnellement une relation positive entre la structure de ce viscère et ses fonctions [...] l'on n'a fait autre chose qu'intercaler, entre la structure découverte et les effets connus, quelque hypothèse à peine capable de satisfaire un instant les esprits peu difficiles.

Pour être certains d'avoir bien saisi les idées des deux médecins allemands, les commissaires les invitent à faire devant eux leurs dissections, font les leurs devant eux, et leur soumettent leurs conclusions avant de les publier. Les commissaires établissent et examinent minutieusement dix propositions tirées du travail de Gall pour arriver à la conclusion suivante:

> [...] même si l'on adoptait la plupart des idées de MM. Gall et Spurzheim, l'on serait loin encore de connoître les rapports, les usages et les connexions de toutes les parties du cerveau.

Deux observations s'imposent: Gall avait proposé une nouvelle façon de disséquer, suggérant une connexion neuve entre moelle épinière, cervelet et cerveau. Mais il avait également présenté des propositions physiologiques que ses dissections ne prouvaient point. Ce sont ces propositions qui laissent les commissaires sceptiques et les amènent à un jugement global

---

79. Voir à ce sujet LESCH, 1984, surtout chap. 7.

80. *PV Académie des sciences*, 4, pp. 43-63. Voir DEMANGEON, 1808; GALL, 1810; TEMKIN, 1947.

négatif. Cependant leur critique, justifiée du point de vue de la physiologie, fut injuste envers les dissections de Gall.

Le second rapport, bien connu, est rendu le 16 juin 1817 par Pinel, seul commissaire, et concerne un mémoire d'Esquirol intitulé « Sur les hallucinations [81] ». Remarquable pour sa discussion clinique de quatre observations de malades présentant respectivement des sensations hallucinatoires de l'ouïe, de l'ouïe et de la vue conjuguées, de l'ouïe, de la vue, du goût et de l'odorat réunis, ou de tous les sens ensemble, ce rapport nous intéresse surtout pour l'exposé qu'il contient de la bonne méthode scientifique dont Pinel donne les détails. Celui qui parle alors est âgé de soixante-douze ans, c'est un vieillard fier de son œuvre et de son élève. Contrairement à ses prédécesseurs, rapporte Pinel, « M. Esquirol a eu l'avantage de circonscrire beaucoup plus l'objet pour en mieux déterminer le vrai caractère » et de présenter « une suite d'observations pour servir à l'histoire vraie des fonctions de l'entendement humain ». C'est à la fonction d'historien que « se borne exclusivement » le rôle de l'aliéniste, « observateur très attentif ». La méthode à suivre est « celle qu'on a adoptée dans toutes les sciences physiques », du moins « autant que l'objet peut le permettre ».

Ce qu'il faut recueillir, ce sont « des détails bien constatés » que l'on peut déterminer « par des caractères extérieurs non équivoques » tels que des changements « dans toute l'habitude du corps », les « gestes, les propos, les écarts de l'entendement, les actes d'une volonté dépravée ou d'une imagination sans ordre et sans suite ». Enfin, Pinel termine en faisant l'éloge des conditions dans lesquelles on observe et soigne les malades mentaux à la Salpêtrière et dans l'établissement privé d'Esquirol, rue Buffon. Tout au long de cet exposé, il ne se prive pas du plaisir de traiter Esquirol en élève et de

> l'encourager à continuer ses observations dans ce genre comme dans tout autre, à devenir de plus en plus sévère dans sa méthode descriptive, et à saisir surtout certains cas rares et difficiles, comme je le fais moi-même, pour la perfectionner.

81. « Sur les hallucinations », commissaire Pinel, *PV Académie des sciences*, 6, pp. 196-199.

On se demande ce que pensa cet « élève » âgé de quarante-cinq ans, chargé depuis sept années du service des folles de la Salpêtrière et qui allait devenir – en partie à cause de Pinel lui-même –, le concurrent de son maître[82].

De 1803 à la fin de sa vie, Pinel remplit donc à l'Académie des sciences un triple rôle. C'est d'abord un critique implacable des travaux médiocres, mal préparés, pauvres en expériences recevables; c'est ensuite un champion de la méthode scientifique appliquée avec imagination et sérieux au vaste champ de l'histoire naturelle; c'est enfin le pionnier d'une approche scientifique de l'aliénation mentale conçue comme un aspect important des sciences médicales. Pinel manifestera notamment la rigueur de son approche scientifique à l'occasion d'un vote à l'Académie des sciences le 30 juillet 1821: comme il fallait élire un nouveau membre de la section anatomie et zoologie, il refusera de voter et demandera, avec Duméril, que l'Académie établisse deux listes, une pour l'anatomie humaine et l'autre pour la zoologie. Ce qui fut fait. Ils donnent ainsi à la médecine un fondement plus solide à l'intérieur des études scientifiques.

Par conséquent, ne voir en Pinel qu'un nosographe du XVIIIe siècle, à l'esprit fermé aux idées nouvelles de la médecine et de la recherche scientifique, ne lui rend guère justice. En effet, Pinel semble à la fois s'efforcer d'élargir le champ d'activité des sciences pour y dégager une place où la médecine pourrait se livrer à la recherche, et en même temps, tout en plaidant pour une médecine scientifique, il refuse de ramener les émotions, les pensées et les passions humaines à de simples phénomènes physiques localisables dans le système nerveux. Il est regrettable qu'en 1820, Louis XVIII ait fondé une académie de médecine, éloignant ainsi les médecins de leurs collègues scientifiques et soustrayant la médecine et l'aliénisme à la critique de la science. Si les Bourbons l'avaient consulté, Pinel aurait déploré cette séparation entre science et médecine. C'est d'ailleurs le combat qui sera le sien à la Salpêtrière: faire de cet hospice un lieu où développer parallèlement la clinique et la recherche, la médecine et la science.

---

82. Voir *infra*, chap. 9.

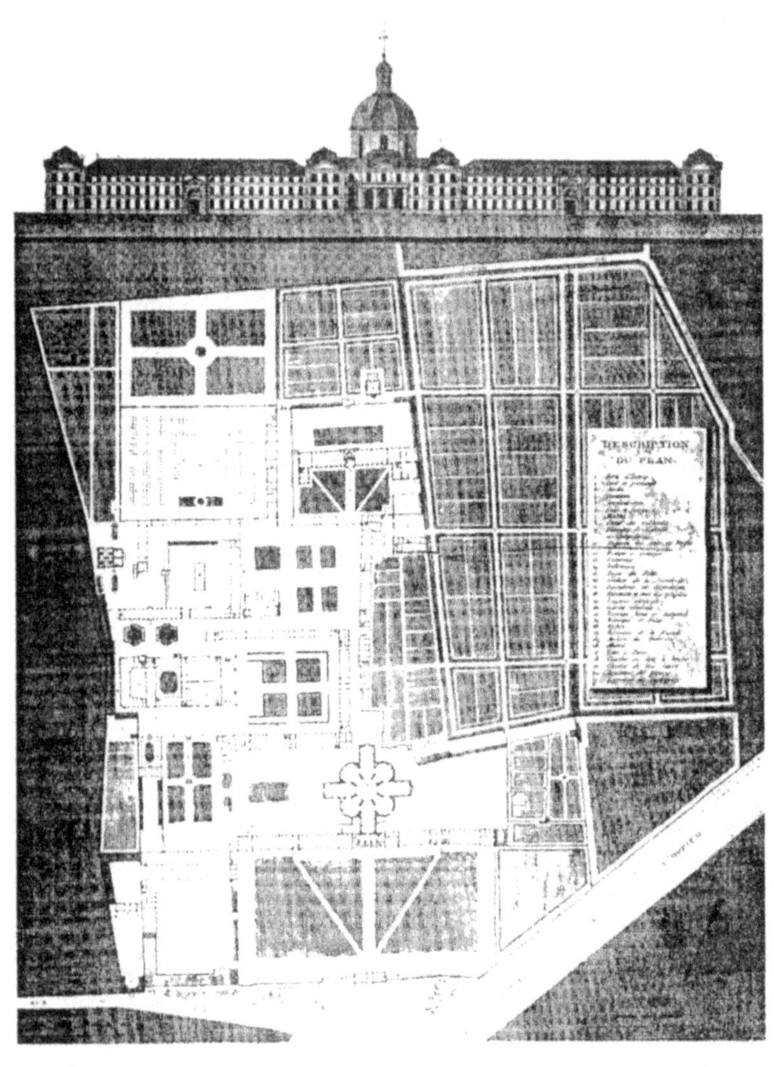

Plan de l'Hospice de la Salpêtrière (partie sud),
A. Malo et N. Maire, *Atlas administratif de la Ville de Paris,*
Lottin de Saint-Germain, Paris, 1821.

CHAPITRE VI

Les transformations de la Salpêtrière

> Depuis plus de trois ans que je suis en activité de service à la Salpêtrière, il m'a été impossible d'entreprendre le traitement de la folie ou même de faire aucune observation exacte sur cette maladie, à cause de l'espèce de désorganisation où est cette partie de l'hospice.
>
> PINEL à François de Neufchâteau,
> 26 Vendémiaire An VII [17 octobre 1798]

Pendant ses trente années de service, Pinel transforme la Salpêtrière en un centre de soins, d'enseignement et de recherche. Il anime l'Infirmerie générale par ses visites journalières et par ses leçons cliniques. Avec l'aide de la Commission et du Conseil général des hôpitaux, il crée des jardins, des ouvroirs, et surtout l'asile, avec sa propre infirmerie. Ainsi la Salpêtrière, autrefois objet de répulsion, est transformée en « Maison nationale des femmes [1] » et devient, pour les Français comme pour les étrangers, un objet de curiosité méritant bien une visite.

---

1. Nom de l'Hospice de la Salpêtrière de 1793 à 1823 (il sera baptisé alors « Vieillesse Femmes »). Pour une vue d'ensemble moderne bien documentée, voir SIMON et FRANCHI, 1986. Il existe par ailleurs beaucoup d'études partielles, dont LEROY, 1790; BOUCHER, 1883; TESSON, 1903; GUILLAIN et MATHIEU, 1925; LARGUIER, 1939; COUTEAUX, 1944; HAUTECŒUR, 1958; GASCO, 1969; PUZIN et CESAR, 1982; MICALE, 1985.

Situation de l'établissement en 1795

Pinel arrive à la Salpêtrière comme médecin-en-chef le 19 avril 1795 et se trouve alors chargé de gérer la santé de 7 523 indigentes, tâche administrative pour laquelle il n'est pas préparé. Il sait pourtant que la Salpêtrière partage les défauts de Bicêtre, qu'il connaît bien. Les deux institutions sont mal administrées, surpeuplées de « bons pauvres[2] » impotents, de prisonniers et de malades de l'esprit. La Salpêtrière héberge également des prostituées et « environ seize cents » enfants – un quart de ses résidants, souvent ramassés par la police parce qu'ils mendiaient, parce qu'on les avait surpris en train de voler ou parce qu'ils n'avaient pas de domicile fixe[3]. Les logements sont délabrés, la nourriture de mauvaise qualité, et l'inégalité qui sévit entre pauvres et privilégiées, ainsi que l'oisiveté des pauvres et des enfants, sont déplorables. En outre, le fait que ni les malades du corps ni les malades de l'esprit ne reçoivent de soins adéquats fait de cet hospice un mouroir. Le nouveau médecin-en-chef se trouve donc confronté à une tâche énorme.

En arrivant, Pinel fit sans doute le tour de l'établissement, pénétrant par la cour d'honneur où l'on peut admirer le grand bâtiment et l'église, construits sous Louis XIV. Le Roi Soleil, qui allait bientôt habiter son palais à Versailles, avait voulu montrer au monde qu'il logerait ses pauvres aussi somptueusement que sa Cour et ses invalides de guerre. Il confia donc la construction des nouveaux bâtiments de la Salpêtrière à Louis Le Vau, l'architecte de son église Saint-Louis de Versailles, et la construction de la belle église Saint-Louis de la Salpêtrière fut confiée à l'élève de Le Vau, Libéral Bruant. (Ce dernier avait déjà construit l'Hôtel royal des Invalides, avec l'aide de Jules Hardouin-Mansart.)

L'église imaginée par Bruant est remarquable pour ses huit ailes rayonnant de l'autel central : ainsi huit groupes de

---

2. Expression de l'époque désignant essentiellement des indigents à la charge de l'État.

3. Desgranges, 1952, p. 118. Voir, au sujet des enfants perdus dans Paris, Farge et Revel, 1988.

pauvres et de malades peuvent, sans se gêner mutuellement, assister à la même messe. Toutes les constructions sont terminées en 1678, y compris

> deux corps de logis, où sont logés les ecclésiastiques et officiers principaux et où sont les offices, cuisines, et [...] quinze grands dortoirs de [60 à 80 mètres...] occupés par 628 femmes [l'aile Mazarin] [4].

Cet effectif de 628 femmes en 1656 sera porté à 3 000 à la fin du grand siècle et à près de 8 000 cent ans plus tard [5]. On créera pour elles, alors, d'autres dortoirs.

Au XVIIIe siècle est érigée l'aile Lassay, symétrique de l'aile Mazarin. C'est dans ce corps de logis, adossé au mur de l'église Saint-Louis, qu'on installe le logement du médecin-en-chef. Lorsqu'on visite aujourd'hui cet appartement, on se rend compte qu'il se situe entre les deux mondes de Pinel : de son bureau il voit les parterres de fleurs et les arbres de la cour d'entrée, alors qu'à l'horizon se dessinent les toitures des Écoles et la coupole de l'Institut de France ; de sa chambre à coucher, en revanche, la vue est arrêtée par les lignes sévères et toutes proches de l'abside de l'église, vide depuis la Révolution et symbole pour lui d'une lointaine jeunesse ecclésiastique. Cette perspective lui inspirait-elle quelque regret de cette vie religieuse qu'il avait quittée ? Non, sans doute, car toute son œuvre indique qu'il est favorable à une société strictement laïque et que les croyances religieuses restent, à ses yeux, du registre des convictions personnelles [6].

Les beautés de la cour d'honneur et des bâtiments Mazarin et Lassay accentuent encore, par contraste, le choc que l'on éprouve, en pénétrant à l'intérieur, face au mode de vie des « bons pauvres » et des malades. Le chirurgien réformateur des hôpitaux, Jacques Tenon, le décrit ainsi en 1788 :

---

4. PUZIN, 1982.
5. BENASSIS, 1936. Le nombre de 3 000 femmes est donné p. 113.
6. C'est à la générosité de M. Michel Secret, administrateur adjoint de la Salpêtrière, et de son épouse, que je dois le privilège d'avoir pu visiter l'appartement de Pinel qu'ils habitent aujourd'hui, et d'avoir ainsi dîné « chez Pinel ».

> La Salpêtrière est le plus grand Hôpital de Paris, et peut-être de l'Europe : cet Hôpital est en même temps une maison de femmes et une maison de force ; on y reçoit des femmes et des filles enceintes, des nourrices avec leurs nourrissons ; des enfants mâles depuis l'âge de sept à huit mois jusqu'à quatre et cinq ans ; des jeunes filles à toute sorte d'âges ; de vieilles femmes et de vieux hommes mariés ; des folles furieuses, des imbéciles, des épileptiques, des paralytiques, des aveugles, des estropiées, des teigneuses, des incurables de toute espèce, des enfants avec des humeurs froides, etc.[7]

Un autre observateur des Lumières, le duc de la Rochefoucauld-Liancourt, visite les lieux en 1790, comme président du Comité de mendicité, accompagné par son collègue Thouret. Tous deux sont fermement résolus à apporter aux pauvres de France des soins de santé décents. Liancourt nous apprend que la *maison de force* (dont le bâtiment, nommé « Vincent-de-Paul », existe encore), comportait quatre secteurs : le *Commun,*

> affreuse demeure [où] sous l'Ancien Régime, la police de Paris entassait dans une centaine de lits, sans pitié comme sans secours, cinq à six cents filles publiques ;

la *Prison,* pour les femmes qui

> par des arrêts ou des ordres particuliers, [c'est-à-dire des lettres de cachet] étaient condamnées au renfermement ;

la *Force,* où Liancourt compte 228 femmes :

> 94 sont condamnées pour la vie, elles couchent trois dans un même lit ; 134 autres, condamnées à une réclusion plus ou moins longue, la plupart flétries, attendent dans les angoisses la fin de leur châtiment.

On réservait la *Grande Force* aux prisonnières de marque qui, en fonction de leur pension, bénéficiaient d'un régime plus ou moins doux. Liancourt décrit la quatrième section de ce lieu de contrainte, la *Correction,* comme le

> lieu de grande punition pour la maison, [qui] contenait, quand nous l'avons visité, 47 filles, la plupart très jeunes et plus inconsidérées que coupables. Quelques-unes sont des

7. TENON, 1788, p. 85.

> élèves de l'Hôpital et renfermées par les ordres seuls de la supérieure. Des réponses hautaines faites à une officière, des plaintes indiscrètes : faut-il le dire ? du vin bu avec des hommes dans un cabaret entretenu dans la maison [...] avaient provoqué ces châtiments qui duraient depuis six mois et un an.
>
> Il est temps – conclut le duc en 1790 – de reconnaître et d'enseigner partout qu'une punition qui n'améliore pas est absurde, et que celle qui peut corrompre est criminelle[8].

Malgré cette opinion si juste, on trouve dans les « Dispositions générales et provisoires de police, de propreté et de sûreté » – manuscrit datant du Directoire –, à l'article 24 de « Police », le projet d'« une salle de correction pour les perturbateurs et pour les yvrognes[9] ». Il est vrai que dans l'article XIII de l'édit fondateur, Louis XIV déclare :

> Nous donnons tout pouvoir et Autorité de Direction sur tous les pauvres mendiants de Notre Ville et Faubourgs de Paris, tant dehors que dedans ledit Hôpital Général [...] Auront pour cet effet les Directeurs poteaux et carcans, prisons et basses fosses dans ledit Hôpital Général et lieux qui en dépendent.

Au XVIIIe siècle, le pouvoir policier de l'institution sur ses pauvres reste formidable et nous allons voir qu'il se perpétue. Créer, dans ce contexte carcéral, un espace permettant l'exercice d'une fonction médicale et thérapeutique allait demander de la fermeté, de la patience, une volonté administrative à toute épreuve et beaucoup de travail. Et imaginer l'existence, à l'intérieur de cet espace, d'un centre de soins pour les malades de l'esprit supposait une vision extraordinaire.

Réformes à entreprendre

Les abus décrits par Tenon et La Rochefoucauld-Liancourt réclamaient des réformes. Colombier et Doublet, nous l'avons vu, avaient déjà fait des recommandations pour améliorer l'hébergement et entreprendre le traitement des malades de l'esprit. Pour améliorer leur sort, Cabanis, membre du Département des hôpitaux, publie en 1791 un

8. Bloch et Tuetey (réd.), *PVR*, pp. 625-627.
9. AAPHP, archives anciennes, Fosseyeux 120.

rapport « Sur l'état des folles détenues à la Salpêtrière » – rapport qui sera suivi d'un décret adopté par le conseil général du département de Paris le 6 décembre 1791, exposant dans le détail les réformes à accomplir [10]. Celles-ci seront finalement introduites par Pinel en 1802 à la Salpêtrière, pour être mises en œuvre par Jean-Baptiste Pussin et Marguerite Jubline [11].

D'après ce décret, une personne malade de l'esprit ne peut être admise que par un officier de santé et doit être soumise à un traitement. Cabanis précise qu'il entend par traitement « *un régime de vie propre à chacun, en prenant dans toute son étendue le mot régime* [12] ». Il s'agit d'une partie essentielle de ce que Pinel appellera « traitement général » et que l'on désigne souvent par le syntagme « traitement moral ». Au paragraphe IV de ce décret, il est précisé : « Il sera établi, pour cette section, un officier de santé, uniquement attaché au service des folles, sous l'inspection du médecin-en-chef. » Voici donc expliqué le poste que remplira Pussin (sans être médecin), puis Esquirol, le premier spécialiste de l'aliénation mentale. Mais ce paragraphe spécifie bien que cet officier de santé agit « sous l'inspection du médecin-en-chef » – Esquirol sera donc légalement subordonné à Pinel. L'article V stipule que les « ci-devant officières » prendront le nom de « surveillantes » et porteront des vêtements comme « ceux en usage dans la société, pour ne pas effaroucher les folles par un extérieur extraordinaire ». C'est probablement aux préjugés de Cabanis plutôt qu'à des sentiments exprimés par les malades qu'est dû ce détail. Précision importante : « la première surveillante aura le soin des cours du traitement » ; Marguerite Jubline sera donc, pour l'administration, la personne responsable des mesures que Pinel introduira en 1802.

Le décret proscrit la violence envers les malades et ajoute :

> L'usage des chaînes, à moins d'une nécessité absolue et jugée telle par les officiers de santé, sera supprimé ; on y substituera celui des corselets de toile de treillis.

---

10. Il est tout à fait possible que Cabanis ait discuté de ce rapport avec Pinel.

11. Au cours de la décennie révolutionnaire, en effet, peu de changements avaient été introduits à la Salpêtrière. CABANIS, « Rapport », 1791, dans TUETEY, *Assist Publ*, 3, pp. 489-509.

12. C'est nous qui soulignons.

C'est seulement en 1800 que Pinel pourra opérer cette substitution. Enfin, Cabanis recommande que les malades soient encouragées à « un travail doux et facile », et qu'elles soient payées pour cet effort.

L'accord de principe entre les vues de Cabanis et celles de Colombier d'une part, avec les réformes accomplies par Pinel de l'autre, amène à se poser une question : comment ces idées ont-elles circulé avant la Révolution ? et à ses débuts ? Sans doute les contacts personnels ont-ils joué un rôle important et à cet égard, Michel Augustin Thouret paraît un personnage clé : il était en effet à la fois le gendre de Colombier, l'ami de Cabanis et de Pinel et, depuis 1794, le doyen de l'École de santé. C'est au doyen et à ses professeurs qu'incombera la tâche de transformer les idées prérévolutionnaires sur les réformes à entreprendre en de multiples relations entre la faculté et les hôpitaux.

Traditionnellement, à l'Hôpital général, les soins aux malades étaient minimes puisqu'un seul médecin y avait la charge d'environ 12 000 personnes. Le service médical des « bons pauvres » incombait au chirurgien et à ses élèves, ainsi qu'à l'apothicaire. Quant au médecin, il faisait sa visite deux fois par semaine pour voir les sœurs, les ecclésiastiques, le personnel ou les enfants de chœur tombés malades. Les prisonniers, les prostituées et les mendiants ramassés dans la rue, n'étaient pas soignés et pendant de longues années, on se contenta d'amener à l'Hôtel-Dieu tous les cas graves de l'Hôpital général. À l'ouverture de l'Infirmerie à la Salpêtrière en 1781, un médecin résidant est désigné. Le premier, Joseph Philip, en fonction de 1782 à 1792, ne réside pas à l'hospice et ses successeurs, Nicolas Chambon de Montaux et Jacques Saillant, se distingueront surtout par leurs menées politiques [13]. En 1795, le rôle de médecin-en-chef de la Salpêtrière reste à créer [14].

---

13. Voir « Affaire Saillant », AN F 15, 245 (2) I. Ils écrivent pourtant des ouvrages de valeur. Voir SAILLANT, 1780 ; CHAMBON DE MONTAUX, 1787.

14. Quelques historiens indiquent comme premier médecin de l'Hôpital général au XVIIIe siècle Raymond Finot, puis Ferme Lhuys l'Epy (1715-1757). Ils auraient logé à la Pitié, tout comme le chirurgien-en-chef. (BENASSIS, 1936, p. 171.) L'*Almanach royal* ne mentionne de *médecin* à l'Hôpital général qu'à partir de 1782, et de *médecin de la Salpêtrière, y*

Sous l'Ancien Régime, la Salpêtrière était administrée par vingt-six *sœurs officières* dirigées par une supérieure, petite hiérarchie d'administratrices dotées d'un pouvoir absolu. Elles contrôlaient non seulement la trentaine d'« emplois » (ou dortoirs) des pauvres avec leurs sous-officières et leurs centaines de filles de service, mais aussi l'infirmerie et la prison, la cuisine, la buanderie, la lingerie, l'habillement, la paneterie et les magasins de provisions. Bien que se référant à saint Vincent de Paul, ces hospitalières étaient des laïques : elles portaient un costume voisin de celui des Filles de la Charité et ne prononçaient pas de vœux. Cela explique que la Révolution les ait épargnées alors qu'elle dispersait les congrégations.

Leurs multiples obligations, ainsi que celles de leurs subalternes, étaient définies dans le détail par des Règlements remontant à 1692. D'après ces dispositions, la supérieure contrôlait le travail du médecin, des chirurgiens et de l'administration des remèdes (§ 29), surveillait la maison de force et de correction (§ 34) et se faisait

> rendre compte si les personnes appliquées au service des folles et imbéciles gardent assez de modération dans la conduite dure et sévère qu'elles sont quelquefois obligées d'avoir à leur égard [§ 38] [15].

Les plans et les inventaires conservés nous aident à comprendre la façon dont, traditionnellement, se répartissaient les vieilles femmes, et notamment celles qui étaient en mauvaise santé et logées dans cet établissement. Une liste de 1690 répertorie une quarantaine de dortoirs ou emplois [16], les registres du XVIIIe siècle une trentaine, y compris des quartiers séparés pour les adolescentes et, bien sûr, pour les

---

demeurant, qu'à partir de 1788. (Les archives ne sont pas claires au sujet de cette résidence.) Les prédécesseurs de Pinel sont Joseph Philip Gaulard (admis à la régence en 1762), Jacques Saillant (1747-1804) et Nicolas Chambon de Montaux (1748-1826). D'après l'*Almanach*, ces médecins ont servi à la Salpêtrière comme suit : 1782-1785, Gaulard ; 1786, Philip ; 1787, Philip et Saillant ; 1788 à 1790, Philip et Chambon ; 1791, Chambon ; 1792, Philip et Saillant ; An II à III, Philip.

15. Voir le ms n° 70 à la Bib Hist Paris.

16. HENRY, 1922, p. 27.

employés mâles. La plupart des dortoirs portaient des noms de saints : ceux des petits garçons, Saint Jean et Enfant Jésus ; celui des femmes enceintes, Sainte Félicité [17]. La Révolution remplace les saints par des numéros et les « emplois » par des « divisions » et des « sections », mais on conserve la répartition établie par les sœurs. L'existence d'une dizaine de sections pour les privilégiées payantes (au nombre de 66 en 1789) est l'un des aspects qui choque le plus le duc de la Rochefoucauld-Liancourt. En revanche, il approuve le fait que des logements décents soient réservés aux reposantes (c'est-à-dire aux employées à la retraite) ainsi qu'aux femmes de plus de soixante-dix ans, qui couchent chacune dans une petite alcôve.

Une dizaine de sections abritent les femmes affligées de maladies chroniques qui disposent chacune, autant que possible, d'un lit individuel dans leur dortoir : on trouve ainsi les paralytiques, goutteuses et rhumatisantes aux emplois Sainte Agathe et Sainte Dorothée, les épileptiques ou « malades par intervalles » aux emplois Sainte Jeanne et de la Vierge (il se peut que certains cas de « manie périodique » se glissent parmi elles), et quand la place le permet, on loge séparément les femmes souffrant d'un ulcère, de descente de l'utérus ou d'incontinence, ainsi que les handicapées partiellement sourdes ou aveugles ou atteintes d'arthrose sévère.

Quant aux femmes amenées à l'hospice et désignées comme folles par la personne ou l'agent de police qui les accompagne, les registres nous apprennent que les sœurs font de leur mieux pour les trier. Ce tri équivaut à un diagnostic initial. Elles envoient les malades violentes aux loges, les mélancoliques à la cour des fontaines, les démentes à la cour du Levant, les imbéciles au dortoir d'en haut, les épileptiques à la cour d'en bas, réservant une cour aux incurables. Les registres nous apprennent également que les sœurs accordent à ces malades de l'esprit des sorties à l'essai qui peuvent durer six semaines voire trois mois – chaque autorisation de congé étant signée par une officière [18]. L'historien qui acquiert une certaine familiarité avec les registres de la

17. AAPHP AH, Salpêtrière. Registres des entrées, série 1Q2.
18. Cette mesure sera conservée dans la fameuse loi de 1838.

Salpêtrière se convainc rapidement que ces officières détiennent un pouvoir considérable et qu'elles s'opposeront avec la dernière détermination à toute volonté réformatrice. Néanmoins, la Révolution subordonnera les hospitalières à un agent de surveillance, et ce nouvel arrangement signera une transformation définitive du rôle des femmes dans les institutions de soins : désormais, elles seront assujetties aux ordres non seulement des administrateurs mais aussi des médecins, qui commencent à prendre une importance croissante dans les soins journaliers des malades.

À la Salpêtrière, l'ajustement entre surveillantes, économe et médecin se fait lentement. À l'affût de signes de changements, notre attention est arrêtée par le titre de deux folios attestant les « mutations de femmes aliénées » et où l'on peut lire : « Registre des Loges neuves renouvelé au mois d'avril 1788 » et « Loges neuves ditte du belle air commencée le 1er mars 1791 » [*sic*]. Les nouvelles loges bâties par Viel sont donc perçues comme une amélioration.

Dans les registres conservés, des signes apparaissent, qui parlent à l'historien : nous frappe ainsi le changement d'écriture qui, d'une plume traçant les lettres avec difficulté, fait place, peu à peu, à une plume déliée courant sur une page sans qu'on lui ait auparavant préparé des lignes : il y a donc changement de personnel. Autre détail significatif : on passe de la date de baptême inscrite pour chaque personne (avec la fréquente mention « a apporté son baptistaire ») à la date de naissance, donc de la référence religieuse notée par le curé à la référence civile, certifiée par le maire. C'est aussi la fin des congés octroyés par les sœurs – qui savaient, d'après leur expérience, que certaines femmes se remettent spontanément de leur « folie » – et des expressions qui revenaient fréquemment, comme « sortie a fait » (écrit par une sœur pour indiquer le départ d'une malade), font place à une autorisation signée du médecin. Sous l'Empire, quand la police joue dans l'hospice un rôle de plus en plus visible, nous voyons des mentions de professions telles que « lingère, ravaudeuse, dévideuse de soie, couturière, fruitière » être remplacées par des descriptions physiques – plus utiles à Joseph Fouché et à ses agents. Ainsi peut-on lire, par exemple, « cheveux et sourcils châtains, yeux bruns, nez moyen, bouche moyenne, menton rond, visage rond marqué de petite vérole», détails dont la plupart sont sans valeur pour un diagnostic médical[19].

Aussi faut-il réviser le jugement traditionnel porté sur cette trentaine de sœurs officières considérées comme têtues, ignorantes et imbues de leur pouvoir. Leur autorité, certes, paraît excessive, leur prétention à contrôler les médecins inadmissible, et leur sévérité à l'égard des malades et des serviteurs déplacée. Mais il faut admettre, aussi, que leur tâche est redoutable et qu'elles s'en acquittent de leur mieux. La stabilité remarquable du personnel semble suggérer, d'ailleurs, qu'il y a parmi elles des femmes de cœur, sincèrement dévouées à leur mission. Ainsi, les registres nous apprennent que les sœurs Modeste, Justine, Madelon, Françoise et Marguerite passèrent leur vie entière au service des femmes malades de l'esprit[20]. Leur travail bénéficie d'une longue expérience et les réformes de Pinel entreprises entre 1795 et 1802 s'inspirent à bien des égards du savoir-faire des sœurs officières.

Pas plus que ses contemporains, Pinel ne rend justice au personnel féminin subalterne chargé de l'encadrement quotidien des malades – personnel nombreux puisque d'après le budget de 1803, on compte à la Salpêtrière 50 surveillantes, 31 infirmières et 174 filles de service. Pinel fait congédier bon nombre d'entre elles, mais cet aspect ingrat de son rôle d'administrateur lui est plutôt pénible et il est impatient de s'en décharger sur Pussin. Pinel se plaint surtout de la dureté des filles envers les malades et les remplace volontiers par des convalescentes parvenues à la guérison – mesure que pratiquaient depuis longtemps déjà les sœurs officières. Comme beaucoup de ses confrères, Pinel juge ces femmes guéries particulièrement aptes au service des aliénées.

Cette vue d'ensemble de la Salpêtrière, tout en rappelant à Pinel les critiques formulées par Tenon, Colombier, Doublet, Vicq d'Azyr, Cabanis, Thouret et La Rochefoucauld-

19. AAPHP AH, Salpêtrière, 1Q2 141, fol. 113r.

20. AAPHP AH, Salpêtrière, 1K1, Registre d'inscriptions des employés et gens de service. Sur les femmes de la Salpêtrière, voir WEINER, 1995. Une perspective d'avenir fut ouverte il y a longtemps par FOSSOYEUX, 1925.

Liancourt, lui remet en mémoire les *réformes* et les *remèdes* qu'ils avaient proposés. À Bicêtre, Pinel avait pu procéder à certaines améliorations, mais il n'était alors que « médecin des infirmeries ». En 1795, il est professeur et médecin-en-chef, et ses activités à l'École de santé lui montrent les exigences nouvelles que l'enseignement clinique imposera désormais aux médecins des hôpitaux. En outre, ses échanges de vues avec les étudiants mettent l'accent sur l'importance des recherches à entreprendre, et sa collaboration avec les membres du conseil des hôpitaux lui permet de mesurer les implications municipales des réformes hospitalières envisagées. La rédaction et la révision de ses livres l'amènent à l'examen critique de sa pensée nosologique, diagnostique et thérapeutique. Le champ d'action qui s'étend devant lui est immense et sa participation aux travaux de l'Académie des sciences va bientôt lui donner l'occasion de présenter ses travaux et ses réflexions à l'élite de la science française.

La première urgence est de faire de l'ordre et d'exclure de la Salpêtrière les personnes qui ne sont ni malades ni indigentes. Dès 1790, on avait commencé à transférer les prisonnières en lieu sûr, les prostituées à Saint-Lazare ou à l'hôpital des Vénériens si elles étaient infectées, les couples aux Ménages, les enfants dans les orphelinats de la Pitié ou de Saint-Antoine, les aveugles à l'école de Valentin Haüy ou aux Quinze-Vingts et, à partir de 1795, les jeunes sourds à l'institution ouverte alors par l'abbé Sicard. Paris est riche en institutions spécialisées créées vers la fin du XVIIIe siècle pour les pauvres handicapés mais non malades. Cette répartition plus rationnelle des bénéficiaires de l'aide sociale, souvent inaugurée sous l'influence humanitaire des Lumières, est grandement accélérée et élargie par les réformes de la Révolution [21].

En 1795, il s'agit surtout, dans la mesure du possible, de répartir les malades dans des institutions spécialisées. On envoie ainsi les femmes enceintes à la Maternité de Port-Royal à partir de 1796, les jeunes patientes à l'Hôpital des enfants malades à partir de 1802, les malades ayant de sérieux problèmes chirurgicaux à la Charité ou à l'Hôtel-Dieu. On

21. WEINER, 1993 (a).

réduit ainsi progressivement la population de la Salpêtrière et l'on passe de 7523 résidants à l'arrivée de Pinel en 1795 à environ 5000 vers 1803.

Mais il s'agit également d'améliorer la qualité de vie des vieilles femmes, non seulement l'air, l'eau et la nourriture, mais également les fournitures, les bâtiments et les jardins, et de leur donner un emploi du temps régulier et du travail. Il faut apprendre à traiter les pauvres avec respect et décence. On se rend compte des obstacles au changement en lisant la « Réponse de l'économe de la Salpêtrière » à des remontrances qu'on lui a faites en 1790 au sujet de la propreté environnante :

> De temps immémorial, les étables à cochons faisant partie de la basse-cour sont louées à un maître chaircutier [*sic*] avec la faculté de faire ramasser à son profit dans les cours et dans les baquets placés dans chaque dortoir, les croûtes de pain, restes de pois et légumes, lavures et autres choses que les pauvres jettent et qui ne serviraient qu'à faire du gâchis dans la maison... [22]

Pinel avait déjà exprimé ses sentiments dans plusieurs articles de la *Gazette de santé.* Il résume ses opinions dans *La médecine clinique* :

> Un hospice de femmes infirmes – écrit-il en 1804 – et dont la plupart sont d'un âge très avancé, doit offrir une différence remarquable en le comparant aux autres hôpitaux [23].

Il pense que l'environnement de la Salpêtrière compromet la santé des vieilles femmes. Mais comment aborder des réformes multiples et coûteuses ? Il faudrait l'appui du gouvernement. Sous le Directoire, les mesures législatives se succèdent, mais la misère règne toujours. En revanche, l'énergie débordante du gouvernement consulaire amène un changement remarquable de personnel et d'esprit dans l'administration des hôpitaux parisiens, et Pinel en profite grandement.

22. Dommey, 1790, pp. 8-9.
23. Pinel, *Méd Clin* II, p. 429.

Appui du gouvernement consulaire

Pour apprécier cette transformation, jetons un rapide coup d'œil sur la décennie précédente: on sait que l'Assemblée constituante, après avoir confisqué les biens de l'Église, nationalise les hôpitaux. Ces initiatives entraînent beaucoup de confusion: qui, dorénavant, est responsable de la gestion de ces institutions ? Qui fera face à la misère qui y sévit ? Misère qui s'aggrave encore lorsque les Jacobins se mettent à vendre les biens fonciers hospitaliers. Ces ventes se déroulent pendant quinze mois, du 23 Messidor An II au 2 Brumaire An IV [11 juillet 1794 au 25 octobre 1795]. Jean Imbert, historien, juriste et expert en ces matières, nous apprend que c'est le Directoire qui trouve la formule répondant aux vœux confus du peuple français à propos du rôle et du financement des hôpitaux. Suivant la loi du 16 Vendémiaire An V [7 octobre 1796], les hôpitaux restent des institutions municipales afin de stimuler la générosité des citoyens et de fournir des administrateurs « notables » bénévoles. Les habitants peuvent désigner les cinq administrateurs pour leurs hôpitaux municipaux, mais le choix de ces hommes doit être approuvé par le préfet et éventuellement par le ministre de l'Intérieur, du moins pour les grandes villes. En revanche, si les fonds hospitaliers s'avèrent insuffisants, le trésor national leur viendra en aide.

> L'action législative de cette période – commente Imbert – est une étape fondamentale dans l'histoire de la protection sociale en France: les principes de base qu'elle a établis et les institutions qu'elle a créées seront maintenus par les régimes politiques suivants, pendant plus d'un siècle[24].

Sans doute n'est-ce pas pour le bien-être des hôpitaux que Bonaparte choisit le médecin Jean Antoine Chaptal comme ministre de l'Intérieur, mais ce choix eut pourtant une influence directe sur l'histoire de la Salpêtrière et sur la liberté d'action de Philippe Pinel.

Il règne à Paris, à l'époque, une confusion telle que les cinq membres de la Commission des hôpitaux, dit-on, « se

---

24. Jean Imbert, « Vers le redressement: le Directoire », chap. 4 *in* Imbert, 1990, p. 326; voir également *idem*, 1952, 1954; et Weiner, 1993 (a), chap. 5, « The outpatient: the strategy of medical administrators ».

succédaient avec une telle rapidité qu'on a vu des administrateurs être là moins longtemps que leurs malades[25] ». Ce propos est attribué à Nicolas Frochot (1762-1828), ce grand commis que Bonaparte nomma préfet de la Seine. Avec l'appui de Chaptal, Frochot crée le Conseil administratif des hôpitaux et hospices civils de la Seine, groupe de douze notables bénévoles se réunissant trois fois par semaine pour gérer les hôpitaux parisiens. Les conseillers se montrent fort assidus à leur tâche (la plupart des vacances constatées sont dues à des décès) et l'un d'eux, le financier Benjamin Delessert, servira pendant quarante-six ans[26]. Le 24 février 1801, Frochot inaugure le conseil qui répartit entre ses membres les responsabilités des vingt hôpitaux et hospices parisiens. La Salpêtrière échoit au conseiller Louis Thomas Richard d'Aubigny (env. 1750-1824) et au Dr Benjamin Desportes (mort en 1840), membre de la commission. Leur collaboration est commentée par Albert Gaston Camus (1740-1804), dans le premier grand rapport du Conseil des hôpitaux qu'il écrit et publie en 1803[27], ainsi que par Pinel qui se félicite surtout de l'appui que lui prodigue Richard d'Aubigny. Il ne se doutait pas, alors, que le Dr Desportes deviendrait dans les années 1820 un de ses détracteurs et donnerait tout son appui aux larges asiles départementaux préconisés par Esquirol, condamnant ainsi à l'oubli la vision pinélienne de l'« hôpital dans l'hospice ».

Dans l'Introduction à la deuxième édition de sa *Médecine clinique*, publiée en 1804, Pinel loue « le zèle et l'esprit d'ordre et d'économie » avec lequel les deux administrateurs avaient amélioré l'état de l'hospice, en insistant sur quatre points :

1°) *Ordre général établi dans la distribution des infirmes :* les administrateurs finissent par renvoyer toutes les personnes qui n'ont pas leur place à la Salpêtrière, réorganiser les dortoirs, fixer l'heure des repas. Ils créent « des ateliers pour la couture, le tricot, la dentelle, et autres ouvrages des femmes valides » et des réfectoires pour les employés. Pinel nous

---

25. PIGEIRE, 1932, p. 324. n. 1.

26. Frochot subordonne la ci-devant commission au conseil qui acquiert ainsi les services et l'expérience des administrateurs – dorénavant salariés – de la période du Directoire. Voir son discours à l'installation du conseil des hôpitaux, FROCHOT, 1801. Sur Frochot, voir PASSY, 1867 ; RICHE, 1960.

27. *Rapports au Conseil général,* An X [1803].

apprend qu'à son arrivée à la Salpêtrière, les enfants malades occupaient une petite salle avec

> un triple rang de petits lits très pressés les uns contre les autres [...] des petites véroles à côté de fièvres putrides ou adynamiques [...] À la première circonstance favorable, je sollicitai et j'obtins deux salles dans un rez-de-chaussée, à côté d'un petit terrain planté d'arbres, et je réservai une de ces salles pour la petite vérole naturelle et inoculée[28].

La recherche devait marcher de pair avec les réformes.

2°) *Choix et préparation des aliments:* les administrateurs réinstaurent le « système paternel », c'est-à-dire qu'on se passe de fournisseurs en achetant directement aux fermiers et aux fabricants, de sorte que la nourriture se trouve améliorée et la dépense diminuée. Ils introduisent également des fourneaux économiques (dont l'invention est attribuée tantôt au comte de Rumford, tantôt à Benjamin Franklin), ce qui économise le bois tout en améliorant la cuisine et le chauffage.

3°) *« Travaux de la buanderie régularisés selon les lois les plus saines de la physique, et isolés dans un local particulier » :* à l'aide de nouveaux fourneaux, de pompes et de cuviers, la lessive des habits et des draps et leur séchage sont rendus plus efficaces. Même en ne changeant les draps des valides qu'une fois par mois, il fallait fournir quelques milliers de draps propres et secs par semaine[29].

4°) *Réforme générale dans les objets de propreté et de salubrité de l'hospice :*

> Démolition d'une foule d'échoppes ou de masures [...] ; soin de multiplier dans les cours les plantations d'arbres [...], mesures prises pour faire enlever toute sorte de saleté [...] ; blanchiment et restauration générale de la surface intérieure des murs [...] ; établissement de poëles économiques dans les salles des infirmeries [...] ; construction d'un paratonnerre sur le clocher...

Ainsi Pinel dépeint-il « le tableau frappant des changements heureux » auxquels il participe à la Salpêtrière[30].

---

28. PINEL, *Méd Clin* III, pp. 475-476.

29. On se souvient que Pinel connaît les problèmes de la lessive, ayant écrit un long article sur la buanderie pour *La médecine éclairée par les sciences physiques.* PINEL, 1791, « Réflexions sur la buanderie ».

30. PINEL, *Méd Clin* II, pp. XIV-XVIII, *passim.*

Rapports du Conseil des hôpitaux en 1803 et 1816

Le rapport de Camus confirme et complète les détails mentionnés par Pinel par des informations précieuses, en particulier concernant le personnel et les salaires (voir *infra*, p. 208), et établit également le « Recensement des individus suivant leur classification » *(Tableau 6-2).*

Camus et les premiers rapports au conseil nous renseignent sur les réformes entreprises et nous apprennent également comment les vingt hôpitaux et hospices de la région parisienne ont pu survivre à la disette et à la désorganisation de la décade révolutionnaire : leurs grands jardins leur fournissaient légumes et fruits, et l'on y élevait des poules, des chèvres, des vaches et des cochons (n'oublions pas, cependant, qu'une bonne partie de ces terrains était louée à des particuliers). Par ailleurs, les religieuses hospitalières, dispersées par les Jacobins en 1793, se font embaucher par les entrepreneurs et reprendront leurs postes auprès de leurs malades après avoir adopté des vêtements civils. Il est intéressant qu'une des premières initiatives de Chaptal fut, dès le 22 décembre 1800, de rappeler les Filles de la Charité. La Salpêtrière, comme nous avons vu, n'est pas atteinte par la politique des Jacobins à l'égard des religieuses hospitalières[31].

Le deuxième rapport du conseil des hôpitaux, publié par le comte de Pastoret en 1816, fait état de nombreux changements intervenus depuis le rapport de Camus en 1803. Il contient notamment une quinzaine de pages intitulées « Hospices pour la Folie, l'Épilepsie et l'Imbecillité » – sujets auxquels Camus n'avait pas accordé une attention particulière[32] – et dans lesquelles Pastoret relate un triste échec du conseil : rue de Charonne se trouvaient deux couvents, La Madeleine de Trenelle et Les Filles de la Croix, que l'on voulait acquérir pour y transférer tous les malades de l'esprit de la région parisienne ; le conseil entier, ainsi qu'une commission spéciale dont Pinel et l'architecte des hôpitaux Nicolas

31. Weiner, 1972, et 1993 (a).
32. *Rapport fait au Conseil général,* 1816, pp. 177-193.

Salaires du personnel de la Salpêtrière
(d'après le Rapport de Camus en 1803)

1	agent de surveillance	4 000 fr	*chacun (e)*
4	commis	4 450	1 112,50
3	chapelains	1 200	400
1	médecin chef	2 400	
1	médecin adjoint	1 000	
2	chirurgiens chef	3 400	1 700
1	pharmacien chef	2 000	
9	élèves en chirurgie et pharmacie	4 900	545
1	officier de santé pour les folles	1 200	
1	garde-magasin chef	3 000	
3	commis	4 200	1 400
5	garçons de magasin	1 200	240
17	surveillantes chef	6 120	359
43	sous-surveillantes	6 900	16
31	infirmières	3 348	108
1	cuisinier chef	300	
14	hommes de service	2 040	146
174	filles de service	17 344	100
34	personnes pour bâtiments et boutiques	6 600	195
13	ouvrières	1 740	134
2	portiers	350	175
3	aides-portiers	450	150
1	commissionnaire	200	
Total:	366 personnes	78 342 fr	

[*Source: CGAHHCP,* Rapports au Conseil général des hospices sur les hôpitaux et hospices, les secours à domicile; la direction des nourrices *(Paris: Imprimerie des hospices, An XI), 100, n. 1.*]

N.B. Ce tableau des salaires illustre la façon dont étaient estimées les différentes catégories de personnel (il faut tenir compte du fait que tous étaient logés et nourris, à l'exception toutefois des médecins, des chirurgiens et des pharmaciens qui n'étaient que logés): ainsi, le médecin chef gagne moins que l'agent de surveillance et le garde-magasin chef; que les élèves et les femmes soient mal payés n'étonne guère; en revanche, un salaire de seulement 400 fr pour les chapelains surprend; quant au poste d'« officier de santé pour les folles », il éclaircit un mystère jusqu'ici inexpliqué: on avait l'intention d'y nommer un médecin, mais Pussin était mieux qualifié bien qu'il manquât de l'éducation nécessaire; avec la nomination d'Esquirol en 1811, le poste sera médicalisé.

Hospice de la Salpêtrière : recensement des individus suivant leur classification. An XI [1803]

240	reposantes	80	galeuses
300	grandes infirmes	120	cancérées
*360	malades	200	épileptiques
*600	folles	1 900	septuagénaires ou au-dessus

[*Source : CGAHHCP.* Rapports... 1803, *99*. Nous indiquons par un astérisque la responsabilité particulière du médecin-en-chef.]

Clavareau, étaient unanimes mais Chaptal, paraît-il, ne disposait pas des fonds nécessaires[33].

Parmi les améliorations intervenues entre 1803 et 1814 dont parle Pastoret, figurent l'introduction du traitement de l'aliénation mentale par Pinel et la proscription des chaînes, « un changement aussi utile qu'humain », qu'il attribue surtout à Pussin. Pastoret mentionne l'existence d'un quartier séparé pour les épileptiques (que Jean-Martin Charcot découvrira deux générations plus tard) et souligne surtout le rôle croissant du médecin dans le travail administratif hospitalier : c'est lui qui décide des mutations de malades d'une section à une autre, de l'emploi des convalescentes, du temps des visites autorisées aux parents, et qui signe les certificats de guérison. Pastoret rapporte également un changement qui fera date dans l'histoire de la psychiatrie à la Salpêtrière : la présence d'« un médecin particulièrement attaché à la division des aliénées, qui a quelques élèves sous ses ordres[34] ». Il s'agit en l'occurrence de Dominique Esquirol, qui prendra la place de Pussin après la mort de celui-ci en 1811. Pour Pinel, ce sera l'année terrible.

Innovations

En 1800 en revanche, au moment où Chaptal devient ministre, Pinel est à son apogée. Préoccupé par le mauvais état de santé des vieilles femmes dont il a la charge, il est bien

33. Voir également le texte du rapport adressé au ministre par le Conseil des hôpitaux *in* Gauchet et Swain, 1980, pp. 66-69.

34. Rapport fait au Conseil général, pp. 184-185.

d'accord avec les autres réformateurs sur le fait que l'environnement de la Salpêtrière est en grande partie responsable de leur détresse, mais il attribue aussi une large part de leurs difficultés à des facteurs psychologiques. À son avis, les causes principales de leur état déplorable sont

> les chagrins qui ont précédé, et une sorte de lutte contre la détresse et l'infortune, l'impression continuée de ces mêmes affections tristes contractées par le séjour de l'hospice, les qualités peu restaurantes de leur nourriture ordinaire, leur état d'isolement et leur séparation de leurs familles, l'idée d'une sorte d'abandon et de réclusion... [35]

Si seulement elles avaient du travail ! Le thème du désœuvrement de tous ces hospitalisés – l'oisiveté surtout des pauvres, des enfants et des convalescents – ce thème se retrouve chez tous les réformateurs, au moins depuis Montesquieu (et notamment chez Liancourt et Cabanis). Nous verrons au chapitre suivant que, pour Pinel, le travail représente un puissant moyen thérapeutique, surtout pour les malades convalescents. Et sans doute un travail régulier a-t-il pu contribuer à améliorer la santé mentale de certaines de ces femmes malades de l'esprit, notamment de celles qui, entre 1802 et 1805, quittent la Salpêtrière, guéries.

Dès son arrivée à la Salpêtrière, l'attention de Pinel se concentre sur l'Infirmerie générale, et ce pour deux raisons : d'une part parce qu'il partage le point de vue (soudain à la mode) que les habitants d'un hospice, souffrant souvent de maladies chroniques, peuvent être soudain atteints d'un mal aigu qu'il faut soigner ; une grande Infirmerie toute neuve répond à ce besoin, et la réorganiser lui incombe en tant que médecin-en-chef, afin d'établir un traitement médical approprié. D'autre part, il perçoit également, dès le début, la possibilité d'en faire un centre de recherches. Sa première impression, en effet, est un choc :

> Quelle image [...] de confusion et de désordre – s'écrie-t-il – qu'un rassemblement de 150 ou 200 malades réunis dans une infirmerie, lorsqu'on veut se rendre un compte exact de leur situation respective !... et combien l'embarras ne doit-il point augmenter si un traitement dirigé au hasard,

35. Pinel, *Med Clin* III, p. 413.

> ou les essais téméraires d'une médecine perturbatrice, font naître des symptômes accessoires [36] !

Heureusement, fort de l'autorité de la commission des hospices, Pinel peut à présent regrouper les malades des grandes salles d'après sa *Nosographie*, et en tenant compte des besoins de leur traitement. Il sélectionne aussi une trentaine de malades dont il se sert pour son enseignement clinique, fait quotidiennement ses visites avec de nombreux élèves, écoute les présentations de malades faites par les étudiants avancés, discute de leur histoire, du diagnostic et du régime thérapeutique ; après quoi, un élève spécialement choisi, Esquirol le plus souvent, rédige le rapport d'après les vues et l'ordre nosologique du professeur [37].

Le moral des malades reflète bientôt la qualité des soins. Écoutons le contrôleur Merle nous parler de « ce beau local » dans son « Projet d'un nouveau plan d'organisation » de la Salpêtrière, proposé en 1802 :

> Les malades ont toute sorte de secours et d'agréments et quand ce ne serait que la confiance justement méritée qu'ont les indigentes envers les médecins et officiers de santé qu'elles sont à portée de voir journellement cela contribuerait beaucoup à leur soulagement. La satisfaction qu'elles éprouvent en voyant les attentions et les soins qu'ils donnent aux malades présagent d'avance aux valides une bien douce consolation dans l'espérance des secours qui les attendent en cas d'indisposition. D'un autre côté, cet établissement sert à former des bons élèves qui ne peuvent que bien profiter sous les yeux de tels maîtres dont le nom de leur chef suffit seulement pour donner les plus grands éloges à la direction de cet établissement. Je ne pense point que l'ordre qui règne à l'infirmerie soit susceptible d'aucun changement [38].

Avec la mise en fonction de cette infirmerie cesse le transfert de malades à l'Hôtel-Dieu.

Quant au traitement médical, Pinel en avait expliqué les principes dès 1793, dans son mémoire sur l'enseignement

---

36. PINEL, *Méd Clin* III, « Considérations préliminaires », pp. 1-2.

37. Nous sommes informés sur ce qui se passe au lit des malades par la méthode projetée dans son mémoire de 1793 sur l'enseignement pratique et par les centaines d'histoires détaillées de la *Médecine clinique.*

38. MS, AAPHP, MERLE, 1802, pp. 31-32.

pratique. Il y encourage le médecin à aider les forces curatives de la Nature ; à surveiller les produits de la cuisine et de la pharmacie de l'hôpital ; à se servir de remèdes naturels et doux, indigènes plutôt qu'exotiques[39] ; à user peu de purgatifs, d'émétiques, de sudorifiques, de stimulants, de toniques ou de soporifiques, à administrer ces médicaments toujours en doses faibles et à avoir rarement recours à la saignée[40].

Devenu médecin-en-chef d'une infirmerie où la plupart de ses patientes sont des vieilles femmes, il ne modifie pas ses principes et veille au contraire plus que jamais à ce que le traitement soit doux et la présence du médecin rassurante. Il se livre lui-même à « une dégustation rigoureuse [...] des aliments des infirmeries » car la bonne nourriture « influe puissamment sur le maintien de la santé et l'issue heureuse des maladies des personnes débilitées par les infirmités et le progrès de l'âge[41] ». Quand un émétique s'avère nécessaire, il ordonne assez couramment un grain de tartrate de potasse antimonié ; pour calmer l'estomac, de la magnésie ; comme purgatif, de la résine de jalap, de l'aloès, de la rhubarbe ; comme vermifuge, du muriate de mercure avec de la rhubarbe et du miel ; comme diurétique, des baies de genièvre ; comme tonique, de la poudre de petit chêne, de gentiane, de petite centaurée, ou de camomille romaine ; comme excitant, de l'ammoniaque ou du camphre, mais surtout du cresson, du raifort, de la sauge, de la mélisse ou de la menthe ; parfois, une faible dose d'opium ou de quinine, des vésicatoires ou des sangsues. Il invoque surtout la méthode expectante, des palliatifs anodins pour calmer les fièvres et les phlegmasies ; un peu de vin ou d'absynthe dilués ; des infusions de chicorée, de camomille, de gentiane ou de tilleul, une décoction d'orge au miel ; des emplâtres de moutarde, de guimauve ou de thériaque. Il se sert même de plantes potagères comme la carotte, l'ail ou l'oseille et de plantes sauvages comme le chiendent, la fougère ou l'hyssop. À une fiévreuse, il prescrit de la limonade à boire et de la neige sur le crâne[42].

39. PINEL, *Méd Clin* III, p. 500.
40. Une excellente étude de ce sujet est LEDERMAN, 1982.
41. PINEL, *Méd Clin* III, p. 529.
42. *Ibid.*, pp. 500-513.

Dans la troisième édition de *La médecine clinique*, en 1815, il parle de la

> direction du jardin de pharmacie, qui [lui] a permis de déterminer, durant [ses] leçons de clinique, les espèces de plantes [qu'il] emploie, et de faire cultiver celles dont les vertus sont le moins équivoques et le mieux constatées[43].

Pour l'élaboration des remèdes chimiques, Pinel est aidé par ses élèves Charles Joseph Antoine Schwilgué (1774-1808) et Pierre Hubert Nysten (1774-1817), tous deux excellents pharmaciens. À Schwilgué, Pinel demande de faire l'analyse chimique de l'eau tirée du puits de la cour d'entrée, que boivent la plupart des femmes, et il y trouve du sulfate de chaux dans les proportions de 1,14 gramme par litre. Pinel déclare que cette boisson

> favorise une certaine disposition aux diarrhées chroniques qu'on observe si souvent dans l'hospice, ce qui est une des causes du dépérissement progressif et de l'état de débilité qui influe si puissamment sur la marche et la terminaison des autres maladies incidentes[44].

Par ailleurs, il nous apprend que « des essais de médicaments [...] dans les infirmeries ont déterminé peu à peu le choix de ceux qui méritent la préférence[45] ». Comme tous ses contemporains, Pinel n'hésite pas à essayer divers médicaments sur ses malades. Son but n'est-il pas de les aider ? Il ajoutera aussi des traitements médicaux spécifiques pour les malades de l'esprit mais dans l'ensemble, concernant les médicaments forts, il conservera ses principes généraux de médecine expectante et de scepticisme.

Avec ses collègues Jean Louis Alibert et André Marie Duméril[46], il poursuit néanmoins des expériences instructives sur l'absorption des médicaments par la peau. N'est-il pas d'ailleurs, à la Salpêtrière, dans une situation idéale pour effectuer toutes sortes de recherches ?

> Un hospice consacré à des femmes infirmes et aussi populeux que celui de la Salpêtrière – écrit-il – [...] ouvre [...]

---

43. *Ibid.*, p. 500.
44. PINEL, *Méd Clin* III, Introduction, pp. X-XI.
45. *Ibid.*, p. 513, n.
46. Ces expériences sont longuement commentées par ALIBERT et DUMÉRIL, 1797-1798.

> une grande carrière pour des recherches nouvelles sur les maladies des femmes, qu'on a toujours regardées avec raison comme les plus difficiles et les plus compliquées [...] Que d'essais à tenter ! que de recherches nouvelles à faire... [47]

Il s'intéresse également à l'usage de l'électricité dans le traitement des affections cérébrales [48].

Ses essais les plus suivis concernent l'inoculation de la petite vérole pendant l'An VII [été 1799], juste avant que la découverte de Jenner ne soit connue en France. Avec son collègue Jean-Jacques Leroux, Pinel crée une clinique d'inoculation à la Salpêtrière. Avec l'assentiment de l'École de médecine et du ministre de l'Intérieur, il y expérimente sur des orphelins de Saint-Antoine et de la Salpêtrière, prenant soin d'en informer régulièrement ses collègues de l'Assemblée des professeurs [49] et montrant ainsi qu'il n'a pas plus de scrupules que ses contemporains de faire servir les enfants d'une institution publique à une expérience clinique :

> Nous regardâmes les enfants – dit leur rapport – comme des sujets propres à ajouter aux preuves que l'on a qu'il n'y a point de récidives de la petite vérole, ou qu'il est très extraordinaire d'en éprouver [...] Elles furent inoculées chacune par six piqûres, avec du pus frais ; elles restèrent dix-neuf jours dans la salle infectée et ne contractèrent point la variole... [50]

Début août 1799, le médecin genevois Antoine Aubert arrive à Paris avec de la vaccine, obtenue du Dr William Woodville, assistant d'Edward Jenner. Il va droit à la Salpêtrière consulter Pinel et, dès le 16 août, ils vaccinent trois orphelines. Ce fut un échec, mais à la quatrième tentative, entreprise par Woodville lui-même un an plus tard, le vaccin fit son œuvre. Pinel est donc un pionnier de la vaccination en France. Après d'autres essais et maints débats, un Institut central de vaccine est fondé à Paris, suivi de la création d'institutions semblables en province. Un comité central

47. PINEL, *Méd Clin* III, Introduction, p. XXI.

48. Voir également les expériences de Landré-Beauvais pour essayer de guérir des épileptiques en les faisant vivre dans une étable à vaches.

49. Paris. École de médecine, Ms « Rapports faits dans [...] l'Assemblée des professeurs », fol. 131-136.

50. Ph. Pinel et Jean-Jacques Leroux des Tillets, *Rapport fait à l'École de médecine de Paris,* voir *infra,* bibliographie de PINEL, 1799.

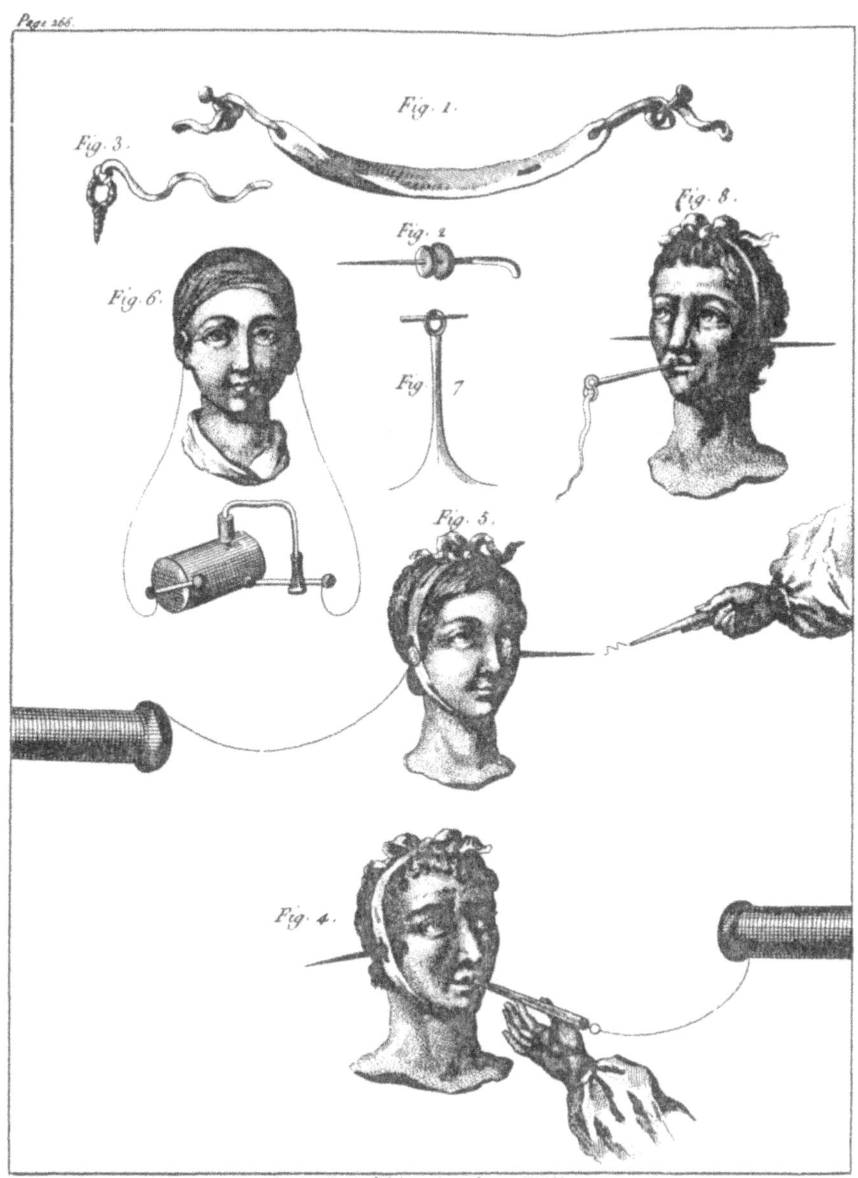

Application du courant électrique au traitement des maladies mentales.
Ph. Pinel, *Médecine clinique,* 1re éd., p. 266.

gère le programme de vaccination, présidé par le doyen Thouret, avec comme membres, entre autres, les docteurs Joseph Ignace Guillotin, Leroux et Pinel[51].

Préparations au traitement de l'aliénation mentale

Tout en se félicitant des transformations qu'il avait pu observer, et en partie promouvoir, pendant ses sept premières années à la Salpêtrière, Pinel continue de rêver à son projet favori : un centre de traitement pour l'aliénation mentale. Avec la nomination de Chaptal, ce projet va se réaliser. Les deux médecins, nous le savons, s'étaient liés d'amitié pendant leurs études à Montpellier. Si une discrétion absolue voile leurs relations sous le Consulat, une remarque de Pinel dans une lettre à son frère Jean-Pierre datée du 22 juin 1802 semble indiquer qu'il avait ses entrées au ministère. Évoquant certaines réclamations – dit-il – « que j'ai remises moi-même au ministre », Pinel assure Jean-Pierre qu'il fera « toujours ce qui conviendra quand il sera temps pour obtenir du ministre de l'Intérieur tout ce qui pourra être en son pouvoir »[52].

La date de cette lettre correspond à l'époque où il s'agit de mettre sur pied le traitement de l'aliénation mentale. Seulement, pour pouvoir réaliser ce projet à la Salpêtrière comme il l'entend, Pinel sait qu'il a besoin de Pussin et nous avons vu que pour faire transférer le couple Pussin de Bicêtre à la Salpêtrière, il faudra des démarches auprès de trois ministres de l'Intérieur pendant près de quatre ans. Chaptal, au contraire, agit dès le 28 janvier 1801, c'est-à-dire une semaine après sa nomination comme ministre. Pussin et sa femme arrivent à la Salpêtrière au mois de mai 1802. Un décret du 27 mars 1802 [6 Germinal An X] transfère toutes les folles de l'Hôtel-Dieu à la Salpêtrière « pour être trètées [*sic*] par les officiers de santé de l'hospice ». Le premier grand essai du traitement de l'aliénation mentale va commencer[53].

---

51. Trois livres récents font un tour d'horizon de cette histoire : Bercé, 1984 ; Darmon, 1986 ; Moulin (réd.), 1996 ; pour les premiers essais, voir surtout Colon, 1801, et Dunbar, 1941.

52. Lettres de Pinel, Fonds Semelaigne.

53. Pour tous les documents concernant ce début du traitement de l'aliénation mentale, Gauchet et Swain, 1980, pp. 48-83, *passim.*

CHAPITRE VII

L'hôpital dans l'hospice : une expérience

1802-1805

> La connaisssance des variétés de la folie apprend à distinguer les cas presque certains de guérison, de ceux qui sont douteux et qui doivent faire craindre les récidives, ou bien de ceux dont la guérison ne laisse aucun espoir.
>
> Philippe Pinel, *Mémoire sur la manie,* 1794

Par décret du 6 Germinal An X [27 mars 1802], le gouvernement ordonne de transférer à la Salpêtrière le traitement de toutes les femmes de la région parisienne hospitalisées pour maladie de l'esprit. Trois ans plus tard, Pinel évalue cette tentative dans « Recherches sur le traitement général des femmes aliénées dans un grand hospice, et résultats obtenus à la Salpêtrière, après trois années d'expérience ». Il présente ce rapport à l'Académie des sciences dans sa séance publique du 24 juin 1805 et le gouvernement le publie le dimanche suivant dans le *Moniteur universel*[1].

Notons que Pinel ne présente ce rapport ni au Conseil général des hospices ni à la Faculté de médecine, mais à l'Académie des sciences – illustrant par là sa conviction qu'il faut envisager la médecine en tant que science médicale et que l'étude et le traitement des malades de l'esprit font partie d'une science fondée sur l'observation individuelle du

1. Pinel, « Recherches sur le traitement général des femmes aliénées », 1805 ; reproduit dans Gauchet et Swain, 1980, pp. 104-113.

patient, sur un diagnostic clinique et sur l'observation des effets de thérapies spécifiques.

> [...] vous savez vous-même combien le service de santé est devenu pénible et compliqué depuis que le traitement des insensées a été joint à nos autres fonctions précédentes – écrit Pinel à Richard d'Aubigny, le conseiller responsable pour la Salpêtrière, le 14 septembre 1802 –; dans l'emploi des loges on peut compter une centaine de personnes attaquées de différentes maladies incidentes; il y en a plus de 150 qui sont soumises au traitement de la manie; d'ailleurs le nombre habituel des malades des infirmeries se porte en général à 200 et au-delà. Voilà donc 450 malades qu'il faut visiter chaque jour et j'espère qu'on me rend assez de justice pour croire que cela ne se fait jamais avec légèreté et d'une manière superficielle...[2]

Notons que Pinel s'occupe avec une égale attention de toutes ses patientes: des insensées à celles qui souffrent de « maladies incidentes » et aux malades de l'Infirmerie générale: toutes sont confiées à un seul médecin-en-chef.

Les sources

On dispose, pour la Salpêtrière, de 1129 registres *in-folio*, détaillant entrées et sorties, décès, dépenses, dépôts de bijoux, et répertoriant les femmes enceintes, les enfants, les employés. Quatre de ces folios, intitulés « Mutations de femmes aliénées » et couvrant les années 1802-1805, n'ont jamais été analysés et sont pourtant d'un intérêt exceptionnel pour les débuts de la psychiatrie en France. Leurs données paraissent fiables puisqu'elles correspondent exactement aux registres d'entrées. Sont inscrits, pour chaque femme: son nom, son prénom, son âge, son adresse à Paris ou son lieu de naissance, son état civil, parfois son métier, et toujours le nom de l'autorité qui demande son hospitalisation. Dans la marge droite on découvre, souvent en caractères minuscules et parfois à peine lisibles, l'histoire de la malade et de sa maladie, le diagnostic et d'autres remarques du médecin traitant.

---

2. Lettre publiée dans Candille, 1968, et reprise dans Gauchet et Swain, 1980, p. 82.

Le vocabulaire médical de ces commentaires est évidemment celui de Pinel – mais son écriture ne se trouve nulle part. Il s'agit d'un résumé officiel des données inscrites sur les registres d'entrées et des notes fournies sans aucun doute par Pinel lui-même[3].

Les reproductions suivantes illustrent quelques points essentiels : dans la figure 1 (p. 220), un trait confirme la date du 15 Germinal An X [5 avril 1802] pour le début du traitement ; les commentaires marginaux de la figure 2 (p. 221) indiquent le nouveau rôle du médecin (le nom de Pinel ou de Landré-Beauvais est inscrit en marge pour chaque malade traitée), ainsi que le fait jusqu'ici inconnu qu'un membre de la famille vient chercher chacune des femmes guéries ou sorties. Certaines annotations font apparaître le rôle inattendu de la police (fig. 3 et 4, pp. 222 et 223). Concernant Marie Charlotte Gaillourdes et Marie Marguerite Dulary, par exemple, nous lisons :

> L'agent de surveillance fera connaître au préfet le résultat du traitement auquel ces deux femmes auront été soumises[4].

La police et l'hôpital collaboraient donc à un niveau administratif qui échappait aux médecins. Ni l'une ni l'autre ne sera libérée : elles finiront leurs jours à la Salpêtrière – hospice, dans ces cas, faisant office de prison. Nous aurons à revenir sur cet aspect troublant de l'hospitalisation des aliénés, vestige de l'Ancien Régime annonciateur de la loi de 1838.

Tri initial des malades

Dans un premier temps, Pinel entreprend avec Landré-Beauvais de trier les 569 femmes déjà hospitalisées et considérées comme aliénées. Parmi elles, seules 52 femmes, soit 9 %, leur paraissent curables – les autres étant trop âgées, trop délirantes, trop agitées, trop mélancoliques, trop démentes, trop séniles ou trop sévèrement déficitaires pour

---

3. AAPHP. AH, Salpêtrière. Registres de mutations de femmes aliénées. 6Q5 1-4.

4. *Ibid.*, Registre des entrées, 1Q2 129, fol. 16 r.

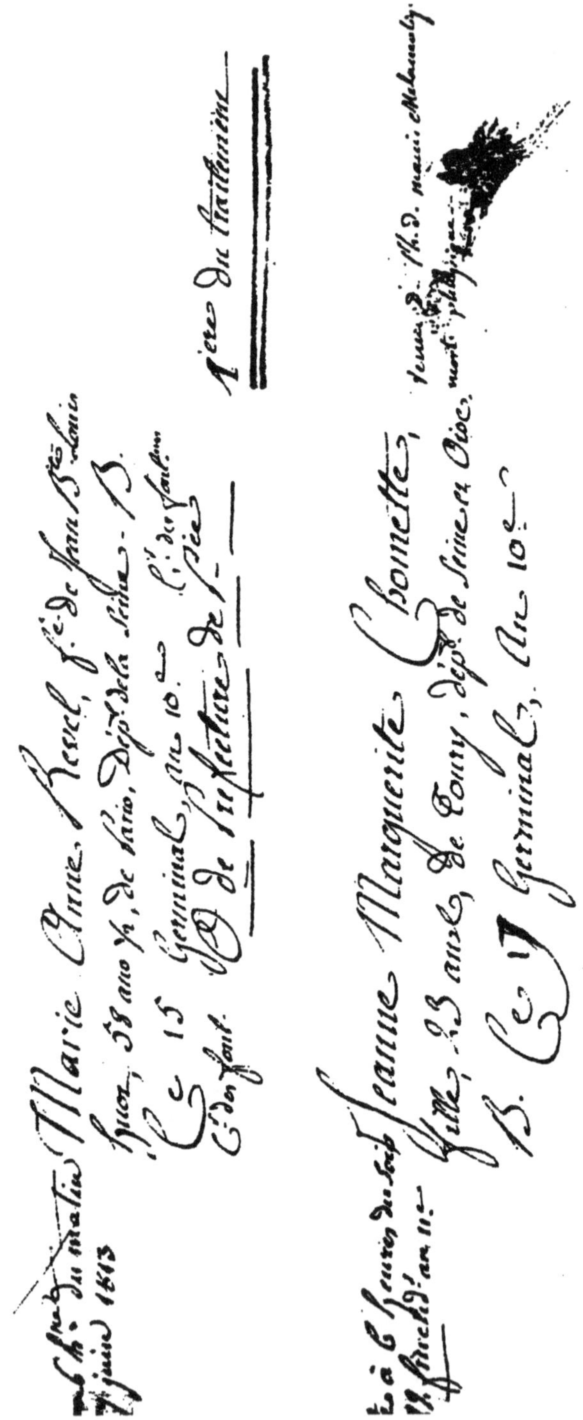

Marie Anne Revel, f.e de Jean B.te Louis
Buon, 38 ans 1/2, de Paris, Dép.t de la Seine. B.
Le 15 germinal, an 10e
de Préfecture de P.

1ere du traitement

Jeanne Marguerite Chomette,
fille, 23 ans, de Toucy, dép.t de Seine et Oise,
B. Le 17 germinal, an 10e

Fig. 1. AAHP. Archives hospitalières. Salpêtrière. Mutations de femmes aliénées. 6 Q5, 2, fol. 67r.

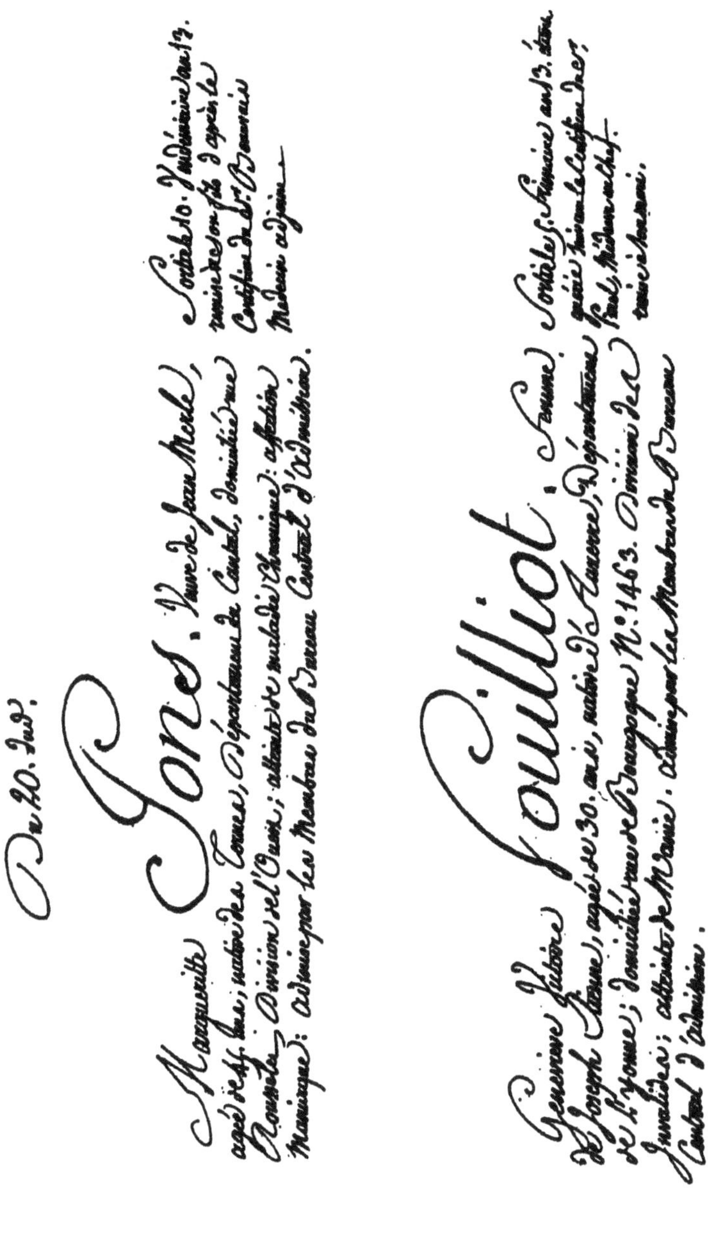

Fig. 2. AAHP. Archives hospitalières. Salpêtrière. Registres d'entrées. IQ2, 129, fol. 130r.

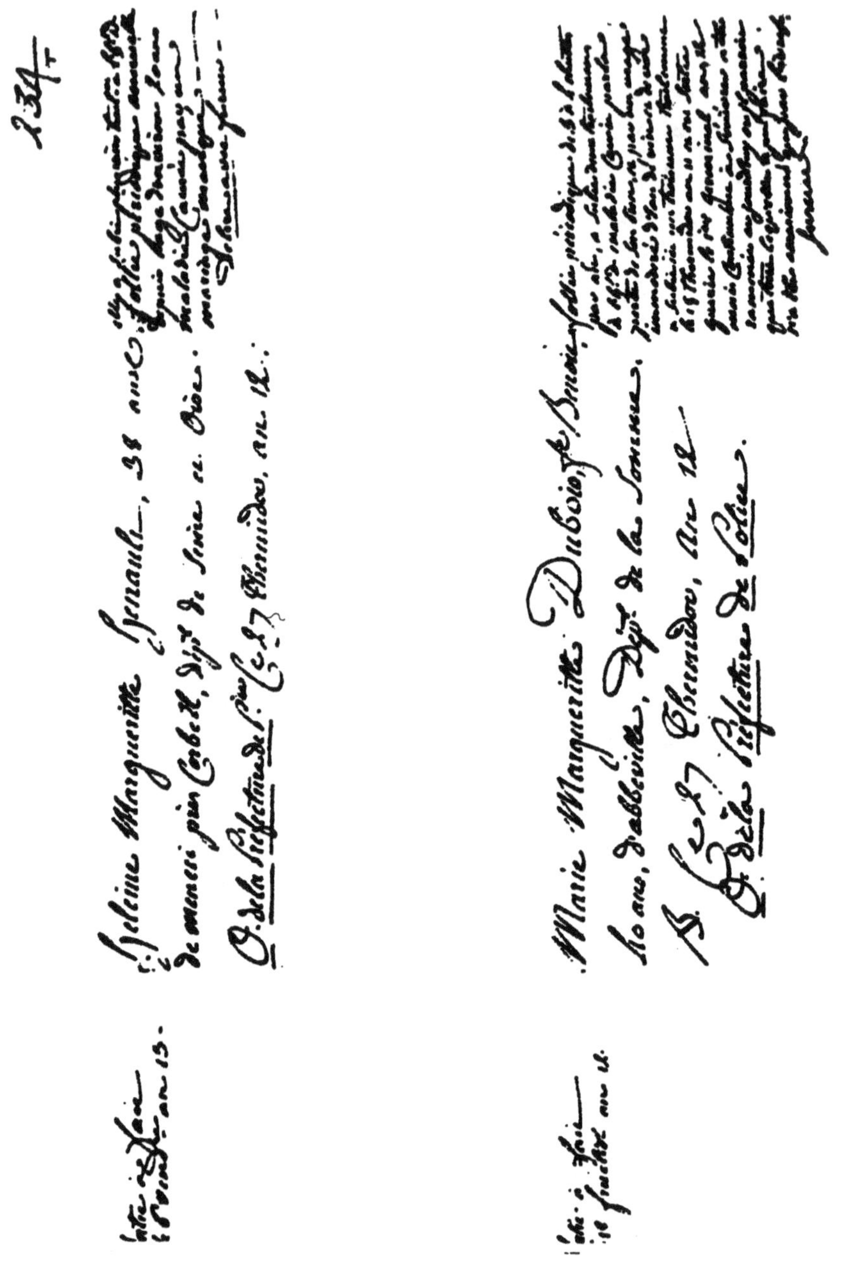

Fig. 3. AAHP. Archives hospitalières. Salpêtrière. Mutations de femmes aliénées. 6 Q5, 2, fol. 234r.

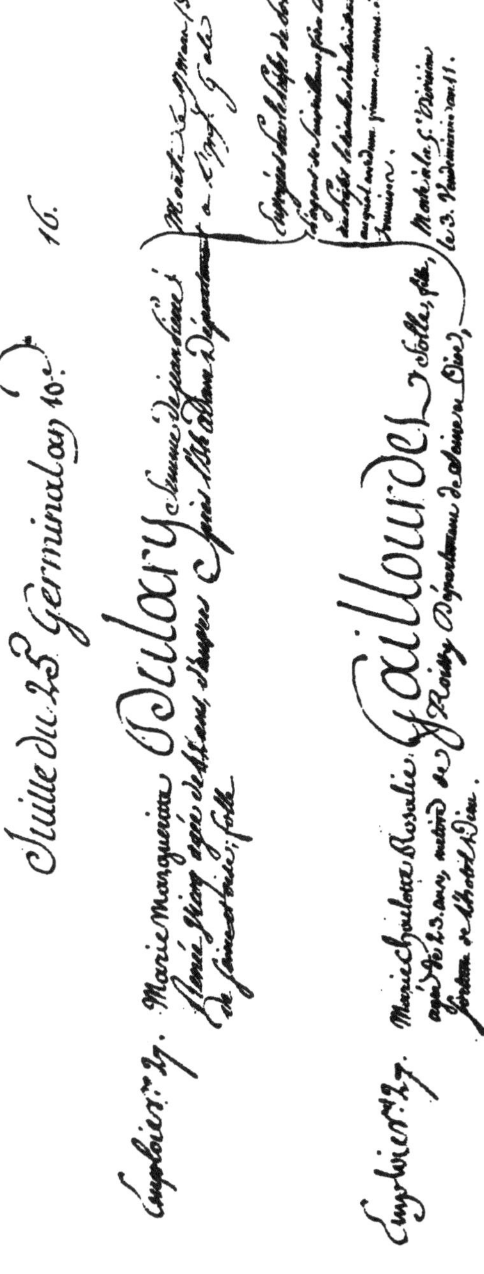

Fig. 4. AAHP. Archives hospitalières. Salpêtrière. Registres d'entrées. I Q2, 129, fol. 16r.

que l'on puisse tenter une intervention psychologique particulière. Pinel, adoptant ici un critère négatif, décide donc que 91 % de ces femmes ne recevront que les soins médicaux dispensés à toutes les malades, à la 5e division ou bien à l'Infirmerie générale.

Femmes malades de l'esprit considérées inaptes au traitement

délirantes ou très agitées	244
délirantes, mais calmes	11
mélancoliques	88
démentes, séniles, mais calmes	48
sévèrement arriérées ou déficientes	126
Total :	517

Considérées comme curables :
52 femmes, soit 9 % du total de 569.

Ce premier tri terminé, Pinel et Landré-Beauvais se lancent dans leur projet principal : l'examen des femmes nouvellement entrées. Depuis le 15 Germinal X jusqu'en Nivôse XIV – c'est-à-dire du 5 avril 1802 à la fin de 1805 –, ils examinent plus de mille femmes admises à la Salpêtrière et qui paraissent souffrir d'une maladie de l'esprit[5]. Ces malades arrivent sommairement désignées par les officiers de santé du Bureau central d'admission du Conseil des hôpitaux, parvis Notre-Dame, comme « maniaques » (pour 84 des 265 malades que traitera Pinel, soit 31 %), « folles » (23, soit 9 %), « aliénées » (69, soit 26 %), « mélancoliques » (14, soit 5 %), « en démence » (63, soit 24 %), ou « en fureur » (12, soit 5 %).

Le personnel du Bureau d'admission, aussi pressé qu'incompétent, s'efforce d'assumer une tâche bien difficile :

5. Pinel donne le chiffre de 1 002 femmes dans « Table générale des aliénées de la Salpêtrière », *TMP* II. Nous en avons compté 1 077. Cette différence nous semble résulter du fait que 1) l'enregistrement des rechutes peut être une source d'erreurs ; 2) l'on ignore dans quelle catégorie Pinel a classé une malade « en démence et épileptique » ; et 3) une soixantaine de femmes ont été indiquées comme « sorties ou évadées » (sans date) au moment d'une vérification rétrospective générale des registres entreprise en 1848.

autoriser l'hospitalisation de personnes présumées aliénées (d'après des « témoins »), et de personnes violentes et dangereuses amenées par la police. En 1803, les deux officiers de santé présentent un premier rapport :

> Le Bureau central, chargé par le règlement de constater l'état des personnes qui lui sont présentées comme atteintes de *manie*, doit exiger des certificats d'officiers de santé et de deux témoins attestant les actes de *folie*, lorsque l'état continu de *démence* n'est pas évident [...] Un autre arrêté [...] a soumis aux mêmes formalités les individus amenés comme *insensés*, près la Préfecture de Police, et ceux dont la Commission administrative ordonnerait le placement ; de sorte que le Bureau central est devenu une espèce de Jury légal pour les individus réputés *aliénés*[6].

Le personnel du Bureau central savait bien que les médecins des hôpitaux n'appréciaient guère leur travail. Un projet de réforme manuscrit datant du début de la Restauration parle du « travail monotone, fastidieux et peu flatteur » du Bureau et du « peu de considération dont ce Bureau jouit actuellement dans l'esprit des médecins et des agents des différents hôpitaux de Paris ». En même temps, l'auteur ne doute pas

> qu'un premier jugement n'influe puissamment sur la conduite du médecin et que cette conduite ne soit presque toujours déterminée par le premier examen[7].

Pourtant, le Bureau apparemment ne transmet pas les billets d'admission – dont aucun, d'ailleurs, n'est conservé dans les archives. Pinel à maintes reprises se plaint de ce que les évaluations initiales de ses patientes, qui auraient pu l'aider à établir son diagnostic, ne lui sont jamais communiquées par le Bureau.

---

6. C'est nous qui soulignons, pour montrer le caractère confus de cette première évaluation. *Rapport du Bureau central d'admission*, p. 21. Les quatre préposés pendant notre période sont les médecins Biron (qui meurt comme médecin-chef de l'infirmerie des Invalides) et Parfait, et les officiers de santé Chamseru et Prat. Notons au passage que trois autorités détiennent le pouvoir d'envoyer une personne supposée aliénée à la Salpêtrière : le bureau d'admission, la police, et le conseil des hôpitaux.

7. AAPHP, Ms « Projet de réforme du Bureau d'admission », Catalogue Fosseyeux, 707, 28. Rapport du Bureau central d'admission, An XII, pp. 5-7.

Contrastant de façon frappante avec les jugements laconiques et hâtifs du Bureau, les commentaires détaillés de Pinel et de Landré-Beauvais révèlent l'attention avec laquelle ils se penchent sur chaque malade pour tenter de comprendre les aspects particuliers de son aliénation. Pour appréhender de façon approfondie cette première expérience de « traitement général », nous avons choisi d'étudier, notamment, les 265 histoires de ces malades ayant eu Pinel comme médecin traitant. Jamais des centaines de malades de l'esprit dans un grand hôpital public n'ont vu un médecin prendre ainsi le temps d'essayer de comprendre leurs cas individuels. Peu à peu elles se mettent à lui faire confiance, répondent à ses questions, surtout lorsqu'il revient plusieurs fois, et elles finissent par lui révéler des détails personnels, intimes voire troublants, concernant leurs souvenirs ou leurs pensées. Souvent un membre de la famille fournit des informations complémentaires. Pinel se renseigne sur l'histoire de chaque malade, sur les relations intra-familiales, sur l'état de santé des ascendants, descendants et collatéraux, sur les symptômes et l'évolution de la maladie, sur le nombre et la durée des rechutes, enfin sur ce qu'il appelle les causes occasionnelles, c'est-à-dire les événements qui ont précipité les débuts de la maladie et qui lui fournissent souvent la clef de sa stratégie thérapeutique. Il apprend ainsi des histoires de deuils ou de bien d'autres malheurs causés par la Révolution, de violences physiques ou psychologiques, et cherche à évaluer les réactions de ses patientes face à ces expériences traumatiques : peur, superstition, remords, mélancolie. Il prend note de certains comportements autodestructeurs comme l'abus de boissons alcooliques, l'existence de suspicions pathologiques ou des inclinations regardées alors comme asociales, tel le lesbianisme. Vu l'intérêt historique de ces premiers cas de « traitement moral » de femmes, il nous a paru utile d'en offrir un certain nombre d'exemples.

HISTOIRES DE MALADES DE L'ESPRIT

1°) Exemples de « causes occasionnelles »

Cécile Gonin, veuve de quarante-quatre ans,

> a toujours eu une tête légère, mais depuis environ quinze mois l'aliénation s'est déclarée suite de chagrins domestiques et de la mort de son mari. Hier elle s'est jetée dans un puits ; délire avec désir de sa destruction [...] guérie et remise à sa belle-sœur.

Séjour à la Salpêtrière : un an [8].

Josèphe Perrone, femme Vigier, couturière de trente-huit ans, eut

> une première chute il y a trois ans causée par le départ de son mari à l'armée, étant enceinte de six semaines. Elle a subi un traitement à l'Hôtel-Dieu. Deuxième rechute en nourrissant son enfant, dont les accès sont devenus périodiques à l'époque des règles chaque mois. Délire avec fureur.

Pinel la déclare guérie après quatre mois et demi [9].

Thérèse Chevallier, veuve de cinquante ans, « aliénée depuis deux mois et demi par le chagrin de la perte de son chat ». Elle avait reçu un premier traitement avant son entrée. Elle sort après quatre mois et demi avec ses enfants, « guérie », d'après l'attestation de Pinel [10]. D'autres femmes ont perdu un enfant, ou vu partir à la guerre un fils, voire deux ou trois [11].

Un autre groupe de femmes ont été traumatisées par la Révolution. Augustine Filliot, femme de cinquante-six ans amenée par la police, était

> aliénée depuis quatre à cinq ans. La première chute suite de chagrin de l'arrestation de son mari dans la révolution et

---

8. 1er Vendémiaire An XII [24 septembre 1803]. Afin d'alléger les notes, nous ne donnons que la date d'entrée ; elle permet de trouver aisément la malade dans les Registres d'entrées [la série 1Q2] ainsi que dans les Mutations de femmes aliénées [la série 6Q5]. Nous ajoutons les dates du calendrier grégorien pour mieux orienter le lecteur.

9. 21 Nivôse An XII [12 janvier 1804].

10. 22 Prairial An X [11 juin 1802].

11. 17 Vendémiaire An XIV [9 octobre 1805] ; 22 Prairial An X [11 juin 1802] ; 20 Germinal An XII [10 avril 1804].

> d'avoir vécu elle-même plus de six mois comme sauvage dans les campagnes et les bois ; a subi un traitement infructueux à l'Hôtel-Dieu ; délire avec fureur et manie religieuse.

Pinel la rend à sa famille après treize mois ; on n'indique pas sa condition [12].

Suzanne Vigneron, âgée de trente-huit ans, fut évacuée de l'Hôtel-Dieu. Elle était aliénée depuis trois ans.

> Lait répandu par suite de l'affaire du 3 Nivôse [l'attentat contre Bonaparte] où son mari a été arrêté. Depuis l'époque de l'arrestation elle éprouve des attaques fréquentes et [*illis.*] beaucoup plus forte. Dans le moment de l'effervescence elle fait usage d'eau-de-vie.

Pinel la déclare guérie après un mois [13].

D'autres malades ont été victimes d'agressions graves. Ainsi Marguerite Langlois, âgée de quarante et un ans, aliénée depuis six mois, se plaint de

> suppression des règles depuis cette époque, par suite des mauvais traitements qu'elle a éprouvés tant par son mari que par les enfants du premier lit.

Délire avec fureur. Pinel la déclare guérie après onze mois et demi [14].

Pour Marguerite Jacob, vingt et un ans, le mariage a mal commencé.

> Mariée depuis six semaines, perte de connaissances ; douze jours après, folie. Rechute après huit jours de calme, suivi de stupeur et de penchant au suicide.

Pinel la remet à son mari, la déclarant guérie en deux jours [15] !

Agathe Richer, fille de vingt-trois ans, eut une

> première chute il y a un an où elle a subi un traitement à l'Hôtel-Dieu ; rechute depuis cinq semaines, suite de chagrin d'un vol qui lui a été fait de 800 livres avec plusieurs effets et des mauvais traitements que son père lui a fait éprouver pour l'empêcher de se marier avec celui qu'elle aimait. Les règles supprimées ; délire avec fureur.

Pinel la remet à sa famille, guérie, après quinze mois [16].

---

12. 7 Floréal An XI [27 avril 1803].
13. 10 Floréal An XII [30 avril 1804].
14. 2 Messidor An XI [21 juin 1803].
15. 3 Prairial An X [23 mai 1802].
16. 13 Frimaire An XII [5 décembre 1803].

2°) Exemples de réactions psychologiques

Une grande frayeur s'empare de Louise Thamin, femme mariée de trente-cinq ans,

> aliénée depuis près de deux ans suite de chagrins d'avoir été volée aux Champs-Élysées où on lui a attaché les bras derrière le dos ; et de plus perte de son mari ; délire avec fureur.

Pinel la déclare guérie après vingt-deux mois et elle sort avec son frère [17].

Madeleine Lemaire, âgée de trente-trois ans,

> accouchée il y a cinq mois, nourrissait. Étant venue se promener à Paris avec son enfant, elle s'est fait tirer les cartes. Ce qui lui a été déclaré l'a affectée à tel point que l'aliénation s'est déclarée depuis six semaines, lait répandu.

Après un an à la Salpêtrière, Pinel remet cette femme, guérie, à sa mère [18].

Dorothée Ducastel, veuve de quarante-cinq ans amenée par la police, était

> aliénée depuis quinze jours pour s'être frappée de terreur en ajoutant foi à un songe où elle a cru entendre son mari défunt lui annoncer de la part de Dieu son pardon et qu'elle mourrait au bout de l'an. Délire et mélancolie religieuse.

Pinel la déclare guérie après dix-huit mois et demi à l'hospice [19].

Anne Mathay, femme Henry, de quarante-cinq ans, était

> aliénée depuis environ un mois suite de reproches que son confesseur lui a fait touchant son divorce et son nouveau mariage.

Pinel constate une mélancolie avec fureur, et note qu'elle sort prématurément après trois mois, sans être passée par une convalescence. Cette sortie est demandée par son mari, contre l'avis du médecin. Cette histoire paraît curieuse car le registre porte la mention « guérie » alors que manifestement, ce n'était pas l'opinion de Pinel. Celui-ci n'a guère été étonné, sans doute, de la voir revenir six mois plus tard :

---

17. 26 Messidor An X [15 juillet 1803].
18. 4 Thermidor An XII [23 juillet 1804].
19. 12 Thermidor An XIII [31 juillet 1805].

> Sa maladie a recommencé avec plus de violence et a été traitée de nouveau et sort très prématurément comme la première fois. Il est dangereux qu'elle ne retombe et qu'elle ne devienne incurable,

ajoute le certificat signé par Pinel. « Sortie avec son mari »[20]. Comme on suivait rarement les malades après leur départ, nous ne pouvons savoir comment finit cette histoire.

Élisabeth Gouverne, trente-cinq ans ans, est

> aliénée depuis six semaines, suite de chagrins domestiques et d'avoir reçu dans la confession des reproches sur la non-célébration de son mariage à l'église. Mélancolie avec fureur.

Pinel la remet à son mari, guérie, après dix mois et demi[21].

Gabrielle Duval, jeune fille de dix-neuf ans, est

> aliénée depuis cinq ou six jours, suite de remords d'avoir reçu des effets par sa grand'mère qui appartenaient à son oncle. Délire avec fureur.

Pinel la remet à son tuteur, guérie, après trois mois[22].

3°) Exemples de comportement autodestructeur, irrationnel, asocial

Si l'abus de boissons alcoolisées était sans doute fort répandu, il ne semble pas avoir causé beaucoup de cas de folie parmi les femmes – du moins, il n'est pas souvent indiqué. Parce que la femme réussit à dissimuler son penchant pour la boisson ? Pinel cite le cas de Félicité Denisot, femme Thory, âgée de trente-cinq ans, qui subit une

> nouvelle rechute, n'ayant pas donné le temps de se guérir la première fois, suite du temps critique et de boisson immodérée d'eau de vie lorsqu'elle a des chagrins domestiques. Délire avec fureur.

Elle sort avec son mari, guérie, au bout de trois mois[23].

La jeune Marie-Antoinette Bonnomé a dix-sept ans et le diagnostic porté sur elle est : « aliénée depuis huit jours : manie érotique mêlée de mélancolie religieuse ». Pinel la

20. 8 Fructidor An X [26 août 1802].
21. 30 Messidor An XI [19 juillet 1803].
22. 4 Nivôse An XIII [25 décembre 1804].
23. 26 Nivôse An XII [17 janvier 1804].

déclare guérie après trois mois et demi et la remet à son père (ou à sa tante : les registres se contredisent)[24].

Adélaïde Faucheux, femme mariée de vingt-six ans, souffre de

> démence par moments éloignés et d'une mélancolie dont la crainte du poison paraît être l'objet. Le principe de son caractère a toujours été de ne jamais céder. Aliénée depuis dix-huit mois, suite de jalousie, accouchée il y a onze mois, sa folie a paru un jour diminuer. Mais depuis trois semaines elle s'est portée au plus violent accès de fureur.

Pinel la déclare guérie après sept mois et elle sort avec son mari[25].

4°) Exemples de symptômes inexpliqués

Enfin, il y a des cas auxquels Pinel ne trouve pas d'explication, comme celui d'une transsexuelle ou encore ceux de deux femmes dont les illusions pourraient bien être de caractère hystérique. Ainsi, Joséphine Loeilley, âgée de dix-huit ans, dont

> le genre nerveux affecté depuis la naissance a causé l'aliénation ; elle n'a jamais pu rien faire et désire d'être homme.

Elle reste quatre ans à la Salpêtrière et en sort le 17 octobre 1807. Le commentaire manque[26].

Marie-Antoinette Mannoury, vingt-deux ans, est « aliénée depuis un an, suite de chagrin et d'un amour malheureux. Elle n'a rien vu depuis cinq mois ; mélancolie[27] ».

Thérèse Imbert, femme mariée de trente-trois ans, est

> aliénée depuis environ un mois, ayant été frappée de quelques lectures de dévotion. Elle croit être la Vierge Marie. Mélancolie et folie religieuse.

Pinel la déclare guérie après dix-huit mois et elle sort avec sa sœur[28].

---

24. 8 Vendémiaire An XII [1er octobre 1803].
25. 7 Messidor An XII [26 juillet 1804].
26. 15 Brumaire An XII [7 novembre 1803].
27. 11 Thermidor An XII [30 juillet 1804]. Cette expression pourrait se référer à l'interruption des règles.
28. 21 Germinal An XII [11 avril 1804].

Scholastique Chenel, adolescente de seize ans, souffre de

> suppression des règles depuis un mois, jour de sa première communion ; les jours suivants, maux de tête et d'estomac ; pendant dix jours retour des règles au bout du mois, mais très peu abondantes ; alors sangsues et aussi le mois suivant sans succès. Sortie, guérie, avec ses père et mère après 3 mois et demi d'hospitalisation [29].

Marie Martine Hallu, vingt-cinq ans,

> demeure à Montrouge où elle était domestique. La veille de Noël des jeunes gens lui ont fait peur en allant à la messe de minuit. Elle avait alors ses règles. Tombée sans connaissance, elle a été transportée de suite chez elle. L'aliénation s'est déclarée cinq heures après. État de stupeur mélangé de fureur. L'accès a duré près de deux ans [...] guérie, d'après le certificat de M. Pinel, médecin-en-chef, après deux ans et deux mois à l'Hospice. Remise à sa sœur [30].

5°) *Exemples de maladies périodiques*

Pinel note une vingtaine de cas de maladies périodiques, dont plusieurs ont amené la malade jusqu'à sept fois à l'Hôtel-Dieu, à Charenton ou à la Salpêtrière pour des traitements qui la calmaient mais la laissaient très affaiblie. Ainsi, Marie Charlotte Plus, femme Lemain, âgée de quarante ans, une « folle sans état », souffre de « manie périodique étant revenue sept fois en cette maison. Délire avec fureur ». Après un séjour de trois mois, Pinel la déclare guérie et la laisse sortir [31].

Portrait collectif des femmes aliénées

Les patientes de Pinel mentionnées dans ces folios sont toutes pauvres (Pinel se plaint d'ailleurs des préjugés contre l'hospice parmi les classes aisées), mais pauvres ne signifie pas nécessairement indigentes : 14 % de ces 265 femmes (c'est-à-dire 38 d'entre elles) déclarent avoir un métier – généralement modeste, il est vrai, puisque la plupart sont domestiques et ouvrières ou font des travaux de couture

29. 29 Prairial An X [18 juin 1802].
30. 7 Pluviôse An XI [27 janvier 1803].
31. 19 Germinal An XII [3 avril 1804].

(certaines se sont déclarées lingère, ouvrière en linge, en mode, dentellière, brodeuse et blanchisseuse). Certaines travaillent dans le petit commerce (on trouve une marchande de vin, une de chiffons, une autre de fruits, une perruquière et une « ouvrière en cheveux »), d'autres exercent divers métiers : vigneronne, savetière, dévideuse de soie ou cardeuse de matelas. Enfin, on trouve dans ce groupe une « femme de confiance », une institutrice et deux qui se déclarent anciennes religieuses.

Quant à l'état civil des 265 malades traitées par Pinel, il est mentionné seulement pour 187 femmes, soit 70 % d'entre elles. Sur cette population, 131 d'entre elles (soit 70 %) sont mariées, 38 (soit 20 %) sont veuves, 15 (soit 8 %) sont « filles », c'est-à-dire célibataires, et 3 (soit 2 %) sont divorcées.

La plupart de ces femmes ont entre vingt et quarante ans. [N'oublions pas que Pinel avait sélectionné les jeunes qu'il considérait comme curables.] Environ la moitié de ces 265 patientes déclarent venir de Paris ou de l'Île-de-France (52 %) ; 23 % sont originaires du reste du pays, quelques-unes de l'étranger, tandis que pour 25 % d'entre elles, l'origine n'est pas indiquée. Le fait qu'un bon nombre de ces femmes ne sont pas parisiennes pose la question de l'obligation de la capitale de pourvoir à leur entretien. Il pourrait s'agir, au moins pour certaines d'entre elles, de ces « autres aliénées qu'on amène chaque jour du dehors pour être traitées » dont parle Pinel[32].

Diagnostics d'aliénation

Attaché au caractère individuel de chaque histoire de malade, Pinel reste soucieux de ne pas fausser, par une classification trop précise, des situations cliniques complexes[33].

32. Pinel, « Recherches », *in* Gauchet et Swain, 1980, p. 105.

33. La littérature sur les diagnostics psychiatriques est vaste et nous ne prétendons pas en faire ici une étude comparative. Nous intéressent les diagnostics contemporains, surtout à Charenton, étudiés par Haustgen dans sa remarquable thèse de 1983. Il ne trouve d'observations intéressantes qu'à partir des travaux d'A. L. J. Bayle, après 1818 (p. 4). Voir également Haustgen, 1993. De même, Busscher, 1992, parle du « silence de nos registres » avant 1815 (pp. 16 ff.).

Néanmoins, pour expliquer aux étudiants les aspects caractéristiques des maladies mentales majeures et pour enseigner l'art difficile du diagnostic différentiel, il est nécessaire de classifier. Aussi distingue-t-il, dans sa *Nosographie* qu'il conçoit comme un manuel « élémentaire », plusieurs genres de *vésanies.* Dans le *Traité médico-philosophique,* il s'en tient aux catégories traditionnelles de manie, de mélancolie, de démence et d'idiotisme ; et, dans les 256 histoires de malades de l'Infirmerie générale, détaillées dans *La médecine clinique* publiée en 1802, il indique la place exacte de chaque maladie dans sa nosographie suivant la partie du corps ou la fonction affectée.

Mais cette méthode de localisation, en vogue pour les maladies somatiques, ne convient pas à l'aliénation mentale, sans « lésion » anatomique visible et en quête encore d'un vocabulaire capable de rendre compte de ses variables individuelles. En présence de malades aliénés, Pinel met en jeu non seulement son talent remarquable d'observateur, mais surtout sa sensibilité particulière aux maladies de l'esprit. Écoutant la personne malade, son histoire et sa souffrance, il essaie de comprendre la signification singulière de chaque événement, de chaque émotion.

Pinel concentre son attention sur la manie, qui lui paraît la maladie mentale par excellence, et la plus curable. Ainsi, dans le « Tableau des 200 fous » et le « Mémoire sur la manie », il fournit des précisions, définissant notamment la « folie raisonnante » et la « folie périodique », qu'il avait observées dès son séjour à Bicêtre. Afin de comprendre la folie périodique, il étudie avec attention les rechutes, leur nombre et leur durée. Parfois, l'on peut suivre une patiente pendant tout le cours de sa maladie. Ainsi, Christine Cheval, âgée de trente ans et originaire d'Évreux, a eu

> une première chute il y a quatre ans ; l'accès a duré sept mois ; deuxième rechute il y a quatre mois par suite de jalousie et de chagrin. Elle a cherché tous les moyens pour se détruire. Mélancolie avec fureur. Sortie le 18 Messidor XII, étant guérie, suivant le certificat de M. Pinel, médecin-en-chef, rentrée le 19 dudit, ayant feint une rechute pour rentrer. Sortie le 11 novembre 1806, remise à sa famille[34].

34. 2 Prairial An XII [22 mai 1804].

L'hospice pouvait donc présenter un certain attrait et être vécu par les malades comme un refuge contre une vie civile plus redoutée encore que l'enfermement.

Le deuxième groupe important de maladies de l'esprit est constitué par la mélancolie définie – suivant les cas – comme dévote, religieuse, orgueilleuse, furieuse, amoureuse, érotique ou causée par un accouchement. La qualification de « délire avec fureur » est fréquente – mais difficile à interpréter car Pinel explique rarement de quel genre de « délire » il s'agit[35].

Il mentionne aussi quelques cas de faiblesse d'esprit, d'imbécillité ou de stupeur ; et des cas d'épilepsie qu'il a toujours été difficile de distinguer des maladies mentales. Parfois, il attribue l'aliénation à une cause carrément physique, comme des bains froids pris au moment des règles ou un coup sur la tête.

Il est quasiment impossible d'établir une corrélation entre le diagnostic et la durée de l'hospitalisation, celle-ci s'avérant très variable. Quelques femmes sortent après peu de jours, et l'on se demande si le bureau d'admission ou la police ne se sont pas trompés de diagnostic en les faisant interner ; d'autres sortent assez rapidement aussi, mais à la demande de l'entourage. Pourquoi Pinel s'incline-t-il devant l'impatience des familles quand son appréciation clinique lui conseille de garder la malade à l'hôpital ? Il est difficile de le savoir. Par ailleurs, il estime, avec tous les autres spécialistes, que l'aliénation guérit plus vite quand l'attaque est récente et que la malade est jeune, qu'elle n'a pas été traitée par des saignées, des purgations et des bains froids (les malades ayant subi ces traitements arrivent souvent très affaiblies, découragées, et parfois dans un état de démence incurable).

Les critères permettant à Pinel de laisser sortir une malade découlent souvent de détails de son histoire. La présence d'une famille pouvant veiller sur sa convalescence rassure le médecin. Ainsi, 77 % des malades guéries par Pinel pendant

35. Le français est moins précis que l'anglais qui traduit « délire » tantôt par *« delirium »*, lorsqu'il est causé par la fièvre, une intoxication ou un médicament, et qui est donc généralement passager, tantôt par *« delusion »*, qui désigne une idée fixe extravagante ou effrayante, et dénote un dérangement psychique sérieux.

sa grande expérience à la Salpêtrière – 205 femmes sur un total de 265 femmes guéries – sont recueillies à la porte de l'hospice, les autres portant simplement la mention « sortie »[36].

Notons que Pinel confie volontiers une femme à son mari ou une jeune fille à son père – ces liens lui paraissant fiables : ainsi 76 maris et 15 pères viennent à la rencontre d'une malade guérie entre le 15 Germinal An X [5 avril 1802] et la fin de 1805. Pinel fait preuve ainsi d'une attitude traditionnaliste, reconnaissant la primauté des liens familiaux et la responsabilité des hommes à l'égard de leurs proches parentes. D'autres parents mâles, au nombre de 41, rendent le même service à une malade guérie et, dans le cas de 9 femmes, un patron ou même un « meneur[37] » se portent garants pour assurer leur retour dans la société.

Du côté féminin, ce sont les mères qui prédominent : 26 d'entre elles viennent chercher leur fille, 8 filles leur mère, tandis que 27 autres proches parentes et 3 « citoyennes » se chargent d'une convalescente.

N'oublions pas que ces femmes, ajoutées à celles guéries ou renvoyées par Landré-Beauvais, ne représentent qu'un tiers de la population totale des 1077 malades de l'esprit entrées à la Salpêtrière pendant la grande expérience de Pinel. Les deux autres tiers de ce groupe (699 femmes) y restent internées jusqu'à leur mort.

Encadrement, travail, traitement

Pour le traitement, confirme le Rapport de 1805, Pinel assigne à ses malades trois cours spéciales qui constituent son hôpital ou asile modèle. Il y a d'abord une « cour appendice » pour les femmes « très agitées ou furieuses, et qui peuvent être dangereuses à certaines époques ». Pinel insiste sur la nécessité de leur laisser la plus grande liberté possible :

36. Les données numériques qui suivent résultent de notre étude des registres AAPHP AH Salpêtrière, 1Q2 127-130, 6Q5, 1-2.

37. Un *meneur* est un employé de l'Hospice des Enfants Trouvés chargé du transport des nourrices et des nouveau-nés, ainsi que de celui d'enfants plus âgés entre les orphelinats et leurs lieux d'apprentissage.

> Le principe général est de proportionner la répression à l'intensité des symptômes, de l'abréger ou diminuer aux moindres lueurs de la raison[38].

Une deuxième cour, dite « cour du traitement », est prévue pour

> les aliénées qui ont éprouvé déjà un changement très favorable sans être encore entièrement rétablies ou qui éprouvent encore des divagations passagères.

À l'Académie des sciences en juin 1805, Pinel donne de ce service une description dont « l'académie conserve le souvenir[39] » :

> Une cour carrée environnée de loges, plantée d'arbres, avec une fontaine au milieu, et d'autres cours voisines, forme le local destiné à la deuxième division des aliénées, dont l'agitation et le délire ont cessé, ou qui ne sont plus livrées qu'à de légères divagations ou des retours de mélancolie. Elles ne conservent plus qu'une sorte d'étonnement, en souvenir confus de leur état antérieur, souvent une inquiétude vague qui s'exhale en mouvements irréguliers, en gestes et en propos incohérents, en promenades sans ordre et sans suite. Quelques-unes recherchent l'isolement et la solitude. Dans cet état intermédiaire, ou plutôt ce rétablissement gradué de la raison, la plupart restent tour à tour dans leurs loges, sans contrainte, sans corset, ou se promènent tour à tour sous les arbres ou dans un jardin très spacieux. Quelques-unes en se rapprochant d'une entière convalescence, s'amusent à la culture ou partagent les travaux pénibles des filles de service.

L'on est admis dans la troisième cour ou « cour de séparation » pour

> apprendre à se modérer, à calmer ses emportements [...] à vivre en communication avec ses semblables, et à prendre le goût du travail qui est seul la sauve garde [*sic*] d'un rétablissement solide et durable[40].

Le triple objectif de cette dernière cour montre à quel point la pensée de Pinel s'accorde avec celle de ses contemporains. On se rappelle la Retraite du quaker William Tuke à York où la matrone, Mrs. Jepson, invite les malades à prendre

38. PINEL, « Recherches », 1805 ; d'après GAUCHET et SWAIN, 1980, p. 106.
39. GEOFFROY SAINT-HILAIRE, 1826.
40. PINEL, « Recherches », 1805 ; d'après GAUCHET et SWAIN, 1980, p. 106.

le thé, pourvu qu'ils sachent se comporter de façon convenable. Si Marguerite Jubline ne sert pas le thé, elle joue par rapports aux malades un rôle analogue.

Deux thèses actuelles de médecine, consacrées à la fonction thérapeutique du travail des malades mentaux hospitalisés depuis la Révolution, attribuent à Philippe Pinel un rôle de novateur ignoré jusqu'ici[41]. Avant d'examiner ces deux thèses, voyons quel est, à cet égard, le point de vue de Pinel. Toute son éducation le prédispose à valoriser le travail, qui permet aux individus de gagner leur vie. Travailler pour faire vivre sa famille est, selon lui, un signe de dignité humaine et de santé tant morale que psychologique. Il sait que la maladie entraîne le désœuvrement, surtout quand elle est accompagnée de douleurs ou de troubles psychiques. Envisagé sous cet angle, un retour au travail représente un signe de rétablissement. C'est pourquoi Pinel encourage ses employés à épier de tels signes chez les malades et cherche à multiplier pour les aliénées en rémission les occasions de jardinage, de nettoyage, de couture, de tricot. Dans l'hôpital pinélien, le travail, toujours volontaire, est modestement rémunéré. Vers la fin de sa vie, Pinel note :

> En général, un coup d'œil me fait juger, durant ma visite, des progrès plus ou moins accélérés vers une entière convalescence, par l'ardeur et la constance du travail[42].

Dans les deux thèses sur le travail des malades, les auteurs distinguent nettement le travail conçu comme assistance aux personnes institutionnalisées et le travail comme mesure thérapeutique individuelle – seule cette dernière forme, selon eux, intéressant Pinel. À leur sens, c'est la première fois qu'un médecin envisage le régime thérapeutique pour malades de l'esprit de cette manière. Calvet ajoute que Pinel ne parle même jamais de l'avantage matériel que l'hôpital peut tirer du travail de ses malades.

À Bicêtre, on évoque surtout le jardinage et l'agriculture, et Pinel essaie de convaincre le gouvernement d'acheter un terrain voisin car convalescents et « bons pauvres » – voire certains malades – pourraient y cultiver fruits et légumes pour

41. Calvet, 1952 ; et Longin, 1992.
42. Pinel, « Résultats d'observations », 1817, p. 677.

leur propre consommation. Il s'agit de la ferme Sainte-Anne déjà mentionnée par Tenon, et l'on sait que sous la direction de Guillaume Marie André Ferrus (1784-1861), disciple de Pinel et aliéniste de Bicêtre, elle connaîtra un grand succès[43].

C'est à la Salpêtrière, cependant, quand Pinel réfléchit au « traitement général des femmes aliénées », que s'impose à ses yeux la valeur d'une thérapie individuelle par le travail et que cette mesure deviendra une réalité. Jacques Calvet, dans sa thèse, distingue chez Pinel, en premier lieu un souci hygiénique de sortir la malade de son oisiveté, puis la conviction qu'il existe un avantage à « prendre contact avec la réalité de la vie sociale » dans l'atelier de couture, le jardinage, ou les travaux ménagers. C'est en effet une idée intéressante que d'essayer de confronter le malade à certains aspects de la vie normale, de façon à lui ménager une sorte d'étape intermédiaire entre l'hôpital et le monde extérieur. Il est possible que cette idée s'inspire d'un des objectifs d'Itard, formulé dans son premier rapport sur l'enfant sauvage, en 1801 : c'était de le soumettre à un mode de vie très proche de celui qu'il venait de quitter, de façon à lui faciliter le passage progressif à la vie normale[44]. En outre, la promesse d'un « gain léger » produit par le travail donne aux malades de la Salpêtrière la possibilité de préparer leur sortie. Sous la surveillance de Marguerite Jubline ou de Jean-Baptiste Pussin, de tels régimes de travail individualisés ont bien pu favoriser certaines guérisons. Pinel décrit

> un grand atelier de couture pour le linge, [qui] sert à rassembler ces convalescentes une partie de la journée, et c'est là qu'une surveillance assidue fait connaître le caractère difficile de certaines personnes, la sombre misanthropie de quelques autres, ou bien celles dont la docilité, l'esprit d'ordre et un zèle extrême méritent des encouragements, et peuvent leur fournir quelques ressources, car le travail est récompensé par un léger salaire. Comme toute sorte d'exaspération peut retarder la convalescence ou produire des rechutes, on a soin d'écarter de cet asile tout sujet de mécontentement et d'aigreur, tout motif de chagrin et d'inquiétude...[45]

---

43. Voir surtout FERRUS, 1834.
44. Voir *supra,* chap. 3, pp. 109-111.
45. PINEL, « Recherches », 1805; d'après GAUCHET et SWAIN, 1980, pp. 106-107.

On peut s'étonner aujourd'hui, à la fin du XXe siècle, de ces bonnes intentions si innocemment détaillées, inconscientes des abus que pourrait entraîner un travail imposé à des groupes d'êtres humains par une autorité toute-puissante. Combien d'administrateurs respecteront le libre choix des malades de travailler ou de rester oisifs ? Combien de malades se soumettront par peur de représailles ? Combien d'institutions en tireront un profit illégitime ? Notre expérience de ce que Marcel Gauchet et Gladys Swain ont appelé la « pratique de l'esprit humain » ne peut, aujourd'hui, que nous laisser sceptiques face à de tels projets de travail organisé pour des femmes aliénées. Ne doutons pas, néanmoins, de la bonne foi de Pinel : il croyait sincèrement au pouvoir thérapeutique du travail – même s'il faisait sans doute preuve de naïveté concernant les conditions de son organisation.

La surveillance de l'atelier de couture devait, à l'évidence, incomber à une personne connaissant ce genre de travail, autrement dit à Marguerite Jubline plutôt qu'à son mari. Les sœurs officières, on l'imagine, manifestent peu d'enthousiasme en voyant arriver une femme qui, sans avoir jamais occupé de poste salarié à Bicêtre, jouissait néanmoins de la confiance absolue du médecin-en-chef. Arrivée à la Salpêtrière le 25 mai 1802 [5 Prairial An X], elle devient bientôt une personne clef du « traitement moral ». Présidant le grand atelier de couture, elle est constamment à l'affût de cette « docilité, [de cet] esprit d'ordre et de zèle extrême » qui signale au médecin-en-chef qu'il peut autoriser une sortie. Elle observe une « exactitude extrême dans l'heure de la distribution des repas », et veille à ce que les « aliments [soient] préparés avec soin ». Elle aide son mari à faire un « choix attentif des filles de service les plus douces et les plus actives », exige qu'elles soient propres et témoignent d'une certaine fermeté, sans aller jusqu'à menacer les malades, et exerce une « surveillance assidue pour faire saisir le moindre signe d'un retour du délire[46] ».

La surveillance générale de la cinquième division repose sur les solides épaules de Jean-Baptiste Pussin et Pinel parle

46. *Ibid.*

longuement de lui dans la deuxième section de son rapport. Le médecin vient chaque matin voir les malades et écouter les commentaires du surveillant, fondés sur ses observations et sur celles de sa femme. Pinel avait délégué à Pussin le droit de discipliner les serviteurs, ce qui semble normal, mais aussi le droit de transférer les malades d'une section à une autre, ce qui nous paraît faire preuve d'une confiance excessive dans le jugement clinique du surveillant. Pussin abusa-t-il de son pouvoir ? Il avait mauvaise presse, en tout cas, parmi les employés, et le « comptrolleur » Merle, par exemple, formule dans son rapport annuel de 1802 une critique acerbe à son égard :

> Nos propres observations de son comportement – écrit Merle – depuis sept ou huit mois qu'il est ici, ne justifient d'aucune façon l'opinion de M. Pinel [...][Pussin] voudrait faire croire que M. Pinel n'a fait que copier et noter ses idées qui ont inspiré les diverses œuvres publiées par ce grand médecin. Quiconque peut tolérer ses arguments pour dix minutes sera convaincu du contraire. [...] Imaginer qu'un tel homme puisse restaurer leur raison à des personnes qui l'ont perdue[47] !

Il est surprenant que dans les folios de 1802-1805, Pussin n'apparaisse que trois fois : comme inspecteur à qui l'on remet un collier en sauvegarde, comme garant pour une personne venant chercher une malade, et, par erreur, comme le médecin-en-chef qui aurait signé une permission de sortie.

Dans son rapport de 1805, Pinel désigne pourtant Pussin comme « l'homme peut-être de France le plus propre à coopérer à mes vues », et comme responsable de « l'exécution des mesures prescrites le matin par le médecin ». Pinel est fermement convaincu qu'un hôpital d'aliénés a besoin d'une autorité unique, non seulement pour les serviteurs mais également pour les malades afin de « les tenir dans sa dépendance sans perdre leur confiance et leur estime[48] ». D'ailleurs, à la mort de Pussin en 1811, la section du traitement de l'aliénation mentale perdant par là sa clef de voûte, nous verrons Pinel fléchir sous le poids du nombre énorme des malades.

47. Ms. AAPHP. Merle, 1802.

48. Pinel, « Recherches », 1805 ; d'après Gauchet et Swain, 1980, p. 108.

Dans la troisième partie intitulée « Traitement médical » de son rapport de 1805, Pinel présente à l'Académie des sciences ses principes fondamentaux de médecin aliéniste. Il souligne qu'il faut bien connaître l'histoire des maladies mentales et celle des malades ; il importe, dit-il, de les éloigner de leur famille et de les recevoir dans diverses sections de l'hôpital suivant le genre de leur aliénation. Expliquant les causes et les manifestations des maladies dont souffrent les femmes qu'il soigne, il souligne que les femmes sont plus sensibles aux causes morales que physiques. Une même cause peut, chez différentes malades, produire des conséquences très diverses et, « suivant son degré d'intensité ou d'autres circonstances peu connues », se manifester sous la forme d'une manie, d'une mélancolie, d'une démence ou d'un idiotisme [49].

Quant aux remèdes prescrits aux malades de l'esprit, Pinel se limite aux substances naturelles et douces en petites quantités. « [...] réduire toujours à la moindre dose possible », écrivait-il dès 1792 dans son article « Dose, doser » de l'*Encyclopédie méthodique.* Il résume sa thérapeutique comme suit :

> C'est une très petite partie de la médecine que la prescription des médicaments ; sa base fondamentale porte sur la connaissance historique des phénomènes et de la marche des maladies, et sur le choix heureux de tout ce qui peut exercer sur le malade une influence favorable [50].

Pinel élabore ainsi ce que nous appellerions un « milieu thérapeutique » afin de rassurer les malades et, dans la cour de séparation, de les réhabiliter et de les préparer à jouer de nouveau un rôle actif dans la société. C'est donc une direction non-violente du malade, attentive à sa vie psychologique, qui constitue le « traitement moral », expression qui n'apparaît qu'une seule fois, en passant, dans ce rapport.

49. *Ibid.*, p. 110.
50. *Ibid.*

LE « TRAITEMENT MORAL »

Pour qu'un traitement réussisse, pense Pinel, il faut d'abord isoler les malades de leurs familles.

> On a déjà fait beaucoup pour le rétablissement des aliénées – écrit-il – que de les tenir séquestrées de leur famille et de la société, de les distribuer dans un hospice suivant le degré de lésion de l'entendement, et de les soumettre à un ordre invariable, mais mêlé de ménagements et de douceur. Il ne reste plus au médecin pour accélérer le retour de la raison, lorsque cela est possible, que d'avoir égard au caractère particulier de chaque espèce d'aliénation, et à la nature de la cause qui l'a déterminée [51].

Une fois les malades isolés dans une institution bien choisie, le médecin essaie d'établir avec eux une collaboration fondée sur la sympathie et la confiance. La fonction du médecin est d'observer et d'interroger, mais surtout d'écouter. Cet aspect est souligné par Michel Gourevitch, par exemple, dans son magistral article « Pinel » du *Dictionnaire Napoléon* de Jean Tulard [52].

Les histoires de malades de la Salpêtrière notées par Pinel, dont nous avons donné maints exemples, nous permettent pour la première fois de saisir sur le vif la façon dont il applique le traitement moral. En lisant ces histoires, ce n'est pas la folie qui nous frappe, mais l'aspect triste, voire tragique, de la vie de ces femmes maltraitées, délaissées, souffrantes, effrayées, privées brutalement d'un être cher. Au travers du regard de Pinel, elles nous apparaissent malheureuses plutôt que folles. Parce qu'il comprend la terreur d'une fille brutalisée par son nouveau mari, ou l'affront fait à la dignité d'une femme à qui l'on attache les bras derrière le dos pour la voler – ou peut-être pour la violer. S'il ne l'avait pas compris, aurait-il noté ces détails ? Il reconnaît la possibilité d'un deuil pathologique – comme nous dirions aujourd'hui – suite à la perte d'un enfant, ce qui va de soi, mais aussi en cas de perte d'un être apparemment moins important – un chat – mais qui peut être affectivement surinvesti. Il note le recours à la boisson dans les moments de détresse. Il observe.

51. *Ibid.*
52. Paris, Fayard, 1987, s.v. « Pinel ».

Il comprend. Il ne fait pas la morale. Pinel ne juge personne. Il porte sur le fou un regard neuf.

La répartition des femmes curables en trois groupes montre que Pinel réfléchit à la psychologie collective de ses malades. Ainsi, il pense qu'une femme qui passe de la cour appendice à la cour de traitement apprend, si elle l'ignore encore, que le médecin la juge guérissable. Pinel estime que la conversation avec ses compagnes peut lui donner de l'espoir ; et que l'entrée à l'atelier de couture peut encourager un effort personnel, éperon puissant sur le chemin de la convalescence.

Nos histoires de malades montrent que l'attitude réservée mais bienveillante de leur médecin encourage les malades à lui confier leurs préoccupations et le souvenir de leurs malheurs. La présence quotidienne de cet habitant de la Salpêtrière les rassure. Ainsi prendra naissance l'image populaire du « bon Monsieur Pinel ». Il agit d'après sa conviction que des indigentes, malades de l'esprit et admises dans un hospice public ont droit, en tant que citoyennes, aux services du meilleur clinicien salarié par le gouvernement. C'est un message démocratique, mais aussi un message optimiste. N'oublions pas qu'un tiers du millier des femmes admises à la Salpêtrière comme malades de l'esprit entre Germinal An X et Nivôse An XIV quittent l'asile.

Corrolaire non moins vrai : comme nous l'avons vu, deux tiers de ces indigentes meurent à la Salpêtrière. Pinel commet alors l'erreur de beaucoup de novateurs en médecine qui placent un espoir exagéré dans une nouvelle méthode ou un nouveau remède. Cependant, son enthousiasme s'atténuera et sa dernière réflexion aux membres de l'Académie des sciences en juin 1805 exprime une forme de résignation :

> Si l'exemple que je donne reste encore sans être imité – conclut-il –, je n'aurai pas moins rendu un compte public de mes efforts, dans la tâche difficile et délicate que j'ai à remplir comme médecin d'hospice[53].

Aucun médecin jusqu'alors n'avait étudié une population d'un millier de femmes malades – ni à plus forte raison

---

53. PINEL, « Recherches », 1805 ; d'après GAUCHET et SWAIN, 1980, p. 113.

malades de l'esprit. Pinel entreprend cette étude après la publication de sa *Médecine clinique*, relatant essentiellement l'histoire de malades âgées. Son étude intensive des malades de l'esprit, en revanche, porte sur des femmes plus jeunes, qu'il avait lui-même sélectionnées dans l'espoir de les guérir. Les trois quarts de ces malades étant en âge d'être mères, il n'est pas surprenant qu'il soit fréquemment question, dans les plaintes de ces malades, de ménarque et de ménorrhée, de grossesse, d'enfantement et d'allaitement, et de soucis concernant les enfants – plaintes auxquelles s'ajoutent, bien sûr, la cohorte des problèmes généraux comme les deuils, les vols ou le chômage.

Comme nous l'avons vu, chaque femme à sa sortie de l'hôpital est recueillie par un membre de sa famille[54]. Comment Pinel – ou encore l'administration – a-t-il pu développer les contacts nécessaires pour amener à l'hôpital, au moment voulu, un membre de la famille de la malade ? Une fois cette personne présente, Pinel lui donne-t-il des instructions concernant les soins à pratiquer ? Lui indiquait-il comment surveiller les convalescentes ? Suivait-il lui-même leur guérison ? Ce genre de surveillance était-il plus facile à organiser pour les femmes, dont le Code Civil renforçait la dépendance ? Si, sur toutes ces questions, les archives se taisent, elles fournissent néanmoins la preuve que dans la stratégie thérapeutique de Pinel, la famille joue un rôle essentiel.

Et le temps, quel rôle joue-t-il dans cette stratégie thérapeutique ? Traditionnellement, le traitement des malades de l'esprit, imposé indifféremment à tous, durait deux fois six semaines. Après quoi les malades non guéris étaient déclarés « incurables » et définitivement internés à la Salpêtrière et à Bicêtre. Pinel, s'affranchissant de cette tradition, ouvre la voie au traitement individuel en instaurant une durée variable d'hospitalisation qui peut aller, nous l'avons vu, de deux jours à quatre ans. Lorsqu'une contrainte physique s'impose, pour des malades violentes par exemple, il veille à

54. Les registres de Bicêtre révèlent de pareils arrangements mais peu de sorties (seulement 14 pour l'An X : 9 à la famille et 5 à la police). AAPHP AH Bicêtre. Registre des entrées 1Q2 88.

ce qu'elle dure le moins longtemps possible. De même, il évite de prolonger un isolement et préfère souvent autoriser des visites voire renvoyer la malade chez elle. Étudiant les intervalles « raisonnables » de la manie périodique, il recherche des indices utiles au médecin traitant (pour prédire, par exemple, une attaque violente ou la fin subite d'un accès, qui peut laisser la malade épuisée). Il note les cas de folie apparaissant sur plusieurs générations dans une même famille, mais ne précise pas s'il attribue la maladie de l'enfant à l'influence nocive d'un parent ou à quelque tare héréditaire[55]. Mais le rôle principal du temps, selon lui, c'est d'être un remède contre la maladie. Alors qu'Esquirol parlera de l'asile comme d'un « instrument de guérison », reprenant l'image forgée par Tenon, Pinel pense qu'il faut créer un environnement salubre et agréable, une direction ferme et amicale, mais, surtout, laisser faire la Nature : ce qui guérit, c'est le temps. Sagesse ancienne, mais tellement contraire à l'esprit de l'époque qu'à la fin de sa vie, Pinel se trouvera renié par la jeune génération.

Le rôle de la police

Les folios où sont consignées les mutations d'aliénées révèlent un aspect troublant de la politique hospitalière parisienne : en 1802-1805, la police amène 185 femmes « en démence » ou « en fureur » au bureau d'admission et près de 300 directement à la Salpêtrière. Or, 107 de ces femmes, une fois déclarées guéries par les médecins, sont remises à la police. Leur nombre a augmenté considérablement du Consulat au début de l'Empire, allant de cinq en l'An X [1801-1802] à quarante-quatre en l'An XIII [1804-1805][56]. Parmi ces 107 femmes, huit font le trajet de la Salpêtrière à la Préfecture de police accompagnées d'une personne responsable qui, suppose-t-on, se charge de la convalescente. Huit autres arrivent sous la conduite de l'inspecteur Marais, ou d'un autre nommé Prilleux, qui déclare par écrit : « Je reconnais que la dénommée ci-contre vient de m'être remise pour

55. Voir à ce sujet Peset, 1993.
56. AAPHP AH Salpêtrière. Registres d'entrées, 1Q2, 127 à 130, *passim*.

être conduite à la Préfecture de Police. » La moitié de ce groupe est originaire de province ou de l'étranger : leur entretien représente donc un fardeau injustifié imposé à l'administration parisienne par des provinciaux qui viennent chercher travail et secours dans la capitale. Dans ces conditions, il est logique que le ministre de l'Intérieur demande au préfet de police de renvoyer ces malades vers leur domicile légal[57].

Restent une cinquantaine de femmes dont la préfecture devait disposer[58]. Elles n'ont pas de famille et si on les libère, il faut s'attendre à ce qu'elles aillent mendier ou se prostituent pour vivre – nouveau délit qui les exposerait à une nouvelle arrestation. La solution la plus simple, impossible à prouver parce que presque toutes les archives de la police ont brûlé en 1871 mais très probablement adoptée, est de garder ces femmes à vue – l'endroit le plus indiqué étant le dépôt de mendicité de Saint-Denis qui abritait des « femmes auxiliaires en hospitalité », c'est-à-dire en résidence forcée[59].

Pourquoi cette hypothèse ? Tout d'abord à cause des fonctions mal définies du dépôt de mendicité de Saint-Denis. « Dépôt de mendicité », lit-on dans *Les prisons de Paris*, l'excellent répertoire récemment publié par Philippe Grand :

> Séries de centrales pour mendiants et vagabonds instituées dans toutes les provinces à partir de 1764. Celui de Saint-Denis fut créé en 1767, mais il devait prendre le statut de *maison de répression* en 1808. Les dépôts de mendicité furent réorganisés par le décret impérial du 5 juillet 1808. En principe, la détention est administrative, qu'elle soit forcée ou librement acceptée. Dans le premier cas, elle frappe les mendiants et vagabonds *libérés* (dans la Seine, le registre d'écrou de la prison où le libéré a purgé sa peine porte la mention *consigné, ordre de M. le préfet de police*) ; dans le deuxième cas, les mendiants et vagabonds entrés volontairement ont le statut d'*hospitalisés*[60].

57. Deux articles de Michel Caire nous renseignent sur les relations entre aliénés et autorités civiles sous l'Ancien Régime : CAIRE, 1993 (c), et 1994.

58. Le nombre exact n'est pas vérifiable puisque l'origine de 41 femmes n'est pas indiquée.

59. Communication personnelle de M. Philippe Grand, conservateur en chef du patrimoine, Archives de Paris. Il est difficile de trouver des renseignements sur le dépôt de Saint-Denis sous la Révolution et l'Empire. Pour l'Ancien Régime, voir BEAUD et BOUCHART, 1974 ; ADAMS, 1975, 1976 ; QUÉTEL, 1981 (b).

60. GRAND et JENN, 1996, p. 258.

Cette logique et ce langage byzantin permettent sûrement une garde à vue à perpétuité. Remarquons également que ce genre d'« hospitalisation » rappelle l'Hôpital général de l'Ancien Régime[61].

Il reste une autre hypothèse : une partie de l'ancienne « Force » connue sous l'appellation « La Correction » servait sous l'Ancien Régime à punir des mineures rebelles et des employées insoumises. Depuis la Révolution, le grand bâtiment, toujours debout aujourd'hui, servait en partie à abriter les incurables. Il n'est pas impossible que ce lieu ait servi de prison à des femmes dont la police ne savait que faire. L'on sait à quel point les anciennes habitudes sont tenaces. La pesanteur administrative, l'inertie, le refus de tout changement est l'une des maladies institutionnelles que l'histoire de la pratique psychiatrique aura le mieux mise en lumière depuis la Deuxième Guerre mondiale[62].

Pour comprendre la situation sociale des malades mentaux indigents en France au début du XIXe siècle, il faut savoir quelles sont les politiques respectives de la justice et de la police[63]. La justice maintient depuis le Moyen Âge que la société ne peut priver une personne de sa liberté à moins qu'elle ne soit criminelle, mineure, ou *non compos mentis*. Pour constater la folie, la justice fait appel à la famille, aux voisins, aux magistrats, parfois au médecin et, le cas échéant, elle finit par prononcer la perte des droits civiques. C'était aussi la procédure pour les lettres de cachet. Mais ce procédé est lent – inefficace lorsqu'il faut faire face à une situation

---

61. Voir une thèse intéressante, LEFEBVRE, 1992. Voir également SIBALIS, 1991 ; IMBERT, 1994. Voir la réflexion à ce sujet de Catherine DUPRAT, 1980. Nous intéresse à ce propos la remarque affixée au dossier de Marguerite Chaillou dans le folio Mutations de la Salpêtrière : « ... usage immodéré d'eau de vie ; elle a déjà été renfermée au dépôt de Saint-Denis l'année dernière pour cause et suite de boisson. » (5 Vendémiaire An XIII). Notons également une remarque de Pinel à propos d'une malade qui refusait de travailler. « ... on la menaça de la faire conduire au dépôt de Saint-Denis si elle refusait plus longtemps de travailler : cette crainte lui fut très favorable ; elle se livra au tricot ou à la couture pendant cinq mois avec une activité singulière, et elle se trouva dès lors guérie. » PINEL, *TMP* II, p. 481, n. 1.

62. Voir *supra*, chap. 6.

63. Voir par exemple BARDOUX, 1906 ; BIGORRE, 1967.

dangereuse (réelle ou perçue comme telle). D'où le rôle de la police[64].

Responsable de l'ordre public, la police est investie par les décrets royaux, depuis la fin du Moyen Âge, de la tranquillité et de la sécurité des rues. C'est Louis XIV qui crée le poste nouveau de lieutenant général de police à Paris en 1667 et qui décrète à cette époque le « grand renfermement des pauvres ». Cette mesure transfère les vagabonds et les mendiants des rues de Paris dans les enceintes de l'Hôpital général et c'est ainsi qu'un grand nombre de femmes malades de l'esprit se trouvent enfermées à la Salpêtrière, au milieu d'une foule d'indigentes rongées par la misère. C'est l'attitude de la police envers ces femmes qui nous occupe ici. Voyons comment elle procède, avant et après leur hospitalisation.

Les fréquents incidents de violence domestique attestés par les histoires des malades de Pinel entraînent de nombreuses arrestations. Mais pour qu'une prévenue soit envoyée de la préfecture de police à la Salpêtrière, il fallait qu'elle soit reconnue comme malade ou folle. Pour constater la folie, la police devait en principe présenter les personnes appréhendées aux officiers de santé du Bureau d'admission des hospices, donc les transférer au pouvoir médical. Cependant, d'après les données de nos registres, la police se soumet de moins en moins fréquemment à ce contrôle et l'on voit ainsi, en 1802-1805, près de 300 femmes être amenées directement à la Salpêtrière par la police[65]. Le rapport officiel de 1818 concernant les admissions dans les hôpitaux de la Seine rappelle ainsi que

> les fous, épileptiques et d'autres classes dangereuses [...] sont le plus souvent admis sur l'ordre du préfet de police, pour raisons de sécurité générale[66].

Le médecin-en-chef de la Salpêtrière devient ainsi le collaborateur de la police, sans qu'on lui ait demandé son avis. Rien n'indique que Pinel se soit fait le défenseur de ces

64. Pour les lettres de cachet, voir Quétel, 1981 (a); Farge et Foucault, 1982. Pour les soins aux malades mentaux au xviiiᵉ siècle, voir les remarquables travaux de Sérieux, surtout Sérieux, 1922, 1926, 1938.

65. Sur la psychologie et les attitudes des commissaires de police parisiens, voir le remarquable mémoire de Rigotard, 1995.

66. *Rapport... sur le mode d'admission*, 1818, p. 8.

femmes ; fût-il intervenu, d'ailleurs, qu'on lui aurait répondu que l'ordre public était en jeu.

Cette routine policière s'applique également aux prostituées. La documentation volumineuse sur la prostitution à Paris ne laisse aucun doute sur le pouvoir effrayant de la police, y compris sur la possibilité d'imputer de mauvaises intentions à une femme non accompagnée. Que les femmes en question paraissent au policier « folles » et bonnes à mener à la Salpêtrière, qui pouvait en douter si elles se défendaient énergiquement ou dans un langage appris sur les trottoirs [67] ?

Pourquoi la justice n'a-t-elle pas réduit le pouvoir de la police sur les aliénés ? C'est qu'elle n'en avait pas encore le pouvoir. La Révolution, décidée à renouveler l'ensemble des lois françaises, se souciait d'abord d'abolir les lois et usages de l'Ancien Régime, notamment les lettres de cachet et les ordonnances royales. Il n'existait donc plus de législation valable pour les aliénés et, en attendant l'élaboration de nouvelles lois, l'assemblée constituante comprend vite qu'il faut maintenir l'ordre. La loi du 16 août 1790 assigne donc à la police

> le soin d'obvier ou de remédier aux événements fâcheux qui pourraient être occasionnés par les insensés ou les furieux laissés en liberté.

Puis, moment décisif, la loi du 2 octobre 1795 [10 Vendémiaire An IV] place les prisons sous l'autorité du ministère des Affaires intérieures. Dorénavant police, prisons et hôpitaux coopèrent aisément. Un ministère de Police générale est créé le 2 janvier 1796 [12 Nivôse An IV], qui adoptera sous Joseph Fouché, venu au pouvoir le 20 juillet 1799 [2 Thermidor An VII], une politique qui sème l'effroi. Une de ses premières interventions sera de placer la juridiction du dépôt de Saint-Denis sous l'autorité, non plus d'un magistrat, mais d'un commissaire de police [68].

Immédiatement après Brumaire, Bonaparte crée une préfecture de police à Paris et, chargeant le préfet d'assurer la sécurité de la voie publique,

67. Benabou, 1987.
68. Communication personnelle de M. le préfet Jean Rigotard.

> il empêchera – dit l'arrêté du 12 Messidor An VIII [1 juillet 1800] – qu'on y laisse vaguer des furieux, des insensés, des animaux malfaisants et dangereux.

Ainsi, les vagabonds, mendiants et aliénés ne sont dorénavant que trop bien surveillés.

La justice, entre-temps, ne sait comment traiter les aliénés car les codes s'élaborent lentement[69]. La loi régissant leur internement ne sera promulguée, en effet, qu'en 1838, après un long débat entre les juristes et les médecins. Et pendant plusieurs décennies, ce vide juridique dans la protection légale de l'aliéné, entre la législation de l'Ancien Régime abolie par la Révolution et la loi de 1838, la police le remplit avec entrain[70].

Pour conclure cette analyse de la fonction de la préfecture de police dans la vie des aliénées, indiquons ce qui aurait dû et pu se faire du temps de Pinel si la société s'était penchée sur le sort de ces femmes. Elles attendent une décision au dépôt de la préfecture, lieu infect comptant dix-huit cellules, merveilleusement décrit par Balzac dans *Splendeurs et misères des courtisanes*, et encore en service aujourd'hui pour les prévenus d'infractions et de crimes. C'est au dépôt de la préfecture que Lucien de Rubempré finit par se pendre[71].

En 1845, le préfet nomme le docteur Ulysse Trélat, un des meilleurs aliénistes de la Salpêtrière, comme médecin du dépôt. La société venait de découvrir que les insensés pouvaient être considérés comme malades ! Ce service, rebaptisé en 1872 « infirmerie spéciale » (en référence à « la science spéciale »), puis « Infirmerie psychiatrique près la Préfecture de Police » en 1950, est transféré en 1969 au 3, rue Cabanis, près de l'Hôpital Sainte-Anne, mais dans une enceinte séparée[72].

---

69. Le *Code civil* en 1804, le *Code de procédure civile* en 1807, le *Code d'instruction criminelle* en 1808, le *Code pénal* en 1810.

70. La discussion et les documents essentiels sont reproduits dans QUÉTEL, 1988. Voir également le compte rendu de ce travail par Jacques POSTEL in *Hist sci med*, 1988, 22, pp. 302-304.

71. Une conversation avec le policier de garde devant le Dépôt de la préfecture, Quai de l'Horloge, au printemps de 1996, nous a informée que c'est un lieu infect, que l'on ne donne pas de matelas aux prisonniers parce qu'« ils les brûleraient », et qu'une section exiguë pour les femmes est régie par « des religieuses ». Voir GUILLOT, 1892.

72. Ce chef-lieu psychiatrique de Paris développe son propre Centre psychiatrique d'orientation et d'accueil.

Depuis la IIIe République, l'infirmerie spéciale constitue donc pour le commissaire de police ayant arrêté une personne qui lui paraît aliénée une alternative médicale au dépôt (administratif) de la Préfecture. Mais c'est toujours au commissaire de décider s'il doit prendre la route de l'infirmerie ou celle du dépôt, et pour l'aliéné, la garde à vue administrative à perpétuité reste possible. Ainsi s'expliquent les ordres du préfet de police à l'administrateur de la Salpêtrière en 1802, cités plus haut, de ne pas laisser sortir une malade, bien que guérie, et la probabilité d'un enfermement au dépôt de mendicité de Saint-Denis, plus tard à Nanterre[73].

Pour les femmes guéries sortant de la Salpêtrière, une œuvre charitable d'une importance fondamentale naît au milieu du XIXe siècle : le *Patronage et asile pour les aliénés indigents qui sortent convalescents des hospices de la Salpêtrière et Bicêtre et pour leurs enfants*[74]. Ce concept d'une aide immédiate aux convalescents n'est pas nouveau : Jacques Tenon nous apprend, dans ses *Mémoires sur les hôpitaux de Paris* de 1788, que cette aide se pratiquait sous l'Ancien Régime à l'Hospice des Frères de la Charité, rue du Bac, ainsi qu'à l'Hôpital Protestant[75]. Mais à l'époque, elle ne concernait pas les femmes aliénées. Il est surprenant qu'il ait fallu attendre le milieu du XIXe siècle pour qu'une telle aide s'intéresse aux femmes de la Salpêtrière.

Bilan de l'expérience : recours aux mathématiques

Comme toute expérience riche en résultats, celle de la Salpêtrière pendant les années 1802-1805 soulève beaucoup de nouvelles questions. Encouragé sans doute par la réception de son Rapport de 1805, Pinel soumet au jugement de la classe des sciences mathématiques et physiques de l'Institut national de France, le 9 février 1807, ses « Résultats d'observations et construction des tables pour servir à déterminer le degré de

73. La meilleure vue d'ensemble succincte au sujet de l'infirmerie spéciale de la préfecture de police se trouve dans Bourcier, 1975. Voir également Planès, 1886 ; Dupré, 1905 ; Toulouse, 1920 (a) et (b) ; Bourcier, 1977 ; Gourevitch et Soubrier, 1984, 1989.

74. Œuvre de la Salpêtrière, 1857. Voir Odier, 1988.

75. Tenon, 1788, pp. 41-42 ; Weiner, 1997, pp. 71 et 75.

probabilité de la guérison des aliénés[76] ». Ce titre révèle que Pinel recourt aux mathématiques, discipline qui l'a si bien servi dans sa jeunesse, pour élaborer une méthode de discussion fiable dans un contexte où le nombre écrasant de malades est devenu un élément majeur du traitement des aliénés.

Notons que parmi les cinquante-six membres présents ce jour-là à l'Académie des sciences, on compte (d'après les *Procès-verbaux*) les mathématiciens renommés que sont Lagrange, Carnot, Monge et Laplace. Des discussions avec ce dernier ont-elles inspiré la pensée de l'aliéniste ? C'est possible : Laplace s'était déjà intéressé aux résultats de la vaccine dont, nous le savons, Pinel fut en France un pionnier[77].

Pinel construit alors de nombreuses tables numériques dont une seule nous est parvenue : la « Table générale des aliénées de la Salpêtrière, durant quatre années moins trois mois », qui enregistre le nombre des malades entrées et précise celles entrées sans renseignements ou déjà traitées ailleurs ; les filles, les femmes et les veuves ; les causes physiques ou morales de la maladie ; les diagnostics de manie, de mélancolie, de démence ou d'idiotie ; les guérisons ; les décès en cours de traitement ou à la fin d'une hospitalisation (pour les incurables)[78].

Pinel assortit ses commentaires de nombreux calculs : un septième seulement des femmes en traitement sont furieuses, et seules trois à quatre des vingt-quatre loges sont généralement occupées ; un tiers de toutes les femmes arrivent sans qu'on ait des renseignements sur elles, et la même proportion a déjà été traitée ailleurs, ce qui diminue les chances de curabilité ; plus de la moitié des femmes prises de manie ont été guéries, et presque autant de mélancoliques – les suicidaires s'avérant plus difficiles à guérir ; la sortie a été accordée à un cinquième des femmes souffrant de démence, mais aucune femme souffrant d'idiotisme n'a pu être guérie[79]. La durée du traitement est très variable et

76. Ce même rapport fera partie de la deuxième édition du *Traité médico-philosophique*.

77. Je dois cette suggestion à Charles C. Gillispie, et je le remercie.

78. PINEL, « Résultats d'observations et construction de tables », 1807, p. 404.

79. *Ibid.*, pp. 411-430, *passim*.

> c'est souvent un grand art que de donner à la nature le temps de développer ses ressources et ses efforts salutaires[80].

Pinel cherche à savoir si l'âge auquel une femme tombe malade influe sur ses chances de guérison et si le mariage est « pour les femmes une sorte de préservatif » contre l'aliénation. Ses chiffres ne lui permettent pas de conclure[81], mais il constate que pour les deux tiers des femmes, ce sont des causes morales, et non physiques, qui sont responsables de leur maladie, ces causes étant identiques à celles déjà notées en 1794 dans son « Tableau de 200 fous » à Bicêtre : une vive frayeur, un amour contrarié, un revers de fortune, des chagrins domestiques, une dévotion exaltée.

Finalement, il étudie les cas de rechutes et se rend compte qu'il n'a que des données très imparfaites puisqu'on ne suivait pas les malades sorties de l'hospice. Seules les femmes très pauvres et sans soutien reviennent en cas de rechute. Il en compte soixante et onze, dont il déduit vingt qui avaient déjà rechuté préalablement, et seize « fortement réclamées par les parents » et sorties contre son avis. Il finit par se féliciter de ses résultats puisque, sur les trente-cinq rechutes, quatorze montraient une forte aversion pour le travail, six ont recommencé à boire, huit sont retombées dans leurs scrupules religieux et six ont succombé à la jalousie. Ces maladies, conclut Pinel, « dérivent de l'empire puissant que prennent sur le cœur de l'homme les habitudes depuis longtemps contractées » et il est douteux qu'on parvienne jamais à les prévenir[82]. Il analyse les chiffres pour 1806 et 1807 et il conclut qu'à cause de nombreux transferts de femmes très vieilles, malades ou faibles, le taux de guérison n'a été que de 84 % et de 87 % pour ces deux années,

> tandis qu'il avait été pour les années précédentes de 93 %, *toujours en comparant le nombre des guérisons possibles avec la totalité des admissions*[83].

80. *Ibid.*, p. 430.
81. *Ibid.*, pp. 416-417.
82. *Ibid.*, p. 435.
83. *Ibid.*, p. 451. [C'est nous qui soulignons.]

Qu'ont dû penser de ces doctes calculs et de ces improbables taux de guérison les mathématiciens distingués qui l'écoutaient ? Pour comprendre ces chiffres, il faut se rappeler que Pinel fonde ses pourcentages sur le nombre de femmes qu'il juge curables, et non sur le nombre total des entrées. Il fait un tri dès l'arrivée des malades, suivant les critères qu'il avait retenus avec Landré-Beauvais en 1802 [84]. Tout en surveillant la santé générale des femmes déclarées incurables, il s'intéresse plus spécialement à celles dont il peut espérer la guérison. Les repérer toutes dès le premier entretien reste un problème insoluble mais constant :

> J'ai cherché en vain à distinguer tous les cas d'aliénation – commente-t-il – [...]. Des symptômes, quelquefois très violents, peuvent appartenir également à une aliénation qu'on peut guérir ou ne pas guérir [...] Un cas d'aliénation jugé d'après toutes les analogies comme susceptible de guérison, peut éprouver, dans le cours du traitement, des obstacles imprévus [...] quand on se juge avec sévérité, combien on se trouve souvent éloigné d'un certain terme qu'on entrevoit et qu'on ne peut atteindre [85] !

Reste que cette prétention affichée de guérir neuf insensés sur dix a nui à la réputation de Pinel, de son vivant comme après sa mort.

Ces calculs compliqués et quelque peu désespérés au sujet de la probabilité des guérisons ont attiré l'attention du fameux psychiatre anglais, Sir Aubrey Lewis, et du philosophe Georges Canguilhem. Les réflexions de ces experts se réfèrent au rapport de Pinel à l'Académie des sciences en 1807, réimprimé dans la seconde édition du *Traité médico-philosophique.* En fait, ce ne sont pas les détails des calculs qui les intéressent, mais la méthode. Elle vaut d'être citée, telle que Pinel lui-même l'expose :

> Une expérience – écrit-il –, pour être authentique et concluante, et servir de fondement solide à une méthode quelconque de traitement, doit être faite *sur un grand nombre de malades* asservis à des *règles générales* et dirigés suivant un ordre déterminé. Elle doit être aussi établie sur

84. Voir *supra*, p. 224.
85. *Ibid.*, pp. 439-440.

> une *succession régulière* d'observations constatées avec un soin extrême et *répétées pendant un certain nombre d'années* avec une sorte de conformité ; enfin elle doit rapporter également les *événements favorables comme ceux qui sont contraires,* assigner leur nombre respectif, et instruire autant par les uns que par les autres. C'est assez dire qu'elle doit être fondée sur la théorie des probabilités [...] si on veut les établir sur un fondement solide [86].

Ainsi, Pinel se rend compte qu'il faut un grand nombre de malades pour obtenir des résultats numériques satisfaisants, qu'il faut collectionner les observations d'après des règles invariables et pendant un certain nombre d'années, et surtout qu'il faut tenir compte des échecs autant que des succès, et ne pas compter les rechutes comme si elles atteignaient de nouvelles malades. Ces réflexions et les calculs de ce rapport amènent Ackerknecht à voir en Pinel « le véritable père de la méthode numérique [87] ». L'historien de la médecine James H. Cassedy souligne l'influence de Pinel sur le raisonnement statistique dans les milieux médicaux américains [88].

Sans aller aussi loin, il paraît clair que dès le début du XIXe siècle, Pinel perçoit les problèmes considérables que pose à la psychiatre naissante le nombre toujours croissant de malades : manque de médecins qualifiés, manque de personnel soignant, manque d'asiles. Comment concilier l'attention individuelle aux malades avec ce surpeuplement ? Sans proposer de solution, il essaie au moins de quantifier ce problème, ce qui donne à sa pensée un aspect moderne. Son expérience de près de quatre années à la Salpêtrière représente donc pour lui une période de travail clinique intense et de réflexion. Avant de suivre la pensée de Pinel vieillissant, étudions ses trois livres.

---

86. PINEL, *TMP* II, pp. 402-403. C'est nous qui soulignons.

87. ACKERKNECHT, 1986, p. 67. Voir aussi LEWIS, 1955 ; CANGUILHEM, 1988.

88. CASSEDY, 1984.

Hospice de la Salpêtrière, Paris
Les débuts du « traitement moral »
1802 - 1805

Tableau récapitulatif : An X, XI, XII, XIII, 3 mois XIV

	An X 2d sem.	An XI 1er sem.	/ 2d sem.	An XII 1er sem.	/ 2d sem.	An XIII 1er sem.	/ 2d sem.	An XIV 3 mois	Total 3 ans 9 mois
Entrées à la Salpêtrière	302	358	334	254	356	249	537	236	2 626
dont entrées à la 5e Division	190	85	151	118	169	116	189	59	1,077 41 %
dont envoyées par la Police	26	5	28	30	51	42	92	24	298 28 %
« guéries »	36	30	38	36	44	18	31	17	250
« sorties »	41	8	23	12	12	9	21	2	128
Total « sorties » + « guéries »	77	38	61	48	56	27	52	19	378
certif. Pinel	45	25	50	34	43	22	32	14	265
certif. L-Beauvais	19	8	8	5	5	1	2	—	48
remises à la Police	9	3	18	9	27	12	34	2	114
remises à une personne responsable	61	30	47	40	38	22	25	15	278
Total mortes à la Salpêtrière	211	317	254	196	251	209	426	199	2,063
Total de femmes aliénées mortes à la Salpêtrière	84	48	75	69	84	76	102	38	576

CHAPITRE VIII

Trois livres, revus et corrigés

> On peut demander à tout praticien si jamais la nosologie lui a été de quelque utilité, et je pense que la réponse ne sera point équivoque. Il importe sans doute de saisir avec finesse les caractères distinctifs des maladies ; mais c'est un talent naturel qui se perfectionne par l'observation, et non le résultat des connaissances nosologiques.
>
> Pinel, *Gazette de santé*, 1785 [1]

La Nosographie philosophique

Dix ans après avoir ainsi souligné la futilité de la nosologie pour le *praticien*, Pinel est nommé professeur de pathologie interne à la nouvelle École de santé de Paris. Le voici confronté à la tâche de préparer un cours *théorique* couvrant le domaine entier des maladies internes, dans lequel il lui faudra décrire et expliquer chaque maladie avec ses signes et ses symptômes les plus saillants de sorte qu'un débutant puisse la reconnaître, en établir le diagnostic, et envisager les indications thérapeutiques. Il s'agit donc d'offrir aux étudiants l'occasion de développer et de guider leur sens clinique, ce « talent naturel qui se perfectionne par l'observation ». Mais dans quel ordre présenter le foisonnement des maladies humaines ? Par où commencer ? Un projet de cette envergure exige un plan d'ensemble cohérent et clair.

1. N° 43, p. 169, n. 1.

C'est en vain que Pinel examine les textes existants – la plupart en latin. Le cours de son prédécesseur Doublet, dont nous connaissons le texte, est confus[2]. La conclusion s'impose rapidement : il va falloir rédiger un livre en français et non en latin, selon la décision du gouvernement.

Ce désir d'une approche logique, simple et cohérente – *élémentaire*, disait-on – d'un champ entier de connaissances est bien typique du XVIIIe siècle finissant. Nous sommes au moment historique où les naturalistes rangent les animaux et les plantes par classes, ordres, genres et espèces ; où le système métrique remplace la confusion des poids et mesures de l'Ancien Régime ; où un seul code civil résout les contradictions des anciennes lois. Il est tout naturel, dans ce contexte, que les médecins des Lumières veuillent également classifier les maladies d'après la méthode scientifique. Ils explorent donc le corps humain sain et malade, tout comme les navigateurs et naturalistes fouillent les recoins du globe pour en découvrir et en identifier la faune, la flore, les habitants et les langues. Nous voyons ainsi la médecine du XVIIIe siècle s'enrichir d'importantes découvertes anatomiques et pathologiques. Une fois accomplie la taxinomie des maladies nouvellement décrites et conceptualisées, on pouvait se lancer dans l'élaboration d'une nosologie[3].

Depuis son stage à Montpellier, Pinel connaît bien les diverses tentatives de classification des maladies. Il sait que les nosologistes du XVIIIe siècle obéissent au mot d'ordre de Thomas Sydenham (1624-1689) :

> Il faut réduire toutes les maladies à des espèces bien définies, avec autant d'attention que les botanistes emploient dans leurs phytologies[4].

---

2. AN, AJ 16 6226, fol. 33-35.

3. Il existe une riche bibliographie de cette nosologie : voir FABER, 1930 ; RIESE, 1953 ; BERG, 1956 ; KING, 1958, 1966 ; TEMKIN, 1959, 1965, 1971 ; LOPEZ-PIÑERO, 1961, 1983 ; ELLENBERGER, 1963 ; ENGEL, 1963 ; FISCHER-HOMBERGER, 1970 ; BERRIOS, 1996.

4. SYNDENHAM, 1848, 1, p. 13.

En 1763, Carl von Linné (1707-1778) publie *Genera morborum in auditorum usu* spécialement pour ses étudiants, la même année son ami Boissier de Sauvages donne une *Nosologia morborum*, et d'autres contemporains produisent des nosologies, par exemple *Definitiones generum morborum* de l'Allemand Rudolph Augustin Vogel (1724-1774) ou *Systema morborum systematicum* du médecin slovène Jean-Baptiste Sagar (1702-1778)[5]. Nous avons vu que, pour Pinel, c'est William Cullen qui, dans deux livres, résout la confusion de tous ces systèmes : dans le premier, *Synopsis nosologiae methodicae* (dont la première édition date de 1769), Cullen examine les nosologies de Boissier de Sauvages, de Linné et de Vogel, en les faisant suivre de sa propre classification « rédigée dans un meilleur ordre[6] » ; quant au second, *First Lines of the Practice of Physick*, nous savons que sa lecture marque un tournant majeur dans la vie de Pinel. Le territoire entier de la médecine y est expliqué de façon logique et claire (mais pas nécessairement correcte), si bien que Pinel ne tarde pas à se décider : prenant le savant écossais pour modèle, il écrira lui-même un de ces manuels « élémentaires » qui manquent si cruellement aux étudiants français.

Le titre de son ouvrage annonce sa méthode : *Nosographie philosophique ou méthode de l'analyse appliquée à la médecine*. Il s'agit d'une noso*graphie*, autrement dit d'une description systématique des maladies, la noso*logie* ou connaissance des maladies n'étant pas à la portée des simples mortels. Le livre sera *philosophique*, l'auteur – tout comme le « père de la médecine » si fréquemment cité – approchant la personne malade, la situant dans son environnement, au sein de sa famille, avec son histoire personnelle que le médecin aura grand soin d'explorer. Par ailleurs, le médecin devra connaître de façon détaillée l'évolution naturelle de la maladie qu'il aura à traiter. Pinel perçoit ainsi la maladie individuelle comme un phénomène se situant à l'intersection d'un moment particulier de l'histoire de la personne malade,

5. Linné, 1763 ; Boissier de Sauvages de La Croix, 1763 ; Vogel, 1764 ; Sagar, 1771.
6. Cullen, 1769.

et d'un moment spécifique de l'évolution naturelle de la maladie[7].

Dans sa *Nosographie,* Pinel utilise de nombreuses histoires de maladies individuelles pour illustrer les variétés nosologiques. Cette profusion d'exemples cliniques fascine les étudiants, qui apprécient également la logique de sa présentation : la seconde moitié du titre, *la méthode de l'analyse appliquée à la médecine,* et maintes citations, se réfèrent aux méthodes de Descartes, de Condillac et de Francis Bacon. Cultivant le doute philosophique, Pinel espère se prémunir contre l'erreur ; s'aidant de l'analyse condillacienne, il compte arriver au diagnostic précis de la maladie qu'il doit traiter ; enfin, utilisant la méthode inductive, il entend ériger son système nosologique. Dans la version définitive de la *Nosographie,* Pinel part de nombreuses vignettes cliniques (qui changent souvent d'une édition à l'autre) pour établir une « description générale » de la maladie, suivie d'une brève section sur le traitement. Pour classifier les maladies,

> ... il restait à faire – écrit-il – une application exacte de la méthode analytique au système général de la science médicale, à remonter aux maladies primitives qui, par leurs complications diverses, en forment une foule d'autres, et à les distribuer suivant l'ordre de leurs affinités, prises du caractère particulier de leurs symptômes, ou de la structure organique des parties affectées. *C'est la tâche que je me suis proposé de remplir dans l'ouvrage que je publie.* Je crois encore avoir rendu plus manifeste cette application de l'analyse et ses avantages inappréciables dans mon ouvrage sur la médecine clinique, ainsi que dans le traité médico-philosophique sur l'aliénation mentale[8].

Obnubilé par l'unité de son projet, Pinel ne semble pas percevoir, ici, les contradictions possibles suivant qu'on adopte comme critère de classification les symptômes ou les structures anatomiques.

Pendant les vingt années qui suivent la publication de la *Nosographie philosophique* en 1798, Pinel corrige, modifie,

---

7. En anglais, on peut distinguer entre *disease,* la maladie comme modèle médical, et *illness,* le vécu de la maladie par la personne affectée. Notons que le médecin peut connaître l'expérience subjective des malades en les interrogeant patiemment.

8. Pinel, *Noso Phil* IV, 1, pp. xcvii-xcviii. [C'est nous qui soulignons.]

enrichit cet ouvrage qu'il considère comme son œuvre maîtresse. Le livre croît et passe, de la première édition en deux volumes totalisant 710 pages, à 1703 pages en trois volumes (sixième édition)[9]. Les deuxième et troisième éditions (1803 et 1807) sont les plus profondément remaniées au fil de l'expérience clinique – surtout de l'expérience du traitement des femmes à la Salpêtrière, qui vient compléter les connaissances acquises les années précédentes avec les hommes malades de Bicêtre. Pinel, d'ailleurs, souligne lui-même cette évolution :

> On peut voir – écrit-il – dans les éditions successives de ma *Nosographie,* les principes, les progrès et les applications multipliées de cette sorte d'analyse [des maladies] qui ne pouvait être que le fruit lent du temps et de l'expérience, et qui reçut une nouvelle sanction par la publication de mes leçons cliniques[10].

Si, tout au long des six éditions de ce livre, Pinel reste fidèle à sa méthode « philosophique », les détails de sa classification subissent des changements majeurs. Ces ajustements sont nécessaires car en 1797, lorsqu'il rédige la première version, il est évidemment débordé par la quantité d'observations et d'informations à classer et n'a pas pu analyser dans le détail toutes ses données. Souvenons-nous qu'il vient alors de présenter deux mémoires à la Société médicale d'émulation au sujet de la manie périodique et du traitement moral – sujets qui le préoccupent depuis sa nomination à Bicêtre en 1793 –, et que depuis 1795, il remplit en même temps les fonctions de médecin-en-chef de la Salpêtrière. En outre, son éditeur attend impatiemment qu'il termine ce livre, car le texte « élémentaire » sur les maladies internes doit être prêt pour les étudiants dès Germinal An VI [mars-avril 1798], début du semestre d'été. Dans ces conditions, il est évident que le temps lui manque pour analyser au fond le sujet.

Dès la première édition figurent des « Principes généraux sur la méthode d'étudier et d'observer en médecine ». Ils

9. *Nosographie philosophique, ou Méthode de l'analyse appliquée à la médecine,* Brosson, Paris, 1798 ; 2e éd., 3 vol., 1802-1803 ; 3e éd., 1807 ; 4e éd., 1810 ; 5e éd., 1813 ; 6e éd., 1818. Un étudiant nommé Chaude compose un résumé de la 5e édition en latin, *Nosographiae compendium,* Paris, 1816.

10. PINEL, *Noso Phil* IV, 1, p. xcv.

consistent en une collection de principes, d'observations, de notes de lecture et de réflexions sur des centaines d'auteurs anciens et contemporains, médecins, philosophes et écrivains. Il nous offre en même temps des bribes d'informations autobiographiques précieuses. La présentation est constamment remaniée (nous analysons la version définitive dans la quatrième édition). Pinel insiste sur le fait qu'il faut connaître les anciens tout en les soumettant à une « saine critique ». C'est Hippocrate qui guide Pinel, médecin :

> [...] Hippocrate qui inventa le langage propre à la méthode descriptive des maladies, qui écarta avec sévérité tout raisonnement vague ou systématique, et qui, en se bornant à une narration fidèle et laconique des faits observés, montra par quels changements [...] la nature parvient à terminer une maladie aiguë [11].

Parmi les anciens, Pinel admire aussi Arétée, et, parmi les modernes, Sydenham pour avoir encouragé la nosologie, Georg Stahl dont il adopte les théories animistes, Giorgio Baglivi et William Cullen qu'il prend pour modèles, Morgagni dont il apprécie le savoir en anatomie pathologique, Albrecht von Haller dont il admire les investigations, Christian Gottlieb Selle (1748-1800) et John Huxham (1692-1768) dont il apprécie les travaux sur les fièvres et sur les épidémies. Ses philosophes préférés sont Cicéron, Sénèque et Montaigne et, parmi les écrivains, il aime surtout Plutarque.

Faut-il discuter des sources *philosophiques* de la pensée médicale de Pinel ? Certes, les titres de ses ouvrages, « Nosographie *philosophique* » et « Traité médico-*philosophique* », nous y invitent, mais nous pensons que ce mot, dans le contexte des œuvres de Pinel, veut dire « hippocratique » : il indique l'approche du médecin qui considère l'intégralité de l'être humain malade dans le cadre de sa famille, de sa maison, de son pays. Plusieurs auteurs modernes, notamment Walther Riese et Jackie Pigeaud, ont essayé de rattacher Pinel à des maîtres philosophes. Ainsi Riese étudie les liens entre Pinel et Condillac [12]. Il n'y a aucun doute que la méthode analytique de ce dernier oriente le regard que Pinel porte sur

11. PINEL, *Noso Phil* IV, 1, p. LXV.
12. RIESE, 1951, 1969 ; également 1965, 1966 et 1968.

ses malades. Quant à Pigeaud, il souligne l'importance des auteurs antiques, surtout de Cicéron, dans la pensée pinélienne sur les passions [13]. Toutefois, aucun des deux ne considère vraiment Pinel comme un philosophe de la médecine.

Pinel ne renonce pas au droit de critiquer ses maîtres. Il admire Stahl, mais remarque qu'« il faut avoir du courage pour dévorer toutes les inégalités et les incorrections de son style germanique ». Quant à Boissier de Sauvages, « quelle incohérence d'idées [...] que d'assertions gratuites [14] ! », écrit-il à son sujet. Ses cibles de choix sont d'un côté Galien, John Brown, Mesmer et leurs « systèmes », de l'autre côté les mécanicistes : il condamne ainsi une interprétation de la circulation du sang qui « n'a fait que remplir la pathologie de vaines explications et de fausses théories d'hydraulique et de mécanique [15] » ; cette condamnation frappe Boerhaave et tous ses disciples, incluant Cullen, Van Swieten et De Haen.

En revanche, Pinel cite « les vues lumineuses » de Bordeu – par exemple ses *Recherches sur le pouls* –, et le « rapprochement ingénieux fait par le célèbre Barthez » établissant

> la sympathie particulière qu'ont entr'eux les vaisseaux sanguins, au point de pouvoir produire, dans des parties éloignées, des dilatations anévrismatiques et des ruptures [16].

Pinel prône une vision vitaliste de la circulation et considère par exemple la menstruation et les hémorroïdes comme des fluxions naturelles, des évacuations nullement dangereuses, une sorte d'alternative naturelle à la saignée :

> Le soulagement et le bien-être qui accompagnent ordinairement cette excrétion sanguine annoncent d'ailleurs combien elle est salutaire, ou du moins qu'elle n'est guère nuisible que lorsque l'hémorragie est interne et qu'elle ne peut se frayer aisément une route au dehors [17].

Il condamne la polypharmacie et, plus que cela, la tendance des médecins à agir souvent sans comprendre l'histoire

13. Pigeaud, 1980 ; et 1981, pp. 533-535.
14. Pinel, *Noso Phil* IV, 1, pp. lxxxvi, xc.
15. *Ibid.*, 1, p. cii.
16. Pinel, *Noso Phil* I, pp. 203-204.
17. *Ibid.*, pp. 206-207.

naturelle de la maladie et à prescrire des médicaments pour combattre des symptômes.

Pinel est servi dans son travail par sa bonne connaissance du latin (rappelons que son éducation de dix-sept à trente ans avait été largement accomplie dans cette langue et qu'une grande partie des auteurs médicaux au XVIIIe siècle écrivent encore en latin[18]) et par sa maîtrise de l'anglais : ainsi ses citations et ses références sont vraiment encyclopédiques. Pour donner une idée de l'érudition de ce texte, mentionnons les deux pages de la première édition où Pinel présente la névrose du conduit alimentaire : il y cite Pythagore, Hippocrate, Plutarque, Horace, Pétrone, Saint Chrysostôme, Duclos, Antonio Cocchi et Arbuthnot. Ce qui est déjà très clair dans cette première version, c'est qu'en traitant de l'anorexie et de la boulimie, par exemple, Pinel note aussi bien les causes psychologiques que les causes physiologiques de ces désordres[19].

Il accompagne ses exposés d'histoires de malades, d'expériences et d'essais de médicaments divers, raconte des guérisons obtenues tout en expliquant les raisons des échecs. À plusieurs reprises il exprime son admiration pour les recherches contemporaines en zoologie, en chimie et en physique modernes. Il écrit notamment :

> Les anciens pouvaient-ils se former la moindre idée des causes et du vrai caractère des maladies produites par la vapeur du charbon, la submersion, les exhalaisons des fosses d'aisance, etc., et n'est-ce point au progrès de la chimie moderne que la médecine doit sur ces divers points les connaissances les plus précises[20] ?

Les subdivisions de la Nosographie

Dès la seconde édition de la *Nosographie*, Pinel répartit les maladies en cinq classes. Si l'on compare cette classification à celle de Cullen, on se rend compte que Pinel a introduit des changements majeurs.

---

18. Ainsi par exemple, le *Synopsis* de Cullen ne sera traduit en anglais qu'en 1800.
19. *Ibid.*, 2, pp. 84-85.
20. *Ibid.*, 2, pp. 136-137.

Comparaison des classes de maladies

William Cullen,
***Synopsis Nosologiae Methodicae,* 1769**

CLASSE I :		5 ordres
Pyrexiae	febres phlegmasiae exanthemata haemorragia profluvia	
CLASSE II :		4 ordres
Neuroses	comata (mouvements volontaires réduits) adynamiae (mouvements involontaires réduits) spasmi (mouvements musculaires anormaux) vesaniae (jugement altéré sans coma ni fièvre)	
CLASSE III :		3 ordres
Cachexiae	marcores intumescentiae impetigines	
CLASSE IV :		7 ordres
Locales	dysaestesiae dyscinesiae apocenoses epischeses tumores ectopiae dialyses	

Philippe Pinel, *Nosographie philosophique,*
2e-6e éditions (1802-1818)

LES CLASSES

1re classe	**Fièvres**	6 ordres
2e classe	**Inflammations**	5 ordres
3e classe	**Hémorragies**	2 ordres
4e classe	**Névroses**	5 ordres
5e classe	**Lésions organiques**	2 ordres

Cullen utilisait une classification flexible en créant une première classe de *« pyrexiae »* (maladies comportant une température élevée), contenant cinq ordres. Pinel transforme trois de ces ordres en classes de sa nosographie : les fièvres, les inflammations et les hémorragies. Chez Cullen, les *febres* constituent le premier ordre des *pyrexiae.*

> Les fièvres proprement dites – explique Cullen, traduit par Pinel – ont les symptômes généraux de la pirexie ; mais elles diffèrent des autres expèces de pirexies en ce qu'elles n'offrent aucune affection locale qui leur soit essentielle et à laquelle on puisse les rapporter [21].

Pinel n'imite pas cette attitude circonspecte. Il écarte la notion de pyrexie et considère les fièvres comme la première classe de sa nosographie. Pour souligner encore leur importance, il désigne six fièvres comme *essentielles* ou *primitives.* Nous reviendrons plus loin sur sa « doctrine des fièvres essentielles » ainsi que sur les critiques qu'elle a suscitées. Pinel fait de la deuxième classe de Cullen, les *« neuroses »,* la quatrième dans sa propre nosographie. Ces dérangements *fonctionnels* des nerfs acquièrent chez Pinel un aspect plus clinique et beaucoup plus précis que chez son modèle écossais. Nous y reviendrons également en détail.

En comparant ces deux nosologies, on voit que Pinel ne considère pas la cachexie comme une maladie mais comme une condition générale fréquente chez les vieillards hospitalisés et sur laquelle il se penche avec beaucoup d'attention. Enfin, par le mélange de maladies constituant leur dernière classe, les deux médecins avouent que leurs nosologies respectives ne parviennent pas à classifier toute la réalité pathologique. Nous approchons en effet du moment historique où les connaissances en médecine interne deviennent si vastes et si détaillées que le généraliste commence à céder le terrain aux spécialistes.

Alors que la nomenclature des classes de la *Nosographie* paraît claire, celle des ordres de la première classe, les fièvres, est remplie d'obscurs néologismes, au moins dans la première édition. La version originale des six ordres de fièvres comporte une explication pour chaque ordre (voir tableau suivant).

---

21. PINEL, 1785, trad. Cullen. p. 4.

Les six ordres de fièvres

1er ordre **Fièvres angio-téniques**
irritation fixée sur les tuniques des vaisseaux sanguins

2e ordre **Fièvres méningo-gastriques**
siège primitif dans les membranes de l'estomac,
du duodénum ou de leurs dépendances

3e ordre **Fièvres adéno-méningées**
irritation des membranes muqueuses

4e ordre **Fièvres adynamiques**
atonie des fibres musculaires

5e ordre **Fièvres ataxiques**
atteinte portée au principe des nerfs
par une cause physique ou morale

6e ordre **Fièvre adéno-nerveuse**
atteinte portée sur les nerfs et sur les glandes

Nosographie philosophique, 1re éd., 1798, 6-7.

Deux groupes de fièvres y paraissent incompatibles : un groupe se réfère aux localisations anatomiques concernées par une fièvre (l'estomac, les méninges), tandis qu'un autre groupe désigne plutôt l'effet d'une fièvre sur le corps en général (adynamique, ataxique). Ces classifications, on ne s'en étonnera pas, ont été fortement critiquées, et Pinel simplifiera son vocabulaire dans les éditions suivantes.

Conscient de la controverse qu'il suscite, Pinel dote cette section, dès la deuxième édition, d'un « Appendice à la doctrine des fièvres essentielles ou primitives ». Cet essai, de vingt-et-une pages dans la deuxième édition, passe à quatre-vingt-quinze pages dans la sixième. Si l'on met de côté la fausse notion nosologique des fièvres essentielles, on découvre dans cet Appendice des discussions fort intéressantes sur le phénomène de la contagion (qui lui paraît évident), sur les maladies épidémiques, sur le rôle de l'environnement, de l'hygiène et de la médecine préventive. Pinel décrit en détail la fièvre putride, la fièvre hectique, la fièvre adynamique et la « prétendue fièvre puerpérale »

– cette dernière, selon lui, recouvrant plusieurs maladies distinctes[22].

Le diagnostic du médecin dictera sa décision : soit pratiquer la méthode « expectante » afin que la nature puisse exercer sa *« vis medicatrix »* dans les fièvres « maintenant si connues », soit intervenir par la méthode « agissante ».

> [...] le mot de *traitement* doit être pris dans sa vraie acception, c'est-à-dire comme indiquant la conduite judicieuse et éclairée que doit tenir le médecin...

En même temps, les garde-malades et les proches peuvent apporter une aide précieuse :

> De quelle importance n'est point le concours heureux de tout ce qui entoure le malade ! Exactitude scrupuleuse dans le service, air salubre, objets de propreté, affections douces, soins prodigués par la bienveillance ou l'attachement le plus tendre[23].

Comme toujours chez Pinel, les considérations psychologiques comptent.

La fausse théorie des fièvres essentielles suscite un flot de critiques. Pour avoir une idée des arguments émis, on peut se référer, par exemple, à l'article « Fièvre » du *Dictionnaire des sciences médicales,* qui est composé de deux parties : vingt-trois pages de Pinel, suivies de quarante-trois pages de critique – amicale mais pointue – par François Fournier de Pescay et Jean Vincent François Vaidy[24]. Ces deux auteurs expriment l'opinion de beaucoup d'autres : ils s'attaquent au vocabulaire insolite et compliqué adopté par Pinel pour sa *Nosographie* et au concept de fièvre comme maladie « essentielle ». Ils rejettent cette classification tout en admirant la description des maladies et la philosophie médicale pinélienne.

En parcourant la liste des « fièvres » dans le *Dictionnaire* et celle de l'*Encyclopédie méthodique* (qui comportent respectivement cent quatre et quatre-vingt-dix-neuf variétés), on comprend la gratitude de la jeunesse estudiantine envers Pinel qui leur propose, dans la classe des fièvres, seulement

---

22. Pinel, *Noso Phil* IV, 1, p. 351.
23. *Ibid.*, 1, pp. 299-301, *passim.*
24. « Fièvre », *Dict sci méd*, 1815, 15, pp. 217-486.

six ordres principaux. En même temps, il faut reconnaître que, dans la *Nosographie,* la définition des fièvres est confuse. Pinel a néanmoins des défenseurs chaleureux, comme le professeur Gaspard Roux (1780-1839), qui critique longuement les arguments de Fournier et Vaidy dans le *Journal général de médecine*[25]. Roux pense surtout que Fournier et Vaidy se montrent beaucoup trop catégoriques car il existait bel et bien des fièvres considérées comme maladies bien définies, et Pinel en fournit un exemple indiscutable : le typhus.

Dans la troisième édition de sa *Médecine clinique* (1815), Pinel relate son expérience de cette maladie, introduite à la Salpêtrière par des militaires en février 1814. C'est l'époque où les armées alliées occupent Paris, où des ambulances sont établies dans les principaux hôpitaux parisiens dont la Salpêtrière, et où les militaires atteints de typhus contaminent des employées. Pinel fait isoler ces dernières à l'Infirmerie[26] et les soigne si bien qu'il ne déplore que douze décès sur cent vingt-quatre malades. Ce qui nous intéresse surtout, c'est l'investigation méthodique à laquelle Pinel soumet les symptômes de la maladie.

> J'ai exposé en détail, dans mes leçons publiques de la Faculté, en 1814 – dit-il – toutes les précautions qui furent prises pour donner de la précision et de l'exactitude à mes observations...

Il distingue trois degrés de sévérité du typhus et conseille de prendre des notes précises sur les huit signes observables suivants :

1. lésions de la contractilité musculaire ;
2. lésions de la sensibilité générale ;
3. lésions de la sensibilité des organes des sens ;
4. dérangements dans les fonctions de l'entendement ;
5. affections des membranes muqueuses ;
6. changements dans l'état du pouls ;
7. éruptions cutanées ;
8. complications avec d'autres fièvres ou phlegmasies.

---

25. Roux, 1816-1817.
26. Pinel, *Méd Clin* III, pp. 535-544.

Et, s'interrogeant sur l'étiologie de cette terrible maladie, il observe :

> [...] tout annonce que le typhus se contracte par l'action d'une matière très subtile, qui adhère surtout au linge ou aux vêtements de laine...

Ce que nous retenons également de ce bref rapport de ses activités en 1814, c'est que depuis l'année terrible de 1811, Pinel semble avoir retrouvé beaucoup d'énergie.

La deuxième classe de maladies de la *Nosographie philosophique,* les inflammations ou phlegmasies, présente des vues neuves et fertiles. Pinel subdivise la classe des phlegmasies suivant les tissus affectés dans le corps entier ; ce sont, suivant la classification définitive : 1) les phlegmasies cutanées, comprenant les fièvres éruptives et les maladies dermatologiques ; 2) les phlegmasies muqueuses, classées par leur emplacement, et comprenant l'ophtalmie, l'angine, la gastrite et l'entérite ; 3) les phlegmasies séreuses comprenant la phrénésie, la pleurésie et la péritonite ; 4) les phlegmasies parenchymateuses et cellulaires ; 5) et les phlegmasies des muscles et des tissus fibreux et synovial[27].

> Les phlegmasies – lit-on dans l'introduction de la *Nosographie* – seront donc divisées en différents ordres, suivant qu'elles auront leur siège dans les membranes muqueuses, les membranes diaphanes, les glandes, les muscles, et les tégumens. Et qu'importe, par exemple, que la dure-mère, la plèvre, le péritoine résident dans différentes parties ? Ne doivent-elles point être réunies dans le même ordre si elles éprouvent des lésions analogues dans l'état de phlegmasie[28] ?

Ce défi à l'illustre Morgagni, pour qui l'organe est l'entité élémentaire que doit étudier la médecine, offre une nouvelle perspective à la réflexion des étudiants, et nous savons que cette classification a inspiré les travaux de l'un d'eux, Xavier Bichat, qui dit dans son *Traité des membranes* : « C'est en lisant son ouvrage [la *Nosographie*] que l'idée de celui-ci s'est présenté à moi[29] ».

---

27. Pinel, *Méd Clin* III. Nous empruntons cette version à l'article « Pinel » du *Dictionary of Scientific Biography* rédigé par Pierre Chabbert.
28. Pinel, *Noso Phil* I, pp. xxiii-xxiv.
29. Bichat, 1800 (b), p. 4. Sur Bichat, voir par exemple Haigh, 1984.

Selon un historien des sciences actuel, Othmar Keel, cette idée d'une classification des phlegmasies suivant les tissus concernés pourrait ne pas être une idée originale. Keel rappelle en effet que Pinel a pu lire, dans *Medical Commentaries* de 1793, le compte rendu détaillé d'un article consacré à ce sujet par le médecin écossais James Carmichael Smyth[30]. Se fondant sur cet indice, Keel pense qu'il y a lieu de procéder à une « révision déchirante » de *la généalogie de l'histopathologie*[31], et nous apprend que Pinel lui-même, dans l'article « Analyse » du *Dictionnaire des sciences médicales* (1812), précise que la distinction des phlegmasies selon les tissus vient d'« un médecin anglais d'un goût pur ». Cependant, il signale aussi que Pinel, très fier de son élève Bichat et non moins satisfait de sa propre idée novatrice, souligne à plusieurs reprises son antériorité personnelle. À notre avis, c'est dans les lectures que Pinel et Smyth ont pu faire des écrits de l'école écossaise – surtout ceux de John Hunter –, qu'il faudrait chercher l'origine de cette idée novatrice[32]. Keel lui-même indique une autre source commune de pathologie tissulaire : « La médecine aux armées – écrit-il dans une étude fort intéressante – favorise donc au XVIIIe siècle [...] le développement d'une clinique anatomique et d'une pathologie localiste (au niveau non seulement des organes, mais encore des tissus)[33]. »

La troisième classe de maladies de la *Nosographie*, les hémorragies, nous est présentée – de même que la cinquième – dans un chapitre assez court mais, contrairement à la cinquième, de façon homogène. Pinel, nous l'avons vu, critique

30. Pinel cite un livre de Smyth, *An Account of the Effects of Swinging* (1787), dans la *Gazette de santé* (1787, n° 51, pp. 205-206). Pinel en a lu un compte rendu dans *The Monthly Review* d'octobre 1787. Il a également pu suivre le périodique *Medical Communications*, où Smyth publie l'essai en question, grâce au journal de Fourcroy, *La médecine éclairée par les sciences physiques*, qui mentionne parfois ce périodique anglais en 1791-1792.

31. KEEL, 1979.

32. WEINER, 1983. Ce n'est pas l'opinion de certains critiques, dont Jacques Postel, qui parle d'« Un nouveau mensonge par omission de Philippe Pinel ». POSTEL, 1981 (b). Pourtant, personne ne doute que Bichat ait trouvé l'inspiration de sa conception de la pathologie tissulaire dans la *Nosographie*.

33. KEEL et HUDON, 1997, p. 55.

la conception purement mécanique de la circulation du sang sur laquelle s'appuient les investigations et la thérapeutique de Boerhaave, et s'inspire plutôt de l'animisme de Georg Stahl. Il adopte ainsi une perspective vitaliste des maladies de la circulation dont les plus importantes, à ses yeux, sont les hémorragies. Cette classe se subdivise suivant le sexe ou encore suivant l'organe concerné (comme le nez ou la bouche), et l'on trouve notamment une importante section sur les hémorroïdes et une discussion détaillée des menstrues et de la puberté où Pinel cite longuement son ami Pierre Roussel, auteur du *Système physique et moral de la femme*[34]. Dans une discussion sur l'anévrisme de l'aorte, il s'inspire de Morgagni. L'ensemble de ces catégories sera remanié dans les éditions révisées.

Les névroses

> Vésanies, spasmes, convulsions, douleurs, affections comateuses, paralysies, quelle multiplicité, quel contraste de phénomènes, les uns décrits par les auteurs, les autres observés chaque jour, et qui ne viennent cependant que de deux sources uniques, des lésions du sentiment et du mouvement[35] !

On sent, dès cette première phrase, la passion de l'auteur pour ce sujet. Il l'affirme : l'observation et les multiples expériences scientifiques récentes démontrent que le cerveau est le centre principal auquel parviennent et d'où émanent tous ces dérangements ; mais il prend également en compte les causes morales et « des commotions plus ou moins profondes qui ont été ressenties dans la région épigastrique[36] ». Ainsi, dès le départ, Pinel plonge au cœur de la controverse ; et jusqu'au bout, il attachera autant d'importance à la composante morale qu'à la composante physique, et retiendra l'idée d'une sympathie mystérieuse entre le cerveau et la région épigastrique.

La version réorganisée de la classe des « névroses » est bien différente de la version initiale.

34. Pinel, *Noso Phil* IV, 2, pp. 539-541.
35. Pinel, *Noso Phil* I, 2, p. 1 ; IV, 3, p. 1.
36. Pinel, *Noso Phil* I et IV, pp. 3-4.

Tableau des névroses dans la première édition de la *Nosographie philosophique*

4e classe : Névroses

Ordre 1er : *Vésanies ou égarements d'esprit non fébriles*
- Hypochondrie
- Mélancolie
- Manie
- Hystérie

Ordre 2e : *Spasmes*
- Épilepsie
- Hydrophobie
- Mouvements convulsifs
- Tétanos

Ordre 3e : *Anomalies locales des fonctions nerveuses*
- Asthénie musculaire
- Contractions spasmodiques des organes de la respiration
- Névroses du conduit alimentaire
- Névroses aphroditiques ou des parties de la génération
- Névroses ophtalmiques ou de l'organe de la vue
- Névroses acoustiques ou de l'organe de l'ouïe
- Affections arthritiques
- Affections comateuses
- Apoplexie
- Catalepsie
- Narcotisme ou empoisonnement par les narcotiques
- Asphyxie

Dans la première édition (voir tableau ci-dessus), Pinel présente trois ordres de névroses : les vésanies, les spasmes, et les anomalies locales des fonctions nerveuses. Au premier abord, ces dernières représentent à ses yeux « l'image du chaos et de la confusion ». Cependant, grâce « à l'observation et à l'expérience », il progresse et décide de se fonder sur « les fonctions nerveuses des organes particuliers[37] ». Ici il franchit un cap d'une importance capitale, puisqu'il passe d'une classification anatomique à une classification fonctionnelle, donc physiologique. Cela entraîne une double conséquence : d'une part, la maladie mentale n'étant plus liée à une partie spécifique du corps, il peut envisager plus librement son évolution ; d'autre part, il passe ainsi de la *terra firma* d'une

37. PINEL, *Noso Phil* I, 2, p. 63.

Tableau des névroses dans les éditions révisées (2e à 6e) de la *Nosographie philosophique*

4e classe : Névroses

Ordre 1er : *Névroses des sens*
- Névroses de l'ouïe
- Névroses de la vue

Ordre 2e : *Névroses des fonctions cérébrales*
- Apoplexie
- Catalepsie
- Épilepsie
- Hypochondrie
- Mélancolie
- Manie
- Démence
- Idiotisme
- Somnambulisme
- Cauchemar
- Hydrophobie

Ordre 3e : *Névroses de la locomotion*
- Névralgie
- Tétanos
- Convulsions (5e éd. : Danse de Saint-Guy)
- Paralysie
- *Névroses de la voix*
- Voix convulsive
- Aphonie

Ordre 4e : *Névroses des fonctions nutritives*
- Névroses de la digestion
- Névroses de la respiration
- Névroses de la circulation

Ordre 5e : *Névroses de la génération*
- Névroses génitales de l'homme
- Névroses génitales de la femme

nosologie à la manière de Sydenham aux sables mouvants où s'édifiera la nosologie psychiatrique du XIXe et du XXe siècle, riche de controverses. L'organisation définitive de sa classe des névroses mettra en vedette les dérangements nerveux des sens et des fonctions cérébrale, nutritive, sexuelle et autres. De ces réflexions sortira, dans la seconde édition et les suivantes, une classe de vésanies complètement transformée. La première édition n'est donc encore qu'un brouillon.

Si, pour classifier les névroses, Pinel se heurte à la surabondance du matériau accumulé, du moins voit-il se profiler, dès 1798, de possibles arrangements logiques. En revanche, pour le reste des maladies internes, les 5e et 6e classes, il se contente de formuler des questions et de proposer des regroupements plus ou moins logiques. Le système lymphatique est bien connu, mais « n'est-il point subordonné à l'influence des nerfs ? que d'obscurités alors, que d'anomalies dans l'ordre de leurs fonctions[38] ». Il s'intéresse aux fonctions absorbantes de la peau et à sa « sympathie » avec l'estomac (« pustules au visage pour avoir mangé certains aliments »), avec les intestins (« la présence du froid peut produire la diarrhée »), avec les poumons (« les éruptions cutanées répercutées peuvent [...] produire la phtisie »), avec les parties génitales (« ardeur des lépreux pour les plaisirs de l'amour »)[39]. Il analyse, comme « maladies de la peau », un ensemble constitué par la lèpre, le scorbut, les dartres, la teigne, la plique, et la gale qu'il décrit d'ailleurs de façon exemplaire[40]. Il rappelle aussi qu'il s'est intéressé au scorbut à Bicêtre et s'est assuré alors « que le scorbut de terre est absolument de la même nature que celui de mer ». Curieux de « reconnaître la correspondance qu'il y a entre la succession des saisons et le nombre de scorbutiques dans les hospices », il ne trouve que de deux scorbutiques en Brumaire (octobre-novembre), le nombre monte à quinze en Nivôse (décembre-janvier), à cinquante-quatre en Ventôse (février-mars) et jusqu'à cent deux en Germinal (mars-avril), pour redescendre à quatre, puis à un seul en Fructidor (août-septembre). Les causes ? L'inaction, l'air non renouvelé dans les salles, l'ennui, le défaut de végétaux frais. Lind avait raison[41].

Enfin, il termine par une *Classe non déterminée* de maladies qu'il décrit bien mais ne sait comment classer, et qui comprend notamment l'ictère des nouveau-nés, le diabète[42], les vers intestinaux, ainsi que les morsures d'insectes et de serpents.

---

38. *Ibid.*, p. 145.
39. *Ibid.*, pp. 145, 155.
40. *Ibid.*, p. 181.
41. *Ibid.*, pp. 166-167.
42. *Ibid.*, pp. 241-243.

La Nosographie *« revue et augmentée »*

Les aspects caractéristiques des révisions de Pinel sont annoncés dans les pages de garde, ce qui nous oriente dans notre étude comparative : la deuxième édition (1803) est « très augmentée » puisqu'elle passe de deux à trois volumes et de 710 à 1605 pages, et qu'y « sont insérés les caractères spécifiques des maladies » ; la troisième édition (1807) est dite « revue, corrigée, augmentée », de même que la cinquième (1813) ; les quatrième et sixième éditions (1810 et 1818) ne portent pas de commentaires.

Une étude comparative des dix-sept volumes de ces six éditions confirme qu'après 1807, la composition de l'ouvrage reste essentiellement la même, bien que Pinel se relise, plume en main, jusqu'à la sixième édition de 1818, ajoutant parfois des commentaires ponctuels intéressants, et parfois des digressions. Quelles corrections un médecin renommé, âgé de soixante-huit ans, apporte-t-il à la cinquième édition de son œuvre maîtresse ? ou encore, à l'âge de soixante-treize ans, à sa sixième édition ? Il justifie ses choix de classification et de vocabulaire, se réfère à ses collègues, à des auteurs récents français ou étrangers. Les monographies et périodiques médicaux affluent à l'Académie des sciences et à la Faculté de médecine et Pinel, depuis un demi-siècle, a l'habitude de se tenir au courant des nouveautés scientifiques. Il multiplie les références à ses propres activités et à ses écrits, soit pour montrer l'application pratique d'une idée abstraite, soit pour illustrer un argument. Il continue d'honorer ses élèves en citant leurs travaux et leurs publications, et il exprime ses opinions sur les ouvrages et les auteurs anciens et nouveaux. Ainsi paraît-il injustifié de prétendre que Pinel ne répond jamais aux critiques. Simplement, il faut chercher ses réactions, non dans la presse périodique ou des débats oraux, mais tout au long des révisions de ses ouvrages.

Dans l'introduction à la deuxième édition, Pinel nous apprend qu'elle est « très augmentée » surtout parce qu'il y a ajouté « l'indication des espèces ». Dans la troisième édition, il transforme un long « sommaire nosographique » en

« une sorte de table générale », et il s'incline devant les « cris multipliés » qui se sont élevés contre son « abus prétendu de néologismes » qui

> cesseront dans cette édition, où on a mis la synonymie de chaque ordre et de chaque genre de fièvre, comme dans le reste de l'ouvrage. On sera alors libre d'adopter le nom qui pourra être le plus agréable... [43]

Au début de l'introduction à la cinquième édition, Pinel s'interroge :

> La médecine est-elle susceptible de former un ensemble régulier de doctrine, et peut-on lui appliquer une méthode d'enseignement analogue à celle des autres sciences physiques ?

Il répond par l'affirmative en citant son enseignement théorique et ses démonstrations cliniques complétées par ses leçons de thérapeutique au lit des malades. Dans l'introduction à la sixième édition, il critique dignement Broussais, remarquant qu'il semble

> pénible pour certains auteurs effervescents de se contenir dans de justes bornes [...] au point de croire qu'ils sont en état de renverser le système général des Connaissances médicales [*sic*]

et il attaque la *Nosologie naturelle* d'un autre de ses élèves, Jean-Louis Alibert, qui entend rivaliser avec la *Nosographie philosophique* au moyen d'une nouvelle nomenclature assez pittoresque : « ... l'auteur a voulu sans doute s'égayer par un paradoxe piquant à la manière de Rabelais [44]. »

Dans l'exposé des fièvres, le plan général reste le même ; mais à partir de la deuxième édition, Pinel détaille beaucoup plus son propos puisque chaque genre débute par des considérations générales, suivies de l'exploration de chaque espèce. Une profusion d'histoires de malades illustrent les différentes variétés ainsi que les maladies épidémiques. Les fièvres lui semblent souvent complexes car elles se

43. *Nosographie,* « Introduction à la première et la seconde édition », suivie de « Remarques sur la troisième édition », in 4e éd., 1810, I, xlvi, lii.

44. PINEL, *Noso Phil* VI, pp. xxvi-xxvii, xxix. Voir ALIBERT, 1817.

combinent « deux à deux, sans parler de leur combinaison respective avec chacune des phlegmasies[45] ».

Dans l'analyse des phlegmasies, hémorragies et lésions organiques, on trouve aussi dans les éditions revues et corrigées un nombre accru d'observations, d'histoires de malades, de réflexions. Les plans de ces sections ne changent pas mais s'enrichissent au point que les 2e et 3e classes forment à elles seules un volume de près de 600 pages. Pour les phlegmasies, la subdivision suivant les tissus, dont Pinel est si fier, est bien sûr maintenue. Dans la présentation des phlegmasies cutanées, Pinel s'attarde sur la variole et rappelle ses expériences d'inoculation et de vaccination à la Salpêtrière. Ses connaissances entre-temps se sont enrichies, puisqu'il est membre du Comité national de la vaccine dès son origine. Pour l'analyse de la varicelle, de la rougeole, de la scarlatine et de la teigne, il apporte surtout des histoires d'enfants malades qu'il a vus dans les infirmeries de la Salpêtrière. Dans son exposé de la pustule maligne ou charbon, il a la générosité de citer la thèse de Gaspard-Laurent Bayle, bien que ce jeune disciple lui ait infligé un débat embarrassant lors de la soutenance de sa thèse en 1802[46]. Pinel continue de se défendre contre ses critiques, par exemple contre son collègue Balthasar Anthelme Richerand (1779-1840), professeur de pathologie externe et auteur d'*Éléments de physiologie*[47].

Les phlegmasies des membranes muqueuses sont présentées ici de façon plus logique que dans la première édition. Pinel s'attarde sur le catarrhe pulmonaire, maladie qu'il a constamment sous les yeux parmi les vieilles femmes de la Salpêtrière.

> L'habitude que j'ai d'observer cette maladie m'a donné la facilité d'en multiplier les exemples et de la considérer sous ses différentes formes, qu'elle soit simple ou compliquée...[48]

Il passe en revue, en les enrichissant de son expérience, les causes, les histoires et le traitement de la gastrite, de

45. Pinel, *Noso Phil* IV, 1, p. 9.
46. Voir *infra*, p. 284.
47. Pinel, *Noso Phil* IV, 2, p. 15.
48. *Ibid.*, 2, p. 213.

l'entérite, de la dysenterie et des aphthes. Cette section se termine par une discussion détaillée au sujet des phlegmasies des membranes séreuses, du tissu cellulaire et des organes parenchymateux, puis des tissus musculaire, fibreux et synovial.

En 1818, au moment de la sixième édition de la *Nosographie*, cette dernière classe des lésions organiques est toujours en désordre. Pinel, résigné, commente :

> Je me suis donc borné à une distribution purement artificielle dans la cinquième classe, qui a pour objet les lésions des fonctions organiques, en attendant des perfectionnements ultérieurs de la clinique, que tout semble nous permettre[49].

Les névroses, complètement réorganisées dès la deuxième édition de 1803, ne trouvent leur classification définitive qu'en 1807, avec la troisième édition (elle sera complétée plus tard par quelques genres additionnels, deux en 1813 et dix en 1818). Cependant, nous avons vu que le thème organisateur des névroses se trouve déjà ébauché dans la première édition : il s'agit d'un thème fonctionnel (nous dirions physiologique) plusieurs fois modifié, dont les variations s'expriment dans les dérangements nerveux des sens de l'ouïe et de la vue, des fonctions cérébrales, de la locomotion et de la voix, des fonctions nutritives (la digestion, la respiration et la circulation), et des fonctions sexuelles.

L'ensemble de ces maladies des nerfs apparaît dans le tableau des névroses[50]. Remarquons que les révisions de cette classe chevauchent la deuxième édition du *Traité médico-philosophique sur l'aliénation mentale* puisque celle-ci paraît en 1809, entre la troisième et la quatrième édition de la *Nosographie* (respectivement de 1807 et 1810). Évidemment, Pinel se répète et, pour éviter sur ce point de l'imiter, nous examinerons ici les névroses d'après la version définitive du *Traité* et la quatrième édition de la *Nosographie*.

La manie reste le sujet novateur par excellence. Pinel en jette d'un trait les idées fondamentales dans cette phrase de 1796 : « Un accès de manie offre toutes les variétés qu'on

49. PINEL, *Noso Phil* VI, pp. CXVIII-CXIX.
50. Voir ci-dessus, tableaux pp. 275-276.

pourrait rechercher par voie d'abstraction[51]. » Alors qu'au début, « manie » équivaut à « aliénation mentale », la manie devient plus tard l'espèce primordiale de l'ordre des névroses des fonctions cérébrales, et le thème central des préoccupations de Pinel. Par la suite, il ne fait qu'analyser, enrichir et réorganiser ce thème central.

La mélancolie peut être un aspect particulier de la manie, et le mélancolique est décrit comme

> possédé par une idée exclusive ou une série particulière d'idées avec une passion dominante et plus ou moins extrême, comme un état habituel de frayeur, des regrets profonds, une aversion des plus fortes, ou bien l'enthousiasme religieux, un amour des plus passionnés, une joie folle et rayonnante[52].

Quant à l'hypochondrie et à l'hystérie, les définitions restent traditionnelles : Pinel ne s'y intéresse pas particulièrement.

Quoi qu'il en soit, l'importance de ces classifications ne réside pas dans leurs détails, car la nosologie est rapidement démodée, mais dans le fait que Pinel incorpore les maladies de l'esprit dans le tableau général des maladies humaines. Le fait marquant, c'est qu'en développant la section asilaire à l'intérieur de l'hospice et en inscrivant les maladies de l'esprit comme un ordre dans la classe des vésanies, il a contribué à rendre respect et dignité à l'aliéné.

Éloges et critiques

La *Nosographie philosophique* règne sur la médecine française pendant vingt ans, au terme desquels elle se trouve brusquement écartée. Au départ, nous l'avons vu, elle est reçue avec enthousiasme, couronnée par le gouvernement et par l'Académie des sciences. On souligne l'importance de l'observation, de l'analyse et de la classification des maladies que propose Pinel[53]. Écoutons deux de ses distingués élèves,

---

51. Voir *supra*, chap. 5, n. 40.
52. Pinel, *Noso Phil* IV, 3, p. 92.
53. Un jeune admirateur a publié une *Nosographie synoptique* fondée sur le système pinélien. Latour, 1810.

Itard et Esquirol. Le 26 Ventôse An X [27 mars 1802], dans ses « Réflexions sur l'état actuel de l'enseignement médical », Itard analyse l'état des connaissances scientifiques et médicales à la fin du XVIIIe siècle :

> Ce fut dans cet état de choses que fut refait le système de nos connaissances, et que parut la *Nosographie philosophique*. Elle eut tout le succès qu'elle méritait, et l'un de ses plus heureux résultats fut d'avoir changé le mode d'enseignement. Les succès de ce changement ne sont plus à contester ; les thèses soutenues à l'école de Paris, dans l'espace de trois ans, en sont autant de preuves matérielles [...]. Ce sont, pour la plupart, des exposés clairs et concis de faits recueillis au lit du malade et rapprochés de ceux observés dans les mêmes circonstances par les écrivains les plus estimés et qui ont vu par eux-mêmes[54].

C'est donc à l'observation des malades, remise à l'honneur par Pinel, qu'Itard attribue l'essor de l'École de Paris. Son ami Esquirol, autre élève intime de Pinel, publie dans le *Magasin encyclopédique* de Vendémiaire An XII [septembre 1803] un compte rendu de la deuxième édition de la *Nosographie* dans lequel il commence par décrire le chaos d'hypothèses et de théories qui prévalaient en médecine :

> La *Nosographie philosophique* paraît ; une grande révolution s'opère en médecine, une forte impulsion est donnée à l'esprit d'observation, cette science [...] rentre dans la route que lui avait tracée Hippocrate, et reprend la place qu'elle doit occuper au milieu des autres sciences. La *Nosographie* devient bientôt un ouvrage classique [...]. Cependant le professeur Pinel [...] transmet à ses disciples le fil qui l'a dirigé lui-même et leur dévoile le secret de sa haute réputation...

Esquirol décrit ensuite la méthode du professeur :

> À chaque pas il découvre une carrière nouvelle à ses nombreux disciples. Il signale les objets sur lesquels il y a des doutes et des incertitudes. Il propose les recherches à poursuivre ou à commencer [...]. Le professeur Pinel marche toujours accompagné du doute philosophique [...] Il a réhabilité, si j'ose m'exprimer ainsi, la nature dans tous ses droits, en apprenant au médecin que dans la plupart des cas la nature se suffit à elle-même, en lui inspirant de la défiance pour la toute-puissance de la pharmaceutique...[55]

54. Cité d'après GINESTE, 1984.
55. ESQUIROL, 1803.

Et Esquirol rappelle ensuite que Pinel récompense ses meilleurs élèves en signalant leurs travaux dans ses écrits.

> Pinel a été le Descartes de la médecine – conclut François Gabriel Boisseau (1791-1836), jeune écrivain associé aux travaux de Pinel vieillissant –. La postérité rejettera ses tourbillons [lisons sa théorie des fièvres] et conservera la *méthode* qu'il a introduite en médecine[56].

Abstraction faite du respect dû à un vieillard ou d'une sincère gratitude ressentie par nombre de jeunes, ces textes montrent bien que c'est la méthode d'observation clinique de Pinel et sa classification qu'apprécient tant ses contemporains. Et pour ceux qui ne pouvaient suivre ses leçons au lit des malades, Pinel a su exposer cette méthode dans ses écrits.

Cependant, dès la publication de la *Nosographie* en 1798, des voix critiques se font aussi entendre. Dès l'An VII, tôt après la parution du livre, le jeune médecin Louis Castel (1770-1852), tout en admirant la classe des « névroses [...] celle qu'on lit avec le plus de plaisir et avec le plus de fruit[57] », s'acharne contre le style de Pinel :

> [...] certaines expressions sont si boursouflées, qu'[...]on est d'abord porté à croire qu'elles sont le sommaire des chants d'un poème épique dont la fièvre sera le héros ! Que de préambules superflus ! Que de répétitions fastidieuses ! Que de lieux communs ! Que d'incorrections ! Quelle négligence ! Quelle monotonie[58] !

Cette critique littéraire n'aurait guère touché Pinel si Castel ne s'était également attaqué aux questions de classification et au concept de fièvre comme maladie.

Bientôt, un critique plus expert entre en lice : c'est Gaspard-Laurent Bayle (1774-1816), qui défend sa thèse en 1802 devant un jury dont Pinel fait partie. Le titre indique que son travail comprend deux sujets de réflexion bien distincts : *Considérations sur la nosologie, la médecine d'observation et la médecine pratique ; suivies d'Observations pour servir à*

---

56. François Gabriel Boisseau, « Pinel », *Biographies du Dict sci méd*, 1824.
57. Castel, L., 1798 [An VII], p. 52.
58. *Ibid.*, pp. 59-61.

l'histoire des pustules gangréneuses[59]. Bayle soumet ses observations cliniques pour obtenir le grade de docteur; mais ce qui lui tient surtout à cœur, c'est d'explorer les trois voies différentes par lesquelles le médecin peut connaître la maladie: la nosologie, l'observation, et la pratique. Pendant la soutenance de sa thèse, il compte bien discuter nosologie avec le professeur Pinel. Ce qui rend cette rencontre si intéressante pour nous, c'est que nous est parvenu le texte sténographié de la dispute entre Bayle et Pinel, recueillie par René-Théophile-Hyacinthe Laennec (1781-1826), qui était venu pour soutenir le candidat, son ami[60]. Bayle attaque la définition purement symptomatique de Pinel selon laquelle il y aurait deux *espèces* de variole: selon lui, il s'agit seulement de deux *variétés.* Mais implicitement, Bayle formule une objection beaucoup plus fondamentale: il met en question la classification quasi botanique des maladies. La validité de la nosologie est ainsi mise en cause. Voici quelques fragments de la discussion:

> PINEL: Je vois avec plaisir que vous avez librement discuté dans votre thèse les opinions de vos professeurs [...]. C'est réellement la médecine libre [...]. Comme je suis rempli d'estime pour vos qualités morales et pour votre savoir, nous allons discuter amicalement quelques articles sur lesquels nous ne sommes pas de la même opinion [...]. Je commence par [...] la variole discrète et la variole confluente [...]. Je pense, moi, que ce sont deux espèces distinctes [...].
>
> BAYLE: [...] je ne vois entre elles que des degrés différents d'intensité de la même maladie [...]. Le meilleur des caractères pour déterminer l'espèce [...] est la reproduction par la semence [...] or [...] par l'inoculation, la variole confluente produit ordinairement une variole discrète, et quelquefois la variole discrète communique la variole confluente.

Ce point paraît concluant, mais Pinel ne se donne pas pour battu; il cherche refuge derrière deux arguments qui n'ont rien à voir avec la nosologie:

---

59. G. L. BAYLE, An X [1802]. Sur Bayle, voir ACKERKNECHT, 1962; HUARD et IMBAULT-HUART, 1974 (c); ROUSSEAU, 1980.

60. « Gaspard Laurent Bayle », dans *Biographie médicale par ordre chronologique,* 2, pp. 884-899; voir GRMEK, 1989.

> PINEL : [...] Dans la variole discrète et la variole confluente, il y a des différences très grandes, très importantes relativement au traitement. Il faut bien que le médecin les distingue, ces différences.

et :

> [...] En général les classifications ont pour but de soulager la mémoire [...]. Les méthodes en médecine n'ont que ce but...

Comprenant qu'il a gain de cause, Bayle souligne qu'« il faut avouer alors qu'on ne suit pas en nosologie la méthode suivie en histoire naturelle... » – sur quoi Pinel se fâche, mais Bayle ne cède pas. Le souvenir de cette discussion, commente le rédacteur de cet article biographique, neveu du candidat, « se conserve encore parmi beaucoup de médecins contemporains de Bayle[61] ». On savait donc dès 1802, dans les cercles médicaux parisiens, que la logique de la fameuse *Nosographie* était défectueuse. La notion pinélienne de maladie, fondée sur l'observation des symptômes, devait être réexaminée à la lumière d'une nouvelle approche clinique, associée à l'examen anatomique des lésions[62]. Ce même neveu, Antoine Laurent Jessé Bayle, allait à son tour semer le doute dans l'esprit des adeptes d'une approche psychologique de la maladie mentale. Avec sa fameuse thèse de 1822, *Recherches sur les maladies mentales : Observations d'arachnitis chronique avec aliénation mentale,* il oriente en effet la psychiatrie naissante vers l'anatomie pathologique[63]. Pinel n'était pas encore mort que sa nosologie était déjà dépassée.

Pinel, nous l'avons vu, se comporte dans l'ensemble avec une grande gentillesse envers le jeune rebelle, mais il n'en demeure pas moins inquiet que l'on puisse douter de la nécessité d'idées générales abstraites dans l'enseignement de la médecine. C'est pourquoi il revient sur cette question en 1814 et 1815, dans ses articles « Doute philosophique » et surtout « Fièvre » du *Dictionnaire des sciences médicales*[64].

---

61. *Ibid.*, pp. 890-892.
62. Voir Grmek, « Le concept de maladie », dans GRMEK (réd.), 1997, pp. 157-76.
63. Voir *infra*, chap. 9, pp. 233-234.
64. PINEL, 1815, « Fièvre », suivi d'une partie critique par FOURNIER et VAIDY, pp. 241-284 ; et PINEL, 1814, « Doute philosophique ».

> L'objet fondamental de toute méthode d'instruction – y lit-on – doit être de soulager la mémoire, de donner des idées claires et précises, et de faciliter l'application des connaissances acquises pour en acquérir de nouvelles. Or, une énumération générale des caractères des objets, sans l'intention de les rapporter à un tableau régulier de toutes les maladies, n'a aucun de ces avantages.

En outre, Pinel a tendance à voir dans le large succès de la *Nosographie* la preuve qu'il a raison, ainsi que la reconnaissance d'« une expérience de vingt années qui m'est propre et un assentiment presque général, puisque je viens de faire paraître la cinquième édition de ma *Nosographie*[65] ».

En 1816, François Joseph Victor Broussais (1772-1834) rejoint le camp des critiques en attaquant violemment Pinel dans *Examen de la doctrine médicale généralement adoptée et des systèmes modernes de nosologie dans lesquels on détermine par les faits et par le raisonnement leur influence sur le traitement et sur la terminaison des maladies* :

> N'a-t-on pas proclamé que *la fièvre* est indéfinissable – ironise Broussais – et qu'il faut se contenter de décrire *des fièvres* ? Il paraît que c'est un substantif dont le pluriel est plus clair que le singulier : respectons ce mystère...[66]

Broussais prône une conception de la maladie comme altération d'une fonction et non comme entité ontologique. La *Nosographie philosophique* classait donc, d'après Broussais, des entités inexistantes. Médecin militaire et orateur brillant, devenu professeur au Val-de-Grâce en 1815 et médecin-en-chef en 1820, il suscite l'enthousiasme de la jeune génération. Son système de médecine « physiologique » remporte un grand succès pendant un certain temps – assez longtemps pour définitivement détrôner Pinel de son statut de sommité parisienne en médecine interne.

> À cause de Broussais – lit-on dans le Dictionnaire Dechambre – la *Nosographie* de Pinel avait, en l'espace de dix ans, vieilli d'un siècle[67].

---

65. PINEL, 1814, « Décomposition des maladies », p. 174.
66. BROUSSAIS, 1816, p. 42.
67. ACKERKNECHT, 1986 (a), p. 84. Sur Broussais, voir ACKERKNECHT, 1953 ; BRAUNSTEIN, 1986. Contre Broussais, CASTEL, 1824.

Pour expliquer la « doctrine médicale généralement adoptée », Broussais s'attaque aux phlegmasies et couvre de ridicule le schéma classificatoire élaboré par Pinel, tout en voyant dans les hésitations de l'expert des subterfuges de charlatan :

> S'agit-il des organes digestifs, vous avez la latitude d'en faire des fièvres, des inflammations, des névroses ou des vices organiques. En effet, si vous les guérissez par des saignées, ce ne seront que de légères phlegmasies ; si elles persistent, vous en ferez, suivant le cas, des fièvres gastriques, muqueuses, adynamiques ou ataxiques, et vous aurez toujours raison, quel que soit l'événement. Si elles deviennent chroniques, n'avez-vous pas l'hypochondrie, la dyspepsie, la pyrosis, la gastrodynie ; et si, par malheur, le malade vient à succomber et que vous trouviez des squirrhes ou des glandes tuméfiées, il ne vous en coûtera pas davantage, pour vous mettre à votre aise, en disant qu'il y avait un vice organique[68].

Personne à l'époque ne pouvait méconnaître la cible de ce discours, et l'on sait que le ridicule tue. La cruauté et l'outrance du discours choqua cependant bien des gens, et Pinel, dans la sixième édition de la *Nosographie* (1818), y répond avec dignité et fermeté :

> Quant à ceux dont l'imagination se repaît de théories frivoles, et qui, dans leurs ouvrages, se jouent, pour ainsi dire, du lecteur, par des rapprochements disparates, ou qui, tourmentés de l'éclat que jette une doctrine *généralement adoptée,* décèlent leur médiocrité par leurs attaques imprudentes, je suis loin de vouloir discuter leurs opinions, et je laisse au temps et à l'expérience à les réduire à leur juste valeur[69].

Cependant, les jeunes se bousculent, au Val-de-Grâce, pour suivre l'enseignement de Broussais ; il ne fut ni le seul ni le premier à critiquer Pinel, mais il fut sans doute le plus incisif, le plus percutant.

On ne peut conclure cette revue critique sans faire référence à l'article magistral « Nosographie » écrit en 1821 par Jacques Louis Moreau de la Sarthe (1771-1826), quatrième

---

68. Broussais, 1816, pp. 576-577.
69. Pinel, *Noso Phil* VI, 1, pp. cxix-cxx.

des cinq éditeurs successifs de l'*Encyclopédie Méthodique. Médecine*[70]. Il commence par détailler les difficultés de toute classification des maladies, bien différente de celle des animaux ou des plantes. En effet, le nosographe

> [...] rencontre [...] des situations fugitives, des modifications passagères d'un même individu ou de plusieurs individus de la même espèce, ou de plusieurs espèces différentes, toutes remarquables par la composition de leur structure et la complication de leur existence.
>
> [...] en nosographie [...] les principes de distribution y sont toujours variables, arbitraires, et tirés tantôt du mode de lésion, tantôt du siège de la maladie ou de ses principaux symptômes, de ses causes ou même de certaines causes, plutôt supposées que démontrées et trop souvent admises d'après de vaines théories.

Et Moreau de la Sarthe de conclure :

> Il n'existe point, il faut en convenir, de maladies dans la nature ; il n'existe que des malades, c'est-à-dire, des individus dont la santé a éprouvé différentes altérations plus ou moins graves...[71]

Mais comment le médecin ayant acquis une vaste expérience en traitant des centaines, voire des milliers de malades, pourra-t-il transmettre son expérience aux néophytes ? Jusqu'à la fin de sa vie, Pinel croit que seul un livre tel que la *Nosographie philosophique* peut remplir cette fonction.

LA *MÉDECINE CLINIQUE*

À partir d'avril 1795 – date à laquelle, à cinquante ans, Pinel devient professeur et médecin-en-chef – sa réflexion sur la médecine adopte une forme nouvelle : il semble penser de façon parallèle l'enseignement et la pratique, la médecine théorique et la médecine clinique. Ainsi, analysant la *Nosographie philosophique,* nous avons vu qu'il illustre ses exposés sur les fièvres, les phlegmasies, les hémorragies et les névroses, de l'histoire des malades qu'il vient de soigner. En revanche, à l'occasion des diagnostics qu'il établit dans la

70. Sur Moreau de la Sarthe, voir DELAUNAY, 1920.
71. MOREAU DE LA SARTHE, 1821 (b), pp. 644-645.

Médecine clinique, il renvoie le lecteur à la *Nosographie philosophique.* Ces deux livres se complètent, la *Nosographie philosophique* représentant le répertoire théorique de la *Médecine clinique* qui, elle, sert à illustrer les abstractions nosographiques. Pinel confirme cette analyse :

> Je me borne – explique-t-il – comme objet principal, à la description graphique des maladies [...]. Je rapporte ensuite, dans mon traité de Clinique interne, plusieurs exemples de chaque maladie aiguë [...]. C'est ainsi que j'ai cherché [...] à dégager la médecine de toute théorie vaine et superflue, à m'élever aux résultats bien constatés de l'observation...[72]

En lisant parallèlement les deux livres, on a le sentiment de mieux comprendre la façon dont se répondent et se stimulent réciproquement l'enthousiasme des étudiants pour cette forme neuve d'enseignement et l'élan créateur du professeur-médecin qui peut, finalement, épanouir ses talents.

L'introduction à la *Médecine clinique* aborde la question de la qualité de vie des 5 000 femmes hospitalisées à la Salpêtrière, améliorée grâce à une collaboration efficace avec le Conseil général des hôpitaux[73]. Avant d'accompagner Pinel dans ses visites aux malades (les comptes rendus de ces visites constituent la première section du livre, de beaucoup la plus longue), jetons un coup d'œil sur la deuxième section, « Considérations générales sur les histoires des maladies observées à la Salpêtrière, sur l'influence des localités et des saisons, et le traitement de ces maladies ». Dans ce texte, Pinel réfléchit sur le rassemblement le plus nombreux jamais réalisé dans un hospice de femmes pauvres, soit âgées, soit en mauvaise santé, soit malades. Il fait ressortir tous les facteurs qui, dans l'environnement de la Salpêtrière, menacent ou altèrent la santé, compromettent le bien-être et détériorent l'état d'esprit des femmes forcées par les circonstances d'y finir leurs jours. Adoptant l'approche – comme l'a suggéré

72. Pinel, *Noso Phil* IV, 1, pp. xcv-xcvi.

73. Nous avons vu au chapitre 6 que dès la deuxième édition du livre, en 1804, Pinel exprime sa reconnaissance pour les efforts de Chaptal, de Frochot, de Richard d'Aubigny et de Desportes. En 1815, dans la troisième édition (sur laquelle nous fondons cette analyse), il exprime à nouveau sa gratitude.

Jackie Pigeaud[74] – d'un Hippocrate moderne, il déclare que l'air, l'eau, le site de la Salpêtrière sont néfastes, et s'efforce d'appliquer la méthode analytique aux conditions prévalant dans les dortoirs et les infirmeries. Cependant, il se rend compte que facteurs physiques et psychologiques se choquent et se mêlent. De même qu'il avait présenté, dans le « Mémoire sur la manie » de 1794, les hommes de Bicêtre – il nous présente ici ces femmes non comme un ensemble confus de mendiantes, de prostituées, de vagabondes et de folles, comme il était d'usage dans les comptes rendus traditionnels, mais comme nos semblables, nos sœurs – naufragées de l'existence.

Abordant d'abord la situation des femmes en mauvaise santé, pas encore transférées à l'infirmerie, Pinel énumère les raisons pour lesquelles la plupart ne quittent jamais leur dortoir :

> [...] l'âge avancé de ces mêmes infirmes, les chagrins qui ont précédé, et une sorte de lutte contre la détresse et l'infortune, l'impression continuée de ces mêmes affections tristes contractées par le séjour de l'hospice, les qualités peu restaurantes de leur nourriture ordinaire, leur état d'isolement et leur séparation de leurs familles, l'idée d'une sorte d'abandon et de réclusion...

Pour les distraire et varier la monotonie de leur journée, il essaie de leur procurer un travail facile :

> Depuis peu on a fait établir de nombreux ateliers ; les infirmes sont forcées de quitter leur dortoir pendant le jour ; on les encourage par l'appât d'un léger lucre, et on leur impose des travaux peu fatigants et proportionnels à leur genre d'infirmités et de constitution débile[75].

Nous savons à quel point Pinel comptait sur le pouvoir du travail pour restaurer l'estime de soi ainsi qu'un peu de joie de vivre.

Voici comment il décrit un groupe de nouvelles venues en automne 1795, dépourvues de tout et prêtes à mourir :

> Il était entré les mois précédents, dans l'hospice, un grand nombre de femmes âgées qui avaient lutté auparavant

74. Pigeaud, 1983.
75. Pinel, *Méd Clin* III, pp. 413, 415.

> contre l'infortune et les angoisses d'une détresse extrême : ce n'était qu'après avoir épuisé par degrés toutes leurs ressources, qu'elles avaient enfin pris la résolution de chercher une retraite dans l'hospice, séjour dont le nom seul leur inspirait une sorte d'horreur, par le souvenir des commodités de la vie et d'une sorte d'aisance dont elles avaient joui précédemment. C'étaient pour la plupart de petites rentières, des ex-religieuses, d'autres femmes attachées autrefois à des maisons de grands seigneurs, quelquefois même des personnes d'un nom illustre, privées de toutes leurs ressources par les émigrations de leurs parents, condamnées à un dénuement complet, et comme accablées de l'idée d'entrer dans ce qu'on appelait autrefois une maison de charité : aussi jamais spectacle ne fut plus propre à exciter la sensibilité la plus vive.
>
> Transportées dans les infirmeries, la plupart offraient toutes les marques d'un état de stupeur et de morne désespoir, avec une rêvasserie légère et un pouls faible, mais très variable. Quelquefois c'était une perte totale des fonctions de l'entendement, avec un air d'égarement et de consternation profonde. Quelques-unes étaient plongées dans un état extrême de langueur, avec un flux de ventre colliquatif, une œdématie des pieds et des jambes, et tous les indices d'une mort prochaine[76].

Il serait facile de multiplier de tels passages qui traduisent ce mélange typiquement pinélien de compassion, d'observation clinique, et de réflexion psychologique. Ces passages illustrent parfaitement « le bon Monsieur Pinel » légendaire. Notons que ce n'est pas ici d'enlèvement des chaînes qu'il s'agit, mais de soins aux pauvres : Pinel était évidemment doué d'une compréhension et d'une sympathie extraordinaires pour la misère et les souffrances, et la gratitude affectueuse que lui vouaient les vieilles femmes de la Salpêtrière était bien méritée. Mais pourquoi, pendant trente ans, tant de sollicitude pour des vieilles femmes de la part d'un médecin si renommé ? Il est difficile de ne pas penser que cette attitude doit beaucoup au souvenir nostalgique d'une mère perdue à l'âge de quinze ans.

Ce serait mal comprendre « le bon Monsieur Pinel », pourtant, que d'oublier le médecin. En regardant de près sa clientèle et sa pratique à la Salpêtrière, on se rend compte que le médecin-en-chef est en train de créer une nouvelle spécialité médicale : la gériatrie.

---

76. *Ibid.*, pp. 423-424.

Pionnier de la gériatrie

Avant d'examiner les qualités de Pinel gériatre, distinguons bien cette spécialité médicale de la *gérontologie,* réflexion des philosophes et moralistes sur la vieillesse et la durée de la vie humaine. La littérature sur la gérontologie est volumineuse et s'enrichit beaucoup au siècle des Lumières du fait de l'accroissement notable du savoir médical à cette époque. Mentionnons seulement trois exemples : le livre d'un étonnant médecin mal connu, Johann Bernhard Fischer (1685-1772), directeur général de l'administration sanitaire du tsar, qui offre dans *De senio* [...] *gradibus et morbis* (1760) abondance d'observations et d'excellents conseils sur la curabilité des maladies des vieillards ; la *Makrobiotik* (1796) de Christoph Wilhelm Hufeland (1762-1836), véritable *best-seller* du XVIIIe siècle finissant ; et l'idée romantique d'un pacte avec le diable, signé par le docteur Faustus pour racheter sa jeunesse au prix de son âme. On voit qu'il s'agit d'un sujet général, littéraire et poétique, qui hante les mentalités.

Erwin H. Ackerknecht et Mirko D. Grmek, nous l'avons signalé, confirment que la médecine gériatrique est née au début du XIXe siècle à la Salpêtrière, sous la direction médicale de Pinel[77]. Ils mentionnent plus d'une douzaine d'ouvrages au sujet des maladies des vieillards publiés à ce moment-là à Paris, tels que celui de Landré-Beauvais sur la goutte asthénique ou celui de Rostan sur l'asthme des vieillards et le ramollissement du cerveau[78]. Grmek, auteur d'une excellente synthèse sur l'histoire de la gériatrie, affirme qu'

> au XVIIIe et au XIXe siècle [la Salpêtrière] est le centre d'une activité médico-scientifique intense [...] le centre d'une première institution scientifique de gériatrie[79].

Précisons que cette observation s'applique surtout au XIXe siècle et que cette transformation s'est faite essentiellement sous l'impulsion de Pinel. En effet, bien avant la

---

77. ACKERKNECHT, 1948, p. 122, n. 21 ; GRMEK, 1957 et 1958 ; ACKERKNECHT, 1961, 1986 (b). Voir également LÜTH, 1965.

78. LANDRÉ-BEAUVAIS, 1800 ; ROSTAN, 1818 et 1823.

79. GRMEK, 1958, p. 69.

découverte de la « gériatrie » comme spécialité médicale, Pinel se rend compte que la vieillesse peut comporter des douleurs, un amoindrissement pénible des capacités visuelles, auditives, motrices, mnésiques et intellectuelles, qui ne sont pas des maladies mais des maux qui néanmoins appauvrissent l'existence [80].

La première section de la *Médecine clinique rendue plus précise et plus exacte par l'application de l'analyse* ou *Recueil et résultat d'observations sur les maladies aiguës, faites à la Salpêtrière,* nous donne un aperçu de Pinel gériatre (nous nous fondons ici sur la troisième édition, publiée en 1815). Pinel nous y présente les histoires de 256 malades, et nous savons qu'il effectue lui-même les observations et « l'application de l'analyse », souvent en présence de nombreux étudiants, Landré-Beauvais et surtout Esquirol notant les résultats et aidant à établir le recueil [81].

Ce n'est certes pas un hasard si, en 1812, Pinel rédige pour le *Dictionnaire des sciences médicales* les articles « Adynamie », « Asthénie », « Ataxie » et « Cachexie » [82]. La lecture de ces articles sobres et bien documentés nous permet de percevoir l'état d'esprit dans lequel Pinel approche ses patientes âgées. Pouvons-nous qualifier sa méthode de « gériatrique » cent ans avant la dénomination officielle de cette spécialité [83] ? Pour répondre à cette question, interrogeons les textes et voyons si Pinel 1) perçoit les malades âgées comme

---

80. Sur les débuts de la gériatrie, voir par exemple Prus, 1840 ; Grmek, 1957 et 1958 ; Ackerknecht, 1961 ; Geller, 1965 ; Muller, 1966 ; Butler, 1986.

81. Dans ses écrits, Pinel mentionne souvent des registres qu'il tient régulièrement, au moins deux fois par an : malheureusement, presque tous sont perdus. Nous restreignons notre analyse aux 221 histoires de malades faisant partie des deux premières classes de la *Nosographie,* les fièvres et les phlegmasies. 48 % de ces malades ont plus de 60 ans. Pour 8 des 35 malades de la troisième classe, les hémorragies, il n'y a pas d'indications d'âge et seulement 23 % d'entre elles avaient plus de 60 ans.

82. Pinel, 1812. Voir aussi les travaux mineurs suivants : Pinel, « Remarques générales », 1819 ; Pinel, 1823 ; P. Pinel et S. Pinel, « Considérations sur la constitution ».

83. Le terme « gériatrie » est créé en 1909 par Ignaz Leo Nascher (1863-1944) qui écrit : « La sénilité est une période distincte de la vie, avec des caractéristiques normales qui seraient anormales à d'autres périodes de la vie. C'est une entité physiologique comparable à la jeunesse. » Nascher, 1909.

un groupe particulier; 2) identifie des maladies spécifiques aux vieillards; 3) développe pour eux une thérapie personnalisée.

Dans l'article « Asthénie », commentant le phénomène de faiblesse accrue, Pinel dit simplement:

> Les femmes des infirmeries de la Salpêtrière sont presque toutes d'un âge très avancé, le plus ordinairement depuis la soixante-quinzième, la soixante-dix-huitième année de l'âge.

Il parle du vieillissement comme d'une occurrence naturelle, comportant des altérations normales dans les fonctions physiologiques et psychologiques. La ménopause ou l'approche de la soixantaine sont les moments critiques qu'il mentionne souvent. Comme signes de « cette asthénie sénile simple, placée presque aux confins de la vie », Pinel note

> faiblesse et lenteur de la circulation ou bien intermittence du pouls, respiration lente sans être pénible, peu ou point d'appétit, mais prédilection pour les boissons vineuses ou alcoolisées, mouvement des membres difficile, et peu à peu penchant plus prononcé pour le repos, sorte d'insensibilité ou de faiblesse des organes des sens, quelquefois surdité ou trouble de la vue; dans certains cas, une raison saine et calme; dans d'autres une sorte de démence tranquille et une association d'idées incohérentes; les affections du cœur presque éteintes et une indifférence plus ou moins absolue pour les évènements de la vie ou même pour la mort[84].

Voici donc le médecin observateur décrivant la vieillesse comme un âge où l'on accepte naturellement l'amoindrissement de la vitalité et où l'on voit approcher la mort sans états d'âme, avec résignation. Bien entendu, il distingue nettement de l'âge adulte cette dernière étape de la vie.

Étant donné le vif intérêt que Pinel portait à la santé mentale de ses malades, nous ne sommes guère surpris de le voir analyser, chez elles, les effets psychologiques des souffrances du grand âge:

> Privées, dans leur retraite, de leurs anciennes habitudes, ne se nourrissant que de souvenirs amers et de regrets, éloignées pour toujours du sein de leurs familles, réduites à la

84. PINEL, « Asthénie », 1812, pp. 402-403.

> triste monotonie d'un hospice, peuvent-elles se soustraire aux idées les plus mélancoliques, ne point s'exagérer leurs maux actuels [...] ; nul espoir pour l'avenir, et toujours devant les yeux des infirmités renaissantes, et une mort peu éloignée[85].

Par rapport au second critère de la gériatrie, qui veut que les maladies se présentent différemment chez les vieilles personnes, nous citerons trois éléments d'appréciation : 1) Pinel se rend compte que certaines maladies ou limitations deviennent plus sérieuses, gênantes et même chroniques à mesure que les malades vieillissent. Il cite comme exemples des paralysies et des hernies qui entravent le mouvement, des affections utérines ou une diarrhée opiniâtre qui affaiblit considérablement une personne âgée, une cécité qui entraîne la dépendance complète, une phtisie ou un cancer qui annoncent l'approche de la mort...[86] 2) Il considère certaines maladies comme spécifiques de la vieillesse. En tête de cette liste figure le catarrhe pulmonaire, qui sera fatal à six des huit patientes atteintes au moment où parle Pinel[87]. Combiné à une fièvre gastrique ou adynamique, il cause la mort de trois malades sur six âgées de plus de soixante ans et laisse une autre femme de soixante-sept ans dans « une convalescence longue et difficile[88] ». 3) Ou encore, dans l'introduction du troisième ordre des phlegmasies des membranes séreuses, Pinel dit qu'il trouve

> une différence très marquée qu'imprime à ces maladies cette circonstance de la vieillesse, soit pour le traitement, soit pour les résultats de l'anatomie pathologique[89].

Il sait que certaines maladies se présentent avec des signes et symptômes différents chez les personnes âgées : ainsi, la péripneumonie ne montre souvent que peu de signes inflammatoires. De même, concernant la fièvre cérébrale, Pinel observe qu'elle est peu connue et que l'

85. Pinel, *Méd Clin* III, p. 418.
86. *Ibid.*, pp. 414-415.
87. *Ibid.*, pp. 229-240.
88. *Ibid.*, pp. 184-190.
89. *Ibid.*, p. 226.

> on ne peut bien l'observer dans toutes ses variétés que dans les hospices de personnes avancées en âge [...] elle attaque le plus souvent les septuagénaires et au-delà [90].

Quant à la fièvre lente nerveuse, elle « est souvent le partage des femmes hypochondriaques et hystériques, surtout à l'époque des cessations des menstrues [91] ». Sans vouloir multiplier ces notations éparses, on peut affirmer que Pinel perçoit de nombreuses maladies comme se manifestant différemment chez les personnes âgées.

Constatation surprenante : concernant le troisième critère distinctif de la gériatrie, nous ne trouvons pas, chez Pinel, de stratégie thérapeutique particulière élaborée pour traiter les vieillards. Pourquoi ? Rappelons les principes qu'il établit dès le mémoire sur l'enseignement de la médecine pratique (soumis en 1792 à la Société royale de médecine) : laisser agir les forces réparatrices de la nature, puis de les aider, si nécessaire, par des moyens simples, naturels, à petites doses. Pinel ne recommande-t-il pas en fait, pour tous ses malades, une thérapeutique douce que d'autres réserveraient aux vieillards ?

Il semble accepter le vieillissement de façon si naturelle qu'on n'est pas étonné de le trouver serein au chevet des vieilles femmes agonisantes :

> Une femme de quatre-vingt-sept ans avait eu le matin une défaillance de quelques minutes, et les secours du culte lui avaient été administrés : lors de ma visite, elle était revenue à elle-même, et je cherchai à la ranimer par une potion fortifiante et une boisson vineuse ; son pouls était devenu naturel, et elle conservait entièrement l'usage de la raison ; le soir elle cessa d'exister sans convulsions et sans agonie.

La seconde histoire concerne une femme de quatre-vingt-quatre ans qui avait séjourné à l'infirmerie pendant huit mois :

> [...] malgré l'action des excitants et des toniques, le nez devient effilé, les tempes concaves, la vue fixe, avec une sorte d'insensibilité générale : plus de mouvement des membres dans son lit, plus de réponse aux questions qu'on lui fait ; à peine prend-elle un peu de vin et de bouillon pour se soutenir, et la vie finit par s'éteindre...

90. *Ibid.*, p. 424.
91. *Ibid.*, p. 425.

Le troisième cas est celui d'une femme où

> [...] sans aucune cause connue, tout change de face; l'expectoration et la blenorragie se suppriment; plus d'appétit; affaissement général qui augmente par degrés; la pâleur devient plus grande, une sorte d'insensibilité rend l'action des stimulants presque nulle, et cette femme s'éteint sans effort et sans aucune marque d'agonie[92].

On se demande à quel point la présence du médecin au chevet de ces mourantes a contribué à ces fins de vie paisibles, à l'expérience ultime de ces femmes qui « s'éteignent » au lieu de mourir, à qui le médecin offre un peu de vin pour leur faciliter le passage. On peut penser que Pinel remplit ici un ministère, que son but conscient est d'orchestrer pour ces agonisantes un dernier moment de paix sans douleur. Ce service suprême fait évidemment, d'après Pinel, partie des devoirs du médecin.

LE *TRAITÉ MÉDICO-PHILOSOPHIQUE SUR L'ALIÉNATION MENTALE*

> Médecin d'un hospice de femmes, et souvent consulté au dehors pour des cas singulièrement variés et hors de la sphère des maladies ordinaires, j'ai eu peut-être plus que personne l'occasion de connaître ces anomalies nerveuses[93].

Le *Traité médico-philosophique sur l'aliénation mentale ou la manie* paraît le 29 octobre 1800. Contrairement à la *Nosographie philosophique* et à la *Médecine clinique*, le *Traité* s'adresse au grand public. L'auteur n'est plus un médecin provincial inconnu, mais le créateur célébré de la *Nosographie*, professeur, médecin-en-chef, et candidat à l'Académie des sciences. Connu dans les milieux de la médecine, du monde académique et du journalisme, il est membre de la Société de l'École de médecine et de la Société médicale d'émulation, il a ses entrées au Muséum d'histoire naturelle, au salon de Mme Helvétius, chez ses amis Thouret, Cabanis, Desfontaines, Chaptal. Il se sent à l'aise à Paris.

92. PINEL, 1812, « Asthénie », pp. 403-404.
93. PINEL, *Noso Phil* I, 2, p. 63.

Le *Traité* est attendu. Dans certains milieux, on en connaît déjà une partie – les trois mémoires (sur la manie périodique, sur le traitement moral, et sur la division des aliénés en espèces distinctes), lus à la Société médicale d'émulation en 1796, 1797 et 1798 et publiés bientôt après dans ses *Mémoires.* Certains périodiques, tels que le *Magasin encyclopédique* et le *Bulletin des sciences* de la Société philomatique en ont publié des comptes rendus. Les membres de l'Académie des sciences présents le 7 mars 1800 ont entendu Pinel lire le mémoire qui devait lui ouvrir les portes de cette institution, et qui deviendra le troisième chapitre du *Traité* : « Recherches anatomiques sur les vices de conformation du crâne des aliénés ». Et l'on a entendu parler de cet appel passionné à la conscience nationale présenté devant la Société d'histoire naturelle le 11 décembre 1794, le « Mémoire sur la manie : Contribution à l'histoire naturelle de l'homme ». C'est bien au message moral du *Traité* que sera due son importance historique : après Pinel, aucun Français – peut-être faudrait-il dire aucun contemporain – ne pourra plus tourner le dos aux malades de l'esprit. Dans ce sens, Pinel a vraiment libéré les aliénés – en déclarant à la face du monde : ce sont des hommes et des femmes à part entière.

À juger d'après les commentaires des lecteurs, ce sont précisément les trois chapitres sur la manie périodique, sur le traitement moral, et sur la division des aliénés en espèces distinctes qui intéressent le public, plutôt que la forme du crâne des aliénés. Quant aux deux autres chapitres du *Traité,* sur la police intérieure des hospices et sur le traitement médical, ils concernent surtout les spécialistes. En regardant la deuxième édition du *Traité,* publiée en 1809 et « entièrement refondue et très augmentée », nous voyons tout de suite que ce sont ces deux thèmes qui prennent une importance accrue. Avant de les analyser, arrêtons-nous un instant sur un personnage qui joue un rôle important dans la vie intellectuelle de Pinel : Sir Alexander Crichton.

Sir Alexander Crichton

Alexander Crichton (1763-1856), diplômé à Édimbourg et à Londres en médecine et en chirurgie, part pour le continent en 1785 pour parfaire son éducation[94]. Ayant rapidement acquis un doctorat à Leyde, il passe l'hiver 1785-1786 à Paris et c'est probablement à ce moment-là qu'il rencontre Pinel – qu'il dira plus tard avoir « eu l'honneur de connaître personnellement[95] ». Plutôt que de partir ensuite pour l'Italie, suivant la route habituelle des jeunes gens en quête d'une expérience cosmopolite, il apprend l'allemand et passe deux ans et demi à visiter les villes universitaires du Saint Empire, Stuttgart, Vienne, Halle, Berlin, Göttingen. Fasciné par les connaissances et les pratiques des Allemands concernant les manifestations physiologiques et psychologiques des maladies mentales, il publie en 1798 *An Inquiry into the Nature and Origin of Mental Derangement. Comprehending a Concise System of the Physiology and Pathology of the Human Mind. And a History of the Passions and their Effects*[96]. Par ce traité, Crichton révèle à Pinel, et à travers lui au public français, les contributions des Allemands à la psychologie et à la pathologie mentale.

Pinel découvre Crichton en l'An VII. Il veut immédiatement le faire connaître, c'est pourquoi il traduit un chapitre du livre, « Recherches sur les causes du délire », qu'il publie dans le premier volume du *Recueil périodique de littérature médicale étrangère*[97]. Ainsi Pinel révèle-t-il l'œuvre du médecin écossais à ses collègues et à ses élèves, tels qu'Itard et Esquirol. Le chapitre traduit par Pinel montre que Crichton distingue parfaitement les illusions des « notions morbifiques ». Pinel pourtant le critique et nous lisons dans une note :

94. Sur l'importance de Crichton dans la vie intellectuelle de Pinel, voir Weiner, 1990. Voir également Hopf, 1962 ; Tansey, 1983.

95. Crichton, 1842, p. 180.

96. Cadell and Davies, Londres, 1798.

97. *Rec Per Litt Med Etr,* An VII [1798-1799] : 1, pp. 401-418, 463-478. Il s'agit du chap. 5, livre 1, de l'ouvrage de Crichton.

> Il me paraît que ces considérations générales sur les délires hypochondriaque, mélancolique, maniaque, fébrile ou produit par les narcotiques, ne donnent que des connaissances vagues, puisque ce sont des affections très différentes, pour leurs causes, leurs symptômes qui les accompagnent, leur marche, leurs terminaisons. Un moyen plus sûr de répandre des lumières sur cet objet, est de faire partiellement l'histoire des différents délires surtout des maniaques qui sont les moins connus ; c'est dans cette vue que j'ai publié mon Mémoire sur la manie périodique [...]. J'ai tracé le caractère distinctif du délire maniaque[98].

Pinel a l'avantage d'une considérable expérience clinique qui manque à Crichton. Mais on voit surtout qu'il s'empresse de défendre son propre travail contre les analyses théoriques – de ce fait incomplètes, même si elles sont justes – de Crichton.

Bien que cette traduction précède le *Traité médico-philosophique,* la question d'une influence de Crichton sur la première édition du *Traité* ne se pose pas vraiment – en dépit de l'opinion de certains critiques –, car les trois grands mémoires qui constituent la majeure partie du *Traité* sont déjà publiés. Pinel exprime dans l'introduction du *Traité* son admiration pour *Inquiry,* « ouvrage profond et plein de résultats nouveaux d'observation d'après les principes de la physiologie moderne ». Et il ajoute :

> Je crois devoir donner ici une idée exacte de l'origine, du développement et des effets des passions humaines sur l'économie animale, tels que cet auteur les a exposés [...] comme cause la plus ordinaire du bouleversement de nos facultés morales.

Sur quoi Pinel explique en détail, sur dix-neuf pages de son introduction, comment Crichton présente les causes et les effets physiologiques et psychologiques du chagrin, de la peur, de la terreur, de la colère, de la joie[99].

Cette importance attribuée aux passions humaines aura une influence profonde sur la pensée d'Esquirol qui aura le temps d'étudier le livre de Crichton avant de présenter sa thèse, *Des passions considérées comme causes, symptômes, et*

---

98. Pinel, *loc. cit.*, p. 404.
99. Pinel, *TMP* I, Introduction, pp. 21-40 ; Pigeaud, 1980.

moyens curatifs de l'aliénation mentale[100]. Quant à Pinel, la lecture de Crichton le confirme dans la justesse de ses vues lorsqu'il interprète le comportement humain comme une série de signes pouvant dévoiler la vie psychologique du sujet.

Les analyses de Crichton dérivent souvent d'observations décrites dans certains périodiques allemands s'intéressant à l'étude de l'expérience psychologique humaine *(Erfahrungsseelenkunde)*. L'admiration de Crichton pour la pensée philosophique, psychologique, anthropologique allemande est une véritable révélation pour Pinel qui, jusqu'en 1799, avait adopté l'attitude habituelle des Français du XVIIIe siècle envers l'Allemagne : le dédain. Pour asseoir son opinion, Crichton ajoute à son livre un Appendice où il traduit quatre-vingt-cinq pages de Johann Ernst Greding, *Aphorismes médicaux sur la mélancolie et sur plusieurs autres maladies*[101]. À partir de ce moment, Pinel cite souvent Greding ainsi que d'autres auteurs allemands.

Les deux introductions

Si l'introduction de 1800 aide à tracer le portrait du fondateur de la psychiatrie en France que fut Pinel, celle de 1809 pose au lecteur critique quelques problèmes[102]. En 1800, Pinel définit un nouveau terrain qu'il inscrit dans le champ médical, mais il hésite encore sur sa dénomination : va-t-il l'appeler « aliénation mentale » ? ou « manie » ? Son article « Manie » du *Dictionnaire des sciences médicales*, publié en 1808, tranche la question : l'« aliénation mentale » désignera les maladies de l'esprit en général et la manie sera sa manifestation principale. Cette expression est favorablement accueillie.

---

100. Didot jeune, Paris, 1805.

101. GREDING, 1790-1791. Greding (1718-1775), médecin de l'hospice de Waldheim en Saxonie pendant dix-sept ans, réunit de nombreuses observations et entreprend plus de 300 autopsies. Pour une longue liste d'autres auteurs allemands intéressés par ces questions, voir WEINER, 1990, surtout note 105.

102. Voir PRIVAT, 1969 ; et surtout J. POSTEL, M. POSTEL et P. H. PRIVAT, 1971.

> J'adopte ce terme – écrit par exemple Samuel Tuke dans *Description of the Retreat* (1813) – car j'estime que l'*aliéné* des Français communique une idée plus juste de ce dérangement que des expressions qui signifient une abolition quelconque de la faculté de penser [103].

Pinel a-t-il eu connaissance de ce compliment ? Nous l'ignorons. Ayant établi, dans son introduction, son rôle d'expert de la nouvelle spécialité, il lui importe non seulement de se démarquer de ceux qui ont traité les fous par le passé, mais de bien préciser ce qui le distingue de ses contemporains. Il souligne le rôle important que jouent les non-médecins dans la direction des asiles et même dans la guérison des malades de l'esprit. Il mentionne le concierge de l'hospice des aliénés d'Amsterdam [104], le Révérend Père Pouthion de l'ordre de l'Observance [105] et son propre surveillant Pussin. Il se trompe en ajoutant à sa liste – sans leur reconnaître leur grade de docteur – Francis Willis (1718-1807), médecin chargé du traitement du roi Georges III pendant ses épisodes de maladie mentale, Thomas Fowler (1736-1801) [106], et John Haslam (1764-1844), apothicaire de Bethlem, qui n'obtint son diplôme qu'en 1816 [107]. Il aurait pu ajouter l'exemple des Frères de la Charité, mais il est possible que Pinel n'ait pas apprécié à sa juste valeur la qualité des soins qu'ils dispensaient aux malades de l'esprit [108].

Passant en revue les auteurs contemporains traitant de santé mentale, Pinel ne consacre qu'une note en bas de page aux Britanniques et une autre aux Allemands. Ces auteurs selon lui

103. Tuke, 1813, p. 137.

104. Pinel cite à ce propos Thouin, 1795-1796.

105. Mourre, 1791, et M. J. Alliez, 1966. Voir également Alliez et Huber, 1976, 1977, et Alliez, Cain et Thermoz, 1982.

106. Médecin non résidant de la Retraite à York à partir de 1796, célèbre pour avoir introduit une solution arsénicale toujours en usage. Voir Fowler, 1786.

107. Les informations incomplètes de Pinel dérivent de la *Bibliothèque britannique* publiée à Genève, source principale de nouvelles médico-scientifiques au sujet de la Grande-Bretagne pendant les années où ce pays et la France étaient en guerre, c'est-à-dire pendant vingt-trois ans au tournant du XIXe siècle. Voir Barblan, 1977.

108. Au sujet de ce travail des Frères de la Charité, voir Weiner, 1989.

> n'ont guère eu d'autre avantage que celui de rapprocher des objets épars, de les étendre à l'aide de la forme scholastique, et souvent de donner lieu à quelque hypothèse brillante.

Les recueils d'histoires particulières ne contiennent que « des matériaux qui doivent être mis en œuvre par une main habile[109] ». Cette condamnation en bloc est d'autant plus exagérée que Pinel est bien informé. Nous savons en effet que la connaissance des auteurs britanniques est l'une des « clefs » qu'il s'était forgées dans les années 1780 pour s'ouvrir le chemin de sa carrière. Mais il est vrai aussi que dans son livre, il se déclare redevable à John Ferriar et à William Pargeter, c'est-à-dire à des auteurs qui débattent de leur expérience auprès de malades de l'esprit hospitalisés, et qu'il se réfère plusieurs fois, curieusement, à un « secret anglais » pour traiter et guérir les aliénés[110].

Rivalités

Cette question des rivalités et des priorités est plus frappante encore dans le cas des œuvres du docteur Joseph Daquin (1732-1815) et du docteur et professeur Vincenzo Chiarugi (1759-1820). Toute la carrière de ces deux médecins se déroule dans un hôpital public, et du point de vue pratique, les travaux de ces deux contemporains sont comparables à ceux de Pinel. Il est évident que le *Zeitgeist* est à l'œuvre. Ni Daquin ni Chiarugi n'étaient novateurs du point de vue théorique et de ce point de vue, Pinel n'avait pas à les considérer comme des rivaux sérieux. Et pourtant il critique Chiarugi avec sévérité et passe Daquin sous silence. Essayons de comprendre cette attitude.

Daquin publie *Philosophie de la folie* en 1791[111] et dédie la seconde édition de son livre, en 1804, à Pinel, « comme à l'ami du genre humain, comme à un homme vertueux et éclairé, et comme à un médecin habile dans toutes les parties de l'art de guérir ». Il est vrai que Daquin épouse des vues

---

109. Pinel, *TMP* I, Introduction, pp. xxi et xlii.

110. Voir *supra*, chap. 4, n. 57.

111. Daquin, 1791 et 1804. Sur Daquin, voir Nyfeller, 1961 ; Caron, 1964, 1975 ; Palluel et Peyron, 1981 ; Caire, 1996.

humoralistes ; il parle de cerveaux chauds et froids et croit à l'influence de la lune sur les « lunatiques ». Mais il pratique la méthode scientifique en visitant régulièrement cinq femmes et cinq hommes malades de l'esprit pendant onze ans, notant ses observations à la pleine et à la nouvelle lune, « lunistice », apogée et périgée, pendant un total de plus de huit cents visites. Malheureusement pour nous il décidera que, par discrétion, mieux vaut détruire ses notes [112]. Pourquoi Pinel n'a-t-il jamais parlé de ce rival ? Il est difficile d'expliquer ce manque de générosité de la part d'un savant au sommet de sa gloire.

Au-delà des Alpes, le Florentin Chiarugi fait fonction de médecin-en-chef à l'hôpital Bonifazio pour les maladies mentales et dermatologiques. Il enseigne à l'hôpital de médecine pratique Santa Maria Nuova et collabore au fameux *Regolamento* des hôpitaux florentins, élaboré en 1789 sous l'égide du grand duc Pietro Leopoldo, « despote le plus éclairé » du XVIIIe siècle. En 1793-1794, Chiarugi publie un ouvrage en deux volumes sur l'aliénation mentale, *Della pazzia in genere ed in specie* [113]. Pinel juge ce livre tout à fait traditionnel, et il a raison, exception faite d'une centaine d'histoires de maladies individuelles, décrites dans un appendice.

> Toujours suivre les routes battues – commente Pinel en 1800 dans l'introduction au *Traité* –, parler de la folie en général d'un ton dogmatique, considérer ensuite la folie en particulier et revenir encore à cet ancien ordre scholastique de *causes, de diagnostic, de pronostic, d'indications à remplir*, c'est là la tâche qu'à remplie Chiarugi [114].

Il a raison : Chiarugi n'est pas un novateur. Mais c'est un médecin des pauvres consciencieux et humain, et l'on comprend mal pourquoi Pinel ne l'a pas salué en confrère. La date de publication de Chiarugi, qui précède celle de Pinel,

---

112. DAQUIN, 1791, pp. 207-241, *passim*. Gladys Swain a découvert les traces d'un mémoire de Daquin, soumis pour un prix et daté de 1787, dans le carton D, Archives de la Société de l'École de Médecine, aux archives de l'Académie de médecine. Ce mémoire semble perdu, mais il subsiste un « Plan du journal sur les fous tenu depuis le 1er janvier 1790, et visités à chaque phase de la lune, afin d'observer si cette planète influe sur eux », daté du 9 juin 1801. Voir également DAQUIN, 1773 et 1784.

113. CHIARUGI, 1793-1794. Voir également CHIARUGI, 1789, 1807, 1811-1813.

114. PINEL, *TMP* I, p. XII.

pousse de nombreux auteurs italiens à réclamer pour leur compatriote la place de fondateur de la psychiatrie[115]. Ces revendications, justifiées quant aux activités hospitalières de ces deux hommes, nous paraissent peu convaincantes au regard des écrits de Chiarugi. Les arguments qu'il développe dans *Della pazzia* sont traditionnels tandis que les idées psychiatriques de Pinel sont novatrices. L'approche de Pinel et son analyse de l'aliénation mentale diffèrent entièrement de celles de Chiarugi.

Alors que Pinel se montre très critique pour ses contemporains anglais, français, et italiens, son traitement des Allemands est une autre histoire. Sa référence principale à leurs travaux se présente dans une note, comme suit :

> « Faucett, *uber Mélancholie*, Léipsick, 1785
> Avenbrugger, *von der stillen, etc.*, 1783
> Greding's, *Vermischte, etc.*, 1781
> Zimmermann, *von D. Erfahz.*, 1765
> Weickard's, *Philosoph. arzt*, Léipsick, 1775[116] »

Cette note indique que Pinel ne comprend pas ce qu'il copie de l'introduction et de l'appendice du livre de Crichton, à la dernière minute, au moment où son texte est prêt à partir chez l'imprimeur. Il copie avec tant de fautes d'allemand que son texte est incompréhensible[117]. On peut même se demander si ce n'est pas pour assurer sa propre place de fondateur que Pinel se hâte de publier, en 1800, un livre qui n'est encore

---

115. Le présumé rôle novateur de Chiarugi, en comparaison avec Daquin et Pinel, apparaît fréquemment dans des publications telles que Barduzzi, 1921 ; Capparoni, 1927 ; Padovani, 1927 (a), (b), 1957 ; Livi, 1948 ; Mora, 1954, 1959 (a) et (b) ; Spezaferri, 1962 ; Coturri, 1972 ; Stroppiana, 1976. On trouve un jugement moins chauvin dans Scapini, 1966 ; Bock, 1971-1972 ; Berni, 1992.

116. Pinel, *TMP* I, p. xxi.

117. Cette étrange note se traduit comme suit : Benjamin Fawcett, *Über Melancholie*, Leipzig, 1785 (trad. de *Observations on the nature, causes and cure of melancholy*, Shrewsbury, 1780) ; Leopold Auenbrugger (1722-1809), *Von der stillen Wut oder dem Triebe zum Selbstmorde als einer wirklichen Krankheit, mit Originalbeobachtungen und Anmerkungen*, Verlagskasse, Dessau, 1783 ; Johann Ernst Greding, *Medizinisch-chirurgische Schriften*, Richter, Altenburg, 1781 ; Johann Georg Zimmermann, *Von der Erfahrung in der Arzneikunst*, Heidegger, Zürich, 1763-1764 ; Melchior Adam Weickard, *Der philosophische Arzt*, Leipzig, 1775 [premier de deux volumes dont le second paraîtra en 1798].

qu'une collection de six « sections ». Le remaniement qui précède l'édition de 1809 indique que l'auteur avait bien conscience de cette imperfection. Si la correspondance entre Pinel et la maison Richard, Caille et Ravier nous était parvenue, nous pourrions peut-être répondre à cette question.

La première introduction au *Traité* de Pinel montre donc un auteur soucieux de se présenter comme un novateur et de se démarquer de ses contemporains pour souligner son originalité. Il pousse cette stratégie à l'extrême dans l'introduction à la seconde édition du *Traité* en 1809, qu'il appelle curieusement « Introduction à la première édition » (bien que le texte soit différent de la première édition), et qu'il fait précéder d'une brève préface. Dans celle-ci, il souligne les changements survenus depuis 1800 : le choix définitif, pour le titre, du seul terme « aliénation mentale » et la suppression du « ou la manie » figurant dans la première édition ; le choix de la manie comme genre le plus important des vésanies ; la définition des aliénées comme malades et non « folles » ; le traitement régulier des aliénées curables sous la surveillance de Pussin. Il annonce aussi son intéressant retour aux mathématiques, avec l'application du calcul des probabilités pour estimer les chances de guérison de ses malades.

Dans la nouvelle introduction, les mêmes devanciers et contemporains reçoivent louanges et censures. Mais pourquoi avoir qualifié cette introduction de « première[118] ». Pour faire oublier, comme le pensent Postel et Privat, la véritable première et son éloge de Crichton, réduit ici de dix-neuf pages à deux ? Privat analyse très bien à quel point Pinel a changé, entre 1800 et 1809 ; comme si, parvenu au sommet de sa carrière, le provincial gauche et pauvre n'avait jamais pu se débarrasser d'une profonde insécurité et éprouvait encore le besoin d'écarter des rivaux.

La deuxième édition

Alors que la première édition de 1800 est une collection de six mémoires disparates, la majeure partie du *Traité* de 1809 constitue un manuel cohérent et magistral. L'auteur définit

118. Postel, 1971 ; Postel, Postel et Privat, 1971.

clairement son sujet, expose les causes et les caractères physiques et moraux de l'aliénation mentale (sections I et II), puis explique ses distinctions en diverses espèces – manie, mélancolie, démence et idiotisme – (section III), le traitement médical (section V), et les cas incurables (section VII). Ces sections remanient des textes préalablement publiés, mais retravaillés et présentés ici par un expert conscient que jamais dans l'histoire du monde un médecin n'a observé, traité et essayé de tirer des conclusions d'une si nombreuse population de malades de l'esprit; se fondant sur quinze années d'expérience à la Salpêtrière, il rapporte les histoires de ses malades pour illustrer ses réflexions et ses recommandations.

Mentionnons au passage que la section VI de cette deuxième édition reprend le rapport que Pinel soumet à l'Institut en 1807 sous le titre « Résultats d'observations et construction des tables pour servir à déterminer le degré de probabilité de la guérison des aliénés » [119]. Quant à nous, nous étudierons plus particulièrement la section IV, sur la police intérieure, qui a doublé de volume et rapporte, dans quelques pages nouvelles par rapport à l'édition précédente, le résultat du traitement des aliénées de la Salpêtrière en 1806 et 1807.

Cette section IV de la seconde édition du *Traité* comprend une présentation de la « Police intérieure » où l'on trouve récapitulées les mesures architecturales et administratives que Pinel et le Conseil des hôpitaux ont introduites à la Salpêtrière depuis 1795, ainsi que ses réflexions et ses conseils aux médecins pouvant être appelés à remplir une fonction semblable à la sienne. Comme toujours, ce texte est accompagné de nombreuses histoires personnelles car Pinel est convaincu qu'il peut ainsi mieux faire comprendre les souffrances occasionnées par les maladies de l'esprit et les questions délicates qu'elles posent. Il décrit la répartition des malades incurables et curables dans de vastes locaux, la stricte surveillance de la nourriture, des filles de service et des visiteurs. Il souligne l'importance du travail, même du travail mécanique des femmes idiotes qui balaient et arrosent le pavé d'eau qu'elles vont chercher avec des seaux de bois [120].

119. Voir *supra*, chap. 7, pp. 252-256.
120. Pinel, *TMP* II, pp. 227, 247.

Pinel réaffirme également ses opinions fondées sur quinze années d'expérience, et qui font l'objet aujourd'hui encore de controverses : le rôle central du « chef de la police intérieure » qui doit réussir cette gageure de combiner fermeté et gentillesse, à l'instar de Pussin ; la nécessité de mesures de répression contre des malades agressifs ou butés. Il décrit l'usage de la camisole de force – toujours pour un temps limité car, quand on la resserre, elle fait très mal aux épaules et à la poitrine. De même les jets d'eau froide sur la tête : Pinel raconte que Pussin accompagne parfois ces malades aux bains et les menace ou les soumet à ces douches auxquelles leur opiniâtreté ne résiste pas longtemps [121]. Comme toujours, Pinel s'en remet à Pussin pour appliquer à quelques malades des mesures qu'il faut bien qualifier de cruelles, pour les faire fléchir – toujours, il va de soi, pour obtenir leur guérison.

Deux détails nouveaux sont à souligner : Pinel s'exprime ici de façon beaucoup plus explicite qu'auparavant sur la manière dont il traite les « mélancoliques par dévotion ». Si une malade le demande, il se montre toujours prêt à faire appeler un prêtre, surtout pour administrer l'extrême-onction, mais il se méfie des dévotes qui ne veulent obéir qu'à Dieu, de leurs croix, de leurs bréviaires et de leurs images. Quand Pussin les leur retire, Pinel ne proteste pas. Parfois, cependant, la situation se complique, quand par exemple

> un des prélats qui accompagnèrent le Pape dans son dernier voyage en France, voulut bien déférer aux vœux d'une ancienne religieuse, et se rendre sur ma demande à l'hospice de la Salpêtrière ; mais il ne résulta de cet entretien que de nouvelles perplexités.
>
> Une autre aliénée demandait à grands cris d'être visitée par son confesseur ordinaire ; [...] mais à son arrivée elle [...] déclara ne vouloir se confesser qu'à Jésus-Christ... [122]

On trouve également de nombreuses références aux « notes journalières » de Pinel, ces notes que nous aurions tant aimé pouvoir étudier.

> Ce serait – nous dit l'auteur – un fonds inépuisable de faits curieux et d'anecdotes piquantes, pour un mauvais plaisant, que le recueil de mes notes journalières sur les

---

121. *Ibid.*, pp. 204-206.
122. *Ibid.*, p. 269.

> causes multipliées, les variétés et les prestiges séduisants de la mélancolie dévote qui afflue dans les hospices [...] Je serai donc discret et retenu, et je me garderai de mettre au jour des exemples particuliers de cette sorte... [123]

Il faut sans doute comprendre que Pinel a lui-même livré ces notes aux flammes.

Résultats du traitement des aliénées en 1806 et 1807

Dans ces quelques pages, nous percevons une note de découragement :

> Les grands établissements consacrés aux aliénés sont exposés, comme toutes les institutions humaines, à dégénérer, et peut-être même plus que toute autre [...] le médecin lui-même n'est-il point sujet à se relâcher de la sévérité de ses devoirs [124] ?

Pinel se plaint, comme toujours, des « renseignements imparfaits qu'on obtient sur l'état antérieur des aliénées » et souligne ici que contrairement à l'hôpital Saint-Luc à Londres, la Salpêtrière admet les idiotes et les démentes, les maniaques « déjà traitées ailleurs sans succès », celles souffrant d'une maladie invétérée ou de paralysie. Comme il est décourageant pour un médecin de devoir soigner tant de malades incurables ! Pinel s'étend ensuite sur la mortalité durant les années 1806 et 1807, sur les causes, les conditions et le nombre de morts. Et il finit par une section où il raconte tous les cas incurables qu'il a connus, y compris la mort tragique de son jeune ami, en 1783 ! Ainsi, après vingt-cinq ans, cet épisode reste toujours vivant dans sa mémoire. Pinel conclut son livre sur un ton désabusé, disant que pour enseigner une saine morale, il faudrait publier des *Annales de l'aliénation mentale*. Peut-être ces dernières pages pessimistes sont-elles le reflet d'une maladie à laquelle certains textes font allusion [125].

Mais il faut rappeler aussi que Pinel est à présent confronté aux problèmes écrasants qui sont ceux de la psychiatrie au XIXe siècle : le nombre toujours croissant de malades – surtout de malades chroniques –, le manque de personnel qualifié, la

123. *Ibid.*, p. 298.
124. *Ibid.*, p. 444.
125. Voir *infra*, chap. 9, n. 11.

carence de fonds. L'énorme effort qu'accomplit Pinel pour créer un centre de traitement ne s'appuie, en fin du compte, que sur l'influence individuelle du médecin et du surveillant sur la personne malade. Quand le nombre de malades – des centaines pour un seul médecin – rend cette action impossible, que faire ? Confronté à ce dilemme, Pinel se tourne vers les mathématiques et utilise le calcul des probabilités pour expliquer les chances de guérison des maladies mentales dans un grand hospice[126].

Conclusions

Le 7 avril 1811, Philippe Pinel perd Jean-Baptiste Pussin, son collaborateur depuis vingt ans. Et trois mois plus tard, le 22 juin, meurt Jeanne Vincent, sa propre épouse. Pinel est alors au sommet de sa carrière et couvert d'honneurs : il a reçu la Légion d'honneur le 17 juillet 1804 et l'année suivante, il a été nommé médecin consultant de l'empereur. Cependant, ce double deuil lui brise les ailes.

Pendant les quinze années qui lui restent à vivre, Pinel peaufine son œuvre. Il travaille à l'élaboration d'un vocabulaire pour la psychiatrie naissante, sans négliger pour autant ni ses malades hospitalisées, ni l'Académie des sciences, ni la révision de ses ouvrages. Nous devons à ces années de vieillesse la troisième édition de *Médecine clinique* (1815) ainsi que les cinquième et sixième éditions de la *Nosographie philosophique* (1813, 1818) et trois brefs mémoires bien intéressants : dans le premier, lu devant l'assemblée générale de l'Institut en 1816, Pinel parle de ses « nouvelles observations » à la Salpêtrière pendant les années 1812-1814, et rapporte un taux de guérison de 44,5 % pour la totalité des admissions de 1804 à 1814, avec un taux de 46 % pour ces trois dernières années. Il attribue ces résultats aux « améliorations progressives » et commente :

> Il règne depuis quelques années dans l'hospice un si heureux accord entre les vues sages d'une administration des plus éclairées, la conformité des principes et la bonne harmonie des deux médecins de cet établissement, le zèle et l'activité des préposées ou surveillantes, et un choix particulier des filles de service, qu'il en est résulté un système général et rare de modération et de douceur [...].

---

126. Voir *supra*, chap. 7.

> [...] je suis moi-même heureusement secondé par un de mes anciens élèves, le docteur Esquirol, qui [...] partage avec moi, depuis cinq années, les mêmes devoirs de ma place... [127]

Ces commentaires de 1816 contrastent avec les remarques découragées de sa conclusion du grand rapport de 1805 où, rappelons-le, Pinel avait déploré, dans sa tâche difficile et délicate de médecin d'hospice, de n'avoir pas encore trouvé d'imitateur [128]. En 1816, il nous informe qu'

> on a construit, ces dernières années, une grande et belle infirmerie, dans une position très salubre, puisque diverses maladies aiguës ou chroniques se compliquent avec l'égarement de la raison et que le traitement médical demande alors des attentions variées [129].

Ainsi, dans son domaine restreint de la Salpêtrière, Pinel semble satisfait du succès de son administration, du traitement des malades, du progrès des élèves et – sous-entendu – de ses rapports avec le gouvernement. En revanche, lorsqu'il envisage la situation des malades de l'esprit hospitalisés en France et constate leur nombre croissant, il perçoit un problème difficile, sinon insoluble.

Un autre de ces articles concerne les rapports juridiques établis dans les cas d'aliénation mentale. Il est intéressant de noter que Pinel envisage alors de publier un ouvrage sur cet important sujet, et il nous informe qu'il a été « chargé depuis une longue suite d'années de faire de semblables rapports juridiques auprès des autorités constituées », et qu'une longue expérience est nécessaire pour discuter des motifs d'un acte criminel. Aucun de ces rapports ne nous est parvenu. C'est toujours la capacité de se soumettre à un travail régulier qui reste, pour Pinel, le signe le plus sûr de guérison et de normalité. Ces quelques passages indiquent que, vers la fin de sa vie professionnelle, Pinel éprouve la profonde satisfaction d'avoir créé une œuvre durable. Pour le moment, la transition de l'Empire à la Restauration semble se passer sans heurt.

---

127. Pinel, « Résultat de nouvelles observations », 1816, pp. 92-93.
128. Pinel, « Recherches », 1805, dans Gauchet et Swain, 1980, p. 113.
129. Pinel, « Résultat de nouvelles observations », 1816, p. 93.

CHAPITRE IX

La joute du vocabulaire : rivalité entre Pinel et Esquirol

Comme toutes les autres spécialités médicales, la psychiatrie requiert un vocabulaire clair et précis, mais de Pinel au *DSM IV*[1], elle n'a pas réussi à atteindre cet objectif. Le travail d'élaboration est d'ailleurs compliqué par une littérature non seulement immense mais multinationale, et les experts des principaux pays éprouvent de fréquentes difficultés à se mettre d'accord[2]. Entre 1780 et 1830 on assiste, en France, à des débats passionnés entre médecins, philosophes, scientifiques et un public intéressé par l'avènement des nouvelles spécialités médicales. Pour suivre ces débats, il est instructif de consulter les encyclopédies et dictionnaires de cette époque et de lire les définitions successives qui confirment ou contredisent les idées retenues jusque-là.

Le rôle des encyclopédies

À Paris, écrit Roselyne Rey, on peut « songer à l'existence d'un milieu commun d'échanges et de discussion[3] ». C'est à

1. *Diagnostic and Statistical Manual of Mental Disorders IV* (quatrième édition révisée du manuel officiel de l'Association psychiatrique américaine).
2. Parmi beaucoup d'autres, il est utile de consulter Ellenberger, 1963 ; Temkin, 1965, 1971 ; Postel, 1982 ; Pichot, 1982, 1984 ; Lopez-Piñero, 1983 ; Berrios, 1996.
3. Rey, 1992 (b), p. 140. Pour une situation parallèle en Angleterre, voir Yeo, 1991.

l'initiative de l'éditeur Charles Joseph Panckoucke (1736-1798) qu'est due, tout d'abord, une *Encyclopédie méthodique. Médecine* en treize volumes, œuvre de cinq éditeurs successifs qui entament en 1787 un travail qui sera achevé en 1830. Bien avant la conclusion de cette entreprise, le fils de l'éditeur, Charles Louis Fleury Panckoucke (1780-1844), lance le *Dictionnaire des sciences médicales* en soixante volumes, commencé en 1812 et achevé en 1822. Ce dictionnaire, avec ses articles signés par les sommités de toutes les spécialités médicales, manque d'informations biographiques, d'où la *Biographie médicale* en sept volumes, annexe du *Dictionnaire des sciences médicales* également publiée par Panckoucke, en 1820-1825. En 1821, il y ajoute un *Dictionnaire abrégé des sciences médicales,* en quinze volumes. « Encore deux dictionnaires des sciences médicales ! » proteste un critique exaspéré par ces « panckouckeries »[4]. Cependant, d'après l'éditeur, le « code immense et précieux des idées consacrées en médecine » manque de précision, les points de vue se heurtent et se contredisent, d'où le désir de « discuter les modifications qu'on propose d'y apporter » dans un *Journal complémentaire du Dictionnaire des sciences médicales,* 1818-1823[5]. Ces échanges animés concernant tous les aspects de la médecine se poursuivent pendant toute la vie professionnelle de Philippe Pinel.

Pinel, et plus tard Esquirol, participent à ces débats. Pinel fournit trente-et-un articles dont vingt-cinq dans le *Dictionnaire des sciences médicales* et six dans l'*Encyclopédie méthodique,* les quatre derniers avec un collaborateur[6]. Les quatorze articles que publie Esquirol, tous dans le même *Dictionnaire* que Pinel, équivalent en longueur à ceux de son maître et fourniront la partie médicale (c'est-à-dire les deux tiers) de son livre *Des maladies mentales,* publié en 1838. Esquirol y ajoutera des passages concernant la police de l'asile et des questions politiques et juridiques.

---

4. Ducamp, 1821.
5. Panckoucke, 1818.
6. Voir bibliographie de Ph. Pinel en fin de volume. Son premier article dans l'*Encyclopédie méthodique,* « Dose et doser », de 1792, est reproduit dans le *Dictionnaire* en 1814. Son collaborateur est Bricheteau.

Dans les encyclopédies du XVIIIe siècle, la confusion règne au sujet de la psychiatrie naissante. Vicq d'Azyr, le premier éditeur de l'*Encyclopédie méthodique. Médecine,* hésite et c'est ainsi que l'on trouve dans le volume I (1787), à l'article « Aliénation d'esprit. Médecine pratique », un renvoi à « Manie ». Cet article n'est écrit qu'en 1808, dans le volume VIII. Dû à Pinel, il fournit une définition magistrale du sujet. Toujours dans cette encyclopédie, nous trouvons à partir de 1816 toute une série d'articles érudits et critiques concernant ce sujet que l'on appellera la « psychiatrie ». Nombre de ces articles sont signés par le quatrième des cinq éditeurs de l'*Encyclopédie méthodique,* Jean-Louis Moreau de la Sarthe, historien de la médecine et bibliothécaire de la Faculté, qui assume la charge des volumes IX à XII, entre 1815 et 1826. Dans les « Considérations préliminaires » du volume X, Moreau explique qu'il avait trouvé le vocabulaire de 1787, à la disposition de Félix Vicq d'Azyr, « bien loin d'être complet dans l'état actuel des connaissances ». À l'entrée « Médecine », il allait

> donner [...] une place très étendue à [...] la médecine légale, l'hygiène publique, la philosophie médicale et le nouveau genre de connaissances que nous avons cru devoir établir sous le titre de Médecine mentale et de Médecine morale [7].

Et le *Dictionnaire des sciences médicales* de répondre, de se défendre, et les auteurs de rejoindre le *Dictionnaire abrégé* aux articles anonymes, plus « scientifiques ».

Pinel débute à la *Méthodique* en 1792 avec deux articles, « Dose et doser » et « Ellébore, elléborisme » ; nous avons vu qu'il y proclame sa foi hippocratique [8]. Six ans plus tard, il y publie « Inflammation » et « Irritabilité ». Le contraste entre les articles de 1792 et ceux de 1798 est frappant : alors qu'au début, Pinel se limite à de modestes détails spécifiques en chimie, en botanique, en diététique et concernant les usages thérapeutiques, en 1798, c'est un auteur reconnu qui présente à la *Méthodique,* sous le titre « Inflammation », un article général au large horizon. Ce morceau correspond à l'introduction

7. MOREAU DE LA SARTHE, 1821 (a), pp. iii, ix, 1816 (a) et (b).
8. Voir *supra,* chap. 2.

de « Phlegmasies », la deuxième des cinq classes de sa *Nosographie philosophique,* dont la première édition date également de 1798 [9]. Ici apparaît pour la première fois la fameuse subdivision des inflammations suivant les tissus atteints, qui inspirera Xavier Bichat. Notons qu'en écrivant « le cerveau est la seule partie du corps susceptible d'irritation [10] », Pinel prend position contre le travail d'Albrecht von Haller. Il ne se doute pas, alors, qu'il trouvera au sujet de l'irritabilité un critique violent en la personne de son élève François Broussais. En donnant « Inflammation » et « Irritabilité » à la *Méthodique,* Pinel prend part à l'entreprise générale de ses contemporains visant à faire participer un public large et cultivé à l'évolution de la pensée médicale.

Nous savons que les années 1795 à 1802 représentent, dans la vie de Pinel, une période de travail intensif : il rédige deux cours et publie trois livres importants. Puis, entre 1802 et 1805, il entreprend une expérience de grande envergure à la Salpêtrière. Une fois ce projet accompli, l'on voit Pinel reprendre son souffle et réfléchir sur le travail considérable qu'il vient d'accomplir. Concernant cette période, nous trouvons aussi des allusions discrètes à une maladie, évidemment une attaque d'apoplexie, première d'une série qui finira par abattre Pinel vingt ans plus tard, mais dont il paraît s'être remis très vite [11].

Entre 1805 et 1809, il remanie la *Nosographie* ainsi que le *Traité.* Au milieu de cette période de réflexion (et peut-être de convalescence) se situe l'article « Manie », paru dans l'*Encyclopédie méthodique* en 1808, et qui confirme ce qu'indiquait déjà un premier mémoire « Sur la manie périodique ou

---

9. PINEL, « Inflammation », 1798 ; et *Noso Phil* I, 1798, « Phlegmasies », pp. 106-117.

10. PINEL, « Irritabilité », 1798, p. 689.

11. Lettre de Destutt de Tracy à Maine de Biran, du 27 avril 1807, au sujet de leur ami Cabanis souffrant d'un « coup de sang » cinq jours auparavant : « [...] il [Cabanis] [...] sera peut-être plus fort dans quelque temps, comme cela arrive à Pinel et à tant d'autres... » ROLÉ, 1994, p. 383. Voir également Louyer-Villermay, en 1808 : « Les cours de clinique interne du professeur Pinel étaient interrompus ; l'enseignement particulier de cette branche de la médecine souffrait beaucoup : Schwilgué ressaisit le flambeau de la science, et déjà il le faisait briller d'un nouvel éclat. » LOUYER-VILLERMAY, 1808.

intermittente » communiqué à la Société médicale d'émulation en 1796 : le concept pinélien de manie est la clef de voûte de sa nosologie psychiatrique. Ce fait apparaît clairement dans la *Nosographie philosophique* remaniée de 1807, et plus encore dans la deuxième édition du *Traité.*

Les aspects fondamentaux de ce concept sont que la manie se présente sous des formes extrêmement variables, qu'il s'agit d'une maladie curable pourvu qu'elle soit récente, qu'on ne l'ait pas traitée par des saignées et par des douches et que le patient ne soit ni trop jeune, ni trop vieux. Le traitement doit être individuel et approprié au malade, « doux » mais ferme. Cette attitude du thérapeute peut aider le patient à maîtriser la passion ou les sentiments qui auparavant le débordaient. Si le thérapeute va exceptionnellement jusqu'à infliger des mesures douloureuses, il faut qu'elles soient brèves et suivies de propos rassurants. Le meilleur moyen de guérison est un travail qui convient aux capacités du malade et qui le ramène vers son genre de vie habituel. La compagnie d'autres convalescents doit être un encouragement constant.

L'article magistral définissant la manie est suivi, en 1812, par celui sur l'« Aliénation mentale » qui présente une vue d'ensemble du sujet dans le premier volume du *Dictionnaire des sciences médicales.* Étant donné ces textes rédigés par le professeur de médecine interne et médecin-en-chef de la Salpêtrière, *pourquoi les articles « Folie* [12] *» et « Manie* [13] *»* publiés par Esquirol dans le même *Dictionnaire* ? Offrent-ils un point de vue différent ? S'adressent-ils à un autre public ? En fait, ces deux articles nous présentent le principal disciple de Pinel et leur analyse nous convainc que ce disciple est un rival déterminé à remplacer son maître.

Les articles « Folie » et « Manie » constituent en réalité un ensemble, Esquirol lui-même le précise :

> Les détails dans lesquels nous sommes entrés dans l'article « Folie » nous permettent d'abréger ce que nous avons à dire sur [...] la manie [14].

12. 1816, 89 pp.
13. 1818, 40 pp.
14. Esquirol, « Manie », 1818 (d), p. 439.

En 1816, il est encore modeste, ou circonspect. Il veut pourtant bannir du vocabulaire de la psychiatrie l'expression « aliénation mentale » pour revenir au terme « folie ».

> J'emploierai indifféremment ces deux dénominations dans cet article – écrit Esquirol – *qui n'est que le développement de l'article « aliénation mentale » de M. Pinel*[15].

Il s'agit d'un développement mûri, bien écrit, étoffé de renseignements personnels et intéressants. Les observations, définitions et opinions d'Esquirol y sont *substituées* à la pensée de Pinel sous couvert d'un prétendu *développement*. Le terme « aliénation mentale » disparaît. Tout comme à la Salpêtrière, l'élève prend la place du maître en ouvrant une perspective professionnelle neuve et bien définie.

Esquirol nous offre des tables comparatives permettant d'apprécier : les âges auxquels hommes et femmes sont éventuellement sujets à la manie ; l'influence des saisons sur la santé mentale ; l'importance des professions ; les causes morales et physiques ; les différences entre la Salpêtrière et l'établissement de la rue Buffon, ou encore entre la France et l'étranger (y compris la Pennsylvanie). Esquirol situe donc le problème de la folie au niveau national et montre que seule la participation du gouvernement peut permettre de le résoudre. Pinel avait touché à ces sujets ; Esquirol les développe en les illustrant, à la manière de son maître, d'histoires de malades qu'il décrit de façon précise et saisissante.

Les différences entre le maître et l'élève résident tout d'abord dans leur attitude envers le malade mental, attitude qui reflète leurs opinions respectives sur le plan social, religieux et politique. Esquirol oppose souvent riches et pauvres, par exemple pour

> [...] comparer [...] les causes morales dans la classe inférieure et dans la classe élevée de la société. Chez l'homme riche, les facultés intellectuelles sont plus exercées, plus développées ; les passions, plus excitées, sont plus énergiques[16].

Esquirol remarque également une différence entre riche et pauvre quant aux rechutes qui frappent ses patients :

15. Esquirol, « Folie », 1816 (a) p. 154. Souligné par nous.
16. Esquirol, « Manie », 1818 (d), p. 443.

> Chez les riches, les rechutes sont plus rares, sans doute parce que les riches ont plus de moyens et plus de volonté pour éviter les causes de rechute, tandis que la misère, l'indifférence du pauvre l'exposent à toute leur action.

En outre, Esquirol se permet des expressions comme « la malpropreté dégoûtante des imbéciles [17] » – type de jugement que l'on ne trouve jamais chez Pinel.

Par ailleurs, Esquirol déplore le recul de la morale catholique dans la population :

> La religion n'intervient que comme un usage dans les actes les plus solennels de la vie [...] la morale religieuse ne guide plus la raison dans le sentier étroit et difficile de la vie ; [...] il n'y a plus d'affections domestiques, ni de respect, ni d'amour, ni d'autorité ni de dépendances réciproques.

Cette dissolution du tissu social se perçoit bien dans la manière dont on élève les enfants :

> Chacun donne à son fils une éducation supérieure à celle qui convient à son rang, à sa fortune ; en sorte que les enfants, méprisant le savoir de leurs parents, dédaignent la censure de leur expérience.

Et Esquirol finit par avouer que ses convictions politiques imprègnent ses vues sur la folie. Pourquoi y a-t-il tant de fous en France ? demande-t-il. S'il y en a peu en Chine, et moins qu'ailleurs en Turquie, en Espagne ou au Mexique, « c'est que ces pays gémissent sous le despotisme ». L'abondance de fous en France est la faute du gouvernement, car « le gouvernement républicain ou représentatif, en mettant plus en jeu les passions, doit [...] être plus favorable à la production de la folie [18] ».

À l'évidence, l'article « Folie » d'Esquirol est loin d'être « le développement de l'article "aliénation mentale" de M. Pinel ». Esquirol y distingue deux catégories de malades, riches et pauvres, avec une psychopathologie différente, déterminée par leurs conditions économiques et sociales. Il souhaiterait que les contraintes de la morale catholique guident le comportement de la population, surtout celui des pauvres, car une

17. ESQUIROL, « Folie », 1818 (a), p. 217.

18. *Ibid.*, pp. 180, 181, 182. Le 23 juillet 1824, Esquirol lira à l'Académie de médecine un « Mémoire sur cette question : Existe-t-il de nos jours un plus grand nombre de fous qu'il y a quarante ans ? » ESQUIROL, 1828 (a).

liberté excessive, ménagée par le républicanisme, lui paraît encourager la folie. Ainsi Esquirol juge-t-il les malades, surtout les pauvres, d'après ses propres convictions.

Une autre série d'articles, autour du thème de la « mélancolie », présente une innovation de vocabulaire proposée par Esquirol. En 1816, Pinel avait fait le tour du sujet en distinguant dans le genre « mélancolie » plusieurs variétés et en discutant du traitement, puis en exposant l'apport des Anciens et en présentant des cas individuels à Bicêtre ou à la Salpêtrière[19]. En 1819, Esquirol propose de modifier le vocabulaire de la mélancolie. Il faut selon lui laisser ce terme « aux moralistes et aux poètes qui, dans leurs expressions, ne sont pas obligés à autant de sévérité que les médecins[20] ». Il propose le terme étrange de « lypémanie » pour désigner la maladie triste, dépressive, communément désignée par le terme « mélancolie », et le terme « monomanie » pour « le délire partiel, dépendant de passions excitantes, expansives et gaies[21] ». Il signe des articles très détaillés, vivants et bien écrits. Sur le fond, c'est-à-dire sur les diverses manifestations, variables – tristes ou gaies – de la mélancolie, il reste d'accord avec Pinel. Cependant, le terme « monomanie » fera fortune, pendant une génération, comme l'a très bien analysé Jan Goldstein dans *Consoler et classifier.*

On discerne d'autres différences dans ces explications rivales de la maladie mentale offertes par ces deux fondateurs de la psychiatrie en France. Ces différences entraînent des contradictions dans les diagnostics et le traitement. Esquirol pratique régulièrement l'« ouverture des corps » ; il mentionne souvent le nombre d'autopsies entreprises pour trouver le siège de la maladie mentale dans le cerveau. C'était appliquer à la psychiatrie la méthode anatomo-clinique qui commençait à faire la gloire de l'École de Paris. Pinel, en revanche, avait manifesté son scepticime à ce sujet dès 1800, bien qu'il participât parfois à de telles autopsies[22].

---

19. Pinel, « Mélancolie », *EMM*, 1816, 9, pp. 589-600.
20. Esquirol, « Mélancolie », 1819 (b), p. 148.
21. Esquirol, « Monomanie », 1819 (c), p.115.
22. Dans Pinel, « Recherches anatomiques », 1800, lu à l'Académie des sciences le 7 mars 1800 et publié la même année comme chapitre 3 du *Traité*.

Par ailleurs, suivant Esquirol, « l'hérédité est la cause de folie la plus ordinaire, surtout chez les riches[23] ». Pinel n'exprime jamais un tel penchant au déterminisme génétique, bien qu'il note quelques cas de folie parmi les parents de ses malades de la Salpêtrière, surtout pendant ses recherches de 1802-1805.

L'opposition la plus intéressante, du point de vue théorique, apparaît clairement dans la thèse d'Esquirol, soutenue en 1805, et dédiée comme on sait à Pinel. Là commence à surgir une nouvelle attitude en psychiatrie envers ce que Gauchet et Swain, dans leur livre fondamental, appellent *La pratique de l'esprit humain.* La thèse d'Esquirol, *Des passions, considérées comme causes, symptômes et moyens curatifs de l'aliénation mentale,* soulève une question nouvelle : celle des passions comme *moyens thérapeutiques* se trouvant à la disposition du médecin. Il nous paraît significatif qu'Esquirol, qui cite beaucoup Pinel et les auteurs chers à son maître, y ajoute Alexander Crichton.

> Peu d'auteurs – commente Esquirol – ont étudié les rapports de l'aliénation mentale avec les passions. Crichton donne des idées exactes sur l'origine et le développement des passions, leurs effets sur l'organisme[24].

Pinel, nous l'avons vu, cite longuement le médecin écossais dans son introduction à la première édition du *Traité,* puis l'écarte dans la deuxième édition, datant de 1809. Esquirol qui, lui, a eu le temps de lire attentivement Crichton avant de rédiger sa thèse de 1805, trouve confirmée dans le livre de ce savant une idée qui rencontre ses préoccupations. Elle concerne l'importance des phénomènes physiologiques comme manifestations des « passions », c'est-à-dire d'émotions d'une telle violence que le malade ne peut les maîtriser. Il s'interroge sur les moyens dont dispose le médecin pour les dompter, et nous verrons que Crichton lui apporte des idées courantes alors en Allemagne.

La conception des passions comme « moyens curatifs de l'aliénation mentale » est, aux yeux d'Esquirol, incarnée par Pussin qu'il a vu au travail de 1802 à 1811. Esquirol pense

23. Esquirol, « Folie », 1816 (a), p. 8.
24. Esquirol, 1805, p. 20.

surtout à la crainte que l'on peut inspirer au malade lorsqu'il explique :

> Un grand appareil de force, de puissance, un extérieur menaçant, les apprêts propres à inspirer la terreur, peuvent faire cesser les résolutions les plus opiniâtres et les plus funestes.

Et il ajoute

> [...] que l'on guérit les aliénés par des secousses, des commotions physiques ou morales, qui, en ébranlant et menaçant, pour ainsi dire, la machine, le rejettent sur la voie de la santé.

Esquirol compare ces secousses aux « crises » dont parle la médecine hippocratique. Bien des années plus tard, dans l'article « Manie » de 1818, il n'a pas changé d'avis : les maniaques, dit-il,

> se laissent facilement dominer. La crainte exerce sur eux un tel empire, qu'ils sont timides, tremblants, soumis devant les personnes qui savent leur imposer[25].

Cependant, il admet qu'« il n'est pas donné à tout le monde de manier habilement cet instrument de guérison ».

Notre analyse des articles d'Esquirol semble confirmer son penchant pour une attitude autoritaire envers ses malades. Comme médecin-en-chef de Charenton de 1826 à 1840, il aura toute liberté d'appliquer ses idées à l'organisation de l'asile indépendant et au traitement de l'aliénation mentale. Ses élèves propageront sa méthode dans les nouveaux asiles français.

Il est vrai que Pinel fait des remarques similaires lorsqu'il loue la fermeté de Pussin. Mais ses préférences vont, nous semble-t-il, vers les « moyens de douceur », et surtout il aspire à une attitude « philosophique » envers les malades de l'esprit. L'on ne voit pas non plus Pinel ériger les passions en moyens thérapeutiques maniés par le médecin. Et surtout, lorsque Pinel parle de la nécessité d'un « centre unique d'autorité » dans l'asile, son objectif est d'imposer des limites strictes et constantes, de façon à offrir aux aliénés des repères rigoureux et permanents et à leur permettre de modifier eux-mêmes, s'ils le peuvent, leur comportement pour se conformer aux règles de la communauté. Pinel essaie d'encourager, voire de susciter la collaboration du malade.

---

25. Esquirol, « Manie », 1818 (d), p. 464.

Pinel et la carrière d'Esquirol

Dans la rivalité durable qui oppose Esquirol à Pinel, le vieux maître porte une certaine responsabilité. Pourtant, Pinel au départ avait accueilli avec joie ce disciple toulousain sorti, comme lui, du collège de l'Esquille, et qui avait, comme lui encore, préféré la médecine à la carrière ecclésiastique. Surtout, Pinel reconnut rapidement le don d'Esquirol pour comprendre et soigner les maladies de l'esprit. Ce dernier abordera ainsi les maladies mentales avec une formation nouvelle : l'éducation didactique et clinique de psychiatre, qu'il aura reçue de Pinel[26].

Sans doute un drame très personnel s'est-il joué entre les deux hommes dans le service clinique de l'Infirmerie générale de la Salpêtrière, au cours des années 1800 à 1802. Pinel, accompagné d'un groupe d'élèves, visite alors ses malades, les examine, annonce son diagnostic et le traitement, sans jamais oublier d'indiquer le passage exact de sa *Nosographie* correspondant au cas examiné. Le rôle d'Esquirol est alors de rédiger l'histoire de la maladie. Le résultat de ce travail est *La médecine clinique [...] Recueil et résultat d'observations sur les maladies aiguës faites à la Salpêtrière.* Dans son introduction à la troisième édition publiée en 1815, Pinel précise :

> [...] c'est à M. Esquirol, actuellement médecin adjoint de la Salpêtrière, que j'avais confié le soin, *sous ma révision*, de rédiger d'une manière uniforme, et *d'après mes principes*, tous les cas particuliers de clinique, et de les rapporter *à mon cadre nosographique*[27].

Un médecin de trente ans, ambitieux, pouvait-il se contenter d'une telle tâche ?

En 1802, le travail terminé, Esquirol quitte la Salpêtrière pour fonder une petite maison de santé privée, 8 rue Buffon, en face de l'hôpital et sous l'égide de son maître. Pinel, dit-on, lui prête de l'argent et lui adresse ses premiers malades[28].

---

26. Sur Esquirol, voir Danner, 1858 ; Dumas M., 1971 ; et surtout Goldstein, 1987 et 1997.
27. Pinel, *Méd Clin* III, p. iv. [C'est nous qui soulignons.]
28. Bouchet, 1841, pp. 2-3.

Nous pouvons, pour ainsi dire, visiter cette maison de santé en parcourant le registre des malades de 1802 à 1808, déposé dans les archives de l'Université de Californie à Los Angeles[29]. Ce qui impressionne d'emblée, c'est la surveillance quasi quotidienne de la police ; en second lieu, la diversité des pensionnaires dont beaucoup sont des gens simples, des étudiants, des militaires ; les « riches » dont parle Esquirol sont absents, du moins en 1802-1808. Pinel est fier des méthodes thérapeutiques de son élève – méthodes dont il revendique la paternité.

Quand Esquirol présente son article « Hallucinations » à l'Académie des sciences le 31 mars 1817, l'attitude du maître n'a pas changé. Dans son rapport favorable du 16 juin, Pinel, fier de présenter son héritier, souligne qu'Esquirol ne fait que poursuivre des travaux dont lui, Pinel, fut l'initiateur[30]. Écoutons ses conclusions :

> On ne peut d'ailleurs trop louer son zèle et son habileté [...] assiduité constante [...] soins particuliers [...] recherches assidues [...]. Il a déjà formé une collection curieuse de plus de 400 crânes préparés avec soin, avec des indications sur des registres et des notes précises sur les particularités diverses des insensés, depuis environ sept années qu'*il a été appelé à continuer et à porter encore plus loin mes travaux et mes recherches*[31].

Pour Pinel, Esquirol restera toujours son élève.

À la mort de Pussin, en juin 1811, Esquirol le remplace comme « surveillant des folles ». C'est seulement l'année suivante qu'il est nommé « médecin adjoint » – adjoint au médecin-en-chef. Le 1er juin 1813 Marguerite Jubline, surveillante des folles, se retire à Lons-le-Saulnier : elle a cinquante-neuf ans, et nous ignorons si c'est l'absence de son mari ou bien la présence d'Esquirol qui cause son départ. À partir de ce moment, le chef, Pinel, apparaît de moins en moins dans les documents concernant le quartier de traitement. Sans doute la mort de Pussin et de Jeanne en 1811, ainsi que ses troubles de santé et les soucis que lui causent ses fils, sont pour

29. WEINER, 1988.

30. Pour le texte, voir ESQUIROL, 1817 ; voir également rapport du 16 juin 1817, Bibliographie de PINEL, 1817, « Rapport à la première classe », ms Archives, Académie des sciences, 16 juin 1817.

31. « Rapport », *loc. cit.*, p. 199.

beaucoup dans l'isolement progressif que l'on observe chez Pinel vieillissant.

Esquirol y contribue, comme le prouve un épisode de 1819-1820 : le gouvernement nomme alors une commission chargée de concevoir et de mettre en œuvre des mesures pour améliorer le sort des aliénés en France. Les membres en sont le baron Hély d'Oissel, président, Royer-Collard, Esquirol, Pariset, Desportes, l'architecte Alavoine et Édouard Laffon de Ladébat, chef du bureau des secours du ministère de l'Intérieur. Il est choquant qu'on ait pu omettre Pinel de cette liste et ce n'est pas l'intervention de son disciple, mais celle de son ami Mirbel, qui remédie à cette offense [32]. Cependant, les vents de la politique sont en train de tourner contre les hommes qui ont fait carrière sous la Révolution et l'Empire. En 1822, le ministère Corbière procède à l'épuration de la faculté de médecine : Pinel est relégué comme professeur honoraire avec un mi-salaire, alors qu'en 1823 Esquirol, royaliste depuis longtemps, est nommé inspecteur de l'Éducation nationale [33].

Pinel a-t-il cherché à aider Esquirol dans sa carrière ? Nous n'avons pas trouvé trace de telles démarches ; son élève n'accédera jamais ni à la Faculté de médecine ni à l'Académie des sciences, institutions chères à Pinel [34]. Ainsi, comme souvent les personnages célèbres, le maître semble-t-il avoir difficilement toléré son jeune rival.

Le problème national de l'aliénation mentale

Esquirol a de la psychiatrie naissante une vision bien différente de celle de Pinel : il envisage la question de la folie comme un problème institutionnel et national, surtout pour les nécessiteux dont l'État doit assumer l'existence avec l'aide des médecins. Des controverses surgissent entre médecins et

---

32. AN, F 15 148. Ces documents ont été publiés *in* Gauchet et Swain, 1984.

33. Ménétrier, 1922.

34. Nous ne partageons pas l'opinion de Goldstein qui affirme que Pinel fut un patron comme Esquirol, s'efforçant de placer les membres de son « cercle » d'élèves. Voir Goldstein, 1987, chap. 4.

juristes : Pinel ne fait que les entrevoir et Esquirol quant à lui s'engage pleinement dans le débat pour réserver aux médecins spécialistes la garde d'individus accusés d'un crime qu'ils ont pu commettre *non compos mentis.* Dans ces controverses publiques et politiques, les définitions claires et succinctes données par Esquirol de syndromes psychiques tels que la « monomanie » se révèlent très utiles et rehaussent sa renommée. On ne mentionne même plus Pinel, bien qu'il reste en place comme médecin-en-chef de la Salpêtrière jusqu'à sa mort en 1826.

L'intérêt d'Esquirol pour l'aliénation mentale l'amène à se lancer dans des projets assez étonnants. Il fait ainsi trois grands voyages d'inspection des hôpitaux généraux et dépôts de mendicité, en 1810, 1814 et 1817, sur sa propre initiative, paraît-il, et à ses frais[35]. Il visite dans toute la France les lieux d'enfermement des fous, « maison par maison, hospice par hospice, prison par prison[36] ». A-t-il vraiment entrepris ces voyages (y compris le troisième) sans encouragement officiel ? Cela paraît improbable, mais les documents n'apportent sur ce point aucun renseignement. En 1818, il présente au ministre de l'Intérieur son mémoire, « Des établissements des aliénés en France et des moyens d'améliorer le sort de ces infortunés », dont une autre version paraît la même année dans le *Dictionnaire des sciences médicales* sous le titre « Maisons d'aliénés » et, en 1838, comme seizième chapitre de *Des maladies mentales*[37].

En 1816 déjà, Esquirol raconte dans l'article « Folie » que le nombre de fous avait doublé à Paris : en 1786, ils étaient 1 009, en 1813, 2 000.

> Il a doublé à Paris parce que, depuis l'impulsion donnée par M. Pinel, on a multiplié les secours dans la capitale ; les asiles ouverts aux aliénés s'y sont agrandis, améliorés ; les

35. « Esquirol », *Biographie médicale du DSM*, 58 ; GOLDSTEIN, 1987, pp. 130-132 ; l'auteur mentionne pourtant (p. 36) qu'en 1838, Esquirol dit que son mémoire de 1818 fut « écrit à la demande du ministre de l'Intérieur ». Monique Dumas nous apprend que le mariage d'Esquirol en 1807 lui apporte une dot de 22 000 francs ; il pouvait donc se permettre ces voyages. Voir DUMAS, 1971, p. 105.

36. ESQUIROL, « Maisons d'aliénés », *DSM*, 1818 (c), p. 47.

37. Paris, Huzard, 1819 ; et ESQUIROL, 1838.

> médecins s'en occupent d'une manière plus spéciale; on soigne mieux ces malades; on en guérit un plus grand nombre; on parle d'eux avec plus d'intérêt et d'espérance; ils sont plus en évidence[38].

Ces nombres iront croissant tout au long du XIXe siècle.

L'article « Maisons d'aliénés » décrit en termes précis et effrayants les conditions dans lesquelles vivent les aliénés français. Les réformes parisiennes n'ont pas pénétré en province; il est urgent que le gouvernement intervienne pour réformer ces conditions détestables. Il faut, d'après Esquirol, créer des « maisons centrales » ou « asiles » pour les aliénés curables et incurables, les sortir des hôpitaux et dépôts de mendicité où ils sont logés, les éloigner des villes. Il faut leur attribuer des médecins spécialisés dans les nouvelles méthodes de traitement. Esquirol poursuit donc un objectif opposé aux idées de Pinel, qui souhaitait maintenir l'asile dans l'hospice. Mais Esquirol aura gain de cause.

La première note du chapitre « Maisons d'aliénés » dans *Des maladies mentales* révèle la façon dont Esquirol, en 1838, conçoit son propre rôle dans l'évolution de la psychiatrie en France :

> [...] depuis 1818, j'ai de nouveau visité ces établissements, j'ai vu ceux de la Belgique et de l'Italie, je me suis procuré le plan, la description et les règlements des établissements principaux consacrés aux aliénés en Europe et en Amérique [...]. C'est d'après les principes que j'ai posés qu'ont été construits les hospices d'aliénés de Rouen, de Nantes, de Toulouse et de plusieurs autres villes de France et de l'étranger; on en a fait l'application aux hospices de Bicêtre et de la Salpêtrière, et j'ai moi-même fait construire, d'après ces principes, une maison destinée à un petit nombre de malades[39].

En effet, dès le mémoire d'Esquirol de 1818, le gouvernement de la Restauration commence à s'occuper sérieusement des aliénés. Nous possédons une succession de rapports et de comptes rendus sur la situation des aliénés, par le ministre de l'Intérieur et surtout par le docteur Benjamin Desportes, membre de la commission administrative chargé des hospices

38. ESQUIROL, 1816 (a), p. 183.
39. *Ibid.*, 2, p. 151, n. 1.

depuis 1801[40]. Ces rapports indiquent que dès 1818, Desportes est complètement gagné aux vues d'Esquirol. Autre soutien encore: Édouard Laffon de Ladébat (1788-1856), chef de division du ministère de l'Intérieur[41]. Les rapports montrent que Laffon défend chaleureusement l'idée d'Esquirol selon laquelle il faut construire ou adapter de grands asiles départementaux, étroitement liés aux cours royales, pour héberger et traiter, mais aussi pour juger et administrer les aliénés. Nous ne connaissons pas de lien particulier entre Esquirol et Laffon, fils d'une famille fortunée et pieuse de protestants bordelais. Mais il est possible que Laffon ait été, comme Esquirol, franc-maçon et qu'un premier contact fraternel, probablement sous l'Empire, ait valu à Esquirol le précieux appui du ministère de l'Intérieur.

La préférence de Pinel pour l'asile dans l'hospice – et pour la psychiatrie dans la médecine – disparaît donc des discussions concernant le sort des aliénés en France. Il ne reste dans les documents que des phrases neutres rappelant son œuvre, présentée dans les rapports officiels par des circonlocutions comme « l'époque de la bienfaisante organisation du traitement des maladies mentales », ou encore « l'Hospice de la Salpêtrière ne tarda pas à offrir aux folles des salles de traitement »[42]. On ne nomme plus Pinel. Sur le plan politique, Esquirol a gain de cause, du moins pour le moment. Les grands asiles et la loi de 1838 seront en grande partie son œuvre[43]. Et pour le moment, c'est également son point de vue qui l'emporte dans les encyclopédies, pour définir le vocabulaire de la psychiatrie du XIXe siècle.

Quand Pinel demande des soins médicaux gratuits pour les malades de l'esprit pauvres, il revendique un droit fondamental du citoyen dans la société moderne. Cependant, semblable en cela à de nombreux réformateurs démocrates de sa génération et contrairement à Esquirol, il n'a pas réfléchi aux

---

40. LAINÉ, voir *Rapport au roi*, 1818; et quatre rapports écrits par Benjamin DESPORTES, voir *Programme*, 1821; *Rapport*, 1822; *Rapport*, 1823; et *Compte rendu*, 1826.

41. BOLLOTTE, 1965, 1966 (a) et (c).

42. *Compte rendu* (Desportes), pp. 6, 45.

43. QUÉTEL, 1988; CAROLI, 1991.

problèmes que soulèvent de telles revendications (par ailleurs justifiées) – problèmes de personnel, d'organisation, de financement. Et il se heurte toujours au facteur principal du problème : le nombre croissant de malades. Pinel, comme Esquirol, a perçu cette évolution ; attristé, il voit la relation médecin-malade lui échapper. L'idée ne lui vient pas qu'il faudrait former de nombreux cadres médicaux pour soigner tous ces indigents. Esquirol en revanche, en homme du XIXe siècle, se concerte avec les administrateurs, les politiciens, les architectes, les économistes pour construire un réseau national d'institutions qui seront des « instruments de guérison » permettant de gouverner l'« esprit » des malades.

Du silence de Pinel et de son absence apparente au 5e emploi de 1811 à sa mort en 1826, il faut déduire qu'il laisse Esquirol agir à sa guise. On sait qu'Esquirol commence à enseigner la psychiatrie à la Salpêtrière dès 1817 et qu'il se conduit de plus en plus comme psychiatre-en-chef. Et l'on oublie si bien Pinel qu'on l'enterre avant l'heure puisqu'on peut lire, dans une bonne thèse de 1858, qu'Esquirol voulait prendre « la succession de Pinel ; il l'obtint en effet à la mort de ce dernier, et resta à la Salpêtrière jusqu'en 1826[44] ». L'impression semble répandue qu'après 1811, Pinel ne compte plus. Une thèse de 1992 dit simplement : « Lorsque Pinel quitte la Salpêtrière en 1810, ce fut la stagnation[45]. »

Pinel et la renommée : enthousiastes et critiques

Pinel ne répond jamais directement aux critiques. Mais dans ses articles à partir de 1814, il parle en philosophe, résigné, mais fier de son œuvre. Ses articles dans le *Dictionnaire des sciences médicales* sont intitulés « Décomposition des maladies », « Doute philosophique », « Expectation » et « Expérience » en médecine. Dans la *Méthodique*, il publie « Mélancolie » et « Nostalgie » et se défend : « J'ai été toujours en garde contre la prévention et l'erreur[46]. » Dans « Expectation » et « Expérience », Pinel revient sur ses principes

44. Danner, 1858, p. 14.
45. Ferrus, 1834, p. 181, cité par Longin, 1992, p. 59.
46. Pinel, « Décomposition des maladies », 1814, p. 173.

d'éducation clinique exposés en 1793 dans son mémoire sur « La meilleure manière d'enseigner la médecine pratique dans un hôpital », et il rappelle également Baglivi, qu'il avait édité en 1788[47]. Pinel parle avec fierté, dans ces deux articles, des

> principes appliqués à la direction médicale des établissements *publics* puisqu'ils font surtout l'objet de mon attention constante, depuis près de vingt années, dans l'hospice des aliénés [*sic*] de la Salpêtrière[48].

Deux générations d'élèves, collaborateurs et critiques de Philippe Pinel

Nés vers 1770
Pariset, Étienne (1770-1847) Moreau de la Sarthe, Jacques Louis (1771-1826) Nysten, Pierre Hubert (1771-1817) Esquirol, Jean Étienne Dominique (1772-1840) Landré-Beauvais, Augustin Jacob (1772-1840) Broussais, François Joseph Victor (1772-1838) Schwilgué, Charles Joseph Antoine (1774-1808) Bayle, Gaspard Laurent (1774-1816) Louyer-Villermay, Jean-Baptiste (1776-1837) Vaidy, Jean Vincent François (1776-1830)
Nés vers 1790
Ferrus, Guillaume Marie André (1784-1861) Bricheteau, Isidore (1789-1861) Rostan, Léon (1790-1866) Boisseau, François Gabriel (1791-1836) Falret, Jean-Pierre (1794-1870) Georget, Étienne Jean (1795-1828) Pinel, Scipion (1795-1859) Leuret, François (1797-1851) Bayle, Antoine Laurent Jessé (1799-1858)

47. Pinel, « Expectation (en médecine ou médecine expectante) », 1815, et 1815, « Expérience ».

48. Pinel, « Expectation », 1815, p. 252. [C'est nous qui soulignons.]

C'est donc un homme qui dresse son bilan ou, si l'on veut, qui rédige son testament.

Pour ses derniers articles, comme pour son travail à la Salpêtrière, Pinel s'appuie sur de jeunes collaborateurs (voir tableau ci-dessus).

Nous connaissons déjà Landré-Beauvais, Nysten et Schwilgué, associés aux recherches de Pinel à la Salpêtrière. Pour les articles « Idéologie », « Médecine » et « Nosographie » du *Dictionnaire des sciences médicales*, Pinel collabore avec Isidore Bricheteau[49] ainsi que pour « Aperçu sur l'histoire de la médecine », du *Journal complémentaire* du Dictionnaire[50], mais dans ces articles, ce n'est pas lui qui parle : âgé et souffrant, il en donne les grandes lignes et pour le reste, il fait confiance à son jeune collaborateur.

L'article « Nostalgie » (1821) de la *Méthodique* est signé de Pinel et François Gabriel Boisseau, qui ajoute ses propres observations de médecin militaire à celles de « l'immortel auteur du *Traité sur l'aliénation mentale*[51] ». Si un auteur moderne leur reproche alors de s'être un peu trop inspiré des opinions et de la prose de Boissier de Sauvages, cette critique – bien que la citation de ce dernier soit longue – nous paraît exagérée[52].

Pour mieux appréhender la façon dont Pinel est perçu par la jeune génération, nous allons brièvement écouter ses admirateurs, tenter d'évaluer les opinions des jeunes qui rejettent le vieux maître, analyser le ton politique adopté lors de ses funérailles, et jeter un coup d'œil sur le mythe du « libérateur des aliénés » qui, en dépit de récentes recherches, semble se perpétuer.

Commençons par l'analyse du « Discours sur Philippe Pinel, son école, et l'influence qu'elle a exercée en médecine »,

---

49. Pinel, 1818 ; Pinel et Bricheteau, « Idéologie », 1819, « Médecine », 1821.

50. 1818, 1, pp. 7-29.

51. Pinel et Boisseau, « Nostalgie », 1821. Il écrit une thèse sur la nosologie, Boisseau, 1817.

52. Rauchs, 1985. Il existe une littérature contemporaine assez importante sur la nostalgie. Voir, par exemple Moricheau-Beauchamps, 1797.

lu par Bricheteau à la Société médicale d'émulation le 5 décembre 1827 et publié dans le *Journal complémentaire du Dictionnaire des sciences médicales*[53]. Bricheteau nous présente un « chef d'école » qui « a eu pour disciples, pendant une période de vingt-cinq années, la plupart des médecins français ». La *Nosographie philosophique*, explique-t-il, remplit un rôle essentiel dans la nouvelle École de santé des années 1790 et 1800.

> L'enseignement public n'avait [...] pour base que des compilations obscures écrites en latin : les élèves, privés de *livres élémentaires* et de méthodes d'étudier, erraient sans guide et réduits à prendre pour modèle quelques traditions de l'ancienne Faculté de Médecine de Paris [...]. Pinel comprit les besoins et les nécessités du temps, et conçut le plan d'un ouvrage élémentaire, où les faits les plus importants de la science seraient analysés, soumis au creuset de l'expérience et de la critique, et classés d'après une méthode philosophique.

Ainsi, Pinel propose aux étudiants à la fois un plan pour étudier la médecine interne et une méthode de travail. Il joue le rôle, pour toute une génération de médecins, de Jean-Pierre Gorsse, le maître d'école de Saint-Paul Cap-de-Joux, qui avait fait de Pinel adolescent un érudit.

Bricheteau précise que les étudiants appréciaient les descriptions concises et véritablement techniques des maladies. Au cours de Pinel affluait « une jeunesse nombreuse, pénétrée de la lecture de son ouvrage élémentaire et de son esprit de réforme » qui « l'écoutait avec avidité, l'applaudissait avec enthousiasme... ». Et Bricheteau d'ajouter :

> La *Nosographie philosophique* de Pinel n'est point un ouvrage savant, ni même très complet, sur la pathologie interne, mais il est remarquable par un goût épuré, une rare précision, des descriptions concises et véritablement techniques, qui se retiennent avec une grande facilité [...]. Qui pourrait nier, d'ailleurs que la *Nosographie* n'ait formé une multitude d'excellents médecins ? Ajoutons que bien que cet ouvrage ait cessé d'être au niveau des connaissances acquises, il n'a pas encore été remplacé, malgré le nombre prodigieux de médecins distingués qui écrivent aujourd'hui avec succès, ce qui prouve combien il est difficile de faire un bon livre élémentaire, même avec une surabondance de matériaux.

---

53. 1827, 29, pp. 289-304. Voir également BRICHETEAU, 1828.

Bricheteau conclut donc que, pour la jeune génération, Pinel fut le professeur de médecine par excellence, muni d'un « esprit vaste et persévérant » et d'un « savoir profond ». Qui plus est, sa clinique offrait à Pinel une

> sorte de tribune où il pouvait, chaque jour, propager des vérités nouvelles, attaquer les préjugés, et foudroyer des hypothèses accréditées.

Théoricien à la faculté et praticien à l'hôpital, Pinel est donc présenté comme un « chef d'école » qui « n'eut point de rivaux[54] ». À cet égard, on peut d'ailleurs rappeler que son influence s'étend bien au-delà des milieux médicaux : citons seulement le cas de Stendhal, qui lit le *Traité médico-philosophique* en 1805 et la deuxième édition cinq ans plus tard[55]. Il paraît évident que la description de divers états d'esprit de Julien Sorel, dans *Le Rouge et le noir*, doit beaucoup aux analyses de Pinel, et un long passage de l'*Histoire de la peinture en Italie* suit textuellement le *Traité*. Un critique conclut que l'influence de Pinel a « servi à élargir chez Stendhal la connaissance du cœur humain[56] ».

Cependant, de nombreux jeunes médecins et chercheurs n'ont que faire de l'enseignement d'un clinicien généraliste comme Pinel et s'enthousiasment au contraire pour la doctrine physiologique de François Broussais. Ils ont appris à pratiquer l'anatomopathologie, centrée sur la vérification *post mortem* et la meilleure compréhension des symptômes cliniques à la lumière des lésions constatées à l'autopsie. Conquis par la méthode positiviste, peu s'intéressent à une approche psychologique des maladies. L'un d'entre eux, Antoine Laurent Jessé Bayle (1799-1858), présente en 1822 une thèse, *Recherches sur les maladies mentales,* qui accrédite l'idée selon laquelle même les maladies de l'esprit ont une base dans le cerveau[57]. À partir de l'observation de six

54. *Ibid., passim.*
55. ALCIATORE, 1947.
56. *Loc. cit.*, p. 133.
57. Paris, Didot Jeune, 1822. Voir également BAYLE, A. L. J., 1825 et 1922 ; BROWN, 1994.

malades qu'il a soignés à Charenton, Bayle établit une corrélation spécifique entre « les altérations de l'arachnoïde [...] une paralysie générale incomplète [...] et un dérangement des facultés intellectuelles » évoluant vers la mort dans un état de démence cachectique, et il affirme que « l'arachnitis chronique existe et qu'elle est la cause d'une aliénation mentale symptomatique ». Plus qu'aucun autre, A.L.J. Bayle attire l'attention de ses collègues sur le cerveau comme siège des maladies mentales, sur la neurologie et sur les lésions du système nerveux central.

C'est l'époque où, à la Salpêtrière, Esquirol forme ce que Jan Goldstein a appelé son « cercle » d'élèves, qu'il transfère à Charenton en 1826, et avec lesquels il constitue un réseau d'aliénistes dans les asiles créés par la loi de 1838. L'heure des classifications est passée, celle de la législation est venue et l'importance du traitement du malade mental individuel pâlit devant l'urgence d'administrer de grands asiles. Pour la jeune génération d'aliénistes [58], Pinel n'est plus qu'un lointain aïeul car leurs préoccupations sont bien différentes des siennes.

Les funérailles et la naissance du mythe

La polarisation politique et religieuse est trop intense, dans les années 1820, pour que Pinel disparaisse dans l'indifférence et le silence. C'est à la Salpêtrière, le samedi 25 octobre 1826, qu'il succombe à ce que le chirurgien Dupuytren décrit comme « une inflammation du cerveau et des poumons [59] ». Les témoignages, au moment de sa mort, font discrètement allusion à une suite de petites attaques d'apoplexie qui l'avaient graduellement affaibli depuis 1820. Cuvier parle de ses dernières années comme d'« un souvenir, mais le souvenir d'un beau génie et d'un excellent homme [60] ».

Ni les témoignages des participants ni les comptes rendus des journaux ne nous permettent de reconstruire la mise en scène à la Salpêtrière, en ce pluvieux dimanche 26 octobre.

58. Voir *supra*, p. 330.
59. Dupuytren, 1826, p. 14.
60. Cuvier, 1830, p. 260.

A-t-on monté un catafalque dans l'église Saint-Louis désaffectée ? L'un des ecclésiastiques de la Salpêtrière a-t-il présidé à une cérémonie religieuse? Pinel reçut-il l'extrême-onction ? Si les documents n'en disent rien, les participants, eux, n'hésitent pas à se prononcer. Ainsi Étienne Pariset parle, au nom de l'Académie de médecine, de la « fin également calme et religieuse » de l'éminent médecin[61] ; le *Journal des maires* renchérit: « Philosophe modeste et chrétien éclairé, il a demandé et reçu avec onction les secours de la religion[62] » ; et le baron Dupuytren annonce carrément: « Il était chrétien, et par un effet de sa volonté libre, il est mort en chrétien[63]. » Nous ne pouvons ni confirmer ni infirmer ce témoignage; mais il est clair que, sous la Restauration, les pratiques religieuses d'un savant importent au monde officiel de la médecine[64].

Autour de sa tombe au cimetière du Père Lachaise, on s'indigne. D'abord contre Broussais, qui l'avait si cruellement attaqué: Étienne Geoffroy Saint-Hilaire, collègue de Pinel au Muséum et à l'Académie des sciences, parle avec dédain d'une « doctrine récente qui doit peut-être une partie de son éclat à la retraite forcée de notre collègue[65] ». Mais c'est la destitution du professeur octogénaire en 1822 qui pèse

---

61. *Journal des débats,* 27 octobre 1826.
62. 27 octobre 1826.
63. DUPUYTREN, 1826, pp. 14-15.
64. Les relations de la famille Pinel avec l'Église catholique ne sont pas claires: l'épisode suivant fait penser que Mme Pinel ou le frère Charles ont pu agir d'après leurs propres convictions. Scipion, né en 1796, n'est baptisé que le 2 juin 1807 à l'église Saint-Médard. Le certificat de baptême, rédigé d'une main hésitante si l'on en croit le nombre de ratures, parenthèses et mots biffés, est un document surprenant. L'adresse indiquée pour le jeune homme est rue de Buffon – « ainsi que le déclarent ceux qui le présentent », ajoute le rédacteur du registre, évidemment étonné puisque tout le monde sait que les Pinel habitent la Salpêtrière. Ce détail suggère que le jeune homme n'habitait pas chez ses parents. Le fait paraît probable puisque l'appartement où logeait Pinel n'a que cinq pièces dont une seule chambre à coucher. Par ailleurs, c'est rue Buffon qu'était située la maison de santé d'Esquirol. L'amitié entre ce disciple de Pinel et son fils serait-elle fondée sur un voisinage quand Scipion Pinel était jeune ? Le document dit aussi que le parrain, le pharmacien Le Camus et la marraine, l'épouse de l'éditeur Brosson, « ont signé avec le baptisé et son père ». Mais la signature est celle de l'oncle, Charles, et non celle du père. Que signifie cette substitution ?
65. GEOFFROY SAINT-HILAIRE, 1826, p. 4.

surtout sur les consciences. Citons à cet égard le compte rendu anonyme des *Archives générales de médecine* :

> Enfin, M. Cruveilhier, voyant que personne ne se présentait au nom de la Faculté de Médecine pour déplorer la grande perte qu'elle venait de faire, traversa la foule et improvisa un discours plein de chaleur et de mouvement. On dit qu'un des assistants, voyant la Faculté rester ainsi muette au milieu de si justes et universels regrets, s'écria qu'elle voulait destituer Pinel une seconde fois [66].

Pour comprendre à quel point l'intervention de Cruveilhier fut dramatique, il faut savoir que ce dernier était membre de la puissante société secrète catholique, la Congrégation.

Mais pourquoi Pinel fit-il partie de la fournée de professeurs éminents dont le ministère Corbière purgea la faculté de médecine ? Fermée le 21 novembre 1822, cette faculté est rouverte le 2 février 1823, et le gouvernement publie alors une longue liste de professeurs « honoraires » maintenus à mi-salaire. Cette liste comprend les chirurgiens Chaussier, Antoine Dubois, Pelletan, et A. M. Lallement, collègue de Pinel à la Salpêtrière ; l'inspecteur Desgenettes (gendre de feu Jean Colombier) ; le botaniste A. L. de Jussieu ; les pharmaciens Deyeux et Vauquelin ; le doyen J. J. Leroux ; et J. L. Moreau de la Sarthe. Ces professeurs distingués sont perçus par le gouvernement de Louis XVIII mais aussi par les étudiants comme les défenseurs d'une pensée libérale, c'est-à-dire comme les représentants d'une profession qui insiste sur la nécessité d'observer, de voir par soi-même et de ne pas se laisser guider par des vérités acceptées sans examen critique – ni en science, ni en politique. La plupart de ces savants avaient servi soit la République soit Napoléon, et n'auraient pu faire carrière sans souscrire à ces régimes. La jeunesse estudiantine les identifie comme de possibles centres de ralliement contre un régime oppressif.

Aux funérailles les paroles sont spontanées, c'est le cœur qui parle. Pour les éloges académiques en revanche, les secrétaires perpétuels ont eu plus de temps pour préparer une biographie détaillée de leur collègue défunt. C'est Georges Cuvier qui présente l'éloge de Pinel à l'Académie des

66. ANON., « Notice », 1827.

sciences, le 11 juin 1827. Il demande à Scipion une esquisse biographique de son père[67]. Cuvier parle en naturaliste et en savant : il apprécie les efforts de Pinel pour classifier les maladies, ainsi que son recours aux mathématiques pour calculer des phénomènes aussi divers que les mouvements du corps humain ou la probabilité de guérison des aliénées de la Salpêtrière. Pinel lui apparaît comme « un géomètre devenu médecin[68] ». Et il recommande le *Traité médico-philosophique* qu'il considère non seulement comme « un livre important de médecine », mais aussi comme

> un ouvrage capital de philosophie et même de morale. Nulle part on n'apprend mieux à connaître l'influence irrésistible des organes sur les facultés [...] et [...] celle des passions sur les organes[69].

Le secrétaire perpétuel de l'Académie de médecine, Étienne Pariset, présente son éloge le 28 août 1827[70]. Il connaît bien Pinel pour avoir été son élève, et peut-être est-ce pour cela qu'il s'attarde à comparer les deux plus fameux professeurs de l'École de Paris, Pinel et Corvisart. Ces esquisses font bien ressortir les qualités spécifiques de Pinel, enseignant.

> Ils étaient l'un et l'autre l'idole de leurs élèves – assure Pariset. – L'un et l'autre égaux peut-être par le génie ; avec cette différence que [...] Corvisart devine, Pinel conclut : l'un conduit par ses sens, l'autre par ses inductions...[71]

Pariset souligne, comme d'autres, l'impressionnant savoir de Pinel, son coup d'œil clinique, sa douceur avec les malades, sa modestie personnelle. Il distingue bien les approches respectives des deux maîtres face aux difficultés de la médecine.

> [...] Corvisart cherchait quels sont nos moyens de connaître, et il les voyait courts, faibles, incertains, [...] impuissants pour pénétrer les choses [...]. Pinel [...] aguerri par l'analyse aux recherches épineuses, encouragé par les progrès de la chimie, de la physique et de l'histoire naturelle

---

67. Georges Bollotte a retrouvé cette esquisse dans les papiers de Cuvier à l'Institut : elle contient de nombreuses erreurs. BOLLOTTE, 1968 (c).
68. CUVIER, 1830, p. 236.
69. *Ibid.*, p. 238.
70. PARISET, 1845.
71. *Ibid.*, p. 247.

> [...] s'animait contre les obstacles [...]. Il espérait tout des bonnes méthodes, et ce que sa persévérance en avait obtenu était un appât qui l'aiguillonnait pour l'avenir. Cette différence entre les deux maîtres est peut-être ce qui a formé le caractère des deux écoles... [72]

En revanche, Pariset critique vivement le style de Pinel,

> un style coupé, sans liaisons, sans cohérence, dépourvu de grâce et de souplesse [...] la phrase de Pinel, sèche et maigre, a quelquefois un mouvement heurté qui la rend fatigante [73].

C'est de la plume d'Esquirol que nous parvient le souvenir le plus intime de son maître, un portrait très fin du professeur, ainsi qu'un trait empoisonné. Devant l'Académie de médecine, Esquirol décrit un médecin célèbre et distrait, trop modeste. Lorsqu'on lui parle de son grand mérite, Pinel répond : « Ce sont des circonstances heureuses, le bonheur, [...] le hasard qui ont présidé à tout. » On veut le nommer premier médecin de Napoléon :

> « Non, non, s'écria-t-il, je n'y entends rien, cela convient à Corvisart » [...]. Lorsqu'il fut nommé à l'Académie des sciences, il fallut aller le chercher à la campagne. M. Desfontaines fut obligé de l'accompagner dans les visites d'usage, et encore n'en fit-il qu'un petit nombre.

À ce portrait de l'érudit modeste, Esquirol ajoute celui de l'écrivain professeur soucieux de la formation et du savoir de ses élèves :

> À chaque page il signale quelque lacune à remplir, quelque recherche importante à continuer ou à commencer, il propose des sujets à discuter, des doutes à dissiper, des questions à résoudre ; il abonde en aperçus nouveaux et réclame de nouvelles observations pour les éclaircir ou pour les confirmer, enfin à chaque page il offre des motifs d'étude à l'esprit d'investigation et de perfectionnement.

Pour finir, Esquirol décoche sa flèche : « Pinel fut le La Fontaine de la médecine... [74] »

---

72. *Ibid.*, pp. 248-249.

73. *Ibid.*, p. 250.

74. Esquirol, 1828 (b), pp. 225-229, *passim*. Au nom de La Fontaine, on associe spontanément le mot « fable » et il nous semble que de la fable au mythe, il n'y a qu'un pas.

Le moment de ce discours correspond à l'époque où Scipion Pinel et Esquirol créent le mythe d'un Pinel philanthrope qui libère les aliénés de leurs chaînes, et font derrière ce mythe durable disparaître les apports du savant. À l'origine de cette légende, un article de 1823 et une présentation en 1836 par Scipion à l'Académie de médecine intitulée « Bicêtre en 1792. De l'abolition des chaînes »[75], et qui inspire le tableau de Charles Müller immortalisant le fameux « geste » dans une scène dramatique, sans souci de l'authenticité de cet événement[76]. Ce tableau mensonger, intitulé « Pinel fait enlever les fers aux aliénés de Bicêtre », trône aujourd'hui encore dans la salle des pas perdus de l'Académie de médecine à Paris, qu'il domine de ses dimensions monumentales. Il est inauguré le 3 septembre 1850, sous la présidence d'Isidore Bricheteau qui salue à cette occasion son « vénérable maître, le promoteur de tout ce qui a été accompli chez nous en faveur des aliénés, faisant tomber leurs chaînes en 1792[77] ». Ainsi, même le collaborateur de Pinel a oublié le savant.

L'inauguration de ce tableau n'est que le début d'une série de commémorations à l'Académie de médecine, à Sainte-Anne, à la Salpêtrière, à la Société médico-psychologique, au Palais d'Orsay, à l'Hôtel de Ville, dont nous donnons un aperçu à la fin de ce chapitre[78]. Au tableau de Charles Müller succèdent celui, plus véridique, de Tony Robert Fleury à la Salpêtrière en 1878, puis l'inauguration de la statue de Pinel le 13 juillet 1885, une rue Pinel en 1851, une place Pinel en 1867, un timbre en 1958... sans parler des réunions en province ni des festivités à la Salpêtrière pour le cent cinquantième anniversaire de l'Assistance Publique à Paris en 1999.

Pourquoi ces marques d'intérêt renouvelées pour Pinel depuis deux siècles ? Le mythe, il faut l'avouer, n'y est pas étranger car l'image du courageux libérateur faisant face à un pouvoir tyrannique impressionne favorablement l'imaginaire

---

75. Cette présentation a été précédée par un court article peu remarqué et retrouvé par Gladys Swain : Sc. Pinel, 1823. Cf. Swain, 1977.

76. Pour les détails historiques du « geste » et une bibliographie détaillée, voir Postel, 1979 (c) et Weiner, 1994 (a).

77. *Bull Acad Med,* 1850, 15, p. 1088.

78. Voir *infra,* pp. 346-348.

collectif. Mais les orateurs qui savent pertinemment que le mythe est une pure fabrication, pourquoi continuent-ils de s'intéresser à Pinel ? C'est que le problème auquel il s'attaque, l'aspect psychique de la maladie physique, constitue une préoccupation séculaire pour la profession médicale et pour les personnes intéressées par les questions de santé et de maladie. Pinel, par son attitude envers les malades et aussi par ses écrits, a su toucher le grand public et aider ses lecteurs à réfléchir sur le problème de l'aliénation mentale.

Le patriarche

Ni les critiques de la *Nosographie* ni les attaques des partisans de Broussais ne pèsent, semble-t-il, sur Pinel vieillissant. Au terme de sa carrière, le vieil homme paraît convaincu d'avoir rempli sa mission. Ce qui l'attriste toutefois, c'est la façon dont son héritier spirituel, Dominique Esquirol, se présente au monde comme le fondateur de la psychiatrie en France, ne laissant à son maître, comme Gladys Swain l'a si bien montré, que le rôle du philanthrope[79] ; ce qui l'attriste, c'est la façon dont ses fils Scipion et Charles prennent leurs distances à son égard, chacun à sa façon. Dans deux études antérieures, « Trois moments-clés dans la vie de Philippe Pinel » et « Philippe Pinel père : deux générations en conflit », nous avons évoqué le désarroi du veuf demeuré seul, en 1811, avec deux fils âgés de quinze et neuf ans[80]. Mais ce père, fondateur de la psychiatrie, sut-il se pencher sur la douleur de ses fils ? La surveillance de deux adolescents et l'administration de deux ménages, à Paris et à Torfou – et peut-être aussi la solitude au foyer – l'amènent à se remarier. Le 2 novembre 1815, il épouse Marie Madeleine Françoise Jacquelin Lavallée, une veuve sans enfants et sans biens qui, d'après des témoignages familiaux, s'acquitte très bien de ses charges d'épouse d'un vieillard en mauvaise santé et de belle-mère[81].

79. Swain, 1977 (b).

80. Weiner, 1980 (c) et 1984. Scipion, né le 22 mars 1796 [2 Germinal An IV], meurt en 1856 à Paris ; Charles est né le 27 avril 1802 et mort le 17 juillet 1871 à Nova Friburgo au Brésil.

81. Contrat de mariage du 2 novembre 1815, Minutier central, Étude IV, Liasse 1041, Notaire Colin.

Scipion obtient son diplôme de médecin en 1819, avec une thèse présidée par son père et intitulée « Recherches sur quelques points de l'aliénation mentale ». Scipion y explore quelques possibles causes physiques des maladies de l'esprit. Il fonde ses arguments en partie sur 259 autopsies faites par Esquirol, Landré-Beauvais, Schwilgué et Louyer-Villermay à la Salpêtrière, « sous les yeux de [son] père ». Il dédie sa thèse « À mon père et à ma seconde mère[82]. » Immédiatement, la presse voit en lui le « fils de l'illustre et vénérable Pinel », désignation qu'il ressent comme un fardeau[83]. « J'ai une responsabilité spéciale et cruelle », écrit-il quinze ans plus tard, « j'ai un nom à justifier et là, tout est danger[84]. » Il remplit les fonctions de médecin à la Salpêtrière, puis à Bicêtre, et il se dévoue pour combattre le choléra en Pologne et à Paris en 1831-1832. C'est peut-être pour s'affirmer et prendre ses distances vis-à-vis de son père que Scipion s'intéresse uniquement aux causes physiques de l'aliénation et finit par ne plus mentionner les travaux de celui-ci. Son meilleur livre est un *Traité complet du régime sanitaire des aliénés*[85].

Il devient également un partisan inconditionnel de Broussais. C'est à lui surtout, nous l'avons vu, que l'on doit la naissance du mythe de l'enlèvement des chaînes, mentionné d'abord dans les *Archives générales de médecine* en 1823, juste après le premier accident vasculaire cérébral de son père. Scipion présente son improbable récit sous la forme d'une « note extraite » des cahiers de Pinel. Le mythe du « briseur de chaînes » aura un succès durable[86].

Dès que Charles atteint ses seize ans, Pinel l'envoie en province chez son frère Pierre, professeur émérite d'humanités au lycée de Nîmes[87]. Mais Charles ne pourra jamais se plier à la vie disciplinée que son père organise pour lui : étudiant en droit et contestataire passionné, il devient vice-président de la Société des amis de l'avenir et compose en 1833, à la prison

82. S. Pinel, 1819.

83. Compte rendu signé E.G.C., in *J Gen Med*, 1820, 71, pp. 119-126.

84. S. Pinel, 1833, p. 10.

85. Les principaux écrits de Scipion Pinel, à part ceux déjà cités, sont S. Pinel, 1822, 1826, 1833, 1837, 1844.

86. Pinel, S., 1823 et 1836.

87. Lettre à son frère Pierre datée « 1818 », Fonds Semeleigne, Paris.

de Sainte-Pélagie, de méchants poèmes qu'il signe « chef de section des Droits de l'homme ». Au début de 1834, Charles part subitement pour le Brésil où il aura sept enfants et finira ses jours comme planteur de café et spécialiste en orchidées. Ainsi, les fils Pinel n'auront cessé de décevoir les espérances de leur père [88].

Des documents récemment découverts aux archives départementales des Yvelines, de l'Essonne et du Val-de-Marne révèlent des aspects moins connus, plus réconfortants, ainsi que quelques détails tragiques de la vieillesse de Pinel. Ces événements ont pour cadre Torfou, petit village près d'Étampes dont le nom lui vient du vent qui y « tord les feuilles [89] ». On sait que le 17 mars 1801, Pinel y a acquis ce qu'il appelle sa « campagne délicieuse, à huit heures de Paris [90] ». Des documents du Minutier central nous ont permis de suivre pas à pas l'agrandissement de cette propriété par dix-sept achats successifs. Pinel finit par être propriétaire d'une centaine d'hectares et il aura investi 100 000 francs de l'époque dans sa vie de gentilhomme de campagne [91]. Dans l'inventaire de ses biens établi après la mort de Jeanne, les notaires détaillent une maison confortable avec salon et une grande salle à manger, sept pièces aux étages supérieurs, mais surtout des jardins et des bois où règnent toujours un calme et une sérénité qui enveloppent le visiteur. En 1811, le jardin compte onze ruches, et les étables abritent deux chevaux de labour, deux vaches, ainsi qu'une véritable entreprise d'élevage de brebis, de loin ce que Pinel possédait de plus coûteux. Il s'était créé ainsi une propriété qui lui rappelait son enfance [92].

Soucieux du bien-être de sa commune, Pinel accepte le 20 mars 1817 d'être nommé maire de Torfou par le préfet Alexandre Étienne Guillaume Hersant-Destouches. Il assumera cette fonction jusqu'à sa mort, et de belles signatures

88. Voir *infra*, chap. 10, pp. 364-365.

89. Higounet, 1975, p. 237.

90. Lettre à son frère Pierre, 4 Floréal An XIII [24 avril 1805], Fonds Semelaigne, Paris.

91. AN, Minutier central, Étude IV, liasses 929, 933-937, 952, 959, 972, 984, 1001, 1081.

92. Inventaire après décès de Mme Pinel (Jeanne Vincent), 9 juillet 1811. Ms 40 pp in-folio. AN, Minutier central, Étude IV, Liasse 1019.

« Pinel, maire », dans les *Registres communaux*, attestent sa présence à maint événement public. La littérature décrit une maison de campagne animée par les fréquentes visites d'amis et de collègues tels qu'Esquirol, Ferrus, Rostan, Bricheteau, Pariset, Desfontaines, et Casimir Pinel, son neveu, et parle de conversations vivaces, du vin d'Arbois qui coule. Cependant, les témoignages fiables manquent [93].

Jeanne avait fait venir une nièce de sa ville natale, Lons-le-Saunier, répétant ainsi le geste par lequel sa propre tante, Véronique Vincent, l'avait amenée à Paris dans les années 1780. Pierrette Louise accouchera de neuf enfants. Philippe Pinel, témoin au mariage, servira de parrain à Philippe Alexis ; Scipion sera le parrain du troisième enfant ; Charles Pinel, frère du médecin, celui du quatrième [94]. Ainsi Pinel est-il entouré de jeunesse pendant ses week-ends à la campagne. Mais c'est une jeunesse fragile car, des sept enfants nés au jeune ménage pendant la vie de Pinel, trois meurent en bas âge. Sans doute ces morts ont-elles profondément attristé le vieux médecin, qui avait lui-même perdu trois petits garçons, deux pendant son service à Bicêtre sous la Convention et un à Torfou même [95].

Autre souci, qui devient pour le vieil homme un fardeau de plus en plus pesant : Scipion et Charles ont besoin d'argent. Or, ils sont témoins de la passion de Pinel pour sa terre de Torfou et voient l'argent qu'elle lui coûte. Certes, la ferme fournit des denrées comestibles et Pinel cesse d'acquérir des terres en 1815 (probablement sous l'influence de sa nouvelle épouse), mais il fait des essais d'élevage de brebis aussi coûteux qu'infructueux. Au même moment, ses fils commencent à faire des dettes : entre 1822 et 1827, Scipion et Charles empruntent, en huit occasions successives, un total de 117 000 francs. Le 14 novembre 1822, Scipion fait signer à

93. Courbon, 1929. Nous remercions Mme Marie Bommelaer de sa gracieuse hospitalité.

94. Nous remercions Mme Sylvie Le Clech, conservateur, et M. Olivier Gorse, archiviste aux Archives de l'Essonne, de nous avoir fourni ces renseignements.

95. Voir *supra*, chap. 4, n. 41 pour René Joseph Pinel et Elisa Scipion Pinel. Philippe Louis Pinel naît et meurt à Torfou le 16 septembre 1804 [29 Fructidor An XII] ; il ne vit qu'une heure. (AD Essonne, 4E 2794).

son père une première hypothèque de 8 000 francs. Sans doute est-ce à l'hésitation du père qu'est due cette note en marge du document indiquant qu'en cas de litige, le prêteur se tournera seulement vers Scipion, « renonçant à l'action personnelle contre ledit Sr Pinel père ». Dans tout le document, évidemment rédigé à l'avance, les noms de M. et Mme Philippe Pinel sont biffés, signalant ainsi qu'ils ne sont pas personnellement responsables de cette dette [96].

Novembre 1822 est pour Pinel une triste période : en effet, une semaine après la visite chez le notaire, survient l'épuration de la Faculté de médecine. Or, c'est bien en novembre 1822 que se situe le premier ictus cérébral sérieux. Le début de la fin.

Scipion cependant persiste : lors de son mariage le 8 mars 1824 avec Honorine Lefèbvre, il se fait céder non seulement les revenus de Torfou qui restaient à Pinel et un portrait de famille, mais l'entière bibliothèque de son père, évaluée à 2 155 francs. Pinel signe ce document d'une main défaillante [97].

Pinel meurt pauvre [98]. Mais il se serait senti sans doute pleinement récompensé s'il avait pu savoir qu'à ses funérailles,

> [...] un très grand nombre de femmes de l'Hospice, pour la plupart septuagénaires, sans en être détournées par le temps pluvieux et la longueur de la route, ont accompagné le cortège jusqu'au cimetière du Père Lachaise [99].

C'est le plus beau témoignage qu'il pouvait désirer.

Pinel perd, pour le moment, la joute du vocabulaire dont Esquirol sort victorieux. L'attention du public se tourne vers de nouveaux débats concernant notamment la monomanie,

---

96. AN, Minutier central, Étude IV, liasses 1082, 1089, 1113, 1116-1117.

97. Scipion fit-il part de cet héritage prématuré aux témoins de son mariage (Esquirol, et les comte et comtesse Chaptal, le même Chaptal que Pinel avait conseillé à Montpellier, un demi-siècle auparavant) ? On peut se le demander. AN Minutier central, Contrat de mariage de Scipion Pinel et Marguerite Honorine Lefèbvre, le 7 mars 1824, Étude LXXXIV, Liasse 830.

98. Une « Mutation après décès » du 26 avril 1827 évalue son avoir à 8 784,13 F. AD Seine, État civil reconstitué, DQ 7, cote 3.940, fol. 123.

99. Geoffroy Saint-Hilaire, 1826, p. 2, n. 1.

la construction de maisons centrales isolées des villes ou la préparation de la loi de 1838 sur l'internement des aliénés. Progressivement, la psychiatrie s'élabore comme une spécialité distincte de la médecine générale[100], soucieuse après Bayle de localiser dans le cerveau le siège des maladies mentales. Il faudra attendre la fin du XIXe et le XXe siècle pour voir les psychiatres s'intéresser à nouveau à l'aspect psychologique de l'aliénation mentale, et se pencher à nouveau sur l'œuvre et la démarche de Pinel.

100. Voir par exemple GEORGET, 1825, 1826, 1828; MARC, 1840; GOUREVITCH, 1983, 1995; PEDRON, 1984; et surtout GOLDSTEIN, 1987, 1997.

Commémorations

1826

Les funérailles

Guillaume Dupuytren, « Notice sur Philippe Pinel », *Journal des débats,* 7 novembre 1826.

Étienne Geoffroy Saint-Hilaire, *Discours aux funérailles de Philippe Pinel,* Paris, Firmin Didot, 1826.

Léon Rostan, Jean Cruveilhier (Discours non publiés).

Éloges

Académie des sciences : Georges Cuvier, « Éloge historique de M. Pinel », lu le 11 juin 1827, *Mémoires,* 2e série, 1830, 9, pp. 224-239.

Académie de médecine : Étienne Pariset, « Éloge de Philippe Pinel », lu le 28 août 1827, *Histoire des membres de l'Académie royale de médecine,* Paris, Baillière, 1845, 1, pp. 209-259, et *Mémoires de l'Académie royale de médecine,* Librairie de l'Académie royale de médecine, Paris, 1828, 1, pp. 189-223 ; Jean Étienne Dominique Esquirol, « Rapport sur la proposition d'inaugurer le buste de Pinel dans la salle des séances de l'Académie », lu le 6 novembre 1827, *ibid.,* 1, pp. 224-231.

Société médicale d'émulation : Isidore Bricheteau, « Discours sur Philippe Pinel, son école, et l'influence qu'elle a exercée en médecine », lu le 5 décembre 1827, Panckoucke, Paris, 1828.

1849

Académie de médecine : le tableau de Charles Müller.

1878

Salpêtrière : le tableau de Tony Robert-Fleury.

1885

Inauguration de la statue de Pinel sur la Place de la Salpêtrière, le 13 juillet 1885, Rougier, Paris, 1885.

1927

Centenaire

Bull Acad Natl Med, 1927, **97**: Académie nationale de médecine, *Centenaires de la mort de Pinel et de la naissance de Vulpian,* Séance solennelle du 31 mai 1927 [pour des commentaires de l'étranger, voir SOMMER et ROEMER, 1927]; Achard, Charles, « La médecine de Pinel à Vulpian, pp. 748-755 ; Dumas, G., « Pinel psychologue », pp. 717-724 ; Fleury, Maurice de, « Pinel nosographe et clinicien », pp. 707-717.

Ann Med Psychol (Paris), 1927, 12e série, **2**: Courbon, Paul, « Chronique », pp. 1-22 et « Pinel psychiatre », pp. 30-52 ; Devlin, Georges, « Pinel, homme de lettres », pp. 52-58 ; Laignel-Lavastine, Maurice, et Vinchon, Jean, « Pinel, médecin-légiste », pp. 58-68 ; [sous la rubrique « Sociétés savantes » sont reproduites les solennités de l'Académie de médecine, en particulier : Herriot, Édouard [Ministre de l'instruction publique et des Beaux Arts], pp. 96-98.

1976

Ann Med Psychol (Paris), 1976, **134** : Juillet, P., « L'œuvre de Pinel et la Société médico-psychologique », pp. 52-54 ; Vidart, L. et Juglard, J., « À propos de l'action de Pinel à l'hospice de Bicêtre », pp. 55-59 ; Szapiro, E., « Pinel et Esquirol : Quelques commentaires sur les débuts d'une amitié », pp. 59-61 ; Pascalis, G., Chauvot, B., et Maes, L., « Pinel parmi nous », pp. 61-65 ; Baruk, Henri, « La condition du malade mental en France de Pinel à nos jours », pp. 66-72 ; Gineste, Thierry, et Mises, R., « Le statut fait à l'enfant malade mental : La place de la controverse entre Pinel et Itard », pp. 73-81.

1988

Journées de Castres

Voir *Philippe Pinel Journées de Castres Septembre 1988,* éditions médicales Pierre Fabre, Castres, 1988 : Alonso-Fernández, F., « Le padre Jofré et l'âge d'or de la psychiatrie espagnole », pp. 113-120 ; Costa e Silva, J.A., « L'influence de Pinel au Brésil », pp. 121-123 ; Garrabé, J., « Pinel et l'assistance aux malades mentaux », pp. 125-140 ; Gayral, Louis,

« Vie de Philippe Pinel, savant et aliéniste », pp. 21-30 ; Huber, J.P., « Les réformateurs allemands », pp. 85-96 ; Imbault-Huart, Marie José, « Entre la nosologie et la clinique », pp. 55-62 ; Kessel, N., « Pinel et la psychiatrie anglaise », pp. 81-84 ; Morel, Pierre, « Le renfermement, réalité ou mythologie », pp. 43-50 ; Pélicier, Yves, « Le *Traité de l'aliénation mentale* et la philosophie pinellienne », pp. 63-72.

1993

Journées de Bicêtre

Voir Garrabé, Jean (réd.), *Philippe Pinel*, Paris, Les empêcheurs de penser en rond, 1993 : Widlöcher, Daniel, « Psychiatrie morale et théorie ontologique de la maladie », pp. 13-18 ; Postel, Jacques, « Le mythe revisité : Philippe Pinel à Bicêtre de 1793 à 1795 », pp. 39-54 ; Juchet, Jack, « Jean-Baptiste Pussin et Philippe Pinel à Bicêtre en 1793 : Une rencontre, une complicité, une dette », pp. 55-70 ; Garrabé, Jean, « De Pinel à Freud ? Le traitement moral : son évolution de Pinel à nos jours », pp. 71-94 ; Weiner, Dora B., « Pinel et Pussin à Bicêtre : Causes et conséquences méthodologiques d'une rencontre », pp. 95-116 ; Huber, Jean-Pierre, « De la nosologie de Pinel aux classifications psychiatriques contemporaines », pp. 121-138 ; Sabourin, Pierre, « Pinel et son geste, ou l'autre chaîne des désirs », pp. 139-156.

1999

Salpêtrière : 150e anniversaire de l'Assistance Publique : Déplacement de la statue de Pinel dans la Cour Sainte-Claire, à l'intérieur du Groupe Hospitalier Pitié-Salpêtrière.

Autres

Paris : rue Pinel, 9 avril 1851
place Pinel, 26 février 1867
statue, 13 juillet 1885
Toulouse : bustes de Pinel et Esquirol, 2 août 1897
France : timbre, 25 janvier 1958

CHAPITRE X

La psychiatrie dans la tour de Babel

Pour évaluer l'essor de la psychiatrie en France et le rôle de Pinel dans la constitution de cette spécialité, il nous a paru intéressant d'examiner quelle fut la réception de son œuvre à l'étranger et son rôle éventuel dans l'évolution de cette discipline médicale dans les pays voisins. Nous fondons cette analyse sur la littérature contemporaine dans les pays de langue allemande, de culture latine et du monde anglophone.

Les pays de langue allemande

Le *Traité* de Pinel est rapidement diffusé dans le monde entier, mais c'est seulement en Allemagne que paraissent des traductions de toutes ses œuvres, et même deux volumes sur les hémorragies et les phlegmasies qui, en France, ne donnent pas lieu à des publications séparées [1]. En fait, les Allemands traduisent, souvent dans l'année qui suit leur édition originale, la plupart des livres étrangers se rapportant à l'aliénation mentale. On voit ainsi paraître, en ordre chronologique, des traductions de Thomas Arnold, de Benjamin Fawcett, de William Perfect, d'Andrew Harper, de William Pargeter, de John Ferriar, de William Cullen, de Vincenzo Chiarugi, d'Alexander Monro *secundus*, d'Alexander Crichton, de

1. Pinel, 1798. Traductions et adaptations : *Von den Blutflüssen*, 1821 ; *Lehre von den Entzündungen*, 1830.

Philippe Pinel, de John Haslam, de Pierre Jean Georges Cabanis, de Joseph Mason Cox, d'Étienne Georget, de George Burrows, de Benjamin Rush, de Jean Étienne Dominique Esquirol… ce qui ne nous amène qu'en 1827. Les Allemands traduisent même des périodiques ; nous intéresse en particulier la sélection allemande des *Mémoires* de la Société médicale d'émulation[2].

Les Français, en revanche, traduisent très peu. Ainsi, il n'existe pas de version française de l'œuvre maîtresse allemande sur l'aliénation mentale publiée au tournant du XIXe siècle, les *Rhapsodieen über die Anwendung der psychischen Curmethode auf Geisteszerrüttungen* (1803) de l'illustre médecin Johann Christian Reil (1759-1813). Les Français ne semblent guère éprouver le besoin de se renseigner sur la médecine allemande, en dépit – ou peut-être à cause – du fait qu'une quarantaine d'universités allemandes produisent quantité de publications, surtout à Leipzig, mais également à Berlin, à Göttingen, à Gotha, à Halle, à Hambourg, à Heilbronn, à Iéna et à Tübingen, sous forme notamment d'almanach, d'annales, d'archives, de bibliothèques, ou encore de journaux et de magazines[3].

Il est surprenant de constater que l'autorité suprême, dans la genèse de la psychiatrie allemande, est le philosophe Immanuel Kant (1724-1804). C'est qu'à trente ans, pendant sa période « pré-critique » et six ans avant d'occuper la chaire de logique et métaphysique à l'université de Königsberg en 1770, il publie dans *Königsberger Gelehrte und Politische Zeitung* un bref essai intitulé « Sur les maladies de la tête » *(Versuch über die Krankheiten des Kopfes[4])*, dans lequel il crée un riche vocabulaire psychiatrique. À la fin du siècle, il est devenu si célèbre, surtout pour son *Anthropologie in pragmatischer Hinsicht* et pour sa philosophie où règne la Raison *(Vernunft)*, que les écrivains allemands traitant de l'aliénation mentale se sentent contraints de choisir entre un

2. *Auserlesene Beobachtungen der medizinischen wetteifernden Gesellschaft*, Leipzig, Barth, 1802-1803.

3. Pour une vue générale, voir Laehr, 1900 ; Sudhoff, 1903 ; Sticker, 1939 ; Bodamer, 1953 ; Marx, 1990-1991.

4. Kant, 1764 *in* Kant, 1912. Voir Jalley *et al.*, 1977 ; Pigeaud, 1992.

vocabulaire « kantien » et « non kantien ». La psychiatrie allemande fait alors partie de l'anthropologie, c'est-à-dire de l'étude philosophique et scientifique de l'être humain[5].

Vers la fin de sa vie, Kant revient sur le sujet des maladies mentales dans une note de remerciement de cinquante pages pour la *Makrobiotik* de Hufeland (1796) intitulée « Sur le pouvoir mental de maîtriser ses sensations maladives par un acte de volonté » *(Von der Macht des Gemüths durch den blossen Vorsatz seiner krankhaften Gefühle Meister zu sein*[6]*)*. Ce concept de la maladie mentale comme lutte entre la raison et les passions pénètre toute la psychiatrie allemande romantique, dans laquelle Kant fait figure de champion de la Raison. Nous pensons que ces vues romantiques ont influencé Esquirol, qui en a eu connaissance par l'entremise de Crichton.

Kant figure également comme un représentant du piétisme, religion d'une secte luthérienne créée par Philip Jakob Spener (1635-1705) de Leipzig et très répandue dans l'Allemagne des XVIIe et XVIIIe siècles. Le piétisme enseigne que la foi en Dieu doit être propagée par des contacts personnels : il s'agit pour chacun de convaincre individuellement pêcheur et pêcheresse de changer, par la force de la volonté, leur comportement et leurs idées. De même, un aliéné saura dompter sa maladie par un effort volontaire. On voit bien comment le piétisme et le rationalisme kantien ont pu influencer la psychiatrie naissante.

Le piétisme est très répandu à l'université de Halle où Reil occupe la chaire de médecine depuis 1787. Reil est le vitaliste qui donne aux stimulants qui poussent les êtres vivants à se développer le nom de *Lebenskraft* (« force vitale »). Il contribue ainsi à une conception physiologique des fonctions mentales et de leur développement normal ou pathologique[7]. Reil est aussi un admirateur fervent du savant le plus célèbre de

---

5. À ce sujet, voir KISKER, 1957.
6. KANT, 1798.
7. L'influence de l'école psychologique écossaise est évidente dans ces développements de Reil ; l'Edimbourgeois Crichton ramènera vers 1790 ces idées allemandes en Grande-Bretagne, bouclant ainsi la boucle. Cf. SCHRENK, 1973 ; HANSEN, 1998. Sur Reil, voir PETZOLD, 1957 ; MOCEK, 1995.

l'université de Göttingen, Johann Friedrich Blumenbach (1752-1840), connu pour sa dissertation *De generis humani varietate nativa*, pour son enseignement de l'anatomie comparée et pour sa large collection de crânes[8]. D'un grand intérêt pour la psychiatrie naissante est son concept de *Bildungstrieb* (« poussée formative ») – force naturelle qui moule les êtres vivants et les plantes pendant leur croissance, toujours d'après un plan préétabli. Il publie un essai, *Über den Bildungstrieb und das Zeugungsgeschäfte*, que Crichton traduit sous le titre neutre *An Essay on Generation* (1792)[9]. D'après ce concept, un développement harmonieux est signe de santé, tandis qu'une croissance anormale dénote une maladie qui peut être physique ou mentale. Ainsi la physiologie, l'anthropologie et le piétisme constituent trois tendances qui influent sur le développement de la psychiatrie allemande[10].

Parmi les nombreux périodiques médicaux allemands, signalons surtout celui de Reil, publié avec A. B. Kayssler, *Magazin für die psychische Heilkunde*, repris plus tard en association avec l'expert allemand en psychiatrie légale, Johann Christoph Hoffbauer, sous le titre *Beyträge zur Beförderung einer Curmethode auf psychischem Weg*[11]. Nous le mentionnons parce qu'en 1827, le livre de Hoffbauer sur la médecine légale sera traduit en français sous le titre *Médecine légale relative aux aliénés et aux sourds-muets, ou les lois appliquées aux désordres de l'intelligence*, et pourvu de notes par Esquirol et Itard[12]. Le premier périodique psychiatrique paraît en Allemagne avant cette date. Il s'agit de *Zeitschrift für psychische Ärzte*, dirigé par Christian Friedrich Nasse[13] – qui en 1822 adoptera le titre *Zeitschrift für Anthropologie* : ainsi la psychiatrie allemande est-elle encore en quête de son identité[14].

---

8. Voir l'excellent essai de Lenoir, 1980 ; Legée, 1987.

9. Blumenbach, 1792 ; Crichton, 1792.

10. Pour plus de détails, voir Weiner, 1980.

11. Reil et Kayssler, 1805-1806, continué par Reil et Hoffbauer, 1808.

12. A. M. Chambeyron, tr. (Paris, Baillière, 1827).

13. 1 (1818) – 4 (1826) ; Nasse publie avec le concours d'Alexander Haindorf et de Christian A. F. Hayner.

14. Pour une perspective moderne sur les réformateurs, voir Huber, 1988, et Marx, 1990-1991.

C'est sans aucun doute l'œuvre de Pinel qui attire l'attention de la presse périodique allemande sur la pensée française concernant l'aliénation mentale. La première notice au sujet de la *Nosographie philosophique* paraît dans *Medizinische National-Zeitung* six semaines après la publication du livre. Les lecteurs apprennent que le livre est « présenté officiellement aux Directeurs [chefs du gouvernement] » par le président de l'Institut national comme le livre exceptionnel de l'année et « acclamé publiquement par des héraults qui l'annoncent à la foule » assemblée au Champ de Mars pour célébrer le jour de l'An VII [le 22 septembre 1798]. Le 23 août 1799, *National-Zeitung* en publie un long compte rendu [15]. En décembre 1801, *Allgemeine Medizinische Annalen* annonce la traduction du *Traité médico-philosophique* par le médecin viennois Michael Wagner ; le journal publie vingt-cinq pages de la traduction accompagnées de deux pages d'observations du traducteur [16]. Les périodiques français, eux, ne traitaient jamais des livres allemands de cette façon.

Cependant, la curiosité française commence tout de même à poindre. En 1798, le rédacteur du *Journal général de médecine* avoue qu'

> il manque en France à la littérature médicale un ouvrage qui nous instruise de tout ce qui se fait en Allemagne sur l'art de guérir ; [...] on n'ignore pas cependant que cette science fait des progrès continuels en Allemagne.

Puis il annonce la création d'une *Bibliothèque germanique médico-chirurgicale* dans laquelle il compte publier « un extrait des meilleurs ouvrages de médecine et de chirurgie [17] ». Huit volumes de cette « bibliothèque » paraissent [18], avec des sélections d'auteurs allemands célèbres tels que Hufeland sur la vérole, Joseph Frank sur l'enseignement clinique à Pavie, Johann Christian Reil sur les fièvres. Aucun texte, cependant, ne concerne la psychiatrie. Les éditeurs déplorent l'abandon du latin, mais notent que les Allemands

15. *Medizinische National-Zeitung für Deutschland und die mit selbigem zunächst verbundenen Staaten,* 12 novembre 1798, n° 46, p. 735.

16. *Allgemeine medizinische Annalen,* décembre 1801, pp. 894-907, 914-926.

17. *J Gen Med*, 1798, 4, p. 497.

18. *Bibliothèque germanique médico-chirurgicale,* 1 (1798) – 8 (1802).

> ont regardé comme une chose nécessaire de soigner et de perfectionner leur propre langue [qui a] l'avantage d'exprimer avec plus de précision une foule d'idées auxquelles une langue morte ne se prêtait qu'avec difficulté.

Ils avouent que « la langue allemande est très peu connue en France » étant donné « la difficulté de nous former à un idiome qui nous semble barbare[19] ».

Les rédacteurs du *Journal général de médecine*, pensant qu'il y a place pour plus d'une « bibliothèque » de morceaux choisis, lancent un supplément à leur journal, le *Recueil périodique de littérature médicale étrangère* (qui ne dure que deux ans[20]). Le premier volume de ce *Recueil* contient une analyse de *Inquiry into the Nature and Origin of Mental Derangement* de Crichton ; dans un fascicule suivant du même volume paraît la traduction par Pinel de longs morceaux du texte anglais avec des commentaires fort élogieux[21]. Ainsi est établi un premier contact fort important pour l'avenir de la psychiatrie.

Crichton ne stimule pas seulement Pinel par son approche physiologique des phénomènes psychologiques, il attire aussi son attention sur le livre de Melchior Adam Weickard, *Der philosophische Arzt*[22]. Weickard (1742-1803) s'intéresse aux maladies psychiques autant que somatiques et décrit toutes les fonctions et facultés humaines pouvant être dérangées et que le médecin doit traiter. Crichton publie en appendice à *Inquiry* une traduction des « Aphorismes médicaux sur la mélancolie » de Johann Ernst Greding[23] (1718-1775), qui fut médecin de l'hospice de Waldheim en Saxonie pendant dix-sept ans. Greding étudie les malades mélancoliques et épileptiques vivants et entreprend des autopsies ; il fait également des expérimentations avec des plantes vénéneuses comme le stramonium, la ciguë, la belladonne et l'hellébore. Si Pinel, ignorant l'allemand, ne peut lire Weickard dans le texte, il est profondément impressionné par Greding, médecin précurseur qui soigne les

---

19. *Bibliothèque germanique*, 2, pp. 4-5.
20. *Recueil Per Litt Med Etr*, 1 (1798) – 2 (1799).
21. *Ibid.*, 1798, pp. 401-418, 463-478. Voir PINEL, 1798, « Recherches sur les causes du délire ».
22. WEICKARD, 1790.
23. GREDING, 1791. Voir BONDY, 1972.

malades mentaux indigents, les observe de près, et se livre à des expériences cliniques avec des plantes médicinales. Crichton, comme nous l'avons amplement montré, joue en France le rôle d'ambassadeur de la psychiatrie allemande[24]. C'est un journal, le *Recueil périodique de littérature médicale étrangère,* qui lui fraie le passage ; et c'est Pinel qui promeut la pensée de Crichton en publiant sa traduction dans ce *Recueil* et en exprimant son admiration pour le médecin écossais dans son introduction au *Traité médico-philosophique* en 1800.

Du fait des guerres de la Révolution et de l'Empire, les entreprises éditoriales telles que le *Recueil* avortent bientôt, des deux côtés du Rhin. Cependant, deux volumes d'un périodique remarquable paraissent avant que la France et l'Allemagne ne deviennent ennemis : il s'agit d'*Annalen der französischen Arzneykunde und Wundarzney,* créées pour « faciliter une vue générale du progrès médical [en France], cette admirable nation[25] ». L'éditeur, le fameux Hufeland, pense qu'un nouveau périodique est nécessaire car les Français ne savent pas produire « des œuvres classiques et systématiques » et que l'on doit donc se contenter de recueils de textes divers écrits par des médecins, surtout des cliniciens, pour faire connaître la médecine française[26]. Ce jugement, émis par un Allemand cultivé et bien intentionné, est étonnant car il va à l'encontre de l'opinion que les Français ont de leur propre talent de penser et d'écrire avec précision et clarté.

Hufeland n'est pas seul à penser ainsi : même le traducteur de Pinel, après avoir loué ses « nombreuses observations intéressantes », note dans sa préface que le *Traité*

> ne démontre pas le genre d'approche systématique et la suite d'idées qui caractérisent le travail scientifique des Allemands, et que l'auteur répète souvent les mêmes idées[27].

---

24. WEINER, 1980.

25. *Annalen der französischen Arzneykunde und Wundarzney,* 1 (1791) – 3 (1800), éd. C.W.H. Hufeland, suivi par *Journal der ausländischen medizinischen Literatur,* 1 (1802) – 2 (1803), éd. C.W.H. Hufeland, B.N.G. Schreger, et J. Chr. F. Harless.

26. Préface, 1 (1791), vi. Ni ces *Annalen* ni leur successseur, *Journal der ausländischen medizinischen Literatur,* n'eut de succès et le périodique s'arrête en 1803.

27. *Philosophisch-medizinische Abhandlung,* 1801, Préface, p. II.

Reil exprime deux avis successifs différents. Dans un premier temps, inspiré par des sentiments de nationalisme, il ironise :

> Monsieur Pinel a profité d'une belle récolte pour sa spécialité au temps de la Révolution quand, d'après son propre aveu, les fous étaient plus nombreux en France qu'à toute autre époque. Son œuvre sur la manie est un *coq à l'âne* [en français dans l'original], truffé de détails mais maladif dans l'ensemble, sans principes ni originalité, bien que son orgueil national lui fasse croire le contraire. Que nous aurons tôt ou tard une théorie systématique des moyens de guérison psychique, je le crois ; mais qu'elle vienne de la République ? j'en doute[28].

Cinq ans plus tard, il exhortera les Allemands à prendre les histoires de malades de Pinel pour modèle :

> Les *Mémoires* de Pinel – écrit-il – sont encore plus précieux [que les observations de Haslam] parce qu'ils permettent de se faire une idée concrète des maladies dès leur commencement [...] il dépeint le début et le développement de la maladie comme si nous l'observions nous-mêmes [...]. Combien une seule leçon présentée de cette manière est instructive ! Nous formons le vœu et le souhait que les amis de notre entreprise prennent cette méthode pour modèle dans leurs descriptions du début et du cours des maladies[29].

Pour comprendre la critique initiale de Reil, il faut se rappeler que la traduction du *Traité médico-philosophique* paraît en Allemagne après celles de Chiarugi et de Crichton, diminuant ainsi l'originalité de Pinel aux yeux des Allemands. Ses critiques ignoraient que Pinel avait commencé à rédiger dans les mêmes années que l'Italien et bien avant l'Écossais. Son livre ne doit rien à ces deux auteurs. Il est vrai que le *Traité* consiste en six (et la deuxième édition en sept) mémoires sur des sujets différents, et les Allemands avaient raison de dire qu'il ne s'agit pas d'un traité philosophique.

Les voyages de médecins allemands en France amènent un changement de ton et de point de vue dans la littérature médicale allemande. Les visiteurs allemands ont toujours été nombreux à Paris. Après la Révolution, ces médecins

28. Reil, 1803, p. 31.
29. Reil et Hoffbauer, 1808, 1, p. 10.

viennent pour examiner les dernières innovations, d'abord en chirurgie militaire, puis en anatomie pathologique, dans les soins aux enfants, aux jeunes sourds, aux aveugles, aux insensés. Après 1803, beaucoup de ces visiteurs paraissent avoir été guidés par l'important rapport publié cette année-là par le conseil des hôpitaux au sujet de « l'œuvre géante, chère à Dieu » *(« das gottgeheiligte Riesenwerk*[30] *»).* « Paris – écrit l'un de ces médecins – est un petit État instructif, tout comme la Rome antique[31]. » Ces étrangers veulent voir tous les hôpitaux et tous les médecins célèbres[32].

En dehors des rapports officiels, la description la plus détaillée des hôpitaux et des médecins parisiens se trouve dans les écrits de ces médecins allemands. Au cours de leurs visites à la Salpêtrière, ils rencontrent Pinel et Esquirol et plusieurs d'entre eux nous ont laissé d'intéressants commentaires. Le docteur Georg Wardenburg, par exemple, passe de longues journées à Bicêtre et à la Salpêtrière en 1797, et raconte que ces deux hospices

> sont transformés, quant à la salubrité, depuis la présence de Pinel [...] qui mérite la bonne opinion de la commission des hospices.

Ainsi, « cet homme actif et dévoué » a-t-il obtenu un petit pavillon séparé pour les enfants malades de la Salpêtrière, ce qui a permis que leur mortalité baisse de quinze à zéro[33].

Le docteur Alexander Haindorf, médecin à Göttingen, fait de Pinel le portrait suivant :

---

30. KOPP, 1825, p. 280.
31. FRIEDLÄNDER, 1804, p. 7. Voir également *idem,* 1802-1803.
32. Cette littérature de médecins allemands voyageurs est très large : Erwin H. Ackerknecht en a fait excellent usage dans *La médecine hospitalière à Paris.* Voir, par exemple, HALEM, 1791 ; BEHN, 1798 [Il rapporte que pendant une visite à la bibliothèque de l'École de santé en 1797-1798, il trouve presque exclusivement des ouvrages en français (p. 26)] ; WARDENBURG, 1798 ; HORN, 1800 ; FRANK, 1804 ; SCHWEIGGER, 1809 ; ANDRÉE, 1810-1811 ; HAINDORF, 1815 ; CASPER, 1822 ; KOPP, 1825 ; OTTO, 1825 ; OTTERBURG, 1841.
33. WARDENBURG, 1798, pp. 590, 586-587. Les deux médecins s'entendent si bien que Wardenburg peut rapporter le détail suivant : Pinel lui avait raconté que, pendant son séjour à Bicêtre, la puanteur qui émanait du fameux égoût était telle que « quand le vent venait de cette direction il ne pouvait pas demeurer dans le pavillon qu'il habitait ». (p. 589)

> En ce qui concerne son traitement pratique des aliénés, parmi lesquels je le voyais circuler journellement comme un père, il mérite la plus grande attention et admiration. Il possède l'heureux talent de mélanger le psychique au physique et c'est ainsi qu'il atteint nombre de guérisons dont désespèrent d'autres aliénistes avec moins d'expérience[34].

Le docteur Johann Ludwig Casper, spécialiste prussien de statistique médicale et plutôt critique à l'égard de ce qu'il voit à Paris, apprécie la propreté et l'ordre qu'il trouve à la Salpêtrière et commente sa visite en ces termes :

> On prend plaisir de constater le contentement sur les visages de milliers de vieilles femmes qui terminent leurs jours dans une retraite paisible[35].

Nous savons que cette paix intérieure vient en partie de la confiance qu'elles éprouvent envers leur médecin.

Le docteur August Friedrich Schweigger, professeur de botanique à Königsberg, remercie le « vieillard extrêmement obligeant » de son accueil en 1808 et considère que les vues théoriques de Pinel en font « le représentant de la nouvelle médecine française[36] ». Quant au docteur Carl Otto, de Copenhague, il analyse l'influence de Pinel sur la thérapeutique française en 1825 :

> Le vieux Pinel, qui vit toujours, maintient son influence, conquise avec tant d'honneur. Son système est bien connu. Les Français interviennent peu au lit des malades. À l'exception des phlegmasies, on doit les compter parmi les médecins expectants. Ils observent le cours de la nature, il me semble, avec le véritable coup d'œil hippocratique [...]. Leurs médecines sont presque toujours simples, alors que de véritables recettes, des médicaments composés, sont très rares[37].

Otto, remarquant que Pinel « vit toujours » en 1825, précise qu'il reste, en principe, médecin-en-chef de la Salpêtrière, mais qu'il cède en fait le travail à Esquirol pour cause d'« âge et de faiblesse[38] ».

---

34. HAINDORF, 1815, p. 54.
35. CASPER, 1822, pp. 73-74.
36. SCHWEIGGER, 1809, p. 154. Michel Caire a récemment traduit un passage du livre de Schweigger, CAIRE, 1995 (c).
37. OTTO, 1825, p. 19.
38. *Ibid.*, p. 113.

On se rappelle que Swain et Gauchet ouvrent leur livre avec une remarque du docteur Peter Frank, datant de 1803 :

> Je passai plusieurs soirées avec le docteur Pinel, qui vivait en philosophe à la Salpêtrière [...]. Nous parlions surtout des maladies mentales. Son élève et assistant, le docteur Esquirol, me parut déjà plus avancé que son maître dans le traitement de ces maladies [39].

De même, en 1824, le docteur Johann Heinrich Kopp définit Esquirol comme l'estimable successeur de

> Pinel, fondateur du traitement psychique et le créateur des plus nombreuses améliorations au quartier des aliénées de la Salpêtrière. Les faiblesses de l'âge lui rendent maintenant toute activité impossible [40].

Un seul de ces visiteurs, le conseiller et accoucheur Karl Maximilian Andrée, professeur à Breslau, mentionne Pussin :

> Bissat [Pussin] est un homme qui paraît au premier abord très intimidant, sec et désobligeant ; une fois qu'il perd sa froideur, il monologue, parlant sans cesse de son institution. Il est à regretter qu'il attire l'attention uniquement sur les excellents résultats de son administration, qui sont bien connus, sans parler des principes qui en sont la base. Il répond aux questions par le silence et un sourire suffisant. Il aime les louanges, qu'il multiplie à son propre égard [41].

Pour conclure cette esquisse de Pinel et de son influence telle que la perçoivent les médecins allemands à Paris, citons ce jugement sur la Salpêtrière qu'écrit en 1824 le docteur Kopp :

> Parmi toutes les institutions médicales parisiennes, celles destinées à la guérison et à la surveillance des malades de l'esprit sont parmi les plus importantes et les plus instructives. Sans aucun doute la Salpêtrière occupe la première place parmi toutes les institutions de ce genre connues jusqu'ici, à cause de son excellence. L'ordre, la propreté, la nourriture, les vêtements, les lits méritent l'approbation. Elle est également unique parmi ces institutions à Paris parce qu'on y fait des cours sur les maladies de l'esprit [42].

---

39. Gauchet et Swain, 1980, p. 25.
40. Kopp, 1825, p. 79.
41. Andrée, 1810, p. 207.
42. Kopp, 1825, p. 85.

On voit que l'enseignement de Pinel poursuivi par Esquirol, son attitude thérapeutique, ses conceptions de l'aliénation mentale et de son traitement restent bien vivants dans le Paris des années 1820, et que la Salpêtrière transformée par son premier médecin-en-chef est un lieu où les médecins étrangers viennent volontiers se renseigner. Ils y trouvent alors le médecin adjoint qui, dès la mort du maître, élabore son œuvre personnelle.

Esquirol bat en brèche l'isolement français en voyageant à l'étranger. Il va d'abord jusqu'au fameux village de Geel[43] en Belgique en 1821, puis à Bayreuth chez le docteur Langermann, enfin en Italie. Il publie aussi des articles sur les hôpitaux d'aliénés à Moscou, à Saint-Pétersbourg et à Naples[44] et il envoie ses élèves étudier les nouvelles institutions et les innovations thérapeutiques en Allemagne. En 1826, Esquirol accède au poste de directeur médical de l'hospice de Charenton où, bientôt, affluent les étrangers. De son côté, Jean-Pierre Falret (1794-1870), médecin à la Salpêtrière, fait une longue visite à Illenau, l'asile modèle allemand, et écrit à ce sujet un rapport pour les *Annales médico-psychologiques*[45]. Ces *Annales* sont fondées en 1843, leur contrepartie allemande en 1844.

> Nos confrères de la *Allgemeine Zeitschrift für Psychiatrie* – commentent les *Annales* – sont pénétrés comme nous de la nécessité de coordonner les faits nombreux que l'on observe dans les asiles et de donner à la statistique un plan uniforme qui fournisse des termes de comparaison et permette des rapprochements utiles à la science[46].

L'année suivante, l'habituelle « Notice bibliographique » énumère près de deux pages de livres allemands spécialisés presque sans faute d'orthographe – fait impensable dix ans plus tôt[47]. Et entre 1844 et 1848, les *Annales*

---

43. Village célèbre depuis le Moyen Âge pour loger les aliénés paisibles chez ses habitants.

44. Esquirol, 1823, 1824, 1832.

45. Falret, 1845. Bientôt après paraissent dans ce périodique des notes de voyages de Moreau de Tours sur les établissements d'aliénés en Allemagne et en Orient, 1843, 1854.

46. Renaudin, 1846.

47. *Ann Med Psychol* (Paris), 1847, 9, pp. 466-467.

médico-psychologiques publient de longues études menées par deux importants aliénistes français, Ernest Charles Lasègue et Bénédict Augustin Morel, au sujet de leurs confrères allemands les plus connus du milieu du XIXe siècle[48]. Cette entente s'interrompra en 1870, avec la guerre et le retour du nationalisme.

Certains pays européens, contrairement à la France et à l'Allemagne, se sont toujours montrés ouverts aux influences étrangères, comme par exemple les Provinces Unies où Joseph Guislain (1797-1860), le Pinel de la Belgique, crée un enseignement, des hôpitaux et des services modèles. La Suisse française, aussi, est ouverte aux tendances des Lumières depuis que le docteur Abraham Joly (1748-1812) et le docteur Charles Gaspard de la Rive (1770-1834) y introduisent des réformes humanitaires et progressistes[49]. Mentionnons enfin le docteur Johann Theobald Held (1770-1851), médecin-chef de l'hôpital des Frères de la Charité à Prague, qui y améliore les conditions de vie et les soins des malades de l'esprit. On pourrait multiplier de tels exemples.

Les pays de culture latine : l'Italie, l'Espagne, le Brésil

Pendant le premier quart du XIXe siècle, conflits armés, invasions et nationalismes naissants compliquent les relations culturelles entre les pays de langue latine d'une part, et l'Allemagne et la Grande-Bretagne de l'autre. C'est qu'un fossé sépare les cultures latines italienne, espagnole et sud-américaine de la culture germanique. Et par ailleurs, si l'on sait gré aux Anglais d'avoir vaincu Napoléon, les ambitions coloniales de la couronne d'Angleterre et son contrôle des mers mitigent ces sympathies.

Un passé catholique commun rapproche les pays latins qui possèdent, comme la France, nombre d'hôpitaux et d'ordres

48. Lasègue et Morel, 1844-1845, et Morel, 1848. Voir également Renaudin, 1846.

49. Viszanik, 1845 ; Cramer, 1974 ; Barras, 1989 ; Louis-Courvoisier, 1994 (a) et (b).

soignants charitables. Renforçant ces liens pendant la Révolution et l'Empire, la France impose son code et ses lois, le système métrique, son régime universitaire et administratif au royaume d'Italie et à l'Espagne de Joseph Bonaparte. Et si, plus tard, on chasse l'envahisseur, la France laisse ses traces jusqu'en Amérique latine. L'exemple des écrits sur l'aliénation mentale, des institutions et de la législation concernant les malades de l'esprit illustrent bien ces relations.

C'est le nationalisme du XIXe siècle, nous dit l'historienne Patrizia Guarnieri dans *La storia della psichiatría. Un secolo di studi in Italia,* qui conduit à mettre en valeur des « précurseurs » italiens de Pinel : Valsalva, Chiarugi et Daquin[50]. Valsalva veut ôter leurs chaînes aux aliénés, Chiarugi et Daquin publient avant Pinel[51]. Malheureusement, Chiarugi ne forme pas de successeur et l'influence de *Della pazzia* semble avoir été minime. À la suite de la disparition du grand duc Pietro Leopoldo, ainsi que des guerres qui laminent le pays, l'hôpital Bonifazio de Florence perd sa place parmi les institutions de premier rang pour les soins et la guérison des malades de l'esprit. Quant à Joseph Daquin, qui a travaillé toute sa vie à Chambéry en Savoie de façon, paraît-il, isolée, il écrit en français et il semble curieux de le réclamer comme italien.

Bien différente est l'histoire des institutions pour malades mentaux dans le royaume de Naples, et la différence est due à Joachim Murat, beau-frère de Napoléon et roi de Naples de 1808 à 1815. Il est à l'origine, alors, de la création d'un hôpital modèle pour les insensés à Aversa, près de Naples. Après le Congrès de Vienne, le gouvernement chauvin du Royaume des deux Siciles empêche pendant quelques années l'introduction de réformes, mais en 1824, on confie au baron sicilien Pietro Pisani la « Real Casa dei Matti » à Palerme[52]. Alors qu'à Aversa, on élaborait les réformes d'après le *Traité*

50. BILANCIONI, 1913 ; GUARNIERI, 1991 et 1994.

51. Nous avons déjà examiné ces revendications. Voir *supra,* chap. 8, n. 112 à 116.

52. Au sujet de Naples, voir ROMANO, 1902 ; MORA, 1958. Sur Aversa, voir surtout de nombreux articles par V. D. Catapano, publiés pendant les années 1980 dans *Giornale storico di psicología dinamica* ; sur Palerme, voir AGNETTI et BARBATO, 1987.

médico-philosophique de Pinel et l'article « Folie » d'Esquirol, qui venait de paraître dans *Dictionnaire des sciences médicales,* Pisani, qui avait lu les traductions de ces textes mais aussi *The Retreat at York* de Samuel Tuke, voulut imiter Tuke et il mena son œuvre sans les médecins. Notons cependant que ces réformes sont entreprises à l'initiative du gouvernement central du Royaume des Deux Siciles, à Naples[53]. Le *Traité médico-philosophique* est traduit en italien en 1830, et de nouveau en 1985 et en 1987.

Quant aux institutions bien insuffisantes pour les malades de l'esprit situées à Rome, c'est la grande réformatrice américaine Dorothea Dix (1802-1887) qui s'est émue à leur aspect et a sollicité audience auprès du pape, pour le prier d'améliorer les conditions de vie des aliénés. Le pape, dit-on, s'est rendu à ses raisons[54].

On a appelé l'Espagne le « berceau de la psychiatrie » pour ses institutions charitables établies dès le XVe siècle à Valence et à Barcelone, et pour les Frères de la Charité fondés à Grenade par saint Jean de Dieu[55]. L'hôpital de Bethlem à Londres lui dispute cette priorité. Quoi qu'il en soit, il est certain qu'au XVIIIe siècle, un hôpital modèle prospère à Saragosse où l'on accepte les malades de l'esprit venant de partout[56]. Pinel en fait longuement l'éloge dans le *Traité,* soulignant qu'il s'agit d'« un asyle ouvert aux malades, et surtout aux aliénés de tous les pays, de tous les gouvernemens, de tous les cultes, avec cette inscription simple : *Urbis et Orbis*[57] ». Malheureusement, les armées de Napoléon le détruisent.

S'il faut compter le professeur Andrès Piquer (1722-1772) de Valence, médecin du roi Fernand VI, parmi les précurseurs de la psychiatrie dans l'Espagne des Lumières, c'est

---

53. Voir Bibliographie de PINEL, 1800, Traductions. D'autres études monographiques nous parlent de Parme : DALL'ACQUA *et al.,* 1983 ; de Reggio Emilia : COCCONCELLI, 1962 ; de Florence : FILIPPI, 1923-1925.

54. *Dictionary of National Biography,* s.v. « Dix ».

55. ULLERSPERGER, 1871 ; BASSOE, 1945 ; ALVAREZ-SIERRA, 1951 ; JUHN, 1957 ; CHAMBERLAIN, 1966 ; RUMBAUT, 1975 ; GOLDIN, 1978 ; DIECKHÖFER, 1987.

56. FERNANDEZ-DOCTOR, 1985.

57. *Sic,* PINEL, *Traité* I, p. 225.

la stagnation qui domine, au XIXe siècle, dans les sciences comme en médecine[58]. Pourtant, le *Traité* est traduit en espagnol dès 1804 (et de nouveau en 1988) ; les Frères de la Charité élèvent en 1904 un monument à Pinel dans un de leurs asiles en Catalogne[59] et aujourd'hui, certains historiens modernes de ce pays s'intéressent particulièrement à Pinel[60].

Sans vouloir énumérer les allusions à Pinel éparses dans la littérature médicale d'Amérique latine, il faut mentionner le cas tout à fait exceptionnel du Brésil où, comme nous l'avons vu, Charles Pinel émigre en 1834[61]. Il devient planteur à Nova Friburgo, petite colonie suisse près de Rio de Janeiro. Le 27 avril 1835, il épouse Marie Catherine Rimes, dont la mère est suissesse, qui lui donne sept petits Pinel. Charles se passionne pour la culture des orchidées dont un genre et trois espèces portent le nom « Pinel ». Une arrière-petite-fille de Philippe lui consacre un livre, *A História de Philippe Pinel, esperança dos insanos*[62], dans lequel elle mentionne une Clinica Pinel à Porto Alegre, et trois statues de Pinel à Rio de Janeiro : à l'hôpital psychiatrique Pedro II, à la Colonia Juliano Moreira (inaugurée en 1959) et à l'Université. Enfin, aux Journées de Castres consacrées à Pinel en septembre 1988, le professeur Costa e Silva de Rio nous a appris qu'au Brésil, on appelle un malade mental un « pinel ».

Dans les pays sud-américains de langue espagnole, c'est également vers la France plutôt que vers l'Allemagne ou l'Angleterre que se tournent les chercheurs en quête d'informations sur la psychiatrie naissante. La langue française leur

---

58. PIQUÉR, 1851. Sur Piquér, voir PESET, 1957 ; BELINCHON, 1969 ; ANGEL Y ESPINÓS et FERNANDEZ-GAÑÁN, 1998.

59. RODROGUEZ-MORINI, 1905.

60. Nous avons longuement mentionné les excellents travaux de Pedro Marset. Voir *supra*, chap. 2, n. 24, et PESET, 1993. Il faut au moins ajouter Julián Espinosa IBORRA, *La asistencia psiquiátrica en la España del siglo XIX*, et les travaux de José Maria Lopez-Piñero, en particulier *Los sistemas nosologicos del siglo XVIII* et *Historical Origins of the Concept of Neurosis*. LOPEZ-PIÑERO, 1961, 1983. Pour l'Espagne au XVIIIe siècle, DESMAISONS, 1859 ; IBORRA, 1966 ; NAVLET, 1956 ; ROIG, 1948.

61. ALMEIDA, 1943. Nous remercions notre collègue le Dr. Divaldo Freitas qui nous a obtenu ce texte fort rare.

62. ALVES DE PINHO, 1984 ; COSTA E SILVA, 1988.

est plus facilement accessible, le passé culturel latin et la religion catholique représentent un lien important. En outre, les traditions anglaises particulières pour les soins des malades mentaux, qu'il s'agisse des entreprises individuelles ou municipales, ne correspondent guère aux habitudes culturelles latines. On commémore Pinel au Pérou en 1927 et à Buenos Aires en 1940[63]. Plus éloquent que tout discours est à cet égard le tympan de l'asile Insolar à San Juán, Puerto Rico, érigé vers 1928 et qui présente une adaptation en marbre du fameux tableau de Robert-Fleury à la Salpêtrière. Pinel y occupe le centre de la scène; Marguerite Jubline, la surveillante des folles, a disparu, et c'est Pussin qui a pris sa place. Les chaînes rompues gisent aux pieds de Pinel, qui est entouré de femmes en diverses attitudes d'adoration. On ne pouvait mieux sanctifier Pinel.

Les pays anglo-saxons : l'Angleterre, l'Écosse, les États-Unis

Une telle image est loin de l'idée que l'on se fait de la psychiatrie naissante en Grande-Bretagne. Les Anglais qui s'intéressent aux maladies de l'esprit connaissent évidemment leur propre littérature, ainsi que les hôpitaux municipaux et les maisons privées où l'on soigne ces malades. Ils savent bien que le « *madhouse* » est souvent le lieu d'abus car il n'y a pas de surveillance policière, mais ils s'en remettent à leurs propres institutions pour corriger les irrégularités[64]. Ce n'est pas à l'étranger, en tout cas, qu'ils iront chercher des modèles. De rares Britanniques et même quelques Américains viennent tout de même visiter les hôpitaux français[65]. La *Nosographie* de Pinel, dans la mesure où elle s'appuie sur celle de Cullen, ne les intéresse pas. L'attention manifestée en Grande-Bretagne pour l'œuvre de Pinel se limite donc au *Traité médico-philosophique sur l'aliénation mentale ou la manie.*

Nous ignorons pour quelles raisons la traduction de ce livre est confiée à un accoucheur de Sheffield, le docteur

63. Delgado, 1927; Valdizan, 1927; Melgar, 1940.
64. Parry-Jones, 1972; Porter, 1987.
65. Voir par exemple Cross, 1815, et Lee, 1837.

David Daniel Davis, qui publie *A Treatise on Insanity* en 1806[66]. Il s'agit de l'unique traduction de l'œuvre de Pinel en anglais depuis près de deux cents ans, exception faite d'une nouvelle et excellente version anglaise du premier chapitre du livre parue dans le périodique anglais *History of Psychiatry*[67].

« *Traduttore, traditore* » dit le dicton italien, bien applicable au travail du docteur Davis – à commencer par le titre, qui « traduit » *Traité médico-philosophique de l'aliénation mentale ou la manie* par *A Treatise on Insanity.* Davis ne comprend rien à l'approche de Pinel : la tradition hippocratique (philosophique) est gommée ainsi que le concept d'« aliénation ». Dix-sept pages de l'introduction sont également éliminées, et Davis substitue souvent ses propres notes à celles de l'auteur[68].

L'attitude britannique à l'égard des efforts français pour promouvoir l'étude et les soins des malades de l'esprit est souvent hostile. N'oublions pas qu'au moment où paraît le *Traité,* les deux pays sont en guerre depuis sept ans déjà et que Bonaparte vient de renverser la Première République et de vaincre la deuxième coalition, isolant ainsi la Grande-Bretagne. C'est donc, pensons-nous, un jugement en partie politique que porte le critique anonyme dans son compte rendu très détaillé du *Traité* paru en 1803 dans *Edinburgh Review or Critical Journal*[69]. La France, selon lui, est « un vaste Bicêtre », le traitement médical proposé par Pinel comporte « peu de précision ou de nouveauté », et quant à la fameuse histoire du suicide avorté d'un homme attaqué par des voleurs, « notre auteur donne des détails minutieux [...] que n'importe quelle vieille femme d'intelligence moyenne aurait pu donner[70] ».

Une fois les passions politiques apaisées, les esprits se calment, surtout après la déroute française à Waterloo, et, à la mort de Pinel, *The Lancet* publie sur lui un long article, qui est la traduction d'une notice parue dans la presse française[71].

---

66. Bibliographie de PINEL, 1800, Traductions.
67. ALLEN et POSTEL, 1992. Voir Bibliographie de PINEL, 1797.
68. Une critique détaillée est en cours.
69. 1803, 2, pp. 260-272.
70. *Loc. cit.*, pp. 167, 171.
71. *The Lancet,* 1827, *12,* pp. 262-264, traduit d'une « Notice », *Arch Gén Méd,* 1827, *13,* pp. 623-628.

L'image de Pinel dans la littérature médicale britannique se fige après la traduction du docteur Davis en 1806 et, surtout, après la publication de *Description of the Retreat at York* de Samuel Tuke en 1813. Pinel est regardé dans le monde anglo-saxon comme le Tuke anglais. Cependant, ni Samuel Tuke ni son grand-père William (le fondateur de la Retraite) n'étant médecin, Pinel apparaît simplement comme un administrateur d'asile. La littérature britannique (et américaine) parle surtout de l'institution où l'on isole les malades de l'esprit, d'un environnement confortable et strictement surveillé, de la valeur thérapeutique du travail, du traitement médical et du traitement moral. Le professeur Pinel, nosographe et clinicien, a disparu. Ici le mot « moral », exprimant dans le français de l'époque ce que le mot « psychique » exprime aujourd'hui (on oppose alors le « physique » au « moral », sans émettre pour cela de jugement éthique), subit en passant dans le vocabulaire anglais une métamorphose qui en fait un concept lourd de moralité et de jugements de valeur. Michel Foucault a très bien vu ce qui oppose Pinel et Tuke quant au rôle joué par la religion dans les asiles administrés respectivement par ces deux fondateurs [72]. Mais dans la version anglo-saxonne cette opposition disparaît, et l'asile adopte uniformément une ambiance moralisatrice et religieuse.

L'attitude envers la France est bien plus chaleureuse en Écosse qu'en Angleterre, grâce surtout aux initiatives du Dr Andrew Duncan (1744-1828). À l'instar de Pinel, Duncan prend conscience de la gravité de la maladie à l'occasion de la mort violente, en 1774, d'un jeune poète doué, Robert Ferguson. Duncan visite Paris où il rencontre Pinel, devient ensuite professeur de médecine à Édimbourg (1790) et président du Royal College of Physicians. Il lance alors un appel pour construire le premier asile d'aliénés à Édimbourg, mais ce n'est qu'en 1813 que le Royal Edinburgh Asylum ouvre ses portes. Un siècle plus tard, on placera un buste de Pinel dans une aile de cet hôpital [73].

Aux jeunes États-Unis d'Amérique, l'étude et la thérapie des maladies de l'esprit attirent l'attention d'un médecin

---

72. Foucault, 1961, chap. 8, « La naissance de l'asile ».
73. Henderson, 1964.

aussi prestigieux que Reil en Allemagne ou Pinel en France. Il s'agit de Benjamin Rush de Philadelphie (1745-1813)[74], signataire de la déclaration d'indépendance des États-Unis, diplômé d'Édimbourg où il est l'élève de Cullen. Rush devient professeur de médecine à la nouvelle université de Pennsylvanie, enseigne également à l'hôpital de Philadelphie, et publie *Medical Inquiries and Observations upon the Diseases of the Mind*[75]. Rush n'a pas d'idées originales sur ce sujet, il emprunte les vues des Écossais sur la psychologie des facultés, celles de Cullen sur la nosologie, celles de Pinel sur l'importance des histoires de malades et sur le traitement moral. Mais Rush a le grand mérite, ce faisant, d'être le « père » de la psychiatrie dans son pays. C'est dans son livre de 1812 que les médecins américains rencontrent la pensée française sur l'aliénation mentale – à moins qu'ils en aient déjà pris connaissance par le catalogue d'un libraire de New York où figure, dès 1810, la traduction par D.D. Davis du *Treatise on insanity* de Pinel.

Il faut signaler aussi que dès 1803, le périodique américain *Medical Repository* (qui paraît à New York depuis 1797) publie une rubrique de « Nouvelles médicales et philosophiques nationales et étrangères ». Il tient ses lecteurs au courant du grand rapport de Pinel à l'Académie des sciences en 1807. Mais c'est le compte rendu du livre de Benjamin Rush en 1813 qui illustre le mieux l'attitude générale du milieu médical de la jeune Amérique envers un penseur français du vieux continent. Le critique anonyme ne connaît que la version anglaise du *Traité* de Pinel et il pense que

> Pinel en France, et Rush en Amérique confirment pour toujours le triomphe [...] de la médecine sur toutes sortes de maladies de l'esprit.

Aux yeux du critique cependant, l'œuvre de Pinel souffre de ce que « ses vues métaphysiques » sont très limitées (il n'est pas aussi pieux que Rush), et de ce que ses remèdes

74. Né la même année que Pinel, mort la même année que Reil.

75. Rush, 1830, 1981. Voir aussi Shryock, 1944 ; Wittels, 1946 ; Schneck, 1962 ; Carslon et Simpson, 1964 ; Holmes, 1967 ; Kahn, 1967 ; Noel et Carlson, 1973 ; Warner, 1985, 1998.

médicaux sont insuffisants (il ne pratique pas la saignée, dont Rush abuse) : « Il restait beaucoup à faire après Pinel, et c'est notre concitoyen qui a accompli ce travail[76]. »

Les Américains découvrent l'asile qui est, chez eux, l'hôpital payant pour malades de l'esprit[77]. Une génération plus tard, le nombre de ces malades s'est accru de façon alarmante et les États de la côte Est des États-Unis ont construit seize asiles départementaux. Les surintendants de ces institutions forment une association nationale et fondent un périodique, *The American Journal of Insanity*[78]. L'État de New York est fier du nouvel asile départemental situé à Utica et c'est là que, le 11 avril 1846, on célèbre les 101 ans de Philippe Pinel. La *Gazette* d'Utica, qui publie les détails de cette commémoration, assure que

> cet hommage est organisé sur la proposition des malades, avec l'approbation du docteur Amariah Brigham [le surintendant], pour déclarer leur profonde révérence pour la personnalité et la mémoire de ce grand ami de l'humanité, et leur gratitude pour les bienfaits qui résultent pour eux [...] de son dévouement et de ses efforts dans cette grande cause.

Dans leur chapelle décorée des drapeaux de la France et des États-Unis, un malade fait l'éloge de Pinel et l'on récite des poèmes adressés au « divin Pinel », l'assurant que, sous les cieux occidentaux, au pays de la liberté, des cœurs reconnaissants se souviennent de lui[79].

Notre tour d'horizon des pays occidentaux pendant la première moitié du XIXe siècle atteste donc que le Pinel du mythe fabriqué par Scipion et Esquirol et le souvenir du « geste » de Bicêtre sont l'image du fondateur qui prévaut dans la presse médicale internationale et auprès du grand public. Autre élément qui joue concernant la diffusion du savoir dans cette nouvelle spécialité médicale comme dans d'autres, ce sont les difficultés d'entente et de compréhension au-delà des frontières nationales : l'ancien espéranto scientifique, le latin, est

76. *Med Repository*, 1813, 16, pp. 146, 155-156.
77. ROTHMAN, 1971, 1990.
78. GROB, 1994, chap. 2, « Inventing the asylum ».
79. *Am J Insanity*, 1846, *3*, pp. 78-87 ; CARSLON, 1956.

mort, et les publications professionnelles en diverses langues se multiplient car chaque pays a maintenant sa presse périodique nationale, que ce soient les *Annales médico-psychologiques* (1843), *Allgemeine Zeitschrift für Psychiatrie* (1844), *Journal of Mental Science* (1854) ou *American Journal of Insanity* (1844). Partout, la connaissance des langues étrangères reste l'exception et les traductions coûtent cher. Ainsi les contacts internationaux entre spécialistes s'avèrent difficiles[80].

L'œuvre de Pinel vue de l'étranger illustre bien à quel point la culture indigène, les idées préalables établies, les préjugés nationaux et l'incompréhension des langues influent sur la propagation internationale véridique des idées. Dans cette situation, la signification symbolique l'emporte sur un examen détaillé des vérités historiques. On utilise un langage allégorique où Pinel incarne la révolution démocratique qui a libéré les aliénés injustement emprisonnés. De beaucoup de points de vue, nous restons enfermés dans une Tour de Babel.

---

80. Il est regrettable que John Harley Warner n'ait pas étendu à la psychiatre sa remarquable étude sur les jeunes médecins américains venus à Paris pour s'instruire pendant la première moitié du XIXe siècle. Il aurait pu nous renseigner sur leurs visites à la Salpêtrière, à Bicêtre et à Charenton. Cf. WARNER, 1998.

CONCLUSION

Mission accomplie ou mission impossible ?

Penser la médecine de la Révolution et de l'Empire nous a amenés à repenser Pinel. Il fallait d'abord écarter le mythe du briseur de chaînes, car c'est une erreur que de réduire Pinel au philanthrope de la légende. Il faut plutôt voir en lui le médecin généraliste qui élargit le champ d'action de ses collègues, amenant la médecine à soigner la maladie mentale ; le chercheur qui approfondit nos connaissances sur la structure des vertébrés ; le professeur qui guide toute une génération de jeunes médecins grâce à son enseignement théorique et clinique ; l'écrivain qui propose une nouvelle définition de la manie conçue comme maladie guérissable ; le médecin qui met au service des pauvres une vie de médecin-en-chef à la Salpêtrière.

Il y a deux siècles, Pinel est au sommet de sa carrière, à la tête d'une école révolutionnaire de médecine qui repense l'enseignement, la clinique et l'aspect psychologique de la maladie humaine. Pinel participe à ce renouveau comme professeur, comme clinicien, comme aliéniste et comme médecin-en-chef, mais surtout en vertu de son observation consciencieuse des individus malades, de sa compréhension de l'histoire de la maladie, de son approche compatissante des patients alités et de sa vie austère à la Salpêtrière – hospice qui lui fournit le logement, son cabinet de travail et ses salles de clinique. Sa vie à Paris s'inscrit dans un triangle formé par cet hospice, par la Faculté de médecine, et par l'Académie des sciences. Il se veut serviteur de la chose publique et médecin du peuple. Il meurt pauvre.

Avant qu'il ne trouve sa voie professionnelle à cinquante ans, aucune activité ne semble longtemps le satisfaire. En revanche, au moment où la fortune lui sourit, il saisit sa chance avec un élan étonnant : en juin 1795, quand la chaire de médecine interne est subitement vacante, Pinel, professeur adjoint de physique médicale, demande sa mutation à cette chaire : d'où lui vient l'assurance qu'il saura maîtriser et enseigner ces vastes connaissances ?

Toute sa vie antérieure a dû lui apparaître comme une préparation à ce moment : la logique du théologien et la rigueur du mathématicien l'aident à construire sa nosographie ; son travail sur la classification des animaux l'amène à une hiérarchie des maladies humaines ; son expérience de journaliste et son sens de la réceptivité du public l'aident à rédiger des textes qui seront bien accueillis. En cinq ans, entre 1798 et 1802, il publie ses trois livres. Une fois sa carrière lancée et ses livres publiés, Pinel ne déviera plus de son argument théorique ni de ses définitions, ni de son vocabulaire médical spécialisé. La longue période d'hésitation et de préparation est terminée. Pinel proclame son message.

La publication de son œuvre entre 1798 et 1802 place Pinel à la charnière de deux époques : en histoire naturelle, entre Linné et Buffon d'une part, et Cuvier et Lamarck de l'autre ; en mathématiques, entre Borelli et Laplace ; en médecine, entre Morgagni et Magendie ; en philosophie, entre Kant et Hegel, comme Gladys Swain l'a si bien expliqué [1]. La *Nosographie philosophique ou La méthode de l'analyse appliquée à la médecine* parle le langage des Lumières : la maladie est un phénomène naturel soumis aux lois de la nature – mais également déterminé, ajoute Pinel, par l'histoire individuelle de chaque patient. Un médecin observateur cultivé qui analyse les symptômes du malade arrivera à un diagnostic lui permettant de placer la maladie qu'il observe dans un cadre nosologique. Inspiré par Cullen, Pinel reste toute sa vie un nosologiste convaincu, adoptant notamment la classe des « névroses » créée par le médecin écossais. Pinel donne à

1. SWAIN, « De Kant à Hegel », voir GAUCHET, 1994.

l'ordre des « névroses des fonctions cérébrales » une importance toute nouvelle, notamment à la manie qu'il interprète comme une maladie mentale aux visages multiples, guérissable si elle est traitée par un médecin habile, surtout si les patients sont jeunes.

Dix ans après avoir traduit Cullen, Pinel, médecin-en-chef de la Salpêtrière, applique ses dons d'observateur et de soignant à une vaste population de femmes malades. Il arrive à ce poste avec un bagage clinique bien mince et partage l'expérience de ses étudiants au chevet du malade. Il tisse ainsi un lien rare entre débutants tout jeunes et un maître en pleine maturité, ce qui contribue à sa popularité extraordinaire. À mesure que Pinel découvre cette population de femmes pauvres hospitalisées, qu'il traite leurs maux physiques et psychologiques, il développe un nouveau regard : il voit les patients âgés comme un groupe particulier de malades qui requiert une médecine spécialisée, gériatrique.

Du point de vue de la méthodologie, cette popularité est fondée sur la nosologie et sur l'enseignement clinique. C'est donc doublement une méthodologie des Lumières. Nous avons longuement expliqué les ajustements des six éditions de la *Nosographie philosophique* entre 1798 et 1818, mais aussi le refus de l'auteur de réviser sa théorie des fièvres essentielles et des maladies classifiées à la manière des plantes. Cette rigidité lui a fait du tort, car elle marque Pinel comme un nosologiste du XVIIIe siècle, fermé aux idées nouvelles. Elle met en sourdine l'entente entre maître et élèves, ces élèves qui reconnaissent lui devoir leur méthode de l'analyse et l'art du diagnostic différentiel. Il leur a enseigné l'attention concentrée sur la personne malade sans l'encombrement de théories préalablement établies et une ouverture d'esprit envers les maladies mentales. Mais les étudiants savent également qu'une nouvelle médecine vient de naître, que l'enseignement anatomo-pathologique de l'École de Paris enrichit leurs compétences et les engage à suivre une méthode scientifique bien différente de celle du vieux maître.

Peu intéressé par le cadavre, Pinel avait au contraire lié la nosologie à la clinique du malade vivant, parsemant la *Nosographie philosophique* d'histoires de maladies qu'il venait lui-même d'observer. Et, pour souligner le lien entre classification et pratique de la médecine, il avait publié trois éditions successives de *La médecine clinique rendue plus précise et plus exacte par l'application de l'analyse, ou Recueil et résultat d'observations sur les maladies aiguës, faites à la Salpêtrière.* Peut-on, au chevet du malade, se passer de notions nosologiques préétablies et faire l'« application de l'analyse » aux seules « observations sur les maladies aiguës » ? Les jeunes médecins du XIXe siècle semblent le croire. Pinel lui-même n'avait-il pas enseigné qu'en cas de conflit entre théorie et pratique ce sont les observations au lit des malades qui offrent les données les plus valables ?

Mais l'enseignement anatomo-clinique à l'École de Paris va plus loin et pose plusieurs questions : l'examen de toute une série de patients souffrant de maladies semblables aide-t-il à la compréhension de la maladie ? L'ouverture des corps et l'étude des lésions cadavériques permettent-elles d'établir une corrélation entre constatations *post mortem* et observations cliniques sur le malade vivant ? Pinel n'approfondit pas ces questions bien que l'ouverture des corps se fasse assez régulièrement dans le cas des malades décédées à la Salpêtrière. Dès 1800, Pinel avait pris irrévocablement position, quand il disséquait des cerveaux, cherchant le siège de la maladie : n'ayant pas trouvé la folie dans le cerveau, il restait sceptique à l'égard de l'anatomie pathologique.

Cette divergence de vues entre Pinel et la jeune génération médicale du début du XIXe siècle amène les élèves et le public à méconnaître en lui le novateur. Parmi ses innovations qui semblent restées inconnues, mentionnons sa pensée originale en anatomie comparée, sa confiance dans le raisonnement « numérique », c'est-à-dire statistique, son introduction de la vaccine en France, la transformation de la Salpêtrière en un lieu de soins et de recherches, et la création d'une médecine gériatrique dans cet hospice. Nous avons insisté sur ces aspects méconnus de l'œuvre de Pinel. N'est-il pas étonnant qu'un Jean Martin Charcot, « maître » de la Salpêtrière à la fin du XXe siècle, ne paraisse pas se rendre compte qu'il travaille dans l'hôpital de Pinel ?

Ajoutons que la présentation à l'Académie des sciences en 1807 des résultats de la grande expérience à la Salpêtrière ne suscite pas l'intérêt qu'elle aurait mérité. C'est pourtant dans « Résultats d'observations et construction des tables » que Pinel indique le plus clairement à quel point il se rend compte du problème écrasant que présentent les soins pour les malades mentaux à la charge du gouvernement, une fois les fous reconnus comme malades. Pinel explique en 1809 comment il propose de faire face à l'encombrement de l'asile qu'il prévoit, et c'est là qu'il donne les détails de la « Police intérieure et règles à suivre dans les établissements consacrés aux aliénés » – chapitre 4 de la deuxième édition du *Traité médico-philosophique sur l'aliénation mentale ou la manie.* Malheureusement, il se perd dans les chiffres et dans le calcul des probabilités de guérisons [2].

Le problème de l'asile prendra une importance centrale dans les discussions sur l'aliénation mentale dans les années 1820-1830 car, alertés par Pinel, le gouvernement et la société sentent l'obligation de s'occuper du sort des pauvres, malades de l'esprit. La contribution de Pinel à ce problème concerne « la pratique de l'esprit humain », suivant l'expression si bien choisie par Gauchet et Swain. Envers les malades qui lui paraissent curables, ceux qui suscitent surtout la sollicitude de Pinel, il conseille d'appliquer le « traitement moral ». Nous avons dit que Pinel ne définit pas clairement ce traitement. En revanche il en établit fermement le principe. Ce principe, c'est que le bien-être et les droits des malades doivent être la préoccupation centrale du médecin. Une fois ce principe établi, on peut en inférer tous les détails : le degré de liberté à octroyer ou de fermeté à opposer, le travail à proposer, les visites à autoriser. Ces détails découlent du principe central. Cette sollicitude du médecin rend les malades conscients du fait qu'ils sont en convalescence, qu'il est en leur pouvoir éventuellement de sortir de l'asile. Le « traitement moral » n'a donc rien de révolutionnaire, mais l'on n'avait jamais appliqué de tels principes aux malades de l'esprit pauvres, dans un hospice public. Le principe du traitement moral est valable pour tous les malades de tous les temps, et c'est ainsi que le message de Pinel, qui est un message moral, est à l'origine de sa réputation mondiale.

2. Pinel, 1807, et Lewis, 1955.

La pensée de Pinel vise les malades hospitalisés, donc les malades pauvres – autant dire que les conditions socio-économiques et des considérations politiques fournissent des thèmes sous-jacents, omniprésents dans sa carrière de médecin-en-chef. Qu'il s'agisse de ses relations avec le Conseil des hôpitaux, de la formation d'un personnel soignant laïque, ou – sujet de suprême importance – de l'avenir de l'asile, les nombreux changements de régime lui demandent des accommodements répétés. Pinel a beau prétendre mépriser la politique, vivre en médecin qui sert ses malades et en clerc qui révise ses livres, il ne peut pas imposer une telle neutralité aux gouvernements qui se succèdent, de l'Ancien Régime à la Restauration. Malheureusement pour Pinel, les hommes politiques qui entourent Louis XVIII et Charles X voient en lui un médecin qui doit sa carrière à la Convention et à Bonaparte, et dont l'attachement à la religion catholique est douteux.

Ainsi le changement de climat politique et religieux en 1815 pousse le gouvernement à mettre à l'écart les hommes de la Révolution et de l'Empire. Le fait que l'héritier de Pinel, Dominique Esquirol, soit depuis longtemps royaliste, favorise son ascension aux dépens de son maître. À part le conflit de générations qui oppose ces deux médecins, de sérieuses divergences d'opinions les séparent du point de vue professionnel. Ainsi Esquirol, le premier psychiatre français, sera le champion de l'asile indépendant, Charenton, loin de l'hôpital où les médecins soignent tous les autres malades. Habile politique, il aura gain de cause et en 1838 une loi nationale consacre le nouveau régime des aliénés en France.

Pinel, en revanche, crée le modèle de *l'hôpital dans l'hospice,* comme l'écrit Esquirol[3]. Il préférait voir les malades de l'esprit logés dans une section d'un hôpital général. Un seul médecin-en-chef est ainsi responsable des soins physiques et psychiques des malades, et cet arrangement facilite les transferts entre l'asile et l'infirmerie. Cet arrangement symbolise la vision de Pinel d'une psychiatrie *dans* la médecine, comme disait Henri Ey qui, nous l'avons dit, se proposait d'écrire

3. ESQUIROL, 1819 (a), p. 12.

un livre « qui sera tout naturellement appelé "Histoire de la psychiatrie dans l'histoire de la médecine"[4] ». Pinel avait d'ailleurs refusé la direction de Charenton, car on n'avait pu le décider, observe Esquirol, « à quitter ses pauvres et ses élèves[5] ».

Ainsi, « penser Pinel » nous amène à voir en lui un remarquable médecin – chercheur, enseignant, écrivain et soignant – personnalité bien plus riche et plus complexe que celle du philanthrope libérateur des aliénés. Nous trouvons un jeune homme studieux qui rompt avec la tradition catholique – comme beaucoup de ses contemporains – mais seulement après avoir sérieusement considéré une carrière théologique ; un habile mathématicien et zoologiste qui siège à l'Académie des sciences ; un professeur timide et bègue qui instruit des centaines d'étudiants attentifs et qui, dans son enseignement clinique, forme toute une génération de bons médecins ; un nosologiste auteur d'un livre couronné par le gouvernement comme texte élémentaire remarquable bien qu'il proclame une fausse théorie des fièvres essentielles ; un médecin qui ose parler avec émotion des qualités morales des aliénés ; un auteur à renommée internationale ; le créateur de l'asile comme lieu de guérison ; un père indifférent et un vieillard négligé dont on honore une image d'Épinal.

« Penser Pinel » nous aide à mieux comprendre de multiples détails de l'histoire de la médecine en France au XVIIIe siècle : le puissant levier qu'est la Société royale de médecine qui choisit des sujets de prix capables d'inspirer de jeunes penseurs isolés mais talentueux ; l'influence de la pensée britannique et allemande sur la médecine française des Lumières ; le monde du journalisme médical et des encyclopédies et leur impact sur la profession médicale ; la difficile transition de l'hôpital d'un lieu d'hébergement à un centre de soins ; la part des étudiants dans l'évolution d'un professeur lors de leur découverte de la clinique ; la part de milliers de femmes malades dans l'éveil de la sensibilité d'un médecin et de centaines de femmes âgées dans la création de la médecine gériatrique.

4. EY, 1971, p. 244 ; GARRABÉ, 1997, chap. 8.
5. ESQUIROL, 1818, p. 52.

Pinel appartient au XVIIIe siècle en tant que nosologiste à la manière de Sydenham, et en tant que clinicien, disciple d'Hippocrate. Mais il parle également le langage universel des Lumières en soulignant la dignité des malades de l'esprit et leur droit à l'égalité des soins et au degré de liberté que leur état leur permet d'exercer. En réclamant les Droits de l'Homme pour les malades de l'esprit, Pinel parle le langage de Jefferson et de la Déclaration de 1789, également valable pour l'avenir. Il enrichit ainsi le sens de ces convictions des Lumières, démontrant qu'il est un excellent médecin : c'est le portrait que nous avons voulu tracer.

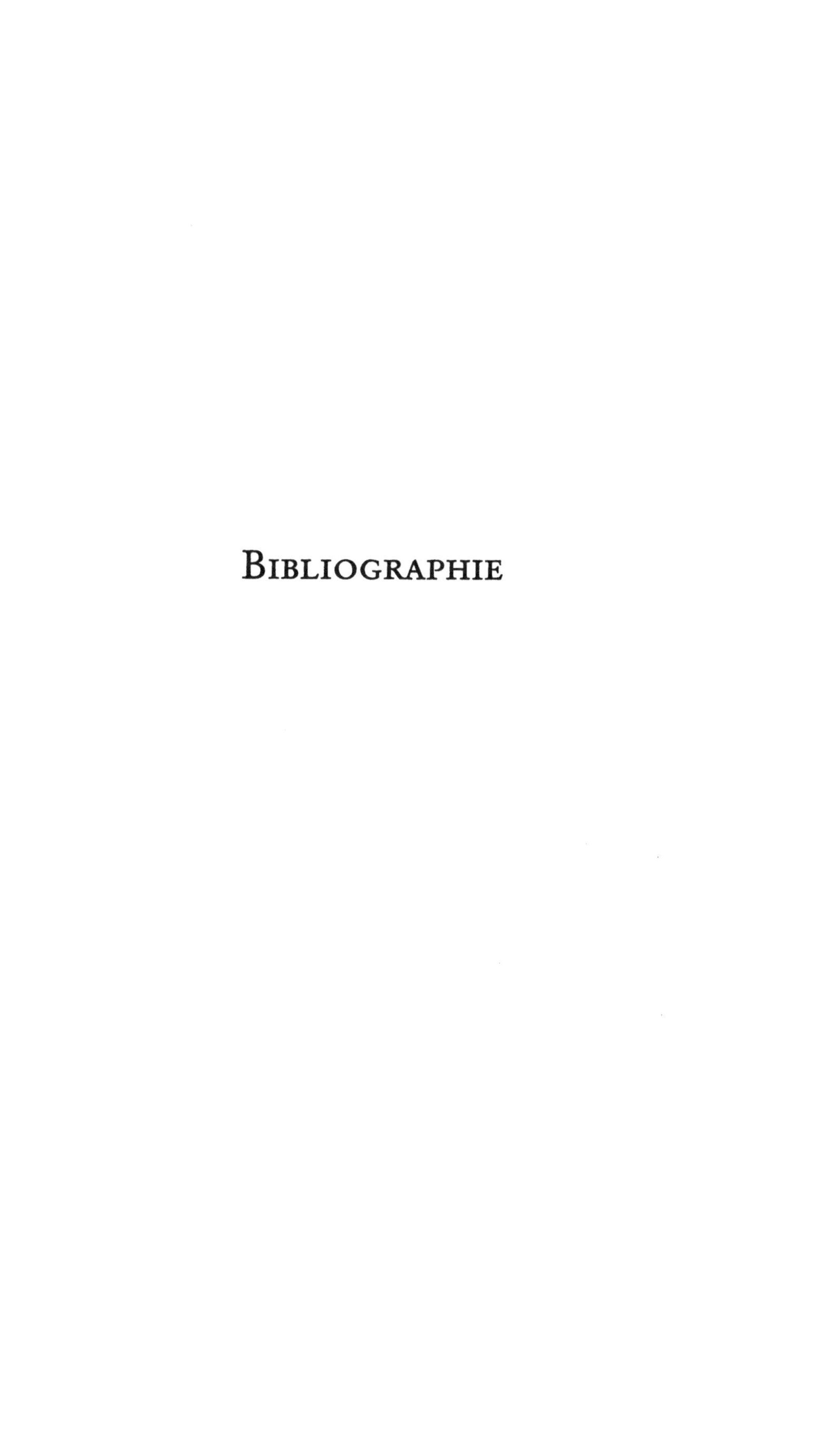

Bibliographie

Abréviations

AAPHP	Archives de l'assistance publique, Hôpitaux de Paris
Act Not	Actes notariaux
AD	Archives départementales
AH	Archives hospitalières
AM	Archives municipales
AN	Archives nationales
AN AP	Archives nationales, Archives privées
Assist Publ	Voir Tuetey
Bib Acad Med	Bibliothèque de l'Académie de médecine, Paris
Bib Hist Paris	Bibliothèque historique de la Ville de Paris
Bib Mun	Bibliothèque municipale
Bib Nat	Bibliothèque nationale, Paris
BIUM	Bibliothèque interuniversitaire de médecine, Paris
Bloch et Tuetey (réd.), *PVR*	*Procès-verbaux et rapports du comité de mendicité de la Constituante, 1790-1791,* Camille Bloch et Alexandre Tuetey, Imprimerie nationale, Paris, 1911
CGAHHCP	Conseil général administratif des hôpitaux et hospices civils de Paris
Dict Sci Med	*Dictionnaire des sciences médicales*
EMM	*Encyclopédie méthodique. Médecine*
Pinel, *Méd Clin* I	*La médecine clinique rendue plus précise et plus exacte par l'application de l'analyse*; ou *Recueil et résultat d'observations sur les maladies aiguës, faites à la Salpêtrière,* 1re édition, 1802
Pinel, *Méd Clin* II	2e édition, 1804
Pinel, *Méd Clin* III	3e édition, 1815
Pinel, *Noso Phil* I	*Nosographie philosophique* ou *Méthode de l'analyse appliquée à la médecine,* 1re édition, 1798, 2 vol.
Pinel, *Noso Phil* II	2e édition, 1802-1803, 3 vol.
Pinel, *Noso Phil* III	3e édition, 1807
Pinel, *Noso Phil* IV	4e édition, 1810

PINEL, *Noso Phil* V	5e édition, 1813
PINEL, *Noso Phil* VI	6e édition, 1818
PINEL, *TMP* I	*Traité médico-philosophique de l'aliénation mentale ou la manie*, 1re édition, 1800
PINEL, *TMP* II	*Traité médico-philosophique de l'aliénation mentale*, 2e édition, 1809
PV	Procès-verbal, Procès-verbaux
PVR	Voir Bloch et Tuetey.
TUETEY, *Assist Publ*	*L'assistance publique à Paris pendant la Révolution*, 4 vol., Alexandre Tuetey (réd.), Imprimerie nationale, Paris, 1895-1897

PÉRIODIQUES CITÉS

Acta Belg Hist Med: Acta Belgica Historiae Medicinae
Acta Med Hist Patav: Acta mediche historiae pataviana
Actas Luso-Esp Neurol Psychiat: Actas luso-españolas de neurología y psiquiatría
Actes Soc Med Bruxelles: Actes de la Société de médecine de Bruxelles
AHPML: Annales d'hygiène publique et de médecine légale
Allg Z Psychiat: Allgemeine Zeitschrift der Psychiatrie
Am J Insanity: American Journal of Insanity
Am J Psychiat: American Journal of Psychiatry
Ann Med: Annals of Medicine
Ann Demogr Hist: Annales de démographie historique
Ann Franz Arzney Wund: Annalen der französischen Arzneykunde und Wundarzney
Ann Med Hist: Annals of Medical History
Ann Med Psychol: Annales médico-psychologiques (Paris)
Ann Therap Psychiat: Annales de thérapeutique psychiatrique
Arch Europ Sociol: Archives of European Sociology
Arch Gen Med: Archives générales de médecine
Arch Gen Psychiat: Archives of General Psychiatry
Asclepio: Archivo iberoamericano de historia de la medicina y antropología medica
Arch Intern Med: Archives of Internal Medicine
Arch Internat Hist Sci: Archives internationales d'histoire des sciences
Arch Internat Neurol: Archives internationales de neurologie
Arch Neurobiol: Archives de neurobiologie
Arch Sci: Archives des sciences (Genève)
Brit J Psychiat: British Journal of Psychiatry
Bull Acad Nat Med: Bulletin de l'Académie nationale de médecine
Bull Fac Med Paris: Bulletin de la Faculté de médecine de Paris et de la Société établie dans son sein
Bull Hist Med: Bulletin of the History of Medicine
Bull Isaac Ray Med Lib: Bulletin of the Isaac Ray Medical Library
Bull Mem Soc Anthrop: Bulletin et mémoires de la Société d'anthropologie de Paris
Bull Menninger Clin: Bulletin of the Menninger Clinic
Bull Sci Soc Philomat: Bulletin des sciences par la Société philomatique de Paris
Bull Soc Chambéry: Bulletin de la société des amis du vieux Chambéry
Bull Soc Fr Hist Hop: Bulletin de la société française d'histoire des hôpitaux

Bull Soc Hist Paris: Bulletin de la Société Historique de Paris et de l'Île-de-France
Bull Soc Med Ment Belg: Bulletin de la société de médecine mentale de Belgique
Bull Soc Philomat: Bulletin de la société philomatique
Bull Soc Psy Marseille: Bulletin de la société de psychiatrie de Marseille et du sud-est méditerranéen
Chron Med: Chronique médicale
Clio Med: Clio medica
Compar Stud Soc Hist: Comparative Studies in Social History
CR Acad Sci: Comptes rendus et rapports de l'Académie des sciences (Paris)
Conc Med: Concours médical
Cuad Hist Med Esp: Cuadernos de historia de la medicina española
Dec Phil: Décade philosophique littéraire et politique
Edinburgh Philos Mag: Edinburgh Philosophical Magazine
Edinburgh Rev or Crit J: Edinburgh Review or Critical Journal
Esprit J: Esprit des journaux
Estud Hist Soc: Estudios de historia social
Evol Psychiatr: Évolution psychiatrique (Paris)
Fort Neurol Psychiat: Fortschritte der Neurologie Psychiatrie
Fr Med: France médicale
Fr Hist Stud: French Historical Studies
Gaz Arch: Gazette des archives
Gaz Hop: Gazette des hôpitaux
Giorn Psich Neuropatol: Giornale di psichiatría e di neuropatología
Giorn Stor Psicol Dinam: Giornale storico di psicología dinamica
Gaz Med Fr: Gazette médicale de France
Gaz Med Paris: Gazette médicale de Paris
Gaz Santé: Gazette de santé
Hist Med: Histoire de la médecine
Hist Mem Soc Roy Med: Histoire et Mémoires de la Société royale de médecine
Hist Nat: Histoire et nature
Hist Phil Life Sci: History and Philosophy of the Life Sciences
Hist Psychiat: History of Psychiatry
Hist Sci: History of Science
Hist Sci Med: Histoire des sciences médicales (Paris)
Hop Aide Soc: Hôpital et aide sociale
Hop Paris: L'Hôpital à Paris
Inform Psychiatr: Information psychiatrique (Paris)
J Ausländ Med Lit: Journal der ausländischen medizinischen Literatur
J Canad Med Ass: Journal of the Canadian Medical Association
J Compl Dict Sci Med: Journal complémentaire du Dictionnaire des sciences médicales
J Contemp Hist: Journal of Contemporary History
J Débats: Journal des débats
J Gen Med: Journal général de médecine
J Gratuit: Journal gratuit
J Hist Behav Sci: Journal of the History of the Behavioral Sciences
J Hist Biol: Journal of the History of Biology
J Hist Ideas: Journal of the History of Ideas
J Hist Med: Journal of the History of Medicine and Allied Sciences
J Med Chir Pharm: Journal de médecine, chirurgie et pharmacie (Paris)

J Ment Sci: Journal of Mental Science
J Mod Hist: Journal of Modern History
J Nerv Ment Dis: Journal of Nervous and Mental Diseases
J Paris: Journal de Paris
J Phys: Journal de Physique
J Soc Hist: Journal of Social History
J Univ Sci Med: Journal universel des sciences médicales
Lancet: The Lancet
L Med Surg Pharm Rep: London Medical Surgical Pharmacological Repertory
Mag Encycl: Magasin encyclopédique
Mag Litt: Magasin littéraire
Med Ecl Sci: La médecine éclairée par les sciences physiques
Med Esp: Medicina española
Med Fr: Médecine de France
Med Hist: Medical History
Med Rep: Medical Repository
Mem Acad Med: Mémoires de l'Académie de médecine de Paris
Mem Acad Sci Toulouse: Memoires de l'Académie des sciences inscriptions et belles lettres deToulouse
Mem Fed Soc Hist: Mémoires de la Fédération des sociétés de l'histoire de Paris et de l'Île-de-France
Med Nation Z: Medizinische National-Zeitung für Deutschland und die mit selbigem zunächst verbundenen Staaten
Mem Soc Med Emul: Mémoires de la société médicale d'émulation
Monspel Hippoc: Monspeliensis Hippocrates
Mnch Med Wochenschr: Muenchner medizinische Wochenschrift
N Y Med J: New York Medical Journal
Nurs Hist Rev: Nursing History Review
Pag Stor Med: Pagine di storia della medicina
Paris Med: Paris médical
Persp Psychiatr: Perspectives psychiatriques (Paris)
Proc R Soc Med: Proceedings of the Royal Society of Medicine
Prog Med: Progrès médical
Psychiat Fr: Psychiatrie française
Psychiat Neurol Wochenschr: Psychiatrisch-Neurologische Wochenschrift
Psychoanal Rev: Psychoanalytic Review
Psychol Med: Psychological Medicine
Quad Stor: Quaderni storici
Rec Litt Med Etr: Recueil périodique de la littérature médicale étrangère
Rev Anthropol: Revue anthropologique
Rev Canad Psychiat: Revue canadienne de psychiatrie
Rev Crim Psiquiat Med Legal: Revista de criminologia, psiquiatria y medicina legal
Rev Frenopat Esp: Revista frenopatica española (Barcelone)
Rev Hist: Revue historique
Rev Hist Dr Fr Etr: Revue d'histoire du droit français et étranger
Rev Hist Mod Contemp: Revue d'histoire moderne et contemporaine
Rev Hist Pharm: Revue d'histoire de la pharmacie (Paris)
Rev Hist Sci Appl: Revue d'histoire des sciences et de leurs applications (Paris)
Rev Hospit Fr: Revue hospitalière de France
Rev Internat Hist Psychiat: Revue internationale d'histoire de la psychiatrie et de la psychanalyse

Rev Internat Psychiat : Revue internationale de psychiatrie
Rev Med Fr Etr : Revue médicale française et étrangère et Journal de clinique de l'Hôtel-Dieu et la Charité de Paris
Rev Med S Rom : Revue médicale de la Suisse romande
Rev Metaphys Mor : Revue de métaphysique et de morale
Rev Phil Fr Etr : Revue philosophique de la France et de l'étranger
Rev Psychiat : Revue psychiatrique
Rev Sci : Revue scientifique
Rev Synt : Revue de synthèse
Rev Tarn : Revue du Tarn
Rev Therap : Revue thérapeutique
Riv Stor Med Nat : Rivista di storia medica e naturale
Riv Stor Crit Sci Med Nat : Rivista di storia critica delle scienze mediche e naturali
Schw Med Woch : Schweizerische Medizinische Wochenschrift
Sem Hop : Semaine des hôpitaux de Paris
Soc Hist : Social History
Soc Hist Med : Social History of Medicine
S Psych : Soins psychiatriques
Sudh Arch : Sudhoff's Archiv
Yale J Biol Med : Yale Journal of Biology and Medicine
Wien Med Wochenschr : Wiener Medizinische Wochenschrift
Z Gesamte Neurol Psychiat : Zeitschrift für Gesamte Neurologie und Psychiatrie
Z Psych Ärzt : Zeitschrift für psychische Ärzte

Bibliographie chronologique de Philippe Pinel

1777

Manuscrits

a) « Mémoire sur le talent qu'exige l'application des mathématiques au corps humain », *Mémoires de mathématique et de physique*, Société royale des sciences de Montpellier, 1, pp. 185-99 MS.

b) « Sur les courbes que décrivent les extrémités de nos membres dans leurs divers mouvements », MS D 176, n° 38, pp. 1-16, Archives départementales, Hérault, Montpellier (publié en 1803, q.v.).

1784

Gazette de santé

a) « Avertissement des nouveaux éditeurs », *Gazette de santé*, n° 4, pp. 13-16.

b) « Du magnétisme animal », *ibid.*, n° 7, pp. 17-20 ; n° 9, pp. 33-35 ; n° 11, pp. 41-42 ; n° 11, p. 43 ; n° 16, pp. 61-64 ; n° 17, pp. 65-68.

c) « Rapport des commissaires de la Société royale de médecine », *ibid.*, n° 19, pp. 73-76 ; n° 20, pp. 78-80 ; n° 24, pp. 93-95 ; n° 26, pp. 102-104.

d) « Rapport de l'un des commissaires chargés par le Roi de l'examen du magnétisme animal », *ibid.*, n° 27, pp. 107-108.

e) « Réponse de M. Deslon », *ibid.*, n° 31, p. 124 ; n° 45, pp. 179-80 ; n° 46, p. 183 ; n° 51, p. 202.

f) « Avis... relatif aux observations », n° 35, p. 144.

g) « Doutes d'un provincial », *ibid.*, n° 52, pp. 206-207.

h) « Charlatanisme », *ibid.*, n° 13, pp. 49-51 ; n° 14, pp. 53-55.

i) « Hygiène », *ibid.*, n° 23, pp. 89-90 ; n° 29, pp. 113-14 ; n° 31, pp. 121-22 (signés : « par un abonné ») ; n° 36, pp. 141-42 ; n° 46, pp. 181-82 ; n° 52, 205-206 (signés : « par M.P. docteur en médecine »).

1785

Gazette de santé

a) « Disputatio medica de mania, de David Stuart », *Gazette de santé*, n° 3, pp. 10-12.

b) « Du magnétisme animal », *ibid.*, n° 3, p. 12.

c) « Hygiène », *ibid.*, n° 5, pp. 17-18 ; n° 30, pp. 117-18 ; n° 32, pp. 125-26 ; n° 50, pp. 199-200.

d) « Observations communiquées par M. Regis Rey de Cazillac », *ibid.*, n° 22, pp. 85-86.

e) Compte rendu de Pierre Sue, *Anecdotes historiques, littéraires et critiques sur la médecine, la chirurgie et la pharmacie*, 2 vol., n.p., Amsterdam, 1785.

f) « Les mélancoliques ont à craindre l'approche de l'hiver », *ibid.*, n° 43, pp. 171-72.

g) Compte rendu de la traduction, par Bosquillon, des *Institutions de médecine pratique* de Cullen, *ibid.*, n° 43, pp. 169-70.

Traduction

g) William Cullen, *Institutions de médecine pratique,* traduites dans la quatrième et dernière édition de l'ouvrage anglais de M. Cullen, Professeur de médecine pratique à l'Université d'Édimbourg, etc., Premier médecin du roi pour l'Écosse, Paris, Duplain, 1785, 2 vol. Traduction de Ph. Pinel.

1786

Gazette de santé

a) « Remarques sur le régime végétal ou Pythagorique », *Gazette de santé,* n° 9, pp. 33-34.

b) « Observations sur une mélancolie nerveuse dégénérée en manie », *ibid.,* n° 9, pp. 34-35.

c) « Remarques sur les effets physiques que produisent certaines affections morales, telles que la crainte et la tristesse souvent renouvelées », *ibid.,* n° 28, pp. 109-10.

d) « Lettre sur l'impotence », *ibid.,* n° 45, pp. 179-80.

1787

Journal de physique

a) « Sur l'application des mathématiques au corps humain », *Journal de physique,* 31, pp. 350-62. Le titre plutôt confus de cet article indique : « Extrait d'un mémoire lu à l'Académie des sciences en 1785 par M. Pinel, D.M. "Sur l'application des mathématiques au corps humain, et sur le mécanisme des luxations en général". » L'article se compose d'une introduction générale suivie de « Extrait d'un mémoire... sur le mécanisme des luxations de la clavicule » (pp. 353-54), « Sur le mécanisme de la luxation sternale de la clavicule » (pp. 355-58), « Sur le mécanisme de la luxation humérale ou scapulaire de la clavicule » (pp. 358-62). Les *Procès-verbaux* manuscrits du samedi 23 avril 1786 indiquent : «... M. Pinel lit un mémoire sur la luxation de la clavicule. Commissaires MM. Tenon et Portal », *ibid.,* 104, p. 69.

Gazette de santé

b) « Vues générales sur la rédaction de la *Gazette de santé* », *Gazette de santé,* n° 3, p. 9.

c) « *Le médecin philosophe* [ouvrage utile à tout citoyen, dans lequel on trouve une nouvelle manière de guérir, puisée dans les affections de l'âme et la gymnastique (1787) par Doppet] », *ibid.,* n° 4, pp. 13-14.

d) « *Observations on Insanity* [par Thomas Arnold] », *ibid.,* n° 5, pp. 17-18.

e) Compte rendu du vol. 2 de la traduction des *Éléments de médecine pratique* de Cullen par Bosquillon, *ibid.,* n° 11, p. 42.

f) « Hygiène [bains froids des enfants] », *ibid.,* n° 25, pp. 97-99 ; « L'usage ordinaire de tenir découverte la poitrine des enfants est-il salutaire ? », *ibid.,* n° 32, pp. 125-26.

g) « Médecine préservative : Observation sur l'extrême sensibilité des jeunes filles vers l'époque de la puberté », *ibid.,* n° 26, pp. 101-2.

h) Compte rendu de *History of the origins of medicine* par John Coakley Lettsom, *ibid.*, n° 26, pp. 101-2.

i) « Réponse du rédacteur à la lettre précédente [sur les songes] », *ibid.*, n° 30, pp. 117-18.

j) « Observation sur un genre particulier de perte spermatique compliquée d'une affection des poumons », *ibid.*, n° 40, pp. 157-59.

k) Compte rendu d'une traduction de *Treatise on the venereal disease* par John Hunter, *ibid.*, n° 44, p. 175.

l) Compte rendu d'une traduction de *Observations on the duties and offices of a physician* par John Gregory, *ibid.*, n° 48, pp. 189-90.

m) « Les accès de mélancolie ne sont-ils pas toujours plus fréquents et plus à craindre durant les premiers mois de l'hiver ? », *ibid.*, n° 50, pp. 201-2.

n) Compte rendu de *An account of the effects of swinging* par James Carmichael Smyth, *ibid.*, n° 51, pp. 205-6.

o) Extrait d'un « Mémoire lu à l'Académie des sciences, en 1786, par M. Pinel, D.M., sur un fœtus monstrueux », *ibid.*, n° 52, p. 211.

1788

Journal de physique

a) « Sur le mécanisme des luxations de l'humérus », 33, pp. 12-24. Le titre explique : « Extrait d'un mémoire lu à l'Académie des sciences en 1786, "Sur le mécanisme des luxations de l'humérus", par M. Pinel, Docteur en médecine. » Les *Procès-verbaux* du mercredi 1er juin 1785 indiquent : « M. Pinel a présenté une traduction des *Institutions de médecine pratique* de Cullen. M. Pinel a lu un mémoire sur les luxations de l'humérus. Commissaires MM. Tenon et Portal », *ibid.*, 104, p. 106.

Gazette de santé

b) « Observation sur les suites funestes d'une vie sédentaire et d'une contention d'esprit trop forte et trop longtemps retenue », *Gazette de santé*, n° 7, pp. 25-26.

c) Compte rendu de *Moyens de rendre les hôpitaux plus utiles à la Nation* de Chambon de Montaux, *ibid.*, n° 7, pp. 26-27.

d) Compte rendu de *Thoughts on hospitals* de John Aikin, *ibid.*, n° 12, pp. 47-48.

e) « La saignée convient-elle dans les fièvres intermittentes ? », *ibid.*, n° 13, pp. 50-51.

f) « Hygiène : Sur les effets salutaires de la nage », *ibid.*, n° 23, pp. 89-90 ; « Ne doit-on pas veiller avec un nouveau soin sur sa santé, aux approches du printemps ? », *ibid.*, n° 11, pp. 41-42 ; « Combien n'est-il point salutaire de s'exposer par intervalles aux impressions de l'air froid ? », *ibid.*, n° 51, pp. 201-2.

g) Compte rendu de *Observations générales sur les hôpitaux*, de Iberti, *ibid.*, n° 23, pp. 91-92.

h) « Observations sur une apparence des deux sexes dans le même individu », *ibid.*, n° 24, pp. 95-96.

i) « Médecine morale », *ibid.*, n° 26, p. 101.

j) « Considérations sur l'empire de la coutume, pour servir de réponse à une lettre qui nous a été adressée le 20 juin 1788 sur une apparence d'impuissance », *ibid.*, n° 32, pp. 125-27.

k) « Observations sur les effets salutaires du sucre dans le premier âge, et sur le peu de fondements de ses prétendues qualités vermineuses », *ibid.*, n° 33, pp. 130-31.

l) « Notice sur le cours public de botanique du Jardin du Roi », *ibid.*, n° 38. pp. 145-46.

Journal de Paris

m) « Médecine : Ne doit-on pas veiller avec un nouveau soin sur sa santé aux approches du printemps ? », *Journal de Paris*, 28 mars, pp. 386-87.

n) « Médecine », *ibid.*, 30 août, pp. 1045-46.

o) « Médecine : Remarques diététiques sur l'usage de la poire », *ibid.*, 2 novembre, pp. 1307-8.

Édition

p) Giorgio Baglivi, *Opera omnia medico-practica et anatomica, novam editionem, Mendis innumeris expurgatam, Notas illustravit et Praefatus est Philippe Pinel D. M.*, Paris, Duplain, 1788. Ouvrage édité, préfacé et annoté par Ph. Pinel.

1789

Journal de physique

a) « Sur des vices originaires de conformation des parties génitales, et sur le caractère apparent ou réel des hermaphrodites », *Journal de physique*, 35, pp. 297-307. Il est possible qu'il s'agisse de données déjà présentées à l'Académie car, le 5 août 1786, les *Procès-verbaux* indiquent : « M. Pinel a lu un mémoire sur un monstre humain. Commissaires MM. Portal et Sabatier », *ibid.*, 105, p. 300.

b) « Sur le mécanisme des luxations des deux os de l'avant-bras, le cubitus et le radius », *ibid.*, 35, pp. 457-70. On lit dans les *Procès-verbaux* de l'Académie, le 27 août 1785 : «... M. Pinel est entré et a lu un mémoire sur les luxations de l'humérus et du cubitus. Commissaires MM. Poissonnier, Vicq d'Azyr et Broussonet », *ibid.*, 104, p. 191.

Gazette de santé

c) « Observations sur le danger que font éprouver aux femmes nouvellement accouchées les émotions vives de l'âme », *Gazette de santé*, n° 3, pp. 10-11.

d) « Observations sur le régime moral qui est plus propre à rétablir, dans certains cas, la raison égarée des maniaques », *ibid.*, n° 4, pp. 13-15.

e) « Imagination : son pouvoir sur le physique », *ibid.*, n° 32, pp. 123-24.

f) « Observations sur un vice de conformation des organes de la génération et des voies urinaires, avec des remarques sur l'espèce d'impuissance qui en était la suite », *ibid.*, n° 36, pp. 142-44.

Journal de Paris

g) « Observations sur le régime moral qui est plus propre à rétablir, dans certains cas, la raison égarée des maniaques », *Journal de Paris*, 17 février, pp. 211-12.

1790

Édition

a) Ph. Pinel (réd.), *Anatomie et physique animale*, vol. 6 dans *Abrégé des transactions philosophiques de la Société Royale de Londres*, Buisson, Paris, 1790 (œuvre en 12 volumes publiée en 1790-1791 sous la direction de J. Gibelin).

Journal de Paris

b) « Coup d'œil d'un médecin sur les effets de la révolution opérée en France », 18 janvier, *Journal de Paris*, pp. 70-72 ; republié dans *L'Esprit des journaux*, 19, pp. 365-68.

Journal gratuit : Neuvième classe

c) « Exemple d'une fièvre lente nerveuse », *Journal gratuit...*, n° 1-2, pp. 15-20.

d) « Réflexions médicales sur l'état monastique », *ibid.*, n° 6, pp. 89-93.

e) « Faits de pratique sur les variétés de l'impression des médicaments, relativement aux divers degrés de sensibilité et d'irritabilité des individus », *ibid.*, n° 21, 13 décembre, pp. 321-27.

1791

Mémoire lu à la Société d'histoire naturelle (16 septembre 1791)

« Recherches à faire par les voyageurs pour concourir efficacement aux progrès de la zoologie », ms AN AJ^{15} 565.

Journal de physique

a) « Sur les moyens de préparer les quadrupèdes et les oiseaux destinés à former des collections d'histoire naturelle », *Journal de physique*, 39 (août), pp. 138-51.

La médecine éclairée par les sciences physiques

b) « Observations sur une espèce particulière de mélancolie qui conduit au suicide », *La médecine éclairée...*, 1, pp. 154-159, 189-91.

c) « Sur une nouvelle méthode de classification des quadrupèdes fondée sur [...] l'articulation de la mâchoire inférieure », *ibid.*, 1, pp. 359-63.

d) Compte rendu du *Traité de matière médicale* de M. Cullen, traduit par M. Bosquillon, *ibid.*, 1, Appendice, pp. 2-5.

e) « Réflexions sur la buanderie, comme objet d'économie domestique et de salubrité et application de ces principes à un établissement de l'Île du pont de Sève [*sic*] », *ibid.*, 2, pp. 12-21.

f) « Exemples frappants de l'abus de la saignée dans les maladies aiguës de la poitrine », *ibid.*, 2, pp. 39-42.

Éditions

g) Ph. PINEL (réd.), *Chimie*, vol. 5 dans *Abrégé des transactions philosophiques de la Société Royale de Londres*, 12 vol., Buisson, Paris, 1791.

h) Ph. PINEL (réd.), *Médecine et chirurgie*, vol. 7 dans *Abrégé des transactions philosophiques de la Société Royale de Londres*, 12 vol., Buisson, Paris, 1791.

i) Ph. PINEL et E. F. M. BOSQUILLON (réd.), *Matière médicale et pharmacie*, vol. 9 dans *Abrégé des transactions philosophiques de la Société Royale de Londres*, 12 vol., Buisson, Paris, 1791.

1792

Journal de physique

a) « Sur une nouvelle méthode de classification des quadrupèdes, fondée sur la structure mécanique des parties osseuses qui servent à l'articulation de la mâchoire inférieure », 1792, *Journal de physique*, 41, pp. 401-14.

La médecine éclairée par les sciences physiques

b) « Remarques sur les effets de l'épithème désorganisant de M. Dorez, chirurgien, rue et Isle de Saint-Louis », *La médecine éclairée...*, 3, pp. 60-64.

c) « Emplâtre divin : Extrait du *Journal de Pharmacie* de M..., apothicaire de Paris », *ibid.*, 3, pp. 126-28.

d) « Recherches sur l'étiologie, ou le mécanisme de la luxation de la mâchoire inférieure », *ibid.*, 3, pp. 183-92.

Encyclopédie méthodique. Médecine, réd. : Vicq d'Azyr (1787-1794), Mahon (1794-1801), Petit-Radel (1801-1815), Moreau de la Sarthe (1815-1826), Thillaye (1826-1830), 13 vol., Panckoucke, Paris, 1783-1830.

e) « Dose et doser », *Encyclopédie...*, 5, pp. 509-13.

f) « Ellébore, elléborisme », *ibid.*, 5, pp. 761-66.

Rapport

g) Aubin Louis MILLIN, Ph. PINEL et Alexandre Théodore BRONGNIART, *Rapport fait à la Société d'histoire naturelle de Paris sur la nécessité d'établir une ménagerie*, Paris, Boileau, 1792.

1793

Mémoire lu à la Société d'histoire naturelle (19 avril 1793)

« Réponse aux observations de Richard sur son mémoire relatif à l'anatomie de l'huître *Ostrea adulis* », Archives du Muséum national d'histoire naturelle, ms 298.

Journal de physique

a) « Nouvelles observations sur la structure et la conformation des os de la tête de l'éléphant », *Journal de physique*, 43, pp. 47-60 (republié dans *Mémoires de la société médicale d'émulation*, An VII [1798-1799], pp. 253-77).

b) « Observations sur le cerveau ossifié d'un bœuf », *ibid.*, 42, pp. 462-70.

Mémoire soumis à la Société de médecine

c) « Mémoire sur cette question proposée pour sujet d'un prix par la Société de médecine : "Déterminer quelle est la meilleure manière d'enseigner la médecine pratique dans un hôpital" » (le texte français fut publié par G. Bollotte in *Information psychiatrique*, 1971, 47, pp. 105-28 ; pour une version bilingue, voir D. B. Weiner (réd. et trad.), *The clinical training of doctors : an essay of 1793*, Baltimore, MD : The Johns Hopkins University Press, 1980).

[1794] [An II-III]

Mémoire lu à la Société d'histoire naturelle (8 août 1794)

« Rapport sur un mémoire du citoyen Millin sur la classification des mammifères », Olographe Pinel, Archives du Muséum national d'histoire naturelle, ms 298.

Tableau des fous de Bicêtre

a) « Tableau général des fous de Bicêtre au nombre d'environ 200 », manuscrit olographe datant de 1794, publié en fac-similé par René Semelaigne, « Notes inédites de Pinel, avec un "Tableau général des fous de Bicêtre" », *Bulletin de la société clinique de médecine mentale*, 1913, 6, pp. 221-227. Jacques Postel a publié ce « Tableau » dans *Genèse de la psychiatrie : les premiers écrits de Philippe Pinel*, Paris, Sycomore, 1981, pp. 226-29 ; pour une traduction anglaise, voir D. B. Weiner, *The citizen-patient in revolutionary and imperial Paris*, Baltimore, MD : The Johns Hopkins University Press, 1993, pp. 265-67.

Mémoire sur la manie

b) « Mémoire sur la manie pour servir à l'histoire naturelle de l'homme », ms rapporté en partie dans les « Procès-verbaux de la Société d'histoire naturelle », ms 464, Archives, Muséum national d'histoire naturelle, pp. 217-18, présenté en version incomplète par René Semelaigne dans « Observations sur l'Hospice des insensés de Bicêtre » dans *Bulletin de la Société française d'histoire de la médecine*, 1910, 9, pp. 177-89, puis par G. Bollotte, sous le même titre, dans *Information psychiatrique*, 1976, 52, pp. 211-18, enfin par J. Postel, dans *Genèse de la psychiatrie*, pp. 233-48. Pour une traduction anglaise, voir D. B. Weiner, « Philippe Pinel's "Memoir on madness" of december 11, 1794 : A fundamental text of modern psychiatry », *Am J Psychiat*, 1992, 149, pp. 725-32.

1795

Mémoire lu à la Société d'histoire naturelle (11 mars 1795)

« Rapport sur deux mémoires présentés par le citoyen Flandrin 1. Sur une liqueur acidulée minérale 2. Sur les terminaisons de la rétine et les membranes qui la composent » (avec Vicq d'Azyr et Sue). Olographe Pinel. Archives du Muséum national d'histoire naturelle, ms 298.

1797 [An V-VI]

Mémoires de la Société médicale d'émulation

« Mémoire sur la manie périodique ou intermittente », Section Médecine, An V [1797], *Mémoires...*, 1, pp. 94-119. (Trad. anglaise par David F. Allen et Jacques Postel : « On periodic or intermittent mania », *Psychiatry*, 1992, 3, pp. 351-70.)

1798 [An VI-VII]

Nosographie philosophique

a) *Nosographie philosophique ou Méthode de l'analyse appliquée à la médecine*, Paris, Crapelet, 1798. (Traductions et adaptations : PINEL, P., *Philosophische Nosographie oder Anwendung der analytischen Methode in der Arzneikunde*, 2 vol., trad. avec notes, J. Alex. Ecker, Cotta, Tübingen, 1799 ; PINEL, P., *Philosophische Krankheitslehre*, Prost et Stark, Copenhague, 1799-1800 ; PINEL, P., *Philosophische Nosographie*, n.p., Kassel, 1829-1830 ; FERCOQ, Guillaume Adrien, *Synonymie ou concordance de la nomenclature de la nosographie philosophique du Professeur Pinel avec les anciennes nosologies, et vice versa*, Gabon et Mequignon, Paris, 1812 ; CHAUDE, *Nosographiae compendium*, Paris, 1816, résumé en latin de PINEL, *Nosographie philosophique*, 5e éd. ; ANON., *Nosographiae compendium e novissima Nosographiae Philosophicae editione excerptum. Editio prima hispanica*, 2 vol., Ssanz, Madrid, 1829 ; PINEL, P., *Von den Blutflüssen im Allgemeinen, dem Blutbrechen und Blutspeien*, J. F. Renard & F. H. Wittmann, trad., Hartleben, Leipzig, 1821 ; PINEL, P., *Lehre von den Entzündungen und Blutflüssen*, Ludwig Pfeiffer, tr., n.p., Kassel, 1830).

Rapport à l'École de médecine

b) *Rapport fait à l'École de médecine de Paris sur la clinique d'inoculation*, Ph. Pinel et Jean Jacques Leroux des Tillets, École de médecine, Paris, An VII [1798-1799].

Mémoires de la Société médicale d'émulation

c) « Recherches et observations sur le traitement moral des aliénés », Section Médecine, An VI [1798], *Mémoires...*, 2, pp. 215-55.

Recueil périodique de littérature médicale étrangère

d) « Recherches sur les causes du délire, par A. Crichton », An VII [1798-1799], *Recueil périodique...*, 1, pp. 401-18 et 463-78.

Encyclopédie méthodique. Médecine.

e) « Inflammation », *Encyclopédie...*, Panckoucke, Paris, 7, pp. 588-93.

f) « Irritabilité », *ibid.*, 7, pp. 689-91.

1799 [An VII-VIII]

Mémoires de la société médicale d'émulation

a) « Observations sur les aliénés et leur division en espèces distinctes », Section Médecine, 1799 [An VII], *Mémoires...*, 3, pp. 1-26.

b) « Nouvelles observations sur la structure et la conformation des os de la tête de l'éléphant », 1799 [An VII], *ibid.*, 3, pp. 253-76.

Journal de physique

c) « Mémoire sur la manie périodique ou intermittente », *Journal de physique*, 50, pp. 370-88.

1800 [An VIII-IX]

Traité

a) *Traité médico-philosophique sur l'aliénation mentale ou la manie*, Paris, Caille et Ravier, 1800. (Traductions : PINEL, P., *Philosophisch-medizinische Abhandlung über Geistesverwirrung oder Manie*, trad. Michael Wagner, Schaumburg, Vienne, 1801 ; *id.*, *Tratado medico-filosófico de la enagenación del alma o mania*, trad. Luis Guarnerio y Allavena, Imprenta real, Madrid, 1804 ; *id.*, *Tratado medico-filosófico de la enagenación mental o mania*, trad. Luis Guarnerio y Allavena, Préface de Pedro Marset, Nieva, Madrid, 1988 ; *id.*, *A treatise on insanity*, trad. D. D. Davis, Cadell and Davies, Sheffield, 1806 ; *id.*, *Trattato medico-filosofico sopra l'alienazione mentale*, trad. Dr. C. Vaghi, Oracasi, Lodi, 1830 ; *id.*, *Trattato medico-filosofico sull'alieniazione mentale*, trad. G. Kantzà, ETS, Pisa, 1985 ; *id.*, *La mania : Trattato medico-filosofico sull'alienazione mentale*, trad. F. Fonte Basso et S. Moravia, Marsilio, Venise, 1987.)

Mémoires des savants étrangers. Académie des sciences

b) « Recherches anatomiques sur les vices de conformation du crâne des aliénés », lu à l'Académie des sciences le 7 mars 1800 [16 Ventôse An VIII], jamais publié séparément, mais seulement comme chapitre 3 du *Traité médico-philosophique sur la manie*.

Mémoires de la Société médicale d'émulation

c) « Observations sur les vices originaires de conformation des parties génitales de l'homme et sur le caractère apparent ou réel des hermaphrodites », *Mémoires...*, 4, pp. 324-44.

Rapport

d) « Rapport fait à la Société des Observateurs de l'Homme sur l'enfant connu sous le nom de "Sauvage de l'Aveyron" 29 novembre 1800 [8 Frimaire An IX] » et « Deuxième partie du rapport... », mai 1801, *in* Thierry GINESTE, *Victor de l'Aveyron : Dernier enfant sauvage, premier enfant fou*, Hachette, Paris, 1993, pp. 249-60, 271-78.

Notes critiques

e) Maximilian Stoll, *Médecine pratique*, traduction nouvelle à laquelle on a joint une Dissertation du même auteur sur la matière médicale, l'Éloge de Stoll par Vicq d'Azyr... Avec des notes par MM. Pinel, Mahon, Baudelocque, etc., 3 vol., Paris, Brosson, An IX [1800].

1802

Nosographie philosophique

a) *Nosographie philosophique ou Méthode de l'analyse appliquée à la médecine*, 2e éd., 3 vol., Paris, Brosson, 1802-1803.

Médecine clinique

b) *La médecine clinique rendue plus précise et plus exacte par l'application de l'analyse* ou *Recueil et résultat d'observations sur les maladies aiguës, faites à la Salpêtrière*, Paris, Brosson, Gabon et Cie, 1802. (Traduction: Pinel, Ph., *Praktische Heilkunde zu einem höheren Grade von Vollständigkeit und Genauigkeit erhoben durch die Anwendung der analytischen Methode oder Sammlung und Resultate von Beobachtungen über die hitzigen Krankheiten, gemacht an dem National-Spital der Salpêtrière zu Paris*, trad. Dr. Georg Friedrich Krauss, Andreas Lübeck, Bayreuth, 1803).

1803

Mémoires de la Société médicale d'émulation

« Sur les courbes que décrivent les extrémités de nos membres dans leurs divers mouvements », *Mémoires...*, 5, pp. 259-80.

1804

Médecine clinique

a) *La médecine clinique rendue plus précise et plus exacte par l'application de l'analyse* ou *Recueil et résultat d'observations sur les maladies aiguës, faites à la Salpêtrière*, 2e éd., Paris, Brosson, Gabon et Cie, 1804.

1805

Le Moniteur universel

a) « Recherches sur le traitement général des femmes aliénées dans un grand hospice, et résultats obtenus à la Salpêtrière après trois années d'expérience », *Le Moniteur universel*, 11 Messidor An XIII [30 juin 1805], pp. 1158-60.

Procès-verbaux de l'Académie des sciences

b) « Rapport à la première classe de l'Académie des sciences sur le mémoire de M. Sonnerat "Sur les propriétés du stramonium violet, *Datura fastuosa*" », *Procès-verbaux...*, Hendaye, Abbadia, 1910-1922, 3, 1913, pp. 245-47 (25 août 1805).

c) « Rapport à la première classe de l'Académie des sciences sur le mémoire de M. Savaresi "Sur *Recueil des mémoires et opuscules physiques et médicaux sur l'Égypte*" », *Procès-verbaux...*, Hendaye, Abbadia, 1910-1922, 3, 1913, pp. 247-48 (25 août 1805).

1806

Discours

a) « Discours inaugural sur la nécessité de rappeler l'enseignement de la médecine aux principes de l'observation », Séance publique de la Faculté de médecine de Paris, 21 Brumaire An XIV [12 novembre 1805], BIUM, [Recueil factice des séances publiques, 1799-1811], 24 pp.

Procès-verbaux de l'Académie des sciences

b) « Rapport à la première classe de l'Académie des sciences sur le mémoire de M. N. R. D. Desgenettes "Sur les fumigations" », *Procès-verbaux...*, Hendaye, Abbadia, 1910-1922, 3, 1913, pp. 297-99 (7 janvier 1806).

1807

Nosographie philosophique

a) *Nosographie philosophique ou Méthode de l'analyse appliquée à la médecine*, 3e éd., 3 vol., Paris, Brosson, 1807.

Mémoire

b) « Résultats d'observations et construction de tables pour servir à déterminer le degré de probabilité de la guérison des aliénés », *Mémoires de la classe des sciences mathématiques et physiques*, Institut national de France, 1re série, 1807, 8, pp. 169-205.

Procès-verbaux de l'Académie des sciences

c) « Rapport à la première classe de l'Académie des sciences sur le mémoire de M. A. M. Duméril "Sur le mécanisme de la respiration des poissons" », *Procès-verbaux...*, Hendaye, Abbadia, 1910-1922, 3, 1913, pp. 577-79 (7 septembre 1807).

1808

Encyclopédie méthodique. Médecine

« Manie », *Encyclopédie...*, Panckoucke, Paris, 8, pp. 475-91.

1809

Traité

a) *Traité médico-philosophique sur l'aliénation mentale*, 2e éd., entièrement refondue et très augmentée, Paris, Caille et Ravier, 1809.

Procès-verbaux de l'Académie des sciences

b) « Rapport à la première classe de l'Académie des sciences sur le mémoire de MM. F. Magendie et R. Delille, "Examen des effets de l'*upas antiar* et de plusieurs substances émétiques" », *Procès-verbaux...*, Hendaye, Abbadia, 1910-1922, 4, 1913, pp. 275-77 (13 novembre 1809).

1810

Nosographie philosophique

a) *Nosographie philosophique ou Méthode de l'analyse appliquée à la médecine*, 4e éd., 3 vol., Paris, Brosson, 1810.

Procès-verbaux de l'Académie des sciences

b) « Rapport à la première classe de l'Académie des sciences sur le mémoire de M. Pitaro "Sur la tarentule de la Pouille" », *Procès-verbaux...*, Hendaye, Abbadia, 1910-1922, 4, 1913, pp. 323-29 (26 février 1810).

1812

Dictionnaire des sciences médicales, 60 vol., Panckoucke, Paris, 1812-1822

a) « Âcreté », 1812, *Dictionnaire...*, 1, pp. 144-46.

b) « Adynamie », 1812, *ibid.*, 1, pp. 161-63.

c) « Agissante (médecine) », *ibid.*, 1, pp. 192-98.

d) « Aiguës (maladies aiguës) », *ibid.*, 1, pp. 203-5.

e) « Aliénation », 1812, *ibid.*, 1, pp. 311-21.

f) « Analyse (appliquée à la médecine) », *ibid.*, 2, pp. 19-30.

g) « Asthénie », *ibid.*, 2, pp. 401-6.

h) « Ataxie », *ibid.*, 2, pp. 419-22.

i) « Autocratie », *ibid.*, 2, pp. 460-62.

j) « Bénin », *ibid.*, 3, pp. 78-9.

k) « Brownisme », *ibid.*, 3, pp. 320-23.

l) « Cachectique », *ibid.*, 3, p. 410.

m) « Cachexie », *ibid.*, 3, pp. 410-12.

1813

Nosographie philosophique

a) *Nosographie philosophique ou Méthode de l'analyse appliquée à la médecine*, 5e éd., 3 vol., Paris, Brosson, 1813.

Dictionnaire des sciences médicales, 60 vol., Panckoucke, Paris, 1812-1822

b) « Chronique (maladies chroniques) », *Dictionnaire...*, 5, pp. 171-77.

c) « Classification (des maladies internes) », *ibid.*, 5, pp. 276-87.

d) « Clinique », *ibid.*, 5, pp. 364-71.

Procès-verbaux de l'Académie des sciences

e) « Rapport à la première classe de l'Académie des sciences sur le mémoire de M.F. Magendie "Sur les organes de l'absorption dans les mammifères" », *Procès-verbaux...*, Hendaye, Abbadia, 1910-1922, 5, 1914, pp. 142-46 (18 janvier 1813).

1814

Dictionnaire des sciences médicales, 60 vol., Panckoucke, Paris, 1812-1822

a) « Décomposition des maladies », *Dictionnaire...*, 8, pp. 169-74.

b) « Dose », *ibid.*, 10, pp. 151-69.

c) « Doute philosophique », *ibid.*, 10, pp. 239-42.

Procès-verbaux de l'Académie des sciences

d) « Rapport à la première classe de l'Académie des sciences sur le mémoire de M. Chambon "Sur la saignée à la base du nez" », *Procès-verbaux...*, Hendaye, Abbadia, 1910-1922, 5, 1914, pp. 363-65 (18 juillet 1814).

1815

Médecine clinique

a) *La médecine clinique rendue plus précise et plus exacte par l'application de l'analyse* ou *Recueil et résultat d'observations sur les maladies aiguës, faites à la Salpêtrière*, 3e éd., Paris, Brosson, Gabon et Cie, 1815.

Dictionnaire des sciences médicales, 60 vol., Panckoucke, Paris, 1812-1822

b) « Expectation (en médecine ou médecine expectante) », *Dictionnaire...*, 14, pp. 247-54.

c) « Expérience (en médecine considérée d'une manière générale) », *ibid.*, 14, pp. 267-73.

d) « Fièvre », *ibid.*, 15, pp. 217-40.

1816

Journal universel des sciences médicales

a) « Résultat de nouvelles observations faites sur les aliénées de la Salpêtrière en 1812, 1813, et 1814 », *Journal universel...*, 1, pp. 82-94. Mémoire lu à l'assemblée générale de l'Institut de France en 1816.

Procès-verbaux de l'Académie des sciences

b) « Rapport à la première classe de l'Académie des sciences sur le mémoire de M. Thilorier "Sur la formation de la voix" », *Procès-verbaux...*, Hendaye, Abbadia, 1910-1922, 5, 1914, pp. 573-75 (6 novembre 1816).

1817

Mémoires de la Société médicale d'émulation

a) « Résultats d'observations pour servir de base aux rapports juridiques dans les cas d'aliénation mentale », *Mémoires...*, 1817, 8, pp. 675-84.

Procès-verbaux de l'Académie des sciences

b) « Rapport à la première classe de l'Académie des sciences sur le mémoire de M. J. E. D. Esquirol "Sur les hallucinations" », *Procès-verbaux...*, Hendaye, Abbadia, 1910-1922, 6, 1915, pp. 196-99 (16 juin 1817).

1818

Nosographie philosophique

a) *Nosographie philosophique ou Méthode de l'analyse appliquée à la médecine*, 6e éd., 3 vol., Paris, Brosson, 1818.

Dictionnaire des sciences médicales, 60 vol., Panckoucke, Paris, 1812-1822

b) « Idéologie », *Dictionnaire...*, 23, pp. 473-83, avec Isidore Bricheteau.

1819

Annuaire médico-chirurgical

a) « Remarques générales sur la constitution médicale du déclin de l'été et de l'automne de l'année 1815 », *Annuaire médico-chirurgical des hôpitaux civils de Paris* ou *Recueil des mémoires et observations par les médecins et chirurgiens de ces établissements*, Paris, Crochard, 1819, pp. 570-74.

Dictionnaire des sciences médicales, 60 vol., Panckoucke, Paris, 1812-1822

b) « Médecine », *Dictionnaire...*, 1819, 31, pp. 380-94, avec Isidore Bricheteau.

c) « Nosographie », *ibid.*, 1819, 36, pp. 206-65, avec Isidore Bricheteau.

1821

Procès-verbaux de l'Académie des sciences

a) « Rapport à la première classe de l'Académie des sciences sur le mémoire de M. R. H. Bertin "Sur les altérations du cœur" », *Procès-verbaux...*, Hendaye, Abbadia, 1910-1922, 7, 1916, pp. 126-28 (15 janvier 1821).

Journal complémentaire du Dictionnaire des sciences médicales

b) « Aperçu sur l'histoire de la médecine », *Journal...*, 1, pp. 7-29, avec Bricheteau [« la suite au prochain cahier »... n'existe pas].

Encyclopédie méthodique

c) « Nostalgie », *Encyclopédie...*, Panckoucke, Paris, 10, pp. 661-65, avec François Gabriel Boisseau.

1823

Archives générales de médecine

« Considérations sur la constitution sénile et sur son influence dans les maladies aiguës », suivies de réflexions par M. Pinel fils, *Archives générales...*, 2, pp. 5-15.

Bibliographie générale

Ouvrages anonymes et collectifs

Auserlesene Beobachtungen der medizinischen wetteifernden Gesellschaft, Barth, Leipzig, 1802-1803.

Bibliographie de l'histoire de Paris pendant la Révolution française, 5 vol., Tourneux, Maurice, Imprimerie nouvelle, Paris, 1900.

Biographie médicale du Dictionnaire des sciences médicales, 7 vol., Panckoucke, Paris, 1820-1825.

Biographie toulousaine, 2 vol., Michaud, Paris, 1823.

Catalogue collectif des périodiques français et étrangers de la Bibliothèque centrale de médecine de Paris depuis 1665, 2 vol., Person, Paris, 1976.

Cérémonies du centenaire de la mort de Philippe Pinel, Institut de France, Académie des sciences, *Notices et discours*, Paris, 1937, pp. 144-47.

Compte rendu sur le service des aliénés traités dans les hospices de vieillesse pendant les années 1822, 1823 et 1824, Seine. CGAHHCP, Benjamin Desportes, rapporteur, Huzard, Paris, 1826.

Comptes généraux des hôpitaux et hospices civils, enfants abandonnés, secours à domicile et direction des nourrices de la Ville de Paris. Recette, dépense, population de l'An XI, Seine. CGAHHCP, A. G. Camus, rapporteur, Imprimerie des hôpitaux, Paris, AN XIII [1805].

Diagnostic and statistical manual of mental disorders, 4e éd., revue, American Psychiatric Association, Washington, D. C., 1993.

Dictionnaire biographique de la psychiatrie, voir Pierre Morel.

Dictionnaire de spiritualité ascétique et mystique, doctrine et histoire, Beauchesne, Paris, 1967.

Dictionnaire de théologie catholique, voir A. Vagani et E. Mangenot.

Dictionnaire des Journaux, voir Jean Sgard.

Dictionnaire des sciences médicales, 60 vol., Panckoucke, Paris, 1812-1822.

Dictionnaire d'histoire et de géographie ecclésiastiques, Letouzey et Ané, Paris, 1960.

Dictionnaire géographique, historique et statistique des communes de la Franche-Comté et des hameaux qui en dépendent, voir A. Rousset.

Dictionnaire historique des rues de Paris, 2 vol., Éditions de minuit, Paris, 1963.

Encyclopédie méthodique. Médecine, voir Vicq d'Azyr *et al.*

Encyclopédie théologique, Petit-Montrouge, 1848.

Entretiens Bichat. *La médecine sous la Révolution*, Hospice de la Salpêtrière, Paris, 1956.

Entretiens Bichat. *Napoléon et la médecine*, Hospice de la Salpêtrière, Paris, 1954.

Inauguration de la statue de Philippe Pinel sur la place de la Salpêtrière, le 13 juillet 1885, Rougier, Paris, 1885.

La maison des fous de Tolède, n.d., n.p.

L'Université de Toulouse, son passé, son présent (1229-1929), Privat, Toulouse, 1929.

« Notice sur M. Pinel », *Arch Gen Med*, 1827, 13, « Variétés », pp. 623-28.

Œuvre de la Salpêtrière et de Bicêtre, *Patronage et asile pour les aliénés indigents qui sortent convalescents des hospices de la Salpêtrière et de Bicêtre et pour leurs enfants. Compte moral et financier*, Carion, Paris, 1857.

Procès-verbaux des séances, Académie des sciences, Institut de France, 10 vol., Abbadia, Hendaye, 1910-1922.

Procès-verbaux et rapports du comité de mendicité de la Constituante, 1790-1791. Voir Bloch, Camille, et Tuetey, Alexandre.

Programme d'un hôpital consacré au traitement de l'aliénation mentale pour 500 malades des deux sexes, Seine. CGAHHCP, Benjamin Desportes, rapporteur, Huzard, Paris, 1821.

Rapport au roi sur la situation des hospices, des enfants trouvés, des aliénés, de la mendicité, et des prisons, 25 novembre 1818, Laîné, ministre de l'Intérieur, Imprimerie royale, Paris, 1818.

Rapport du Bureau central d'admission dans les hôpitaux, Seine, CGAHHCP, Imprimerie des hôpitaux, Paris, An XII.

Rapport fait au conseil général... depuis le 1er janvier 1804 jusqu'au 1er janvier 1814, Seine, CGAHHCP, le comte Claude Emmanuel Joseph Pierre de Pastoret, rapporteur, Imprimerie des hôpitaux, Paris, 1816.

Rapport fait au conseil général... sur le service des aliénés, 13 novembre 1822, Benjamin Desportes, rapporteur, Huzard, Paris, 1823.

Rapport sur le service des aliénés traités dans les établissements de l'administration depuis le 1er janvier 1801 jusqu'au 1er janvier 1822, Seine. CGAHHCP, Benjamin Desportes, rapporteur, Huzard, Paris, 1822.

Rapport... sur le mode d'admission aux hôpitaux et hospices civils en général, et notamment sur ceux de Bicêtre et de la Salpêtrière, Seine. CGAHHCP, Cochin, rapporteur, Huzard, Paris, 1818.

Rapport... sur les nominations aux lits dans les hospices de la vieillesse, Seine, CGAHHCP, Cochin, rapporteur, Huzard, Paris, 1830.

Rapports au Conseil général administratif sur les hôpitaux et hospices, les secours à domicile et la direction des nourrices, Seine. CGAHHCP. A. G. Camus, rapporteur, Imprimerie des hospices civils, Paris, An X [1803].

« The word "Psychiatry": Historical notes », *Am J Psychiat,* 1951, 107, pp. 628, 868-69.

Abbatucci, Gabrielle, et Meurisse, J. C. (réd.), *Index général des thèses de psychiatrie parues en France du début du XVIIe siècle à 1934,* Specia, Paris, 1988.

Achard, Ch., « La médecine de Pinel à Vulpian », dans *Centenaires de Pinel et de Vulpian,* Académie nationale de médecine, Séance solennelle du 31 mai 1927, *Bull Acad Natl Med,* 1927, 97, pp. 748-55.

Ackerknecht, Erwin H., « Broussais or A forgotten medical revolution », *Bull Hist Med,* 1953, 27, pp. 320-43.

– « Typen der medizinischen Ausbildung im 19ten Jahrhundert », *Schweiz Med Wochenschr,* 1957, 45, pp. 1361-66.

– « Zur Geschichte der Geriatrie », *Schweiz Med Wochenschr,* 1961, 91, pp. 20-21.

– « Laennec und die Psychiatrie », *Gesnerus,* 1962, 19, pp. 93-100.

– « Wechselnde Formen der Unterbringung von Geisteskranken », *Schweiz Med Wochenschr,* 1964, 93, pp. 1541-46.

– « Political prisoners in French mental institutions », *Med Hist,* 1975, 19, pp. 250-55.

– *La médecine hospitalière à Paris, 1794-1848,* Payot, Paris, 1986 (a); éd. orig. américaine 1967.

– « Private institutions in the genesis of psychiatry », *Bull Hist Med,* 1986, 60, pp. 387-95. (b)

Adams, Thomas M., « Mœurs et hygiène publique au 18e siècle : quelques aspects des dépôts de mendicité », *Ann Demogr Hist,* 1975, pp. 93-105.

– « Niveau de vie et correction dans les dépôts de mendicité au 18e siècle », *Bull Soc Fr Hist Hop*, 1976, 33, pp. 53-72.
– « Medicine and bureaucracy: Jean Colombier's regulation for the French dépôts de mendicité, 1785 », *Bull Hist Med*, 1979, 52, pp. 529-45.
– *Bureaucrats and beggars: French social policy in the age of the enlightenment*, Oxford University Press, New York/Oxford, 1990.

AGNETTI, Germana, et BARBATO, A., *Il barone Pisani e la real Casa dei matti*, Sellerio, Palerme, 1987.

ALCIATORE, Jules C., « Stendhal et Pinel », *Mod Philol*, 1947, 45, pp. 118-33.

ALDEGHERI, G., « Asistenza religiosa negli ospedali psichiatrici », *Atti del primo congresso europeo di storia ospitaliera*, Centro italiano di storia ospitaliera, Reggio Emilia, 1960, pp. 1-8.

ALEXANDER, Marc, *The administration of madness and attitudes toward the insane in 19th century Paris*, Johns Hopkins University Ph.D. Dissertation, 1976.

ALIBERT, Jean Louis, « De l'influence des causes politiques sur les maladies », *Mag Encycl*, An IV [1795-1796], 5, pp. 298-304.
– « Du pouvoir des consolations sur l'homme souffrant », *Mag Encycl*, An V [1796-1797] 6, pp. 300-8 (a).
– « Le pouvoir de l'habitude dans l'état de santé et de maladie », *Mag Encycl*, An IV [1796-1797], 1, pp. 53-75 (b).
– « Discours préliminaire », *Mem Soc Med Emul*, An VI [1798], 1, p. v.
– « Éloge historique de Pierre Roussel », dans ROUSSEL, 1775.
– *Nosologie naturelle ou Les maladies du corps humain distribuées par familles*, Caille et Ravier, Paris, 1817.

ALIBERT, Jean Louis, et DUMÉRIL André Marie, « Nouvelles expériences sur quelques médicaments purgatifs, diurétiques et fébrifuges appliqués à l'extérieur », *Bull Soc Philomat*, An VI [1797-1798], 1, pp. 78-79.

ALLIEZ, J., CAIN, J., et THERMOZ, Ph., « L'assistance aux malades mentaux dans le Sud-Est méditerranéen aux XVIIe et XVIIIe siècles : les "asiles" de Saint-Paul de Mausole et de Saint-Pierre de Canon, à Saint-Rémy et à Aurons, en Provence », *Ann Med Psychol*, Paris, 1982, 140, pp. 1122-28.

ALLIEZ, J., et HUBER, J. P., « L'assistance aux malades mentaux au XVIIIe siècle à Marseille », *Hist Sci Med*, Paris, 1976, 10, pp. 60-71.
– « Un asile psychiatrique avant la loi de 1838 : l'Asile Saint-Lazare de Marseille », *Comptes rendus du LXXV congrès de psychiatrie et de neurologie de langue française (Limoges, 27 juin-2 juillet, 1977), 2e série*, Paris, Masson, 1977, pp. 357-69.

ALLIEZ, M. J., « Un précurseur de l'assistance moderne aux aliénés dans notre région, le R. P. Pouthion, de Manosque », *Bull Soc Psychiat Marseille et Sud-Est Méditerranéen*, 1966, 6, pp. 36-47.

ALMEIDA, A. Waldemar de, « Felippe Pinel, o precursor da higiene mental », *Anais da colonia Gustavo Riedel*, 1943, 6, pp. 363-86.

ALONSO-FERNANDEZ, F., « Le padre Jofré et l'âge d'or de la psychiatrie espagnole », dans *Philippe Pinel: Les journées de Castres, septembre 1988*, Éditions médicales Pierre Fabre, Castres, 1988, pp. 113-20.

ALVAREZ-SIERRA, J., « La orden de San Juan de Dios llevo la medicina y la hospitalidad por en continente americano », XV congr Intern Hist Med, *Arch Iberoamericano Hist Med Antropol Med*, 1957, 9, pp. 23-32.

ALVES DE PINHO, Lucy Lúpia Pinel Balthazar, *A História de Philippe Pinel, esperança dos insanos*, Rio de Janeiro, édité par l'auteur, 1984.

ANDRÉE, Karl Maximilian, *Neuester Zustand der vorzüglichen Spitäler und Armenanstalten in einigen Hauptörten des In- und Auslands:*

1. Teil: The Spitäler und Anstalten von Paris. 2. Teil: Die Spitäler und Anstalten der Schweiz, Frankreichs, Hollands und Deutschlands, Leipzig, n.p., 1810-1811.

ANGEL Y ESPINOS, J., et FERNANDEZ-GAÑÁN, M. K., « Andrés Piquer et la tradition hippocratique dans l'Espagne du XVIIIe siècle », *Acta Belgica Hist Med*, 1998, 4, pp. 31-34.

APPERT, B., *Rapport sur les prisons, hospices, écoles*, publié par l'auteur, Paris, 1824.

ARNAULD, Antoine, et NICOLE, Pierre, *La logique ou l'Art de penser...*, Savreux, Paris, 1664, 2e éd.

ARNOLD, Thomas, *Observations on the nature, kinds, causes and prevention of insanity*, 2 vol., Robinson & Cadell, Leicester, 1782 et 1786.

ASSELIN, Georges Henri, « Un grand médecin hospitalier, François Doublet », *Hop Aide Soc*, 1964, 29, pp. 577-81.

ASTRUC, Pierre, « La genèse et les débuts de la Société médicale d'émulation de Paris », *Sem Hop*, Paris, 1936, pp. 474-83.

AUBRUN, W., « Allocution du président sortant », séance du 27 janvier 1975, *Ann Med Psychol*, Paris, 1975, 1, pp. 249-53.

AUCHIER, L., *Des maladies de la vieillesse, d'après Hippocrate*, Thèse de médecine, Paris, 1804, n° 297.

AUENBRUGGER, Leopold, *Von der stillen Wut oder dem Triebe zum Selbstmorde als einer wirklichen Krankheit, mit Originalbeobachtungen und Anmerkungen*, Verlagskasse, Dessau, 1783.

AUFFRET, Jean, *Contribution à l'étude de la structure hospitalière en France à la fin du XVIIIe siècle*, Rennes, Thèse de médecine, 1967.

AZOUVI, François, « Les ruses de la déraison », *Esprit*, 1983, pp. 87-92.

BAGLIVI, Giorgio, *Opera omnia medico-practica et anatomica*, Anisson et Posuel, Lyon, 1704.

– *Maladies traduites du latin auxquelles on a ajouté des remarques et des observations fondées sur la théorie la plus claire et la plus reçue et sur la plus saine pratique*, Veuve Delaguette, Paris, 1757.

– *Opera omnia medico-practica*, trad. et annot. Ph. Pinel, 2 vol., Duplain, Paris, 1788.

BAILLY, P. B., *Souvenirs d'un élève des Écoles de santé de Strasbourg et de Paris pendant la Révolution*, Strasbourg médical, Strasbourg, 1924.

BALLOT, Auguste Louis, *Des phénomènes anatomiques, physiologiques et pathologiques qui s'observent chez l'homme depuis la fin de l'âge viril jusqu'à la vieillesse confirmée*, Paris, Thèse de médecine, 1822.

BARBIER, Françoise, *Historique du service de l'admission de l'hôpital Sainte-Anne, 1867-1967*, Thèse de médecine, Paris, 1969.

– « Le transport des aliénés au XIXe siècle à Paris après la loi de 1838 », *Inform Psychiat*, Paris, 1978, 54, pp. 57-67.

BARBLAN, M. A., « Journalisme médical et échanges intellectuels au tournant du XVIIIe siècle: Le cas de la Bibliothèque britannique, 1796-1815 », *Arch sci*, Genève, 1977, 30, pp. 283-398.

BARBOT, J., *Les chroniques de la Faculté de médecine de Toulouse, du XIIIe au XXe siècle*, Dirion, Toulouse, 1905.

BARDOUX, J., *Vagabonds et mendiants devant la loi*, Thèse de droit, Paris, 1906.

BARDUZZI, D., « Vincenzo Chiarugi, 1739-1820 », *Riv Stor Crit Scienze Med Nat*, 1921, 12, pp. 49-50.

BARRAS, Vincent, « Fers, bains et remèdes: "La maison des allienez" de Genève », *Rev Med Suisse Romande*, 1989, 109, pp. 999-1004.

BARTHÉLEMY, abbé Jean-Jacques, *Voyage du jeune Anacharsis en Grèce dans le milieu du IVe siècle avant l'ère vulgaire*, 3e éd., 7 vol., De Bure, Paris, 1790.

BARTHEZ, Paul Joseph, *Essai d'une nouvelle mécanique des mouvements progressifs de l'homme et des animaux*, Polère, Carcassonne, 1798.

BARUK, Henri, *La psychiatrie française de Pinel à nos jours*, Presses universitaires de France, Paris, 1967.

– *La psychiatrie française dans ses rapports avec les autres psychiatries, Annales de Thérapeutique Psychiatrique*, Presses Universitaires de France, Paris, 1969, vol. 4.

– « La condition du malade mental en France de Pinel à nos jours ; 150e anniversaire de la mort de Philippe Pinel », *Ann Med Psychol*, Paris, 1976, 134, pp. 66-72.

– « Pinel et son temps – Pinel et notre temps », *Hist Sci Med*, Paris, 1977, 9, pp. 152-60.

BASSOE, P., « Spain as the cradle of psychiatry », *Am J Psychiat*, 1945, 101, pp. 735-38.

BATTIE, William, *A treatise on madness*, Whiston and White, Londres, 1758.

BAUDENON DE LAMAZE, M., *Essai sur la médecine morale et les passions considérées comme moyen thérapeutique*, Thèse de médecine n° 46, Montpellier, 1816.

BAYLE, Antoine Laurent Jessé, *Recherches sur les maladies mentales*, Thèse de médecine, Paris, 1822.

– « Nouvelle doctrine des maladies mentales », *Rev Med Fr Etr*, 1825, 6, pp. 169-216.

– *Centenaire de la thèse de Bayle*, 2 vol., Masson, Paris, 1922.

BAYLE, A. L. J., et THILLAYE, A. J. (réd.), *Biographie médicale par ordre chronologique*, 2 vol., Paris, Delahaye, 1855.

BAYLE, Gaspard Laurent, *Considérations sur la nosologie, la médecine d'observation et la médecine pratique, suivies d'Observations pour servir à l'histoire des pustules gangréneuses*, Paris, Thèse de médecine n° 70, An X [1802].

BEAUCHESNE, H., « Seguin, instituteur d'idiots à Bicêtre ou la première équipe médico-pédagogique », *Persp Psychiat*, Paris, 1970, 30, pp. 11-14.

BEAUD, Jacques et BOUCHART, Georges, « Le dépôt des pauvres de Saint-Denis 1768-1792 », *Ann Demogr Hist*, Paris, 1974, pp. 127-43.

BEHN, Georg Heinrich, *Erinnerungen aus Paris*, Nicolai, Berlin, 1798.

BELINCHON, José Luis, « La psicología médica en la filosofia moral de Piquer (1755) », *III Congreso nacional de Historia de la Medicina*, Madrid, 1969, 2, pp. 261-66.

BELLOIR, V. L., *Considérations sur les rapports de d'enfance et de la vieillesse*, Paris, Thèse de médecine, 1817.

BENABOU, Erica-Marie, *La prostitution et la police des mœurs au XVIIIe siècle*, Perrin, Paris, 1987.

BENARD, R., « Une maison de santé psychiatrique sous la Révolution : la maison Belhomme », *Sem Hop*, Paris, 1956, 32, pp. 3990-4000.

BENASSI, P., « I più antichi ospedali psichiatrici italiani », *Atti del I Congresso italiano di storia ospitaliera*, Reggio Emilia, 1957, pp. 14-50.

BENASSIS, Dr., « Hospice de la Salpêtrière », dans « Promenades médicales », *Rev Therap*, 1936, 4, pp. 104-113, 136-44, 168-77, 199-208.

BENOIT, G., et KLEIN, J. P., « Ulysse Trélat, la folie et la lucidité », *Perspect Psychiat*, 1978, 65, pp. 72-76.

BERCÉ, Yves-Marie, *Le chaudron et la lancette : Croyances populaires et médecine préventive, 1798-1830*, Presses de la Renaissance, Paris, 1984.

BERCHERIE, Paul, *Les fondements de la clinique : Histoire et structure du savoir psychiatrique*, Seuil, Paris, 1980.

BERG, Frederik, « Linné et Sauvages. Les rapports entre leurs systèmes nosologiques », *Lychnos*, 1956, pp. 31-54.

BERGSTRASSER, W., *Über die Pflege und Wartung der Irren*, Voss, Leipzig, 1844.

BERNARD, H., et DAVID, A., « Le dépôt de mendicité de Hoerdt », *Inform Psychiatr*, Paris, 1980, 56, pp. 1141-54.

BERNARD, Jean, *et al.*, *L'acte de naissance de la médecine moderne*, Les empêcheurs de penser en rond, Paris, 1995.

BERNARDIN DE SAINT-PIERRE, Henri, *Mémoire sur la nécessité de joindre une ménagerie au Jardin des Plantes de Paris*, 1792, dans *Œuvres complètes*, 12 vol., Méquignon-Marvis, Paris, 1818, 12, pp. 633-69.

BERNI, Stefano, « Vincenzo Chiarugi », *Nuncius*, 1992, 6, pp. 97-111.

BERRIOS, German E., et PORTER, Roy (réd.), *A history of clinical psychiatry : the origin and history of psychiatric disorders*, Athlone Press, Londres, 1995.

BERRIOS, German E., *The history of mental symptoms : descriptive psychopathology since the nineteenth century*, Cambridge University Press, Cambridge, 1996.

BERTAUD, Jules, « La maison du Dr Belhomme », *Hist Med*, Paris 1952, 7, pp. 49-57.

BERTHOLLIER, C., « La population de l'Hospice des vénériens entre 1792 et 1794 : situation antérieure et évolution de l'hospitalisation », Mémoire de maîtrise, Paris, 1974.

BESSERY, Théodore, « Les pénitents bleus de Lavaur », *Albia christiana*, 1897, 5, pp. 208-48.

BICHAT, François Xavier, *Recherches physiologiques sur la vie et sur la mort*, Brosson, Gabon, Paris, 1800. (a)
– *Traité des membranes en général et de diverses membranes en particulier*, Richard, Caille et Rouvier, Paris, 1800. (b)
– *Anatomie générale appliquée à la physiologie et à la médecine*, 4 vol., Brosson, Gabon, Paris, 1801.
– *Traité d'anatomie descriptive*, Gabon, Paris, 1801-1803.

BIGORRE, A., *L'admission du malade mental dans les établissements de soins, 1789-1838*, Thèse de médecine, Dijon, 1967.

BILANCIONI, Guglielmo, « Valsalva precursore de Chiarugi e di Pinel », *Il Cesalpino*, Arezzo, 1913, 9, pp. 41-44.

BISCHOFF, Ignaz Rudolph, *Tableau des fièvres*, Calve, Prague, 1816.

BIXLER, Elizabeth S., « A forerunner of psychiatric nursing : Jean-Baptiste Pussin », *Ann Med Hist*, 1936, 8, pp. 518-19.

BLEANDONU, Gérard, et LE GAUFEY, Guy, « Naissance des asiles d'aliénés (Auxerre-Paris) », *Annales E.S.C.*, 1975, 30, pp. 93-121.

BLOCH, Camille, et TUETEY, Alexandre (réd.), *Procès-verbaux et rapports du comité de mendicité de la Constituante, 1790-1791*, Imprimerie nationale, Paris, 1911.

BLUMENBACH, Johann Friedrich, *Über den Bildungstrieb und das Zeugungsgeschäfte*, Dieterich, Göttingen, 1792.

BOCK, G. B., « Ancora su Vincenzo Chiarugi : Revisione bibliografica e breve analisi critica del suo pensiero », *Acta Medicae Historiae Patavina*, 1971-1972, 18, pp. 17-37.

BODAMER, Joachim, « Zur Entstehung der Psychiatrie als Wissenschaft im 19. Jahrhundert », *Fortschritte Neurol Psychiat*, 1953, 21, pp. 511-35.

BOISSEAU, François Gabriel, *Considérations générales sur les classifications en médecine*, Thèse, Paris, 1817.
– *Biographies du DSM*, s.v. « Pinel ».

BOISSIER DE SAUVAGES DE LA CROIX, François, *Nosologia methodica, sistens morborum classes, genera et species*, 5 vol., de Tournes, Amsterdam, 1763.

BOLLOTTE, Georges, « Les projets d'assistance aux malades mentaux avant la loi de 1838 », *Inform Psychiat*, 1965, 41, pp. 506-13.
– « L'assistance aux malades mentaux de Paris de 1789 à 1838 », *Ann Med Psychol*, Paris, 1966, 2, pp. 463-74. (a)
– « Les châteaux du frère Hilarion », *Inform Psychiat*, 1966, 42, pp. 723-73. (b)
– « Les projets d'assistance aux malades mentaux sous la Restauration », *Ann Med Psychol*, Paris, 1966, 124, pp. 383-401. (c)
– « Documents sur Philippe Pinel », *Inform Psychiat*, 1968, 44, pp. 823-41. (a)
– « Pinel et l'enseignement de l'art de guérir », *Atti del XXI congresso internazionale de storia della medicina*, Siena, 1968, 2, pp. 1074-79. (b)
– « La vie de Philippe Pinel, par Scipion », *Inform Psychiat*, 1968, 44, pp. 823-41. (c)
– « Les malades mentaux de 1789 à 1838 dans l'œuvre de Paul Sérieux », *Inform Psychiat*, 1968, 44, pp. 911-18. (d)
– « Pinel et la réforme de l'enseignement de l'art de guérir », *Inform Psychiat*, 1970, 46, pp. 657-68.
– « Un manuscrit inédit de Pinel sur l'enseignement de la médecine : "Mémoire sur cette question proposée pour sujet d'un prix par la Société de médecine : Déterminer quelle est la meilleure manière d'enseigner la médecine pratique dans un hôpital" », *Inform Psychiat*, Paris, 1971, 47, pp. 105-28.
– « Un suicide dans le service de Pinel », *Inform Psychiatr*, Paris, 1974, 50, pp. 571-73.
– « Observations sur l'hospice des insensés de Bicêtre, présentées par R. Semelaigne », *Inform Psychiat*, 1976, 52, pp. 211-18.

BONDY, M., « Johann Ernst Greding : A contribution to the history of modern psychiatry », *Med Hist*, 1972, 16, pp. 293-96.

BONGIE, L., « Diderot's femme savante », *Studies on Voltaire and the 18th century*, 1977, 166, pp. 214-24.

BONNAFOUS-SERIEUX, Hélène, *Une maison d'aliénés et de correctionnaires au XVIIIe siècle : La Charité de Senlis*, Presses universitaires de France, Paris, 1936.

BORDIER, H., et BRIELE, L., *Les archives hospitalières de Paris*, Champion, Paris, 1877.

BOSQUILLON, Édouard François Marie, *Éléments de médecine pratique de Cullen*, 2 vol., Barrois et Méquignon, Paris, 1785-1787.

BOUCHER, L., *La Salpêtrière. Son histoire de 1656 à 1790. Ses origines et son fonctionnement au XVIIIe siècle*, Progrès médical, Paris, 1883.

BOUCHET, C., *Quelques mots sur Esquirol*, Nantes, Mellinet, 1841.

BOUILLET, Jean, *Éléments de médecine pratique tirés des écrits d'Hippocrate et de quelques autres médecins anciens et modernes*, 2 vol. in-1, Barbut, Béziers, 1744-1746.

BOULLE, Lydie, « Bicêtre dans la tourmente révolutionnaire », *Bull Soc Hist Paris*, 1989, 116, pp. 309-29.

– *Hôpitaux parisiens, malades et maladies à l'heure des révolutions*, Thèse École pratique des Hautes Études, Paris, 1986. Texte dactylographié.

– « La médicalisation des hôpitaux parisiens dans la première moitié du XIXe siècle », *La médicalisation de la société française, 1770-1830, Historical Reflections/Réflexions historiques*, 1982, 9, pp. 33-44.

– *La pathologie psychiatrique à la Salpêtrière d'après un registre de certificats de sorties et d'observations du premier tiers du XIXe siècle*, Conférence dactylographiée, Paris, 1988.

BOURCIER, G., « Contribution historique au problème des admissions dans les services psychiatriques à Paris (Histoire de l'Infirmerie spéciale du Dépôt et du Service de l'Admission à Sainte-Anne) », *Inform psychiatr*, 1975, 51, pp. 715-20.

– *L'infirmerie psychiatrique de la Préfecture de Police*, Mémoire CES, Paris, 1977.

BOUTEILLER, M., « La Société des observateurs de l'homme, ancêtre de la Société d'anthropologie de Paris », *Bull Mem Soc Anthrop*, 1956, série 10, 7, pp. 448-65.

BOWEN, Thomas, *Du traitement des insensés dans l'hôpital de Bethléem de Londres*, tr. abbé Soulavie, suivi *d'Observations sur les insensés de Bicêtre et de la Salpêtrière* par l'abbé Robin, chapelain du Roi, Lesclapart, Paris, 1787.

BOWMAN, Inci A., *William Cullen and the primacy of the nervous system*, University Indiana, Thesis, 1975.

BRAUNSTEIN, Jean François, *Broussais et le matérialisme : médecine et philosophie au XIXe siècle*, Klincksieck, Paris, 1986.

BRELOT, J., et DUHEM G., *Histoire de Lons-le-Saunier*, Lons-le-Saunier, Declume, 1957.

BRICHETEAU, Isidore, *Discours sur Philippe Pinel, son école, et l'influence qu'elle a exercée en médecine prononcé devant la Société médicale d'émulation de Paris, dans sa séance publique du 5 décembre 1827*, Panckoucke, Paris, 1828.

BRIERRE DE BOISMONT, Alexandre Jacques François, « Notice sur Leuret », *Ann Med Psychol*, Paris, 1851, sér. 2, vol. 3, pp. 512-26.

BROCKLISS, Laurence, « L'enseignement médical et la Révolution : essai de réévaluation », *Histoire de l'éducation*, 1989, 42, pp. 79-110.

BROCKLISS, Laurence, et JONES, Colin, *The medical world of early modern France*, Clarendon Press, Oxford, 1997.

BROSSARD-YSABEAU, L., *Considérations sur les caractères de la vieillesse et sur les affections qui sont propres à cet âge*, Paris, Thèse, 1815.

BROUSSAIS, François Joseph Victor, *Examen de la doctrine médicale généralement adoptée et des systèmes modernes de nosologie dans lesquel on détermine par les faits et par le raisonnement leur influence sur le traitement et sur la terminaison des maladies; suivi d'un Plan d'études fondé sur l'anatomie et la physiologie pour parvenir à la connaissance du siège et des symptômes des affections pathologiques et à la thérapeutique la plus rationnelle*, Méquignon, Paris, 1816.

– *Recherches sur la fièvre hectique*, Thèse de médecine, Paris, 1803.

BROUTET, Guillaume de, *Mémoire concernant les soins moraux aux insensés de l'hospice d'Avignon*, Athénée des Arts, Paris, An V [1797].

BROWN, Edward M., « French psychiatry's initial reception of Bayle's discovery of general paresis of the insane », *Bull Hist Med*, 1994, 68, pp. 235-53.

BRU, Paul, *Histoire de Bicêtre : hospice, prison, asile*, Progrès médical, Paris, 1890.

BRUTÉ, S. G. G., *Essai sur l'histoire et les avantages des institutions cliniques*, Thèse de médecine, Paris, An XI [1803].

BRYGOO, E. R., « Du Jardin et du Cabinet du Roi au Muséum d'histoire naturelle : la continuité par les hommes », *Histoire et Nature*, 1987-1988, 28-29, pp. 47-63.

BUSSCHER, Pierre Olivier de, « Les malades de la Maison royale de Charenton sous la Restauration et la Monarchie de juillet. Étude d'une population hospitalière », Mémoire de maîtrise, Paris, 1992.

BUTLER, R. N., « Geriatric medicine », dans J. WALTON, P. B. BEESON, et R. B. SCOTT (réd.), *The Oxford companion to medicine*, Oxford University Press, New York, 1986, 2, pp. 469-74.

BUTTIN, Anne, « Science et pouvoir sous la Révolution et l'Empire : l'exemple du Dr Daquin, culture et pouvoir dans les États de Savoie », Colloque Annecy-Chambéry-Turin, *Cahiers de civilisation alpine*, 4, pp. 275-284.

BYNUM, William F., « Health, disease and medical care », dans Roy PORTER et George S. ROUSSEAU (réd.), *The ferment of knowledge*, Cambridge University Press, 1980, pp. 211-53.

– « Cullen and the study of fevers in Britain, 1760-1820 », dans *Theories of Fever from Antiquity to the Enlightenment, Med Hist (Supplement)* n° 1, 1981, pp. 135-47.

CABANÈS, A., « Un grand médecin, qui fut un grand philanthrope », *Gazette des hôpitaux*, 1926, 84, pp. 1354-56.

CABANIS, Pierre Jean Georges, « Rapport adressé au Département de Paris sur l'état des folles détenues à la Salpêtrière et adoption d'un projet de règlement, 6 décembre 1791 », dans TUETEY, *Assist Publ*, 3, pp. 489-509.

– *Coup d'œil sur les révolutions et sur la réforme de la médecine*, Crapelet, Paris, 1804.

– *Rapports du physique et du moral de l'homme*, 2 vol., Crapart, Caille & Ravier, Paris, An XIII [1804-1805].

– *Œuvres philosophiques*, 2 vol., édition établie par Claude Lehec et Jean Cazeneuve, Presses Universitaires de France, Paris, 1956.

– *Opinion de Cabanis, député de la Seine, sur la nécessité de réunir en un seul système commun la législation des prisons et celle des secours publics*, Imprimerie nationale, Paris, 1798.

CAIRE, Michel, *Contribution à l'histoire de l'Hôpital Sainte-Anne, des origines au début du XXe siècle*, Thèse de médecine, Paris, 1981.

– « Un état des fous de Bicêtre en 1792 », *Nervure*, 1993, 6, pp. 62-7. (a)

– « Pussin, avant Pinel », *Inform Psychiatr*, Paris, 1993, 6, pp. 529-38. (b)

– « Le traitement des fous à l'Hôtel-Dieu de Paris au XVIIIe siècle », *Evol Psychiatr*, Paris, 1993, 58, pp. 455-72. (c)

– « La médicalisation des maisons de santé au XVIIIe siècle : Jean Grozieux de la Guerenne, premier médecin inspecteur des maisons d'aliénés », *Evol Psychiatr*, Paris, 1994, 59, pp. 215-23.

– « Philippe Pinel en 1784 : un médecin "étranger" devant la Faculté de médecine de Paris », *Hist Sci Med*, Paris, 1995, 29, pp. 243-51. (a)

– « Une soirée au théâtre des fous de Charenton », *Inform Psychiatr*, Paris, 1995, 71, pp. 383-89. (b)

– « Une visite des établissements d'aliénés en 1818 », Mémoire dactylographié, Paris, 1995. (c)

– « Une lettre inédite de Joseph Daquin : le plan du journal sur les fous », *Hist Sci Med*, Paris, 1996, 30, pp. 181-88.

– « Les aliénés d'esprit au siècle des Lumières dans les archives judiciaires parisiennes », Thèse de doctorat, École des Hautes Études, Paris, 1998.

CALVET, Jacques Louis Albert, *Sur les origines historiques du travail des malades dans les asiles d'aliénés*, Thèse de médecine, Paris, n° 881, 1952.

CANDILLE, Marcel, « À propos d'Augustin Jacob Landré-Bauvais : Deux lettres inédites de Philippe Pinel (1802) », *Hop Paris*, 1968, 52, pp. 425-31.

CANGUILHEM, Georges, « Le statut épistémologique de la médecine », *Hist Phil Life Sci*, 1988, 10, Supplément, pp. 15-29.

CAP, Paul Antoine, *Le Muséum d'histoire naturelle : Histoire de la fondation et des développements successifs de l'établissement ; biographie des hommes célèbres qui y ont contribué par leur enseignement ou par leurs découvertes, histoire des recherches, des voyages, des applications utiles, auxquels le Muséum a donné lieu, pour les arts, le commerce et l'agriculture ; description des galeries, des jardins, des serres et de la ménagerie*, Curmer, Paris, 1854.

CAPPARONI, Pietro, « La riforma di Pinel nel trattamento degli alienati preconizzata in Italia dal Valsalva, Daquin e Chiarugi non è che un ritorno agli antichi precetti de medici greci e romani », *Il sanitario delle Puglie, Basilicata e Calabria*, 1927, 7, pp. 1-11.

CARLSON, Eric T., « Amariah Brigham : life and works », *Amer J Psychiat*, 1956, 112, pp. 831-36.

CARLSON, Eric T., et DAIN, Norman, « The psychotherapy that was moral treatment », *Am J Psychiat*, 1960, 177, pp. 519-24.

CARLSON, Eric T., et SIMPSON, M. M., « The definition of mental illness : Benjamin Rush (1745-1813) », *Amer J Psychiat*, 1964, 121, pp. 209-14.

– « Models of the nervous system in eighteenth-century psychiatry », *Bull Hist Med*, 1969, 43, pp. 101-15.

CAROLI, François, *Hospitalisation psychiatrique : ancienne et nouvelle loi*, Presses Universitaires de France, Paris, 1991.

CARON, Claude, *Joseph Daquin et les malades mentaux en Savoie à la fin du XVIIIe siècle*, Thèse de médecine, Lyon, 1964.

– « Les malades mentaux en Savoie à la fin du XVIIIe siècle », *Inform psychiatr*, Paris, 1975, 51, pp. 887-96.

CARRETTE, P., « Tenon et l'assistance aux aliénés à la fin du XVIIIe siècle », *Ann Med Psychol*, Paris, 12e série, 1925, 2, pp. 365-86.

– « François Doublet et la psychiatrie au temps de Louis XVI », *Ann Med Psychol*, Paris, 1926, 12e année, 2, pp. 119-31.

– « Un demi-siècle d'assistance des aliénés avant la loi du 1838 », *Ann Med Psychol*, Paris, 15e série, 1938, 1, pp. 674-80.

CASPER, Johann Ludwig, *Charakteristik der französischen Medizin, mit vergleichenden Hinblicken auf die englische*, Brockhaus, Leipzig, 1822.

CASSEDY, James H., *American medicine and statistical thinking, 1800-1860*, Harvard University Press, Cambridge, MA, 1984.

CASTEL, Louis, *Analyse critique et impartiale de la nosographie philosophique de Ph. Pinel*, n.p., Paris, An VII [1798].

– « Solution de quelques questions sur l'aliénation mentale », *J Compl Dict Sci Med*, 1818, 4, pp. 207-17.

– *Réfutation de la doctrine médicale de M. le docteur Broussais, et nouvelle analyse des phénomènes de la fièvre*, Gabon, Paris, 1824.

– *Les bases physiologiques de la médecine. 1re partie, contenant la réfutation de la doctrine de Charles Bell, et l'explication des phénomènes de la paralysie*, Fortin, Masson, Paris, 1842.

Castel, Robert, *L'ordre psychiatrique: L'âge d'or de l'aliénisme*, Éditions de Minuit, Paris, 1976.

Castiglione, Arturo, *A history of medicine*, traduit par E. B. Krumbhaar, New York, Knopf, 1947.

Cathelin, M., « Les insensés au XVIIIe siècle: naissance de la solution asilaire », *Bull Soc Fr Hist Hop*, 1983, 46, pp. 21-35.

Chabbert, Pierre, et Mangin, Philippe, « Les premières publications de Philippe Pinel consacrées à la médecine mentale », *Actes du XXVIIe congrès international d'histoire de la médecine*, 1980, Barcelone, pp. 42-47.

Chabbert, Pierre, « Les années d'études de Philippe Pinel: Lavaur, Toulouse, Montpellier », *Monspel Hippoc*, 1960, 3, pp. 15-23.

– « Un rival heureux de Pinel: Desmarescaux », *Monspel Hippoc*, 1961, 4, pp. 17-23.

– « Philippe Pinel à Paris (jusqu'à sa nomination à Bicêtre) », *Aktuelle Probleme aus der Geschichte der Medizin; Comptes rendus du 19e congrès international d'histoire de la médecine (Bâle)*, Karger, Bâle, 1966, pp. 589-95.

– « L'œuvre médicale de Philippe Pinel », *Comptes rendus du 96e congrès national des sociétés savantes*, Bibliothèque nationale, Paris, 1971, pp. 153-61.

– « Pinel, Philippe », dans *Dictionary of Scientific Biography*, Charles Scribner's Sons, New York, 1974, vol. X, pp. 611-14.

– « Les origines familiales de Philippe Pinel », *Hist Sci Med*, Paris, 1977, 11, pp. 13-18.

Chamberlain, A.S., « Early mental hospitals in Spain », *Am J Psychiat*, 1966, 123, pp. 143-49.

Chambon de Montaux, Nicolas, *Moyens de rendre les hôpitaux plus utiles à la nation*, Rue Serpente, Paris, 1787.

Chappell, E. A., et MacDonald, T. C., « The architecture of the public hospital: containing madness », *Colonial Williamsburg*, 1985, 7, pp. 26-29.

Chaptal, Jean Antoine, *Discours du citoyen Chaptal, professeur de chimie et président de l'École, 1er Brumaire An V [22 octobre 1796]*, n.p., Montpellier, An V.

– *Mes souvenirs sur Napoléon*, Plon, Nourrit, Paris, 1893.

Chatagnon, P A., et Morel, A., « L'Ancien Régime et l'assistance aux malades mentaux », *Ann Med Psychol*, 1960, 118, pp. 437-46.

Chatelin, Ph., *Contribution à l'étude du régime des aliénés et anormaux aux XVIIe et XVIIIe siècles*, Jouve, Paris, 1921.

Chaude, *Nosographiae compendium*, Paris, 1816, résumé en latin de Pinel, *Nosographie philosophique*, 5e éd.

Chaussard, Félix, *Recherches sur l'organisation des vieillards*, Thèse de médecine, Paris, 1822, n° 20.

Chaynès, Fernand, « L'activité politique à Saint-Paul Cap-de-Joux pendant l'année 1789 », *Revue du Tarn*, 1956, 3e sér., 1, pp. 156-63.

Chazaud, Michel, « Vous avez dit Pinel? », *Hist Sci Med*, 1996, 30 (2), pp. 173-78.

Chervin, N., *Examen des opinions de M. le Dr. Castel, touchant la prétendue contagion de la fièvre jaune*, Baillière, Paris, 1830.

Chevalier, Auguste, *La vie et l'œuvre de René Desfontaines*, Éditions du Muséum, Paris, 1939.

Chevalier, Françoise, *La création de l'hôpital général Saint-Jacques à Nantes : un exemple de mise en application des principes des premiers aliénistes au début du* XIXe *siècle*, Thèse de sciences, Nantes, 1992.

CHIARUGI, Vincenzo, *Della pazzia in genere ed in specie. Trattato medico-analitico con una centuria di osservazioni*, 2 vol., Carlieri, Florence, 1793-1794 ; 2e éd., Pagani, 1808.
– *Delle malattie cutanee sordide, in genere ed in specie. Trattato teoretico-pratico*, 2 vol., Pagani, Florence, 1807.
– *La fisica dell'uomo, ossia Corso completo di medicina ad uso degli officiali di sanità*, n.p., Florence, 1811-1813.
– (attribué à), *Regolamento dei regi spedali di Santa Maria Nuova e di Bonifazio*, Cambiagi, Florence, 1789.

CLÉMENT, J. M., « La notion d'aliénation mentale au cours du XIXe siècle », *Bull Soc Fr Hist Hop*, 1993, 4 (72), pp. 32-34.

COCCONCELLI, Carlo, « Rilievi statistici sul movimento degli ammalati nell'istituto psichiatrico San Lazzaro di Reggio Emilia, dal 1810 al 1959 », *Atti, I congresso europeo di storia ospitaliera*, Centro di storia ospitaliera, Rome, 1962, pp. 306-17.

CODET, H., « L'influence de Philippe Pinel », *Prog Med*, 1926, 42, pp. 1562-67.

COHEN, Louis, « The experiment at Bicêtre », 1793, *Yale J Biol Med*, 1932, 5, pp. 97-105.

COLEMAN, William, *Death is a social disease : public health and political economy in early industrial France*, University of Wisconsin Press, Madison (Wisc.), 1982.

COLIN, Charles, *Histoire de Lavaur jusqu'à la Révolution*, Imprimerie des Orphelins apprentis, Albi, 1941.

COLLINI, Silvia, et VANNONI, Antonella, « La Société d'Histoire Naturelle e il viaggio di d'Entrecasteaux alla ricerca di La Pérouse : Le istruzioni scientifiche per i viaggiatori. I. Documenti inediti di Jean Baptiste Lamarck e Philippe Pinel. II. Documenti inediti di L. C. M. Richard, Lezerme e A. F. Fourcroy, *Nuncius*, 1995, 10, pp. 257-91 ; 1996, 11, pp. 227-75.

COLOMBIER, Jean, *Code de médecine militaire pour le service de terre. Ouvrage utile aux officiers, nécessaire aux médecins des armées et des hôpitaux militaires. En 3 parties : la 1re traite de la santé des gens de guerre, la 2nde des hôpitaux militaires, et la 3e des maladies des gens de guerre*, 5 vol., Costard, Paris, 1772.
– *Traité général de médecine militaire ou Traité des maladies tant externes qu'internes auxquelles les militaires sont exposés dans leurs différentes positions de paix et de guerre*, 7 vol., Didot Jeune, Paris, 1778.

COLOMBIER, Jean, et DOUBLET, François, « Observations faites dans le département des hôpitaux civils : Instructions sur la manière de gouverner les insensés, et de travailler à leur guérison dans les asiles qui leur sont destinés », *J Med Chir Pharm*, Paris, 1785, 64, pp. 529-83.

COLON, François, *Histoire de l'introduction et des progrès de la vaccine en France*, Le Normant, Paris, 1801.

COLONNA D'ISTRIA, F., « Ce que la médecine expérimentale doit à la philosophie », *Rev Metaph Mor*, 1904, 12, pp. 186-210.
– « La logique de la médecine d'après Cabanis », *Rev Metaphys Mor*, 1917, 24, pp. 59-73.

COMPARETTI, Andrea, *Saggio della scuola clinica nello spedale di Padova*, Penada, Padoue, 1793.

CONDILLAC, Étienne Bonnot de, *Essai sur l'origine des connaissances humaines, ouvrage où l'on réduit à un seul principe tout ce qui concerne l'entendement humain*, Librairies associées, Paris, 1746.

Copans, Jean, et Jamin, Jean, *Aux origines de l'anthropologie française: Les Mémoires de la Société des Observateurs de l'homme de l'An VIII*, Le Sycomore, Paris, 1978.

Coquerel fils, Athanase, *Jean Calas et sa famille*, Cherbuliez, Paris, 1869.

Corcos, M., « Pinel, l'homme qui a pu donner son nom aux malades qu'il soigne », *Médecine pratique: Histoire de la médecine*, 1990, n° 153, 12 mars.

Corlieu, Auguste, *Centenaire de la Faculté de médecine de Paris, 1794-1894*, Imprimerie nationale, Paris, 1896.

– « Les médecins de l'Hôtel-Dieu de Paris, du xve au xixe siècle », *Fr Med*, 1898, n°s 23, 28, 30-33, 42.

– *Les médecins de Paris de 1792 à 1794*, Bibliothèque historique de la *France Médicale*, Paris, 1902.

Corraze, abbé Raymond, « L'Esquille, collège des Doctrinaires », *Mem Acad Sci Toulouse*, 1938, 16, pp. 181-225.

Costa e Silva, J. A., « L'influence de Pinel au Brésil », dans *Philippe Pinel: Les journées de Castres, septembre 1988*, Éditions médicales Pierre Fabre, Castres, 1988, pp. 121-23.

Coturri, Enrico, « Le sostanziale innovazioni introdotte in psichiatria da Vincenzo Chiarugi », *Episteme*, 1972, 6, pp. 251-65.

Courbon, Paul, « Chronique du Centenaire de la mort de Pinel et de la naissance de Vulpian », *Ann Med Psychol*, Paris, 1927, série 11, 85, pp. 4-22. (a)

– « Philippe Pinel, psychiatre », *Ann Med Psychol*, 1927, série 12, 2, pp. 30-52. (b)

– « Pinel aux champs », *VIe Congrès international d'histoire de la médecine*, De Vlijt, Anvers, 1929, pp. 289-92.

Cousin, Jacques Antoine Joseph, « Mémoire sur les moyens de donner du travail aux ouvriers et aux artistes de la capitale, lu dans l'Assemblée des représentants de la Commune le 10 août 1790 », Bibliothèque nationale, Paris.

Cousson, J. C., « Non ! Saint Jean de Dieu n'a pas simulé la folie », *Inform Psychiatr*, 1974, 50, pp. 417-20.

Couteaux, Jean, « L'Histoire de la Salpêtrière », *Rev Hospit France*, 1944, 9, pp. 106-27, 215-42.

Cox, Joseph Mason, *Practical observations on insanity*, Baldwin & Murray, Londres, 1806.

Cramer, M., « Un précurseur peu connu de Pinel: Le médecin genevois Abraham Joly (1748-1812) », *Médecine et Hygiène*, 1974, 1118, pp. 1572-73.

Craplet, Michel, « Les débuts de l'asile d'aliénés: plans modèles et passage à l'acte », *Persp Psychiatr*, Paris, 1984, 11, pp. 111- 28.

Crichton, Alexander, *An essay on generation*, Cadell, Londres, 1792, traduction de J. F. Blumenbach, *Über den Bildungstrieb und das Zeugungsgeschäfte*, Dieterich, Göttingen, 1791.

– *An inquiry into the nature and origins of mental derangement, comprehending a concise system of physiology and pathology of the human mind, and history of the passions and their effects*, Cadell, Jr. and Davies, Londres, 1798.

– « The means by which vitality is supplied to the living system », *L Med Surg Pharm Rep*, 1814, 1, p. 439.

– *Commentaries on some doctrines of a dangerous tendency in medicine*, Churchill, Londres, 1842.

CROSS, John, *Sketches of the medical school of Paris, including remarks on the hospital practice, lectures, anatomical schools and museums, and exhibiting the actual state of medical instruction in the french metropolis*, Callow, Londres, 1815.

CULLEN, William, *First lines of the practice of physic*, 4 vol., Cadell, Londres, 1784.

– *Synopsis nosologiae methodicae*, Creech, Édimbourg, 1769.

CULLERIER, Michel Jean, *Notes historiques sur les hôpitaux établis à Paris pour traiter la maladie vénérienne*, n.p. Paris, An XI [1802-1803].

CUVIER, Georges, *Histoire des progrès des sciences naturelles depuis 1789 jusqu'à ce jour*, 2 vol., Imprimerie impériale, Paris, 1810.

– « Éloge historique de Pinel, lu le 11 juin 1827 à l'Académie des sciences », Paris, Académie des sciences, *Mémoires*, 1830, 2e sér., 9, pp. ccxxvi-cclv.

DAGOGNET, François, *Le catalogue de la vie*, Presses universitaires de France, Paris, 1970.

DALL'ACQUA, Marzio, MIGLIOLI, Maristella, et BERGOMI Maurizio, « "Con gli opportuni rimedi", Vicende di folli a Parma dell'antico regime all'età napoleonica », *Quad Stor*, 1983, 18, pp. 553-77.

DANNER, Léon, *Étude sur Esquirol, son influence sur la marche de la pathologie mentale*, Rignoux, Paris, 1858.

DAQUIN, Joseph, *Analyse des eaux thermales d'Aix en Savoie, dans laquelle on expose les diverses manières d'user de ces eaux, la méthode et le régime de vivre qu'il convient de suivre pendant leur usage et les différentes maladies pour lesquelles elles sont employées, avec plusieurs observations qui y sont relatives pour en constater les propriétés*, Gorrin, Chambéry, 1773.

– *Essai météorologique sur la véritable influence des astres, des saisons et changements de temps... appliquée aux usages de l'agriculture, de la médecine, de la navigation, etc.*, trad. de Giuseppe Toaldo, Gorrin, Chambéry, 1784.

– *Philosophie de la folie*, 1re éd., Gorrin, Chambéry, 1791 ; 2e éd. Cléaz, Chambéry, 1804.

DARMON, Pierre, *La longue traque de la variole : les pionniers de la médecine préventive*, Perrin, Paris, 1986.

DASS, Daniel, *La loi du 30 juin 1838 et l'histoire de la psychiatrie*, Thèse de médecine, Marseille, 1988.

DAUMEZON, Georges, *Considérations statistiques sur la situation du personnel infirmier des asiles d'aliénés*, Thèse de médecine, Paris, 1935.

– « Légitimité de l'intérêt pour l'histoire de la psychiatrie », *Inform Psychiatr*, Paris, 1968, 44, pp. 817-20.

DEGERANDO, Joseph Marie, Baron de, *Considérations sur les maisons de retraite destinées aux aliénés et sur la nécessité d'en améliorer le régime*, Société de morale chrétienne, Paris, 1822.

– *De la bienfaisance publique*, 2 vol., Renouard, Paris, 1839.

– *Du travail dans les hospices*, Crapelet, Paris, n.d..

DELAMARE, Jean, et DELAMARE-RICHE, Thérèse, *Le grand renfermement : Histoire de Bicêtre, 1657-1974*, Maloine, Paris, 1990.

DELAUNAY, Paul, *Le monde médical parisien au* XVIIIe *siècle*, Rousset, Paris, 1906.

– « La médecine et les Idéologues : L. J. Moreau de la Sarthe », *Bull Soc Fr Hist Med*, 1920, 14, pp. 24-60.

Deleuze, J. P. F., *Histoire et description du Muséum royal d'histoire naturelle*, 2 vol., Royer, Paris, 1823.

Delgado, Honorio, « La obra cientifica de Pinel », *Rev Crim Psiquiat Med Leg*, 1927, 14, pp. 422-440.

Delseries, J. F., *Essai sur l'organisme des vieillards*, Thèse de médecine, Paris, 1802.

Demangeon, Jean Baptiste, *Physiologie intellectuelle ou Développement de la doctrine du Professeur Gall sur le cerveau et ses fonctions considérées sous le rapport de l'anatomie comparée, de l'histoire naturelle, de l'éducation, de la morale, de la physionomie, suivie du Rapport de la visite de Gall dans les prisons de Berlin, de Spandau et dans la maison de Bicêtre*, 2e éd., Delance, Paris, 1808.

Des Cilleuls, Jean, « Un réformateur de l'hygiène militaire sous l'Ancien Régime : Jean Colombier, inspecteur général des hôpitaux, 1736-1789 », *Fr Med*, nov. 10, 1907, pp. 409-11.

Desgranges, Henri Légier, *Hospitaliers d'autrefois : L'hôpital général de Paris, 1656-1790*, Hachette, Paris, 1952.

Desmaisons, Dr, *Des asiles d'aliénés en Espagne : Recherches historiques et médicales*, Baillière, Paris, 1859.

Desportes, Benjamin, voir *Compte rendu*, *Programme*, *Rapport*.

Devlin, G., « Pinel, homme de lettres », *Ann Med Psychol*, 1927, 2, pp. 52-58.

Dieckhöfer, K., *El desarrollo de la psiquiatría en España*, Gredos, Madrid, 1984.

Digby, Anne, *Madness, morality, and medicine : A study of the York Retreat, 1796-1914*, Cambridge University Press, Cambridge, 1985.

Dix, Kenneth Steven, *Madness in Russia, 1775-1864 : Official attitudes and institutions for its care*, UCLA, Ph. D. Thesis, Los Angeles, 1977.

Dommey, *Réponse de l'économe de la Salpêtrière au Mémoire sur cet hôpital lu par M. Cousin, professeur au Collège royal, dans l'assemblée des représentants de la Commune de Paris, le 20 juillet 1790*, Seguy-Thiboust, Paris, 1790.

Dörner, Klaus, *Madmen and the bourgeoisie. A social history of insanity*, Basil Blackwell, Oxford, 1981, trad. de *Bürger und Irre : zur Sozialgeschichte und Wissenschaftssoziologie der Psychiatrie*, Europäische Verlangsanstalt, Francfort, 1969.

Doublet, François, *Mémoire sur la nécessité d'établir une réforme dans les prisons et sur les moyens de l'opérer...*, Méquignon, Paris, 1791.

Dowbiggin, Ian, *Inheriting madness : professionallization and psychiatric knowledge in nineteenth-century France*, California University Press, Berkeley (Calif.), 1991.

Dreyssig, Wilhelm Friedrich, *Traité du diagnostic médical ou de la science des signes propres à distinguer les unes d'avec les autres les maladies qui se ressemblent*, trad. Léopold Joseph Renauldin. Avec un discours préliminaire, des Notes et des Additions du traducteur et la nomenclature pyrétologique de Professeur Pinel, Veuve Richard, Paris, An XII [1804].

Du Camp, Maxime, *Paris, ses organes, ses fonctions et sa vie dans la 2de moitié du XIXe siècle*, 6 vol., 3e éd., Hachette, Paris, 1875.

– *La Charité privée à Paris*, 4e éd., Hachette, Paris, 1892.

Ducamp, Th., « Encore deux dictionnaires des sciences médicales ! », *J Gen Med*, 1821, 74, pp. 267-79.

DUCHANOY, Claude François, et JUMELIN, Jean Baptiste, « Mémoire sur l'utilité d'une école clinique » suivi de « Idée d'un plan d'étude en médecine, sous le titre d'école clinique », *J Physique*, 1778, 13, pp. 277-86.
DUCHESNEAU, François, *La physiologie des Lumières. Empirisme, modèles et théories*, Nijhoff, La Haye, 1982.
DUFFIN, Jacalyn, « The medical philosophy of R. T. H. Laennec », *Hist Phil Life Sci*, 1986, 8, pp. 195-219.
– « Vitalism and organicism in the philosophy of R. T. H. Laennec », *Bull Hist Med*, 1988, 62, pp. 525-45.
– *To see with a better eye: a life of R. T. H. Laennec*, Princeton (N.J.), Princeton University Press, 1998.
DULAURE, Jacques Antoine, *Histoire physique, civile et morale de Paris, depuis les premiers temps historiques jusqu'à nos jours*, 10 vol., Guillaume, Paris, 1829.
DULIEU, Louis, « Le professeur Rech », *Monspel Hippoc*, 1966, 33, pp. 20-28.
– « Boissier de Sauvages », *Rev Hist Sci Appl*, Paris, 1969, 22, pp. 303-22.
– *La médecine à Montpellier: L'époque classique*, Presses universelles, Avignon, 1986.
DUMAS, G., « Pinel psychologue », *Bull Acad Nat Med*, 1927, 97, pp. 717-24.
DUMAS, Monique, *Esquirol, sa famille, ses origines, ses années de formation*, Thèse de médecine, Toulouse, 1971.
DUMOUCHEL, P., « Du traitement moral: Pinel disciple de Condillac », *Corpus*, 1992, 22-23, pp. 181-98.
DUNBAR, Robert G., « The introduction of the practice of vaccination into Napoleonic France », *Bull Hist Med*, 1941, 10, pp. 635-50.
DUPEUX, Didier, « La surveillance des insensés avant la Révolution, 1670-1790 », *Soins Psychiatr*, 1992, 142-143, pp. 36-44.
DUPRAT, Catherine, « Punir et guérir: en 1819, la prison des philanthropes », dans Michèle PERROT (réd.), *L'impossible prison: Recherches sur le système pénitentiaire au XIXe siècle*, Seuil, Paris, 1980, pp. 64-122.
– *« Pour l'amour de l'humanité », Le temps des philanthropes. La philanthropie parisienne des Lumières à la Monarchie de Juillet*, CTHS, Paris, 1993.
DUPRÉ, Ernest, « L'œuvre psychiatrique et médico-légale de l'Infirmerie spéciale de la Préfecture de Police (Lasègue, Legrand du Saulle, Paul Garnier) », *Conférences pratiques de psychiatrie médico-légale fondées par Paul Garnier*, Gainche, Paris, 1905.
DUPUYTREN, baron Guilllaume, « Notice sur Philippe Pinel », *J Débats*, 7 novembre 1826.
DURAND, H., *Cabanis, sa vie, son œuvre médicale*, Jouve, Paris, 1939.
DURAND-FARDEL, R., *L'Internat en médecine et en chirurgie des hôpitaux et hospices civils de Paris: Centenaire de l'internat, 1802-1902*, Steinheil, Paris, 1903.
DURIS, Pascal, *Linné et la France, 1780-1850*, Droz, Genève, 1993.
ELLENBERGER, Henri, « Les illusions de la classification psychiatrique », *Evol Psychiatr*, Paris, 1963, 28, pp. 221-42.
– *The discovery of the unconscious: The history and evolution of dynamic psychiatry*, Basic Books, New York, 1970.
EMSCH-DÉRIAZ, Antoinette, *Tissot, physician of the Enlightenment*, Peter Lang, Bern, 1992.
ENGEL, Ralph L., « Medical diagnosis: present, past and future », *Arch Internal Med*, 1963, 112, pp. 512-43.

ESCOUBE, Michel, *Nosologie et conception de la maladie mentale au XVIIIe siècle*, Paris-Sud, Thèse de médecine n° 78, 1977.

ESQUIROL, Jean Étienne Dominique, compte rendu de la *Nosographie philosophique*, *Mag Encycl*, n° 10, Vendémiaire An XII [septembre 1803], pp. 145-53.
– *Des passions considérées comme causes, symptômes, et moyens curatifs de l'aliénation mentale*, Didot Jeune, Paris, 1805; nouvelle édition par Gladys Swain et Marcel Gauchet, Librairie des Deux Mondes, Paris, 1980.
– « Délire », *Dict Sci Med*, 1814, 8, pp. 251-59. (a)
– « Démence », *Dict Sci Med*, 1814, 8, pp. 280-94. (b)
– « Démonomanie », *Dict Sci Med*, 1814, 8, pp. 294-318. (c)
– « Érotomanie », *Dict Sci Med*, 1815, 13, pp. 186-92.
– « Folie », *Dict Sci Med*, 1816, 16, pp. 151-240. (a)
– « Fureur utérine », *Dict Sci Med*, 1816, 17, p. 161. (b)
– « Hallucinations », *Dict Sci Med*, 1817, 20, pp. 64-71.
– « Idiotisme », *Dict Sci Med*, 1818, 23, pp. 507-24. (a)
– « Imbécillité », *Dict Sci Med*, 1818, 24, p. 87. (b)
– « Maisons d'aliénés », *Dict Sci Med*, 1818, 30, pp. 47-95. (c)
– « Manie », *Dict Sci Med*, 1818, 30, pp. 437-72. (d)
– *Des établissements des aliénés en France et des moyens d'améliorer le sort de ces infortunés*, Huzard, Paris, 1819. (a)
– « Mélancolie », *Dict Sci Med*, 1819, 32, pp. 147-81. (b)
– « Monomanie », *Dict Sci Med*, 1819, 34, pp. 114-25. (c)
– « Suicide », *Dict Sci Med*, 1821, 53, pp. 213-83.
– « Note sur le mode de traitement employé à l'hôpital des aliénés de Moscou par le Dr Kibaltiez », *Arch Gen Med*, 1823, 3, pp. 374-77.
– « Note sur l'institution des aliénés de Saint-Pétersbourg », *Arch Gen Med*, 1824, 4, pp. 143-45.
– « Note statistique sur la maison des insensés de Matti à Aversa, dans le royaume de Naples », *Arch Gen Med*, 1826, 12, pp. 195-202.
– « Mémoire sur cette question: Existe-t-il de nos jours un plus grand nombre de fous qu'il n'en existait il y a quarante ans ? », *Mem Acad Med* (Partie *Mémoires*), 1828, 1, pp. 32-50. (a)
– « Rapport sur la proposition d'inaugurer le buste de Pinel dans la salle des séances de l'Académie », *Mem Acad Med*, 1828, 1, pp. 224-31. (b)
– « Rapport statistique sur la maison royale de Charenton pendant les années 1826, 1827 et 1828 », *AHPML*, 1829, 1, pp. 100-151.
– « Mémoire historique et statistique sur la maison royale de Charenton », *AHPML*, 1835, 13, pp. 5-192.
– *Des maladies mentales considérées sous les rapports médical, hygiénique et médico-légal*, 2 vol., Baillière, Paris, 1838.

ESTRÉE, Paul d', « La maison de santé du Dr Belhomme », *La médecine anecdotique, historique, littéraire*, Rousset, Paris, 1903, pp. 261-69.

EY, Henri, « Système nerveux et troubles nerveux », *Evol Psychiatr*, Paris, 1947, pp. 71-101.
– « Efficacité de la psychothérapie », *Evol Psychiatr*, Paris, 1949, 3, pp. 289-302.
– « Commentaires critiques sur l'*Histoire de la folie* de Michel Foucault », Journées de l'*Évolution psychiatrique*, Toulouse, décembre 1969, *Evol psychiatr*, Paris, 1971, 36, pp. 243-58.
– « À propos de *La Découverte de l'Inconscient* de H. F. Ellenberger », *Evol Psychiatr*, 1972, 36, pp. 227-70. (a)

– « À propos du numéro spécial de *La Nef* sur l'anti-psychiatrie », *Evol Psychiat*, Paris, 1972, 36, pp. 271-94. (b)
– « La notion de "maladie morale" et de "traitement moral" dans la psychiatrie française et allemande au début du XIXe siècle », *Persp psychiatr*, Paris, 1978, 65, pp. 12-36.
FABER, Knut, *Nosography: The evolution of clinical medicine in modern times*, Hoeber, New York, 1930.
FALCONER, William, *Remarks on the influence of climate, situation, nature of country, population, nature of food and way of life on the disposition and temper, manners and behavior, intellect, laws and customs, forms of government and religion of mankind*, Dilly, Londres, 1781.
– *A dissertation on the influence of the passions upon disorders of the body*, Dilly, Londres, 1788.
FALRET, Jean-Pierre, « Visite à l'établissement d'aliénés d'Illenau », *Ann Med Psychol*, Paris, 1845, 5, pp. 418-44 ; et 1846, 6, pp. 69-106.
– « De l'enseignement clinique des maladies mentales », *Ann Med Psychol*, Paris, 1847, 9, pp. 232-64 ; et 1849, 12, pp. 524-79.
FARGE, Arlette, et FOUCAULT, Michel (réd.), *Le désordre des familles : Lettres de cachet des archives de la Bastille*, Gallimard, Julliard, Paris, 1982.
FARGE, Arlette, et REVEL, Jacques, *Logiques de la foule*, Hachette, Paris, 1988.
FAURE, Olivier, « The social history of health in France : a survey of recent developments », *Soc Hist Med*, 1990, 3, pp. 437-51.
– *Histoire sociale de la médecine (XVIIIe-XXe siècles)*, Anthropos, Paris, 1994.
FAYET, Joseph, *La Révolution et la science, 1789-1795*, Rivière, Paris, 1960.
FERCOQ, Guillaume Adrien, *Synonymie ou concordance de la nomenclature de la nosographie philosophique du Professeur Pinel avec les anciennes nosologies, et vice versa*, Gabon et Méquignon, Paris, 1812.
FERNANDEZ, G., « The social structure of the medical model of madness and the physician's role », *Psychiatry*, 1981, 44, pp. 241-52.
FERNANDEZ-DOCTOR, Asunción, « La asistencia psiquiatrica en el real y general hospital de Nuestra Señora de Gracia de Zaragoza y su area de influencia en el siglo XVIII », *Actas Luso Esp Neurol Psiquiatr*, 1985, 13, pp. 102-14 ; et trad. anglaise dans *Hist Psychiat*, 1993, 4, pp. 373-93.
FERRIAR, John, *Medical histories and reflections*, Cadell & Davies, Londres, 1792.
FERRON, J., « J. B. Pussin (1745-1822), surveillant des hôpitaux », *Revue de l'Infirmière*, 1985, 14, pp. 6-9.
FERRONI, A., *Une maison de santé pour le traitement des aliénés à la fin du XVIIIe siècle*, Thèse de médecine, Paris, 1964.
FERRUS, Guillaume Marie André, *Des aliénés : 1. Considérations sur l'état des maisons qui leur sont destinées tant en France qu'en Angleterre, sur la nécessité d'en créer de nouvelles en France et sur le mode de construction à préférer pour ces maisons ; 2. sur le régime hygiénique et moral auquel ces malades doivent être soumis ; 3. sur quelques questions de médecine légale ou de législation relatives à leur état civil*, Huzard, Paris, 1834.
FIESSINGER, Ch., *La thérapeutique des vieux maîtres*, Société des éditions scientifiques, Paris, 1897.
FIGLIO, Karl M., « Theories of perception and the physiology of mind in the late 18th century », *Hist Sci*, 1975, 12, pp. 177-212.
FILIPPI, Angiolo, « La storia della scuola medico-chirurgica fiorentina »,

Riv Stor Med Nat, 1923, 14, pp. 7-14, 86-90, 257-67; 1924, 15, pp. 45-47, 215-24, 369-73; et 1925, 16, pp. 18-25, 217-24, 327-32.

FISCHER-HOMBERGER, Esther, « Eighteenth-century nosology and its survivors », *Med Hist*, 1970, 14, pp. 397-403. (a)

– *Hypochondrie: Melancholie bis Neurose, Krankheiten und Zustandsbilder*, Huber, Bern, 1970. (b)

FISHER, William A., « Restraint and seclusion: a review of the literature », *Am J Psychiat*, 1994, 151, pp. 1584-90.

FLEURY, M. de, « Pinel nosographe et clinicien », *Bull Acad Nat Med*, 1927, 9, pp. 707-17.

FODÉRÉ, François Emmanuel, *Sur le goître et le crétinage*, n.p., Turin, 1792.

– *Les lois éclairées par les sciences physiques, ou Traité de médecine légale et d'hygiène publique*, 3 vol., Crouillebois, Paris, 1798; Bourges, 1812; 6 vol., Mame, Paris, 1813. (a)

– *Traité de médecine légale et d'hygiène publique; ou De police et santé, adapté aux codes de l'Empire français, et aux connaissances actuelles, à l'usage des gens de l'art, de ceux du barreau, des jurés*, 6 vol., Mame, Paris, 1813. (b)

– *Traité du délire appliqué à la médecine, à la morale et à la législation*, Crouillebois, Paris, 1817.

– *Leçons sur les épidémies et l'hygiène publique, faites à la Faculté de médecine de Strasbourg*, 4 vol., Levrault, Paris, 1822-1824.

– *Essai historique et moral sur la pauvreté des nations, la population, la mendicité, les hôpitaux, et les enfants trouvés*, Paris, 1825.

– *Essai médico-légal sur les diverses espèces de folie vraie, simulée, et raisonnée, sur leurs causes et les moyens de les distinguer; sur leurs effets excusant ou atténuant devant les tribunaux, et sur leur association avec les pendants au crime et plusieurs maladies physiques et morales*, Le Roux, Strasbourg, 1832.

FORREST, Alan, *The French Revolution and the poor*, Blackwell, Oxford, 1981.

FORZINETTI-MOTET, M., « L'Hôtel Colbert et les débuts de la maison Belhomme », *Hist Med*, 1952, 2, pp. 27-32.

– « La maison Belhomme », *Hist Med*, 1953, 3, pp. 47-64.

FOSSEYEUX, Marcel, « Une maison de l'Hôpital général: Le refuge de Sainte-Pélagie sous l'Ancien Régime », *Bull Soc Hist Paris*, 1912, 39, pp. 63-76.

– « L'école des infirmières de la Salpêtrière », *Paris médical*, 21 novembre 1925.

FOUCAULT, Michel, *Folie et déraison: Histoire de la folie à l'âge classique*, Plon, Paris, 1961; trad. R. Howard: *Madness and civilization: A history of insanity in the age of reason*, Random House, New York, 1973.

– *Naissance de la clinique: archéologie du regard médical*, Presses universitaires de France, Paris, 1963; trad. A. Sheridan: *The birth of the clinic: an archeology of medical perception*, Random House, New York, 1975.

– *Surveiller et punir: naissance de la prison*, Gallimard, Paris, 1975; trad. A. Sheridan: *Discipline and punish: the birth of the prison*, Random House, New York, 1977.

FOVILLE, Achille fils, *Les aliénés: étude pratique sur la législation et l'assistance qui leur sont appliquables*, Baillière, Paris, 1870.

FOWLER, Thomas, *Medical reports of the effects of arsenic, in the cure of agues, remitting fevers, and periodic headaches...*, Johnson, Londres, 1786.

FRANK, Johann Peter, *Plan d'école clinique ou Méthode d'enseigner la pratique de la médecine dans un hôpital académique*, Wappler, Vienne, 1790.
– *System einer vollständigen medizinischen Polizei*, 6 vol., Schwann, Cotta & Schaumburg, Mannheim, Tubingen, Vienne, 1779-1819.
– *Selbstbiographie*, édition établie par Erna Lesky, Huber, Bern, 1969.
FRANK, Joseph, *Reise nach Paris, London, und einem grossen Theile des übrigen Englands und Schottlands in Beziehung auf Spitäler, Versorgungshäuser, übrigen Armen-Institute, medizinische Lehranstalten und Gefängnisse*, 2 vol., Camesianische Buchhandlung, Vienne, 1804.
FRECHE, Georges, *Toulouse et la région midi-Pyrénées au siècle des Lumières, 1670-1789*, Cujas, Paris, 1974.
FREUD, Sigmund, « Charcot », *Wien Med Wochenschr*, sept. 9, 1893.
FREVERT, Ute, *Krankheit als politisches Problem, 1770-1880*, Vandenhoek and Ruprecht, Göttingen, 1984.
FRIEDLÄNDER, Michel, *Entwurf einer Geschichte der Armen und Armenanstalten nebst einer Nachricht von dem jetztigen Zustande der Pariser Armenanstalten und Hospitäler insbesondere im November 1803*, Göschen, Leipzig, 1804.
FROCHOT, Nicolas, *Discours du préfet du département de la Seine, en prononçant l'installation du Conseil général d'administration des Hospices civils de Paris, le 5 Ventôse, An IX*, Ballard, Paris, An IX.
FUNCK-BRENTANO, F., *L'Hôpital général: Bicêtre*, CIBA, Lyon, 1938.
GALL, Franz Josef, et SPURZHEIM, Johann Gaspar, *Anatomie et physiologie du système nerveux en général et du cerveau en particulier, avec des observations sur la possibilité de reconnaître plusieurs dispositions intellectuelles et morales de l'homme et des animaux par la configuration de leurs têtes*, Schoell, Paris, 1810.
GALLOT-LAVALLÉE, P. L. M. G., *Un hygiéniste au XVIII*[e] *siècle: Jean Colombier (1736-1789)*, Thèse de médecine, Paris, 1913.
GARBAN, J. M., *Lavaur fin XVIII*[e] *siècle: De la monarchie à la république*, publié par l'auteur, Lavaur, 1989.
GARDEIL, Jean Baptiste, *Traduction des Œuvres médicales d'Hippocrate sur le texte grec, d'après l'édition de Foës*, 3 vol., Fages, Meilhas et Co., Toulouse, An IX.
GARRABÉ, Jean, « Pinel et l'assistance aux malades mentaux », dans *Philippe Pinel: Les journées de Castres, septembre 1988*, Éditions médicales Pierre Fabre, Castres, 1988, pp. 125-40.
– *Henry Ey et la pensée psychiatrique contemporaine*, Les empêcheurs de penser en rond, Paris, 1997.
– (réd.), *Philippe Pinel*, Les empêcheurs de penser en rond, Paris, 1994 (voir Garrabé, Huber, Juchet, Kipman, Lantéri-Laura, Postel, Allen et Mousnier-Lompré, Sabourin, Weiner, Widlöcher).
GARRIGUES, Albert, « Philippe Pinel, journaliste », *Conc Med*, 1926, 48, pp. 2294-99.
GASCO, R., *La Salpêtrière, 1789-1794*, Diplôme d'études supérieures d'histoire, Paris, 1969.
GAUCHET, Marcel, et SWAIN, Gladys, *La pratique de l'esprit humain: L'institution asilaire et la révolution démocratique*, Gallimard, Paris, 1980.
– « Pinel et Esquirol à la Salpêtrière », *Persp Psychiatr*, Paris, 1984, 2 (96), pp. 92-99.
– (réd.), *Des passions considérées comme causes, symptômes, et moyens curatifs de l'aliénation mentale par D. Esquirol précédé de « Du*

traitement de la manie aux passions : la folie et l'union de l'âme et du corps », par M. Gauchet et G. Swain et suivi de *Documents pour servir à l'histoire de la naissance de l'asile, 1797-1811*, Librairie des deux-mondes, Paris, 1980.

Gayral, Louis-François, « Vie de Philippe Pinel, savant et aliéniste », dans *Philippe Pinel : Les journées de Castres, Septembre 1988*, Éditions médicales Pierre Fabre, Castres, 1988, pp. 21-30.

Geduldig, C., *Die Behandlung von Geisteskranken ohne physischen Zwang*, Medical Dissertation, Zurich, 1976.

Gelfand, Toby, « The gestation of the clinic », *Actes du 25è congrès international d'histoire de la médecine*, Québec, 3 vol., 1976, 2, pp. 680-98.

Geller, G., *Die Geriatrie an der Salpêtrière von Pinel bis Charcot*, Thèse de médecine, Zurich, 1965.

Genty, Maurice, « La médecine sous la Révolution : le journalisme médical », *Prog Med*, Supplément illustré, 1934, 11, pp. 33-37. (a)

– « Michel Augustin Thouret », *Prog Med*, Supplément illustré, 1934, 11, pp. 57-62. (b)

– « Xavier Bichat », dans P. Huard (réd.), *Biographies médicales et scientifiques*, Dacosta, Paris, 1972, pp. 181-318.

Geoffroy Saint-Hilaire, Étienne, *Discours aux funérailles de Philippe Pinel*, le 26 octobre 1826, Firmin Didot, Paris, 1826.

Gerard, Donald L., « Chiarugi and Pinel considered : soul's brain/person's mind », *J Hist Behav Sci*, 1997, 33, pp. 381-403.

Gerber, P., *L'université de Toulouse : son passé, son présent*, Privat, Toulouse, 1929.

Gibelin, Jacques (réd.), *Abrégé des transactions de la Société philosophique de Londres*, 12 vol., Buisson, Paris, 1790-1791.

Gilbrin, E., « La lignée médicale des Pinel : leur aide aux prisonniers politiques sous la Terreur et pendant la Restauration », *Hist Sci Med*, 1977, 11, pp. 29-35.

Gillispie, Charles C., « Science in the French Revolution », *Behavioral Science*, 1959, 4, pp. 67-73.

– « The *Encyclopédie* and the Jacobin philosophy of science : a study in ideas and consequences », dans M. Claggett (réd.), *Critical problems in the history of science*, University of Wisconsin Press, Madison, Wisconsin, 1962, pp. 255-89.

– *Science and polity in France at the end of the Old Regime*, Princeton University Press, Princeton, NJ, 1980.

– « De l'histoire naturelle à la biologie : relations entre les programmes de recherche de Cuvier, Lamarck et Geoffroy Saint-Hilaire », dans C. Blankaert *et al.* (réd.), *Le Muséum au premier siècle de son histoire*, Archives du Muséum national d'histoire naturelle, Paris, 1997, pp. 229-239.

Gineste, Thierry, « Le statut fait à l'enfant malade mental : la place de la controverse entre Pinel et Itard », *Ann Med Psychol*, 1976, 134, pp. 73-81.

– « De l'enfant-loup à l'enfant fou », *Mag Litt*, 1981, 175, pp. 29-31.

– « Naissance de la psychiatrie de l'enfant : de l'idiotie aux psychoses infantiles », *Soins psychiatriques*, 1982, 16, pp. 21-26.

– « La leçon du docteur Itard », *Persp Psychiatr*, 1984, 22, pp. 81-82.

– « Les "Vésanies" de Jean Marc Gaspard Itard (1802) », *Evol Psychiatr*, 1988, 53, pp. 573-610.

– « La pensée médico-psychologique de J. M. G. Itard », *Hist Sci Med*, Paris, 1989, 23, pp. 115-120.

– *Victor de l'Aveyron: dernier enfant sauvage, premier enfant fou*, 1re éd., Le Sycomore, Paris, 1981 ; éd. revue et augmentée, Hachette, 1993.

GIRARD, P., *De la suppression de la camisole de force dans les asiles d'aliénés*, Thèse de médecine, Montpellier, 1904.

GIRAUD, Dominique, *La maison de Charenton: de la prison à l'asile (1641-1838)*, TER, Paris-Sorbonne, 1980.

GIRAUDY, Ch. F. S., *Mémoire sur la maison nationale de Charenton, exclusivement destinée au traitement des aliénés*, Société de médecine, Paris, An XI.

GLATZEL, Johann, HAAS, Steffen, et SCHOTT, Heinz (réd.), *Vom Umgang mit Irren: Beiträge zur Geschichte psychiatrischer Therapeutik*, Roderer, Regensburg, 1990.

GLOVER, M. R., *The Retreat, York: an early experiment in the treatment of mental illness*, William Sessions, York, 1984.

GODECHOT, Jacques L., *La Révolution française dans le Midi toulousain*, Privat, Toulouse, 1986.

GOETZ, Christopher G., BONDUELLE, Michel, et GELFAND, Toby, *Charcot: constructing neurology*, Oxford University Press, New York, 1995.

GOLDIN, Grace, « Juan de Dios and the hospital of christian charity », *J Hist Med*, 1978, 33, pp. 6-34.

– *Work of mercy: a picture history of hospitals*, Boston Mills Press, Ontario, 1994.

GOLDSTEIN, Jan, « The hysteria diagnosis and the politics of anticlericalism in late nineteenth-century France », *J Mod Hist*, 1982, 34, pp. 209-239.

– *Console and classify: the French psychiatric profession in the nineteenth century*, Cambridge University Press, New York et Cambridge, 1987 ; trad. française, *Consoler et classifier: l'essor de la psychiatrie française*, Les empêcheurs de penser en rond, Paris, 1997.

– « The lively sensibility of the Frenchman: some reflections on the place of France in Foucault's *Histoire de la folie* », dans Arthur STILL et Irving VOLODY (réd.), *Rewriting the history of madness: studies in Foucault's Histoire de la Folie*, Routledge, Londres, 1993, pp. 69-77.

GOOD, John Mason, *A physiological system of nosology*, Cox & Son, Londres, 1817.

GORTAIS, J., « Le rôle du mythe de Pinel dans l'organisation et le fonctionnement de la psychiatrie du XIXe siècle », *Psychiat fr*, 1980, 11 (1), pp. 77-82.

GOUBERT, Jean-Pierre, « L'art de guérir: médecine savante et médecine populaire dans la France de 1790 », *Annales, E. S. C.*, 1977, 32, pp. 908-26.

– « La pénétration du médecin dans le corps social en France, 1770-1850 », *Histoire des sciences médicales*, 1980, 14, pp. 435-38.

– « La médicalisation de la société française, 1770-1830 », *Historical Reflections/Réflexions historiques*, 1982, 9, nos 1-2.

GOUBERT, Jean-Pierre, REY, Roselyne, BERTRAND, Jacques, et LACLAU, Alexandra, *Atlas de la Révolution française*, vol. 7, *Médecine et santé*, Éditions EHESS, Paris, 1993.

GOUREVITCH, Michel, « Éloge de François Leuret », *Inform Psychiatr*, 1968, 44, pp. 843-54.

– « Coup d'œil sur la naissance de la psychiatrie à Paris », *Soins Psychiatrie*, 1982, 16, pp. 9-11.

– « La législation sur les aliénés en France de la Révolution à la monarchie de juillet », dans Jacques Postel et Claude Quétel (réd.), *Nouvelle histoire de la psychiatrie*, Toulouse, Privat, 1983, pp. 172-85.
– « Qui soignera le divin marquis ? Documents inédits sur le conflit de pouvoirs entre directeur et médecin à Charenton en 1812 », *Persp Psychiat*, Paris, 1984, 22, pp. 85-91.
– « Vitalité de la loi de 1838 », *Hist Sci Med*, 1988, 22, pp. 175-80.
– « La psychiatrie sous l'Empire », *Hist Sci Med*, Paris, 1989, 23, pp. 27-32.
– « Naissance d'une spécialité médicale », dans *Histoire de la médecine : leçons méthodologiques*, Éditions Marketing, Paris, 1995, pp. 124-29.
– « Le printemps de l'An III », *Hist Sci Med*, Paris, 1996, 30, pp. 179-80.

Gourevitch, Michel, et Soubrier, J. P., « Recherches aux archives de la Police sur les origines de l'Infirmerie générale », *Persp Psychiatr*, Paris, 1984, 11, pp. 129-36.

Gourevitch, Michel, Soubrier, J. P., *et al.*, « L'infirmerie psychiatrique de la Préfecture de Police : l'application de la loi du 30 juin 1838 et les circuits médico-judiciaires de Paris et sa région », *Liaisons : Revue d'information et de relations publiques de la Préfecture de Police*, 1989, mai-juillet, p. 293.

Grand, Philippe, et Jenn, Jean-Marie, *Les prisons de Paris et de l'ancien département de la Seine*, Département de Paris, Direction des Affaires Culturelles, 1996.

Grange, Kathleen A., « Pinel and eighteenth-century psychiatry », *BHM*, 1961, 35, pp. 442-53.

Greding, Johann Ernst, *Medizinisch-chirurgische Schriften*, Richter, Altenburg, 1781.
– *Vermischte medizinische und chirurgische Schriften*, Henning, Greiz, 1790-1791.

Greenbaum, Louis S., « Jacques Necker and the reform of the Paris hospitals on the eve of the French Revolution », *Clio Med*, 1984, 19, pp. 216-30.
– « "Measure of civilization" : the hospital thought of Jacques Tenon on the eve of the French Revolution », *Bull Hist Med*, 1975, 49, pp. 43-56.

Grmek, Mirko D., « Les aspects historiques des problèmes fondamentaux de la gérontologie », *XV congreso internacional de historia de la medicina* (Madrid, 1956), dans *Asclepio*, 1957, 9, pp. 245-51.
– *On aging and old age : basic problems and historic aspects of gerontology and geriatrics*, Junk, La Haye, 1958.
– « La discussione della tesi di Gaspard-Laurent Bayle, atto di fondazione della scuola anatomo-clinica parigina », *BioLogica*, 2 (« Storia e problemi di clinica »), 1989, pp. 129-38.
– *La première révolution biologique : réflexions sur la physiologie et la médecine du* XVII*e siècle*, Payot, Paris, 1990.
– (réd.) *Histoire de la pensée médicale en Occident*, 3 vol., Seuil, Paris, 1996 (vol. 1), 1997 (vol. 2), 1999 (vol. 3).

Grob, Gerald, *The mad among us : a history of the care of America's mentally ill*, Free Press, New York, 1994.

Grosperrin, Bernard, *L'influence française et le sentiment national français en Franche-Comté, de la conquête à la Révolution, 1674-1789*, Belles Lettres, Paris, 1967.

Guarnieri, Patrizia, *La storia della psichiatría : un secolo di studi in Italia*, Olschi, Florence, 1991.

– « The history of psychiatry in Italy : a century of studies », dans Mark S. MICALE et Roy PORTER (réd.), *Discovering the history of psychiatry*, Oxford University Press, New York, 1994, pp. 249-59.

GUILLAIN, G., et MATHIEU, P., *La Salpêtrière*, Masson, Paris, 1925.

GUILLET, C., *Réflexions sur l'emploi des moyens moraux dans le traitement de quelques maladies*, Thèse de médecine n° 11, Montpellier, An X.

GUILLOIS, A., *Le salon de Mme Helvétius : Cabanis et les idéologues*, Calmann Lévy, Paris, 1894.

GUILLOT, Adolphe, *Paris qui souffre : les prisons de Paris et les prisonniers*, Dentu, Paris, 1890.

– *Des principes du nouveau code d'instruction criminelle*, Larose & Forcel, Paris, 1884.

– *Les prisons du Palais de Justice : Dépôt de la Préfecture – Conciergerie – Souricière*, Imprimerie administrative, Melun, 1892.

GUSDORF, G., *La conscience révolutionnaire : les idéologues*, Payot, Paris, 1978.

HAHN, Roger, *The anatomy of a scientific institution : the Paris Academy of Science, 1666-1803*, University of California Press, Berkeley, 1971 ; trad. frse aux éditions des archives contemporaires, Bruxelles, 1993.

HAIGH, Elizabeth, « The vital principle of Paul Joseph Barthez : the clash between monism and dualism », *Med Hist*, 1977, 21, pp. 1-14.

– *Xavier Bichat and the medical theory of the eighteenth century*, Supplément n° 4, *Medical History*, The Wellcome Institute, Londres, 1984.

HAINDORF, A., *Beiträge zur Kulturgeschichte der Medizin und Chirurgie Frankreichs und vorzüglich seiner Haupstadt, mit einer Übersicht ihrer sämmtlichen Hospitäler und Armenanstalten, nebst mehreren während der Jahre 1813 und 1814 dort gesammelten medizinisch-chirurgischen Beobachtungen*, Vandenhoeck & Ruprecht, Göttingen, 1815.

HALEM, G. A. v., *Blicke auf einen Theil Deutschlands, der Schweiz und Frankreichs bei einer Reise vom Jahre 1790*, 2 vol., Bohn, Hambourg, 1791.

HALLÉ, Jean-Noël, *Rapport fait au nom de la commission nommée par la classe des sciences mathématiques et physiques de l'Institut pour l'examen de la méthode de préserver de la petite vérole par l'inoculation de la vaccine*, Baudouin, Paris, 1803.

HANSEN, Lee Ann, « From Enlightenment to Naturphilosophie : Marcus Herz, Johann Christian Reil, and the problem of border crossings », *J Hist Biol*, 1993, 26, pp. 39-64.

– « Metaphors of mind and society : the origins of German psychiatry in the revolutionary era », *Isis*, 1998, 89, pp. 387-409.

HARPER, Andrew, *A treatise on the real cause and cure of insanity ; in which the nature and distinctions of this disease are fully explained, and the treatment established on new principles*, Stalker & Walter, Londres, 1789.

HARSIN, Jill, « Gender, class and madness in nineteenth century France », *Fr Hist Stud*, 1992, 17, pp. 1048-70.

HASLAM, J., *Observations on insanity*, Rivington, Londres, 1798.

HAUSTGEN, Thierry, *Observations et certificats psychiatriques au XIXe siècle*, Thèse de médecine, Paris, 1983.

– « Un registre d'observations d'Ulysse Trélat à la Salpêtrière », *Inform Psychiatr*, Paris, 1984, 60, pp. 655-662, 783-89.

– « La Maison de Charenton vers 1810, lieu de conflits institutionnels : une lettre et un rapport confidentiels au ministre de l'Intérieur », *Evol Psychiatr*, 1985, 50, pp. 217-23.

– « Les débuts difficiles du Dr Royer-Collard à Charenton », *Synapse*, 1989, 58, pp. 57-66.

– « Psychiatrie et critères diagnostiques : une revue historique. Première partie : De Pinel à Falret », *Inform Psychiatr*, Paris, 1993, 69, pp. 149-55.

HAUTECŒUR, L., « L'architecture hospitalière et la Salpêtrière », *Med Fr*, Paris, 1958, 96, pp. 21-36.

HÉBRÉARD, François, *Essai sur les tumeurs scrophuleuses*, Thèse de médecine n° 148, Paris, An XI [1803].

HEGEL, Georg Wilhelm Friedrich, *Encyclopedie der philosophischen Wissenschaften im Grundrisse (1830)*, édition établie par F. Nicolin et O. Poggeler, Meiner, Hambourg, 1969.

HELLER, Robert, « Johann Christian Reil's training scheme for medical auxiliaries », *Med Hist*, 1975, 19, pp. 312-332.

HENDERSON, Sir David Kennedy, *The evolution of psychiatry in Scotland*, Livingston, Édimbourg et Londres, 1964.

HENRY, Marthe, *La Salpêtrière sous l'Ancien Régime : les origines de l'élimination des antisociaux et de l'assistance aux aliénés chroniques*, Thèse de médecine, Paris, 1922.

HERVÉ, G., « Le sauvage de l'Aveyron devant les Observateurs de l'Homme (avec le rapport retrouvé de Philippe Pinel) », *Rev Anthropol*, 1911, 21, pp. 383-98, 441-54.

HIGONNET, C., *Paysages et villages neufs du Moyen Âge*, La Roue, Paris, 1975.

HOFFBAUER, J. C., *Médecine légale relative aux aliénés et aux sourds-muets ou Les lois appliquées aux désordres de l'intelligence*, trad. A. M. Chambeyron, avec des notes par MM. Esquirol et Itard, Baillière, Paris, 1827.

HOLMES, Chris, « A somatic interpretation of the psychiatry of Benjamin Rush », *Amer J Psychiat*, 1967, 124, pp. 825-31.

HOPF, H., *Leben und Werk Alexander Crichton's*, Dissertation, Munich, 1962.

HORN, Ernst, *Beiträge zur medizinischen Klinik, gesammelt auf meinen Reisen durch Deutschland, Schweiz, und Frankreich*, Reichard, Braunschweig, 1800.

HOSACK, D. H., *A system of practical nosology*, Van Winkle, New York, 1818.

HUARD, Pierre, *Sciences, médecine, pharmacie de la Révolution à l'Empire*, Dacosta, Paris, 1970.

– « Les activités non-psychiatriques de Pinel », *Hist Sci Med*, Paris, 1977, 9, pp. 161-65.

HUARD, Pierre, et IMBAULT-HUART, Marie-José, « Concepts et réalités de l'éducation et de la profession médico-chirurgicales pendant la Révolution », *Journal des savants*, 1973, pp. 126-59.

– « Corvisart et les débuts de la clinique de la Charité », *Med Fr*, Paris, 1974, n° 253, pp. 10-17. (a)

– « L'enseignement libre de la médecine à Paris au XIXe siècle », *Rev Hist Sci Appl*, Paris, 1974, 27, pp. 45-62. (b)

– « Gaspard Laurent Bayle, ou la méthodologie de la médecine anatomo-clinique, 1774-1816 », *Gaz Med Fr*, 1974, 81, pp. 4943-49. (c)

– « La clinique parisienne avant et après 1802 », *Clio Medica*, 1975, 10, pp. 173-82. (a)

– « Philippe Pinel, idéologue, nosologiste, et psychiatre », *Gaz Med Fr*, 1975, 82, pp. 2605-7. (b)

– « Les sociétés parisiennes d'étudiants en médecine au début du XIXe siècle », *Actes du 95e congrès national des sociétés savantes* (section des sciences), Reims, 1970 ; Bibliothèque nationale, Paris, 1975, pp. 229-38. (c)

– « Structure et fonctionnement de la Faculté de médecine de Paris en 1813 », *Rev Hist Sci Appl*, 1975, 28, pp. 139-68. (d)

HUBER, J. P., « Les réformateurs allemands », dans *Philippe Pinel : les journées de Castres, septembre 1988*, Éditions médicales Pierre Fabre, Castres, 1988, pp. 85-96.

– « De la nosologie de Pinel aux classifications psychiatriques contemporaines », dans Jean GARRABÉ (réd.), *Philippe Pinel*, 1994, pp. 121-38.

HUBER, J. P., MACHER, J. P., et ALLIEZ, J., « L'hospitalisation "forcée" des insensés à Avignon au XVIIIe siècle », *Inform Psychiatr*, Paris, 1980, 56, pp. 1257-66.

HUFELAND, Christoph Wilhelm, *Die Kunst das menschliche Leben zu verlängern*, Akademische Buchhandlung, Iéna, 1797.

HUFTON, Olwen, *The poor of eighteenth-century France, 1750-1789*, Oxford University Press, New York, 1975.

HUGUET, Françoise (réd.), *Les professeurs de la faculté de médecine de Paris : dictionnaire biographique, 1794-1939*, Institut national de recherche pédagogique, Paris, 1991.

HUNTER, R., et MACALPINE, I., *Three hundred years of psychiatry, 1535-1860*, Carlisle Publishing Co., Hartsdale, New York, 1982.

HUSSON, Armand, *Étude sur les hôpitaux, considérés sous le rapport de leur construction, de la distribution de leurs bâtiments, de l'ameublement, de l'hygiène, et du service des salles de malades*, Dupont, Paris, 1862.

IBERTI, M. D., *Observations générales sur les hôpitaux, suivies d'un projet d'hôpital*, n.p., Londres, 1788.

IBORRA, J. E., « La asistencia al enfermo mental en España durante la Ilustración y el reinado de Fernando VII », *Cuad Hist Med Esp*, 1966, 5, pp. 181-215.

IMBAULT-HUART, Marie-José, « Sources de l'histoire de la médecine aux Archives nationales de 1750 à 1822 », *Rev Hist Sci Applic*, 1972, 25, pp. 45-53.

– « Structure et fonctionnement de la Faculté de médecine de Paris en 1813 », *Rev Hist Sci*, 1975, 28, pp. 139-68.

– « Pinel, nosologiste et clinicien », *Hist Sci Med*, 1978, 12, pp. 33-38.

– « Entre la nosologie et la clinique », dans *Philippe Pinel : les journées de Castres, septembre 1988*, Éditions médicales Pierre Fabre, Castres, 1988, pp. 55-62.

IMBERT, Jean, « L'administration hospitalière à Paris sous le Consulat et le premier Empire », *Revue d'information et de documentation de l'Assistance publique à Paris*, 1952, 3, pp. 571-90.

– *Le droit hospitalier de la Révolution et de l'Empire*, Sirey, Paris, 1954.

– *Les hôpitaux en France*, Presses universitaires de France, Collection « Que sais-je ? », Paris, 1958.

– « Une expérience européenne : le droit hospitalier sous l'Empire napoléonien », *Atti del primo congresso europeo di storia ospitaliera (1960)*, Centro italiano di storia ospitaliera, Reggio Emilia, 1962, pp. 601-10.

– *Histoire des hôpitaux en France*, Privat, Toulouse, 1982.

– « Police et justice dans les hôpitaux généraux de France », *Recueil de mémoires et travaux publiés par la Société d'histoire du droit et des institutions des anciens pays de droit écrit*, 1994, 16, pp. 189-200.

– (réd.), *La protection sociale sous la Révolution française*, Paris, Association pour l'étude de l'histoire de la sécurité sociale, 1990.

IMBERT, Jean, et GUTTON, Jean-Pierre (réd.), *Guide du chercheur en histoire de la protection sociale*, 2 vol., Association pour l'étude de l'histoire de la sécurité sociale, Paris, vol. 1, 1994, vol. 2, 1997.

ITARD, Jean Marc Gaspard, *De l'éducation d'un homme sauvage ou des premiers développements physiques et moraux du jeune sauvage de l'Aveyron*, Goujon fils, Paris, An X [1801].

– *Rapport fait à son Excellence le ministre de l'Intérieur sur les nouveaux développements et l'état actuel du sauvage de l'Aveyron*, Paris, Imprimerie impériale, Paris, 1807.

– « Premiers développements du jeune sauvage de l'Aveyron », « Second rapport fait au ministre de l'Intérieur sur les nouveaux développements et l'état actuel du sauvage de l'Aveyron », « Mémoire sur le mutisme produit par la lésion des fonctions intellectuelles, lu à la première séance publique de l'Académie royale de médecine », dans *Bibliothèque d'éducation spéciale*, vol. 2, *Rapports et mémoires sur le sauvage de l'Aveyron, l'idiotie et la surdi-mutité*, Alcan, Paris, 1894.

JACKSON, Stanley W., « Melancholia and mechanical explanation in eighteenth-century medicine », *J Hist Med*, 1983, 38, pp. 298-319.

– *Melancholia and depression from Hippocratic times to modern times*, Yale University Press, New Haven, CT, 1986.

JACYNA, L.S., « Medical science and moral science: the cultural relations of physiology in Restoration France », *Hist Sci*, 1987, 25, pp. 111-46.

JAEGER, Marcel, *Le désordre psychiatrique : des politiques de santé mentale en France*, Payot, Paris, 1981.

JALLEY, E., *et al.*, « I. Kant: "Essai sur les maladies de la Tête" », *Evol Psychiatr*, Paris, 1977, 42, pp. 203-30.

JETTER, Dieter, « Frankreich's Bemühen um bessere Hospitäler », *Sudhoff's Arch*, 1965, 49, pp. 147-69.

– *Zur Typologie des Irrenhauses in Frankreich und Deutschland*, Steiner, Wiesbaden, 1971.

– *Das europäische Hospital: Von der Spätantike bis 1800*, Dumont, Cologne, 1986.

– « Wichtige Irrenhäuser in Frankreich, Deutschland und England, 1800-1900 », *Fort Neurol Psychiat*, 1992, 60, pp. 329-348.

JEWSON, N.J., « The disappearance of the sick-man from medical cosmology », *Sociology*, 1976, 10, pp. 225-44.

JOBE, T.H., « Medical theories of melancholia in the 17th and 18th centuries », *Clio Med*, 1976, 11, pp. 217-31.

JOERGER, M., « Les enquêtes hospitalières au XVIIIe siècle », *Bull Soc Fr Hist Hop*, 1975, 31, pp. 51-60.

– « La structure hospitalière de la France sous l'Ancien Régime », *Annales, E.S.C.*, 1977, 32, pp. 1025-51.

JONES, Colin, « The treatment of the insane in eighteenth- and early nineteenth-century Montpellier », *Med Hist*, 1980, 24, pp. 371-390. (a)

– « The "New treatment" of the insane in Paris: the formation of the lunatic asylum under the French Revolution », *History Today*, 1980, 30, pp. 5-10. (b)

– « The treatment of the insane in eighteenth- and early nineteenth-century Montpellier », *Med Hist*, 1980, 24, pp. 371-90. (c)

– « The Filles de la Charité in hospitals », *Actes du Colloque international d'études vincentiennes*, Paris, 25-26 septembre 1981, pp. 219-288.

– *Charity and "Bienfaisance" : the treatment of the poor in the Montpellier region, 1740-1815*, Cambridge University Press, New York, 1982.

– « Picking up the pieces : the politics and the personnel of social welfare from the Convention to the Consulate », dans G. LEWIS et C. LUCAS (réd.), *Beyond the Terror: essays in French social and regional history, 1794-1815*, Cambridge University Press, Cambridge, 1983, pp. 53-91.

– « Vincent de Paul, Louise de Marillac, and the reform of nursing in seventeenth-century France », unpublished essay presented to the Davis Center Seminar at Princeton on April 25, 1986.

JONES, Colin, et SONENSCHER, Michael, « The social functions of the hospital in eighteenth-century France : the case of the Hôtel-Dieu of Nîmes », *Fr Hist Stud*, 1983, 13, pp. 172-214.

JORDANOVA, Ludmila J., *Lamarck*, Oxford University Press, Oxford, 1984.

JUCHET, Jack, « Jean-Baptiste Pussin, "médecin des folles" », *Soins Psychiatr*, 1992, 142-143, pp. 46-54.

– « Jean-Baptiste Pussin et Philippe Pinel à Bicêtre en 1793. Une rencontre, une complicité, une dette », dans Jean GARRABÉ (réd.), *Philippe Pinel*, 1994, pp. 55-70.

JUCHET, Jack, et POSTEL, Jacques, « Le "surveillant" Jean-Baptiste Pussin », *Hist Sci Med*, Paris, 1996, 30 (2), pp. 189-98.

JUHN B., « The mental asylums in Spain », *Ciba Symposia*, 1957, 5 (4), pp. 131-34.

JUILLET, P. *et al.*, « La condition du malade mental en France, de Pinel à nos jours », *Ann Med Psychol*, Paris, 1976, 134, pp. 4-80. (a)

– « L'œuvre de Philippe Pinel et la Société médico-psychologique », *Ann Med Psychol*, 1976, 134, pp. 52-54. (b)

KAGEYAMA, J., « Sur l'histoire de la monomanie », *Evol psychiat*, Paris, 1984, 49, pp. 155-62.

KAHN, Eugen, « Benjamin Rush, the founder of American psychiatry », *Confin Psychiat*, 1967, 10, pp. 61-72.

KANT, Immanuel, « Von der Macht des Gemüths durch den blossen Vorsatz seiner krankhaften Gefühle Meister zu sein », *J practischen Arzneikunde und Wundarznei*, texte établi par C. W. Hufeland, 1798, 5, pp. 701-51.

– « Versuch über die Krankheiten des Kopfes », dans *Gesammelte Schriften*, Reimer, Berlin, 1912, 2, pp. 359-71.

KARENBERG, Axel, *Lernen am Bett der Kranken : die frühen Universitätskliniken in Deutschland*, Pressler, Hürtgenwald, 1997.

KAUFMANN, Doris, *Aufklärung, bürgerliche Selbsterfahrung und die « Erfindung » der Psychiatrie in Deutschland, 1770-1850*, Vandenhoek et Ruprecht, Göttingen, 1995.

KEEL, Othmar, *La généalogie de l'histopathologie. Une révision déchirante : Philippe Pinel, lecteur discret de J.-C. Smyth (1741-1821)*, Vrin, Paris, 1979.

– « Les conditions de la décomposition "analytique" de l'organisme : Haller, Hunter, Bichat », *Les études philosophiques*, 1982, 1, pp. 37-62.

– « The politics of health and the institutionalisation of clinical practices in Europe in the second half of the eighteenth century », dans W. F. BYNUM et R. PORTER (réd.), *William Hunter and the eighteenth-century medical world*, Cambridge University Press, Cambridge, 1985, pp. 207-56.

– « L'essor de la pratique clinique dans les armées européennes (1750-1800) », *Gesnerus*, 1997, 54, pp. 37-56.

KENNEDY, E., *A philosopher in the age of Revolution: Destutt de Tracy and the origins of "Ideology"*, The American Philosophical Society, Philadelphie, 1978.

KESSEL, N., « Pinel et la psychiatrie anglaise », dans *Philippe Pinel: les journées de Castres, septembre 1988*, Éditions médicales Pierre Fabre, Castres, 1988, pp. 81-84.

KILBORNE, Benjamin, « Anthropological thought in the wake of the French Revolution: la Société des observateurs de l'homme », *Arch Europ Sociol*, 1982, 33, pp. 73-91.

KILGOUR, A. J., « Colony Gheel », *Am J Psychiat*, 1936, 92, pp. 959-65.

KING, Lester S., « Nosology », dans *The medical world of the eighteenth century*, University of Chicago Press, Chicago, IL, 1958.

– « Some problems of causality in eighteenth-century medicine », *Bull Hist Med*, 1963, 37, pp. 15-24.

– « Boissier de Sauvages and eighteenth-century nosology », *Bull Hist Med*, 1966, 40, pp. 43-51.

– *Transformations in American medicine: from Benjamin Rush to William Osler*, The Johns Hopkins University Press, Baltimore, Md, 1991.

KIPMAN, S. D., « De l'histoire au mythe », dans Jean GARRABÉ, *Philippe Pinel*, 1994, pp. 33-8.

KISKER, K., « Kant's psychiatrische Systematik », *Psychiatria e Neurologia*, 1957, 113, pp. 17-28.

KITCHIN, J., *Un journal "philosophique" : La Décade, 1794-1807*, Minard, Paris, 1965.

KOPP, Johann Heinrich, *Aerztliche Bemerkungen veranlasst durch eine Reise in Deutschland und Frankreich im Frühjahre und Sommer 1824*, Hermann, Francfort, 1825.

KOTSOPOULOS, Sotiris, « Aretaeus the Cappadocian on mental illness », *Compr Psychiat*, 1986, 27, pp. 171-79.

KRÄPELIN, Emil, « Hundert Jahre Psychiatrie », *Z Gesamte Neurol Psychiat*, 1918, 3, pp. 161-275 ; *Behav Sci*, 1978, 14, pp. 158-69.

LA BERGE, Ann F., « The Paris health council, 1802-1848 », *Bull Hist Med*, 1975, 49, pp. 339-52.

– *Mission and method: the early nineteenth-century French public health movement*, Cambridge University Press, Cambridge, 1992.

LACÉPÈDE, Bernard Germain Étienne de la Ville sur Illon, comte de, et CUVIER, Georges, *La ménagerie du Muséum national d'histoire naturelle ou Description et histoire des animaux qui y vivent et qui y ont vécu*, Miger, Paris, An X [1802].

LACROIX, Sigismond (réd.), *Actes de la Commune de Paris pendant la Révolution*, 7 vol., Cerf & Noblet, Paris, 1894-1909.

LAEHR, Heinrich, *Die Literatur der Psychiatrie, Neurologie, und Psychologie von 1459 bis 1799*, 3 vol., Reiner, Berlin, 1900.

LAENNEC, René Théophile Hyacinthe, *Traité de l'auscultation médiate et des maladies des poumons et du cœur*, Brosson & Chaude, Paris, 1819.

LAIGNEL-LAVASTINE, Maurice, « Les médecins dans les origines intellectuelles de la Révolution », *Sem Hop*, Paris, 1936, 12, pp. 461-73.

LAIGNEL-LAVASTINE, Maurice, et VINCHON, Jean, « Pinel médecin-légiste », *Ann Med Psychol*, Paris, 1927, 85, pp. 58-68. (a)

– « Trois historiens français de la psychiatrie : Calmeil, Morel, Ulysse

Trélat », *IVe Congrès International d'histoire de la médecine*, De Vlight, Anvers, 1927, pp. 92-95. (b)
– « Les aliénés de la Révolution dans l'œuvre de Pinel et de ses élèves », *Rev Sci*, 1928, 18, pp. 558-62.
– *Les malades de l'esprit et leurs médecins du XVIe au XIXe siècle*, Maloine, Paris, 1930.

LAIN ENTRALGO, Pedro, « Sensualism and vitalism in Bichat's "Anatomie Générale" », *J Hist Med*, 1948, 3, pp. 47-64.

LAINÉ, voir *Rapport au roi.*

LAISSUS, Yves, « Les archives scientifiques du Muséum national d'histoire naturelle », *Gaz Archives*, 1989, 145, pp. 107-14.

LALLEMAND, Léon, *Quinze années de réformes hospitalières, 1774-1789*, Picard, Paris, 1898.

LANDRÉ-BEAUVAIS, Augustin Jacob, *Doit-on admettre une nouvelle espèce de goutte sous la dénomination de goutte asthénique primitive ?*, Thèse de médecine n° 18, Paris, An VIII [1800].

LANE, Harlan, *The wild boy of Aveyron*, Harvard University Press, Cambridge, MA, 1976.

LANTÉRI-LAURA, Georges, *Histoire de la phrénologie : l'homme et son cerveau selon F. J. Gall*, Presses universitaires de France, Paris, 1970.
– « Savoir et pouvoirs dans l'œuvre de Philippe Pinel », *Persp Psychiat*, Paris, 1978, 65, pp. 77-85.
– « La constitution civile du cerveau », *Rev Internat Hist Psychiat*, 1983, 1, pp. 23-46.
– « La laïcisation du cerveau : charnière des XVIIIe et XIXe siècles », *Psychol Med*, 1984, 16, pp. 993-1002.
– « L'œuvre de Chiarugi et la notion d'aliénation mentale, dans Jean GARRABÉ, *Philippe Pinel*, 1994, pp. 19-32.

LANZAC DE LABORIE, L. de, *Paris sous Napoléon : Assistance et bienfaisance, approvisionnement*, Plon-Nourrit, Paris, 1908.

LARGUIER, L., *La Salpêtrière*, CIBA, Lyon, 1939.

LASÈGUE, Charles, et MOREL, Bénédict Augustin, « Études historiques sur l'aliénation mentale : l'école psychique allemande », *Ann Med Psychol*, Paris, 1844, 1, pp. 40-52 ; 4, pp. 1-10, 157-72 ; 1845, 5, pp. 29-52.

LATOUR, Jean Louis François Dominique, *Nosographie synoptique ou Traité complet de médecine, présenté sous forme de tableaux*, Huet Perdoux, Orléans, 1810.

LAUTARD, J. B., *La maison des fous à Marseille*, Achard, Marseille, 1840.

LECHLER, Walther H., *Philippe Pinel; seine Familie, seine Jugend- und Studienjahre 1745-1778 : Roques, St. Paul Cap-de-Joux, Lavaur, Toulouse, Montpellier, unter Verwendung zum Teil noch unveröffentlichter Documente*, Munich, publié par l'auteur, 1959.

LEDERMAN, F., « La psychiatrie française et les médicaments : Pomme, Pinel, Esquirol, Morel », *Rev Hist Pharm*, Paris, 1982, 19, pp. 189-206.

LEDUC, D., et REVILLON, Jean-Jacques, *Le médecin des fous : du mythe d'une libération à la loi de l'internement*, Thèse de médecine, Lille, 1982.

LEE, Edwin, *Observations on the principal medical institutions and practices of France, Italy, and Germany with notices of the universities and cases from hospital practice to which is added an appendix on animal magnetism and homeopathy*, Haswell et Barrington, Philadelphie, 1837.

LEFÈBVRE, Laurent, « Entre répression et assistance : les vagabonds et mendiants du dépôt de mendicité de Saint-Denis, 1786-1794 », Mémoire, Université de Paris-Nord, 1992.

LEFÈBVRE, Pierre, « Le Traité des maladies mentales d'Esquirol, cent ans après », *Hist Sci Med*, 1988, 22, pp. 169-74.

LÉGÉE, Georgette, « Johann Friedrich Blumenbach : la naissance de l'anthropologie à l'époque de la Révolution française », *Histoire et Nature*, 1987, 28, pp. 23-46.

– « Jean Étienne Dominique Esquirol, la personnalité d'un élève de Philippe Pinel », *Hist Sci Med*, 1988, 22, pp. 159-67.

LEÏBBRAND, Werner, « Karl Philip Moritz und die Erfahrungsseelenlehre », *Allg Z Psychiat*, 1941, 118, pp. 392-414.

LEIGH, Denis, *The historical development of British psychiatry, vol. I, 18th and 19th century*, Pergamon Press, Oxford, 1961.

LELOUCH, Alain, « Mortalité, espérance de vie et morbidité dans les hospices parisiens du XIXe siècle », *Hist Sci Med*, Paris, 1989, 23, pp. 93-101.

LENIAUD, Jean-Michel, « Un champ d'application du rationalisme architectural : les asiles d'aliénés dans la première moitié du XIXe siècle », *Inform Psychiat*, Paris, 1980, 56, pp. 747-60.

– « Architecture psychiatrique et patrimoine monumental », *Soins Psychiat*, 1992, 142-143, pp. 59-62.

LENOIR, Tim, « Kant, Blumenbach, and vital materialism in German biology », *Isis*, 1980, 71, pp. 77-108.

LÉONARD, Jacques, « Femmes, religion et médecine. Les religieuses qui soignent, en France au XIXe siècle », *Annales. E.S.C.*, 1977, 31, pp. 887-907.

– *La médecine entre les pouvoirs et les savoirs*, Aubier Montaigne, Paris, 1981.

LÉONARD, J., DARQUENNE, R., et BERGERON, L., « Médecins et notables sous le Consulat et l'Empire », *Annales E.S.C.*, 1977, 32, pp. 858-65.

LEROUX, Jean Jacques, « Discours prononcé le 23 juin 1810 sur la tombe de M. Thouret, doyen de la Faculté de médecine de Paris », *Bull Fac Soc Med*, 1810, 20, pp. 68-79.

LEROY, A., *Motif et plan d'établissement dans l'hôpital de la Salpêtrière d'un séminaire de médecine pour l'enseignement des maladies de femmes, des accouchements et de la conservation des enfants*, Paris, n.d. [1790].

LESCH, John, *Science and medicine in France : the emergence of experimental physiology, 1790-1855*, Harvard University Press, Cambridge, MA, 1984.

LESKY, Erna, « Cabanis und die Gewissheit der Heilkunde », *Gesnerus*, 1954, 2, pp. 152-82.

– « Johann Peter Frank als Organisator des medizinischen Unterrichts », *Sudhoff's Arch*, 1955, 49, pp. 1-29.

– *Johann Peter Frank : Seine Selbstbiographie*, Huber Bern, Stuttgart, 1969.

LETOUZAY, Daniel, *Le château de Bicêtre, maison de l'hôpital général et sa population au milieu du XVIIIe siècle*, n.p., Paris, 1970.

LEURET, François, *Fragments psychologiques sur la folie*, Crochard, Paris, 1834.

– « Mémoire sur le traitement moral de la folie », *Mem Acad Roy Med*, Paris, 1838, 7, pp. 552-76.

– *Anatomie comparée du système nerveux considéré dans ses rapports avec l'intelligence*, Baillière, Paris, 1839.

– *Du traitement moral de la folie*, Baillière, Paris, 1840.

– « M. Esquirol », *Gaz Med Paris*, Jan. 2, 1841. (a)

– « Mémoire sur la révulsion morale dans le traitement de la folie », *Mem Acad Roy Med*, Paris, 1841, 9, pp. 655-71. (b)

LEWIS, Sir Aubrey, « Philippe Pinel and the English », *Royal Society of Medicine: records and proceedings*, 1955, 48, pp. 581-86.
– « J. C. Reil: innovator and battler », *J Hist Behav Sci*, 1965, 1, pp. 178-90.
LIMOGES, Camille, « The development of the Muséum d'Histoire naturelle de Paris », dans Renée FOX et George WEISZ (réd.), *The organization of science and technology in France, 1800-1914*, Cambridge University Press et Éditions de la Maison des Sciences de l'Homme, Cambridge et Paris, 1980.
LINNÉ, Carl v., *Genera morborum in auditorum usu*, Steinert, Upsale, 1763.
LIVI, Carlo, « Il dibatto sulla priorità: i pionieri della psichiatría », dans Carlo FERRIO (réd.), *La psiche e i nervi*, Unione tipografica, Turin, 1948, pp. 306-18.
LONGIN, Yves, *Le travail des malades mentaux hospitalisés de la Révolution à la Libération, 1789-1945*, Paris VII, Thèse de lettres, 1992.
LOPEZ-PIÑERO, José Maria, « Los sistemas nosologicos del siglo XVIII », *Asclepio*, 1961, 13, pp. 65-93.
– *Historical origins of the concept of neurosis*, Cambridge University Press, Cambridge, 1983.
LOUIS-COUVOISIER, Micheline, « La Discipline à l'hôpital général de Genève », *Equinoxe*, 1994, pp. 77-91. (a)
– « L'Hôpital général de Genève de 1780 à 1798 », *Gesnerus*, 1994, 51, pp. 45-65. (b)
LOUYER-VILLERMAY, Jean-Baptiste, « Notice sur Schwilgué », *J Gen Med*, 1808, 13, p. 350.
LUCHINS, A. S., « Social control doctrines of mental illness », *J Hist Behav Sci*, 1993, 29, pp. 29-47.
LÜTH, P., *Geschichte der Geriatrie: Dreitausend Jahre Physiologie, Pathologie, und Therapie des alten Menschen*, Enke, Stuttgart, 1965.
MACALPINE, Ida et Richard Hunter, *George III and the mad-business*, Penguin Press, Londres, 1969.
MACKENZIE, Charlotte, *Psychiatry for the rich: a history of Ticehurst private asylum, 1792-1917*, Routledge, Londres, 1992.
MAIRET, Albert, *Révision de la Loi de 1838: le régime des aliénés*, Masson, Paris, 1914.
MANGIN, P., *Contribution à l'étude des premières publications de Philippe Pinel consacrées à l'aliénation mentale*, Thèse de médecine, Toulouse, 1978.
MANN, Gunter, « Franz Joseph Gall (1758-1828) und Samuel Thomas Soemmering: Kranioskopie und Gehirnforschung zur Goethezeit », dans Gunter MANN et Franz DUMONT (réd.), *Samuel Thomas Soemmering und die Gelehrten der Goethezeit*, Fischer, Stuttgart-New York, 1985, pp. 149-89.
MARC, Charles Chrétien Henri, *De la folie considérée dans ses rapports avec les questions médico-judiciaires*, 2 vol., Paris, Baillière, 1840.
MARSET CAMPOS, Pedro, « Pinel y el magnetismo animal », *Asclepio*, 1970, 22, pp. 219-34.
– *El punto de partida de la obra psiquiátrica de Pinel: Análisis de la producción psiquiátrica de Ph. Pinel anterior al « Traité sur la manie (1784-1801) »*, Thèse de médecine, Valencia, 1971.
– « Veinte publicaciónes psiquiátricas de Pinel olvidadas. Contribución al estudio de los origenes del *Traité sur la manie* », *Episteme*, 1972, 6, pp. 163-95.

– « La psiquiatría durante la revolución francesa : la obra de Philippe Pinel », *Estud Hist Soc*, 1978, 4, pp. 217-87.

MARTIN, Julian, « Sauvages'nosology : medical Enlightenment in Montpellier », dans Andrew CUNNINGHAM et Robert FRENCH (réd.), *The medical Enlightenment of the eighteenth century*, Cambridge University Press, Cambridge, 1990, pp. 111-37.

MARX, Karl Friedrich Heinrich, *The moral aspects of medical life*, John Churchill, Londres, 1846.

MARX, Otto M., « Descriptions of psychiatric care in some hospitals during the first half of the 19th century », *Bull Hist Med*, 1967, 41, pp. 208-14.

– « German romantic psychiatry », Part I and II, *History of Psychiatry*, 1990, 1, pp. 351-82 ; et 1991, 2, pp. 1-26.

MAUDSLEY, Henry, *Responsibility in mental disease*, Appleton, New York, 1898.

MAUDUECH, G., « La vieillesse en France sous l'Ancien Régime, spécialement en Normandie », *Bull Soc Fr Hist Hop*, 1977, 34, pp. 61-70.

MAUVIF-MONTERGON, M., *Considérations physiologiques sur la seconde enfance*, Thèse de médecine n° 208, Paris, An XII [1804].

MELGAR, Ramon, *Pinel*, Catedra de historia de la medicina, Buenos Aires, 1940.

MELOT, J., « Les pensionnaires de Saint-Lazare aux XVIIe et XVIIIe siècles », *Mission et charité*, 1964, 13-14, pp. 49-55.

MÉNÉTRIER, P., « Le centenaire de la suppression de la Faculté de médecine de Paris », *Bull Soc Fr Hist Med*, 1922, 16, pp. 440-45.

MEYER, F. J. L., *Briefe aus der Hauptstadt [Paris] und dem Inneren Frankreichs*, 2 vol., Cotta, Tübingen, 1802.

MEYLAN, A., « L'infirmier des hôpitaux psychiatriques : recherche sur ses origines et contribution à l'histoire de sa profession », *Inform Psychiat*, Paris, 1975, 51, pp. 63-76, 193-202, 323-32.

MICALE, Mark S., « The Salpêtrière in the age of Charcot : an institutional perspective on medical history in the late 19th century », *J Contemp Hist*, 1985, 20, pp. 703-31.

MICALE, Mark S., et PORTER, R. (réd.), *Discovering the history of psychiatry*, Oxford University Press, New York, 1994.

MILLET, A. A., *Coup d'œil historique et médical sur Bicêtre*, Thèse de médecine, Paris, 1842.

MILLIN, Aubin Louis, PINEL Ph., et BRONGNIART Alexandre Théodore, *Rapport fait à la Société d'histoire naturelle de Paris sur la nécessité d'établir une ménagerie, le 14 décembre 1792*, Boileau, Paris, 1792, 4 pp.

MIRABEAU, Honoré-Gabriel Riquetti, comte de, *Observations d'un voyageur anglais sur la maison de force appelée Bicêtre, suivies de réflexions sur les effets de la sévérité des peines et sur la législation criminelle de la Grande-Bretagne ; imité de l'anglais, par le comte de Mirabeau, avec une lettre de M. Benjamin Franklin*, n.p., Paris, 1788.

MISES, R., et GINESTE, Thierry, « Le statut fait à l'enfant malade mental : la place de la controverse entre Pinel et Itard », *Ann Med Psychol*, Paris, 1976, 2, pp. 73-80.

MITCHELL, Harvey, « Rationality and control in French eighteenth-century medical views of the peasantry », *Comp Stud Soc Hist*, 1979, 21, pp. 82-112.

– « The political economy of health in France, 1780-1830 : the debate over hospital and home care and images of the working class family »,

dans Martin S. Staum et D. E. Larsen (réd.), *Doctors, patients and society: authority in medical care*, Wilfrid Laurier University Press, Waterloo, Ont. 1981, pp. 71-104. (a)
– « Politics in the service of knowledge: the debate over the administration of medicine and welfare in late eighteenth century France », *Soc Hist*, 1981, 6, pp. 185-207. (b)

Mocek, Reinhard, *Johann Christian Reil (1759-1813): Das Problem des Übergangs von der Spätaufklärung zur Romantik in Biologie und Medizin in Deutschland*, Lang, Frankfurt a.M., 1995.

Mondolini, P., « Pinel et la psychiatrie », *Persp Psychiat*, Paris, 1973, 43, pp. 55-61.

Mora, George, « Vincenzo Chiarugi: his contribution to psychiatry », *Bull Isaac Ray Med Lib*, 1954, 2, pp. 50-104.
– « Biagio Miraglia and the development of psychiatry in Naples in the 18th and 19th centuries », *J Hist Med*, 1958, 13, pp. 504-23.
– « Bicentenary of the birth of Vincenzo Chiarugi: a pioneer of the modern mental hospital treatment », *Am J Psychiat*, 1959 (a), 116, pp. 267-71.
– « Vincenzo Chiarugi and his psychiatric reform in Florence in the late 18th century », *J Hist Med*, 1959 (b), 14, pp. 424-33.
– « The history of psychiatry: a cultural and bibliographical survey », *Psychoanal Rev*, 1965, 52, pp. 154-84.
– « French ideology at the dawn of the American nation: Cabanis and Jefferson on psychology and mental health care », dans Hertha Riese (réd.), *Historical explorations in medicine and psychiatry*, Springer, New York, 1978.
– « Historical and theoretical trends in psychiatry », dans A. M. Freedman, H. I. Kaplan, et B. J. Sadock (réd.), *Comprehensive textbook of psychiatry*, 3e éd., Williams & Williams, Baltimore, MD, 1980, pp. 4-98.

Mora, George, et Brand, Jeanne L. (réd.), *Psychiatry and its history*, C. C. Thomas, Springfield, MA, 1970.

Moravia, Sergio, *Il tramonto dell'Illuminismo: filosofía e politica nella società francese, 1770-1810*, Laterza, Bari, 1968.
– *La scienza dell'uomo nel settecento*, Laterza, Bari, 1970.
– « Philosophie et médecine en France à la fin du XVIIIe siècle », *Studies on Voltaire and the eighteenth century*, 1972, 89, pp. 1089-151. (a)
– *Il ragazzo selvaggio dell'Aveyron: pedagogia e psichiatria nei testi di J. Itard, Ph. Pinel e dell'anonimo della Décade*, Laterza, Bari, 1972. (b)
– *Il pensiero degli Idéologues: scienza e filosofía in Francia, 1780-1815*, La Nuova Italia, Florence, 1974. (a)
– « La société d'Auteuil et la Révolution », *Dix-huitième siècle*, 1974, 6, pp. 181-91. (b)
– « Les idéologues et l'âge des lumières », *Studies on Voltaire and the eighteenth century*, 1976, 154, pp. 1465-86.
– « From "homme machine" to "homme sensible" : changing eighteenth-century models of man's image », *J Hist Ideas*, 1978, 39, pp. 45-60.
– « "Moral" – "Physique" : genesis and evolution of a "rapport" », dans J. Bingham et V. W. Topazio (réd.), *Enlightenment studies in honor of Lester Crocker*, Voltaire Foundation, Oxford, 1979, pp. 163-74.
– « The Enlightenment and the sciences of man », *Hist Sci*, 1980, 18, pp. 246-68.
– « The capture of the invisible: for a (pre) history of psychology in eighteenth-century France », *J Hist Behav Sci*, 1983, 19, pp. 370-78.

MOREAU DE LA SARTHE, Louis Jacques, *Esquisse d'un cours d'hygiène, ou La médecine appliquée à l'art d'user de la vie et de conserver la santé*, Lycée républicain, Paris, An VIII [1800]. (a)
– « Voyage à la Salpêtrière », dans *La décade philosophique*, An VIII, 32, pp. 68-270. (b)
– *Histoire naturelle de la femme, suivie d'un traité d'hygiène appliquée à son régime physique et moral aux différentes époques de la vie*, 2 vol., Duprat Letellier, Paris, 1803.
– « Mélanges de littérature et de philosophie », *Revue philosophique, littéraire et politique*, Paris, An XIII [1804].
– « Médecine mentale », *EMM*, 1816, 9, pp. 136-88. (a)
– « Médecine morale », *EMM*, 1816, 9, pp. 431-36, 445-51. (b)
– « Considérations préliminaires », *EMM*, 1821, 10, pp. i-xxxiii. (a)
– « Nosographie », *EMM*, 1821, 10, pp. 643-61. (b)

MOREAU DE TOURS, « Recherches sur les aliénés en Orient », *Ann Med Psychol*, Paris, 1843, 1, pp. 103-32.
– « Notes sur les établissements d'aliénés de Siegburg, Halle, Dresde, Prague, Berlin et Vienne », *Ann Med Psychol*, Paris, 1854, sér. 2, 6, pp. 428-39, 615-28.

MOREL, Bénédict Augustin, « Pathologie mentale en Belgique, en Hollande, en Allemagne, en Italie et en Suisse », *Ann Med Psychol*, Paris, 1845, 6, pp. 196-222, 350-58.
– « Études historiques et philosophiques sur l'aliénation », *Ann Med Psychol*, Paris 2e sér., 1848, 11, pp. 41-62, 181-88.

MOREL, Pierre, « Le renfermement, réalité ou mythologie », dans *Philippe Pinel: les journées de Castres, septembre 1988*, Éditions médicales Pierre Fabre, Castres, 1988, pp. 43-50.
– (réd.) *Dictionnaire biographique de la psychiatrie*, Les empêcheurs de penser en rond, Paris, 1996.

MOREL, Pierre, et QUÉTEL, Claude, « De la maison de force à l'asile public d'aliénés: naissance du Bon Sauveur de Caen (1734-1818) », *Hist Sci Med*, 1977, 11, pp. 233-41.

MORGENTHALER, W., *Bernisches Irrenwesen, von den Anfängen bis zur Eröffnung des Tollhauses, 1749*, Grunau, Bern, 1915.

MORICHEAU-BEAUCHAMPS, R. P., « Réflexions sur les modifications que l'éducation et les habitudes ont apportées dans le développement de la nostalgie pendant la dernière guerre », *Mem Soc Med Emul*, 1797, 32, pp. 125-46.

MOTT-MOITROUX, J. F., « Philippe Pinel et la manie sans délire », *Inform Psychiat*, Paris, 1990, 10, pp. 1016-21.

MOULIN, Anne-Marie (réd.), *L'aventure de la vaccination*, Fayard, Paris, 1996.

MOURRE, *Observations sur les insensés*, Surre, Toulon, 1791.

MULLER, K., *Die Entwicklung der Geriatrie im 18. Jahrhundert*, Thèse de médecine, Zürich, 1966.

MURPHY, Terence D., « The French medical profession's perception of its social function between 1776 and 1830 », *Med Hist*, 1979, 23, pp. 250-78.

MYRVOLD, Renate, *L'arriération mentale de Pinel à Binet Simon*, Thèse de médecine n° 67, Paris, 1973.

NASCHER, Ignaz Leo, « Geriatrics », *New York Med J*, 1909, 90, pp. 358-59.

NAVLET, J., « Las enfermedades mentales en la prensa popular madrileña (1650-1850), *XV Congreso Internacional de Historia de Medicina*, Madrid, 1956, 2, pp. 357-62.

NECKER, Jacques, *De l'administration des finances*, Paris, n.p., 1785.

NICAISE, Dr, *Le Bureau central des hôpitaux*, Rapport présenté à la Société des chirurgiens des hôpitaux, Germer Baillière, Paris, 1877.

NOEL, Patricia S., et CARLSON, Eric T., « The faculty psychology of Benjamin Rush », *J Hist Behav Sci*, 1973, 9, pp. 369-77.

NOIR, « À l'occasion du centenaire de la mort de Philippe Pinel », *Conc Med*, 1926, 6, pp. 2795-97.

NYFFELER, J. R., *Joseph Daquin und seine "Philosophie de la folie"*, Juris, Zürich, 1961.

ODIER, Bernard, *Les sociétés de patronage d'aliénés guéris et convalescents au XIXe siècle : contribution à l'étude des débuts de l'assistance psychiatrique extra-hospitalière*, Paris VI, Thèse de médecine, 1988.

O'NEAL, John C., « Auenbrugger, Corvisart, and the perception of disease », *Eighteenth Century Studies*, 1998, 31, pp. 473-489.

OTTERBURG, S. J., *Das medizinische Paris : ein Beitrag zur Geschichte der Medizin and ein Wegweiser für deutsche Ärzte*, Bielefeld, Carlsruhe, 1841.

OTTO, Carl, *Reise durch die Schweiz, Italien, Frankreich, Grossbritanien und Holland, mit besonderer Rücksicht auf Spitäler, Heilmittel und den übrigen medicinischen Zustand dieser Länder*, Hambourg, Campe, 1825.

OUTRAM, Dorinda, *The letters of Georges Cuvier : a summary calendar of manuscripts and printed materials preserved in Europe, the U.S. and Australasia*, British Society for the History of Science, Lancaster, 1979.

– « The ordeal of vocation : the Paris Academy of Sciences and the Terror, 1793-1795 », *Hist Sci*, 1983, 21, pp. 251-73.

PADOVANI, Emilio, « Pinel e il rinnovamento dell'assistenza degli alienati ; i suoi precursori e predecessori italiani : Giuseppe Daquin e Vincenzo Chiarugi », *Giorn Psychiat Neuropat*, 1927 (a), 55, pp. 69-124.

– « I precursori di Pinel », *Illustrazione medica italiana*, 1927 (b), 10, pp. 8-18.

– « Appunti di storia dell'assistenza ospedaliera degli infermi di mente con particolare riguardo a quella italiana », *Asclepio*, 1957, 9, pp. 383-94.

PALLUEL, A., et PEYRON, D., « Un grand Chambérien méconnu : le docteur Joseph Daquin », *Bull Soc Chambéry*, 1981, 20, pp. 52-56.

PANCKOUCKE, Charles Louis Fleury, « Préface », *J Compl Dict Sci Med*, 1818, 1, p. 3.

PARANT, Victor, « Inauguration des bustes de Pinel et d'Esquirol dans la salle des Illustres du Capitole de Toulouse, le lundi 2 août 1897 », dans Antoine RITTI (réd.), *Histoire des travaux de la Société médico-psychologique et éloges de ses membres*, 2 vol., Masson, Paris, 1913-1914, pp. 479-99.

PARGETER, William, *Observations on maniacal disorders*, édité par l'auteur, Reading, 1792.

PARISET, Étienne, « Éloge de Philippe Pinel, lu à la séance du 28 août 1827 », *Histoire des membres de l'Académie royale de médecine*, 2 vol., Baillière, Paris, 1845, 1, pp. 209-59, et *Mem Acad Med*, 1828, 1, pp. 189-223.

PARMENTIER, Antoine Augustin, *Pharmacopée à l'usage des hospices civils, des secours à domicile, des prisons et dépôts de mendicité*, Paris, 1803 ; 2e éd., 1803 ; 3e éd., 1807 ; 4e éd., 1811.

PARRY-JONES, William L., *The trade in lunacy : a study of private madhouses in England in the 18th and 19th centuries*, Routledge and Kegan Paul, Londres, 1972.

PASCALIS, G., CHAUVOT, B., et MAES, L., « Pinel parmi nous », *Ann Med Psychol*, Paris, 1976, 134, pp. 61-65.

PASSY, L., *Frochot, préfet de la Seine*, Herissey, Évreux, 1867.

PASTORET, voir *Rapport.*

PATERSON, Spencer A., « L'influence de la psychiatrie française sur la psychiatrie britannique », *Ann Therap Psychiat*, 1969, 4, pp. 14-29.

PAZZINI, A., *Assistenza e ospedali nella storia dei Fatebenefratelli*, Marietti, Rome, 1956.

– *Ospedali nei secoli*, Orizzonte medico, Reggio Emilia, 1958.

PEDRON, Agnès, *Le crime et la folie : trois causes célèbres, la monomanie homicide et la naissance de la psychiatrie médico-légale (1824-1830)*, Thèse de médecine, Paris, 1984.

PELET DE LA LOZÈRE, baron, *Opinions de Napoléon sur divers sujets de politique et d'administration recueillies par un membre de son conseil d'État*, Didot, Paris, 1833.

PELICIER, Yves, *Histoire de la psychiatrie*, 2e éd., Presses Universitaires de France, Paris, 1971.

– « Le *Traité de l'aliénation mentale* et la philosophie pinélienne », dans *Philippe Pinel : les journées de Castres, septembre 1988*, Éditions médicales Pierre Fabre, Castres, 1988, pp. 63-72.

PERCHAUX, E., *Histoire de l'Hôpital de Lourcine*, Société d'éditions scientifiques, Paris, 1890.

PEREIRA, Frederico, « La subjectivité et la négation autour de Sade et de Pinel », *Inform Psychiat*, Paris, 1982, 58, pp. 899-913.

– « Mendicité, marginalité, et folie : de l'anthropologie aristocratique à l'anthropologie bourgeoise », *Rev Internat Hist Psychiat*, 1984, 2, pp. 21-38.

PERFECT, William, *Select cases in the different species of insanity, lunacy, or madness, with the modes of practice as adopted in the treatment of each*, Gillman, Rochester, 1787.

PESET, José Luis, *Las heridas de la ciencia*, Junta de Castilla y Leon, Salamanque, 1993.

PESET, V., « Andrés Piquer y la psiquiatría de la Ilustración », *Asclepio*, 1957, 9, pp. 433-39.

PETER, Jean Pierre, « Les mots et les objets de la maladie », *Rev Hist*, 1971, 499, pp. 13-38.

PETROVITCH, P., « Recherches sur la criminalité à Paris dans la seconde moitié du XVIIIe siècle », dans *Crimes et criminalité en France sous l'Ancien Régime, Cahiers des Annales 33*, Armand Colin, Paris, 1971, pp. 187-261.

PETZOLD, I., « Johann Christian Reil, Begründer der modernen Psychotherapie ? », *Sudhoff's Arch*, 1957, 41, pp. 159-79.

PEWZNER, E., *Le fou, l'aliéné, le patient : naissance de la psychopathologie*, Dunod, Paris, 1995.

PEZÉ, Louise, *Les précurseurs de Pinel en France aux XVIIe et XVIIIe siècles*, Thèse de médecine, Paris, 1922.

PICAVET, François, *Les idéologues : essai sur l'histoire des idées et des théories scientifiques, philosophiques, religieuses, etc. en France depuis 1789*, Alcan, Paris, 1891.

PICHOT, Pierre, « The diagnosis and classification of mental disorders in French-speaking countries : background, current views and comparison with other nomenclatures », *Psychol Med*, 1982, 12, pp. 475-92.

– « The French approach to psychiatric classification », *Brit J Psychiat*, 1984, 144, pp. 113-18.

– « Die Geschichte der deutschen Psychiatrie aus der Sicht der französischen Psychiater », *Fort Neurol Psychiat*, 1992, 60, pp. 317-28.

PIERSON, C. A., *Georges Cabanis, psycho-physiologiste et sénateur: un précurseur de la réforme des études médicales au lendemain de la Révolution française*, Maloine, Paris, 1946.

PIGEAUD, Jackie, « Le rôle des passions dans la pensée médicale de Pinel à Moreau de Tours », *Hist Phil Life Sci*, 1980, 2, pp. 123-40.

– *La maladie de l'âme: étude sur la relation de l'âme et du corps dans la tradition médico-philosophique antique*, Les Belles Lettres, Paris, 1981.

– « Pinel et Condillac », dans *Sciences et Techniques en Perspective*, 2, Université de Nantes, 1983.

– « Cabanis et les rapports du physique et du moral », *Rev Med S Rom*, 1986, 106, pp. 47-59.

– « À propos des "Maladies de la tête" de Kant, 1764 », dans Danielle GOUREVITCH (réd.), *Maladie et maladies: Histoire et conceptualisation, Mélanges en l'honneur de Mirko Grmek*, Droz, Genève, 1992, pp. 293-312.

PIGEIRE, Jean, *La vie et l'œuvre de Chaptal (1756-1832)*, Domat Montchrétien, Paris, 1932.

PINEL, Casimir, *Les lettres de Pinel*, Masson, Paris, 1859.

PINEL, Scipion, « Recherches sur quelques points de l'aliénation mentale », Paris, Thèse de médecine n° 295, 1819.

– *Recherches d'anatomie pathologique sur l'endurcissement du système nerveux*, Bechet, Paris, 1822.

– « Sur l'abolition des chaînes des aliénés, par Philippe Pinel, Membre de l'Institut, etc., Note extraite de ses cahiers, communiquée par M. Pinel fils », *Arch Gen Med*, 1823, 2, pp. 15-17.

– « Recherches sur les causes physiques de l'aliénation mentale », Mémoire lu à l'Académie des sciences le 20 février 1828, David, Paris, 1826.

– *Physiologie de l'homme aliéné appliquée à l'analyse de l'homme social*, Rouvier, Paris, 1833.

– « Bicêtre en 1792. De l'abolition des chaînes », *Mem Acad Med*, 1836, 5, pp. 32-40.

– *Traité complet du régime sanitaire des aliénés ou Manuel des établissements qui leur sont consacrés*, Société encyclographique des sciences médicales, Bruxelles, 1837.

– *Traité de pathologie cérébrale ou des maladies du cerveau*, Rouvier, Paris, 1844.

PINEL, Scipion, et PINEL Philippe, « Recherches sur les causes de la surdité chez les vieillards », *Arch Gen Med*, 1827, 6, pp. 247-49.

PIQUER, Andrés, « Discurso sobre la enfermedad del Rey nuestro Señor (que Dios guarde) », *Colección de documentos ineditos para la Historia de España*, vol. 18, Viuda de Calero, Madrid, 1851, pp. 156-221.

PLANÈS, Augustin, *Quelques considérations sur la folie à Paris observée à l'infirmerie spéciale du Dépôt de la Préfecture de Police (1872-1885)*, n.p., Paris, 1886.

POMPEY, Heinrich, « Pastoralmedizin: der Beitrag der Seelsorge zur psycho-physischen Gesundheit. Eine bibliographisch-historische Analyse », dans *Les hommes et la santé dans l'histoire, Abhandlungen zur Geschichte der Medizin und der Naturwissenschaften*, 1978, 39, pp. 115-34.

PORRET, Michel, « Viols, attentats aux mœurs et indécences: les enjeux de la médecine légale à Genève, 1650-1815 », *Equinoxe*, 1992, 8, pp. 23-43.

PORTER, Roy (réd.), *Patients and practitioners: lay perceptions of medicine in pre-industrial England*, Cambridge University Press, Cambridge, 1985.

PORTER, Roy, « Was there a moral therapy in eighteenth-century psychiatry ? », *Lychnos: yearbook of the Swedish history of science society*, 1981-1982, pp. 12-26.

– « The rage of party: a glorious revolution in English psychiatry ? », *Medical History*, 1983, 27, pp. 35-50.

– *Mind-forg'd manacles: a history of madness in England from the Restoration to the Regency*, Athlone Press, Londres, 1987.

– *The greatest benefit to mankind: a medical history of humanity from antiquity to the present*, Harper & Collins, Londres, 1997.

PORTER, Roy, BYNUM, William, et SHEPARD, Michael (réd.), *The anatomy of madness*, 3 vol., Methuen, New York, 1985.

PORTER, Roy, et PORTER, Dorothy, *In sickness and in health: the British experience, 1650-1850*, Fourth Estate, Londres, 1988.

POSTEL, Jacques, « Condorcet: "Raisons qui m'ont empêché de croire jusqu'ici au magnétisme" », *Inform Psychiat*, 1976, 70, pp. 1105-07.

– « A. Amic, "Note sur l'état mental d'un enfant affligé d'une espèce particulière de mutisme, 1822" », *Inform Psychiat*, 1977, 53, pp. 949-51. (a)

– « Appréciation des rapports d'Itard sur le sauvage de l'Aveyron », *Inform Psychiat*, Paris, 1977, 53, pp. 1121-30. (b)

– « J. M. G. Itard, "Mémoire sur le mutisme produit par les lésions des fonctions intellectuelles" », *Inform Psychiat*, 1977, 53, pp. 827-35. (c)

– « Louis J. F. Delasiauve: "Appréciation des rapports d'Itard sur le sauvage de l'Aveyron" », *Inform Psychiat*, 1977, 53, pp. 1121-30. (d)

– « Georget et Bayle: deux destins contraires », *Psychanalyse à l'Université*, 1978, 3, pp. 445-63. (a)

– « Philippe Pinel: "Observations sur une espèce particulière de mélancolie qui conduit au suicide" », *Inform Psychiat*, Paris, 1978, 54, pp. 1137-41. (b)

– « Naissance et décadence du traitement moral pendant la première moitié du XIXe siècle », *Evol Psychiat*, 1979, 44, pp. 588-616. (a)

– « Pages d'histoire: Philippe Pinel à Bicêtre », *Psychiat Fr*, 1979, nouvelle série, 10, pp. 173-81. (b)

– « Philippe Pinel et le mythe fondateur de la psychiatrie », *Psychanalyse à l'université*, 1979, 4, pp. 197-244. (c)

– *Genèse de la psychiatrie: les premiers écrits de Philippe Pinel*, Le Sycomore, Paris, 1981. (a) Nouvelle éd., Les empêcheurs de penser en rond, Paris, 1997.

– « Un nouveau mensonge par omission de Philippe Pinel, découvert par Othmar Keel, lecteur indiscret et perspicace », *Inform Psychiat*, Paris, 1981, 57, pp. 619-22. (b)

– « Pinel et Mesmer: un rendez-vous manqué », *Mag Litt*, 1981, 175, pp. 25-28. (c)

– « Les névroses: évolution historique du concept de 1769 à nos jours », *Soins psychiatrie*, 1982, 16, pp. 13-19.

– « Un manuscrit inédit de Philippe Pinel sur "Les guérisons opérées dans le 7e emploi de Bicêtre, en 1794" », *Rev Internat Hist Psychiat*, 1983, 1, pp. 79-88. (a)

– « Les premières expériences psychiatriques de Pinel à la maison de santé Belhomme », *Revue Canad Psychiat*, 1983, 28, pp. 571-76. (b)

– « Une visite des commissaires de la mairie de Paris à la maison de Charenton en décembre 1790 », *Evol Psychiat*, Paris, 1984, 49, pp. 259-62.

– « Le concept de démence », *Psychol Med*, 1986, 18, pp. 2025-26.

POSTEL, Jacques, ALLEN, David F., et MOUSNIER-LOMPRÉ, A., « Le mythe revisité : Philippe Pinel à Bicêtre de 1793 à 1795 », dans Jean GARRABÉ, *Philippe Pinel*, 1994, pp. 39-54.

POSTEL, Jacques, et QUÉTEL, Claude (réd.), *Nouvelle histoire de la psychiatrie*, Privat, Toulouse, 1983.

POSTEL, Jacques, POSTEL, M., et PRIVAT, P.H., « Les deux Introductions du *Traité médico-philosophique* de Pinel », *Ann Med Psychol*, 1971, 129, pp. 15-47.

POTTET, Eugène, *Histoire de Saint-Lazare, 1122-1912*, Société française d'imprimerie, Paris, 1912.

PRESTWITCH, Patricia E., « Family strategies and medical power: "Voluntary" comittal in a Parisian asylum, 1875-1914 », *J Soc Hist*, 1994, 27, pp. 799-818.

PRÉVOST, A., *L'École de santé de Paris*, France médicale, Paris, 1901. (a)

– *La Faculté de médecine de Paris : ses chaires, ses annexes et son personnel enseignant de 1794 à 1900*, Maloine, Paris, 1901. (b)

– *Les études médicales sous le Directoire et le Consulat*, Champion, Paris, 1907.

PRÉVOST, abbé, *Histoire de Manon Lescaut et du chevalier des Grieux*, Michel-Lévy, Paris, 1860.

PRIVAT, Pierre Henri, *Philippe Pinel. Son temps, son œuvre, son actualité*, Thèse de médecine n° 726, Paris, 1969.

PRUS, C.R., « Recherches sur les maladies de la vieillesse », *Mem Acad Med*, 1840, 8, pp. 1-27.

PUZIN, Daniel, et CÉSAR, René, « L'évolution historique du plan masse de la Salpêtrière », *La Salpêtrière hier et aujourd'hui, Numéro spécial de L'Hôpital à Paris*, Août 1982, pp. 35-42.

QUÉTEL, Claude, « Pour une exploitation scientifique des archives de la psychiatrie », *Inform Psychiat*, Paris, 1978, 54, pp. 1001-5.

– *De par le Roy : essai sur les lettres de cachet*, Privat, Toulouse, 1981. (a)

– « La maison de force au siècle des Lumières », dans *Marginalité, déviance, pauvreté en France, XIVe-XIXe siècle*, Annales de Normandie, 1981, Caen, pp. 44-79. (b)

– « Présentation de Colombier et Doublet, "Instructions" », *Evol Psychiat*, Paris, 1983, 48, pp. 225-39.

– *La loi de 1838 sur les aliénés : l'élaboration ; l'application*, Éditions Frénésie, Paris, 1988.

– *La Bastille*, Robert Laffont, Paris, 1989.

QUÉTEL, Claude, et MOREL, Pierre, *Les fous et leurs médecines*, Hachette, Paris, 1979.

RAMSAY, Matthew, *Professional and popular medicine in France, 1770-1830 : the social world of medical practice*, Cambridge University Press, New York, 1988.

RASCOL, P., *Les paysans de l'Albigeois à la fin de l'Ancien Régime* (notamment le chapitre « L'enseignement »), Imprimerie, Aurillac, 1961.

RATIER, F.S., « Note sur le traitement de l'aliénation mentale », *J Gen Med*, 1824, 89, pp. 389-98.

– *Coup d'œil sur les cliniques médicales de la Faculté de médecine et des hôpitaux civils de Paris*, Baillière, Paris, 1830.

RAUCHS, P., « La "nostalgie" chez Philippe Pinel : un nouvel exemple de la "distraction" du maître de la Salpêtrière », *Evol Psychiat*, Paris, 1985, 50, pp. 759-63.

RAYNAUD, Philippe, « La folie à l'âge démocratique », *Esprit*, 1983, pp. 93-110.

REGALDO, M., *Un milieu intellectuel: la Décade philosophique, 1794-1807*, 5 vol., Champion, Paris, 1976.

REGNAULT, Élias, *Du degré de compétence des médecins dans les questions judiciaires relatives aux aliénations mentales et des théories physiologiques sur la monomanie*, Baillière, Paris, 1828.

RÉGNIER, Christian, *Sort de l'insensé et évolution de la médecine aliéniste pendant la Révolution française*, Thèse de médecine, Paris, 1983.

REICH, Alissa Schulweis, *Paul Joseph Barthez, the science of man and the vitalist revolution*, Los Angeles, Thèse Ph. D. UCLA, 1997.

REIL, Johann Christian, *Rhapsodieen über die Anwendung der psychischen Curmethoden auf Geisteszerrüttungen*, Curt, Halle, 1803.

REIL, Johann Christian, et HOFFBAUER, Johann Christoph, *Beyträge zur Beförderung einer Curmethode auf psychischem Weg*, Curt, Halle, 1808.

REIL, Johann Christian, et KAYSSLER, A. B., *Magazin für die psychische Heilkunde*, 1 vol. in-3, Lange, Berlin, 1805-1806.

REILL, Peter Hanns, « Anti-mechanism, vitalism and their political implications in late Enlightenment scientific thought », *Francia: Forschungen zur westeuropäischen Geschichte*, 1989, 16, pp. 195-212.

RENAUDIN, E., « Journaux allemands », *Ann Med Psychol*, 1846, 7, p. 452.

REY, Roselyne, *Naissance et développement du vitalisme en France de la deuxième moitié du XVIIIe siècle à la fin du premier Empire*, Paris I, Thèse ès lettres, 1987.

– « La théorie de la sécrétion chez Bordeu, modèle de la physiologie et de la pathologie vitalistes », *Dix-huitième siècle*, 1991, 23, pp. 46-58. (a)

– « La vulgarisation médicale au XVIIIe siècle: le cas des dictionnaires portatifs de santé », *Rev Hist Sci*, 1991, 44, pp. 413-33. (b)

– « Anamorphoses d'Hippocrate au XVIIIe siècle », dans Danielle GOUREVITCH (réd.), *Maladie et maladies: Histoire et conceptualisation, Mélanges en l'honneur de Mirko Grmek*, Droz, Genêve, 1992, pp. 257-76. (a)

– « L'animalité dans l'œuvre de Bernardin de Saint-Pierre: convenance, consonance, et contraste », *Rev Synth*, 1992, 4, pp. 311-31. (b)

– « Buffon et le vitalisme », *Buffon 88*, Vrin, Paris, 1992, pp. 399-413. (c)

– « Le corps et la douleur au temps de la Révolution », dans A. LAFAY (réd.), *La douleur: approches pluridisciplinaires*, Paris, L'Harmattan, 1992, pp. 47-65. (d)

– « La transmission du savoir médical », dans F. AZOUVI (réd.), *L'institution de la raison: la révolution culturelle des Idéologues*, Vrin, Paris, 1992, pp. 129-49. (e)

– « Diagnostic différentiel et espèces nosologiques: le cas de la phtisie pulmonaire de Morgagni à Bayle », dans *Maladies, médecines et société: approches historiques pour le présent*, Actes du VIe colloque d'Histoire au présent, 1993, 1, pp. 186-200. (a)

– « L'École de santé de Paris sous la Révolution: transformations et innovations », *Histoire de l'éducation*, 1993, 57, pp. 23-57. (b)

– *Histoire de la douleur*, Paris, La Découverte, 1993. (c)

– « Hygiène et souci de soi dans la pensée médicale des Lumières », *Communications*, 1993, 56, pp. 25-39. (d)

– « Thèses des élèves de l'École de santé de Paris, 1799-1804 », dans Jean-Pierre GOUBERT et Roselyne REY (réd.), *Atlas de la Révolution*

française, vol. 7 : *Médecine et santé*, Paris, Éditions de l'ÉHÉSS, 1993, pp. 60-61. (e)
– « Naissance de la biologie et redistribution des savoirs », *Rev Synth*, 1994, 115, pp. 167-97.
– « Bichat et l'émergence de la notion de tissu », dans Danielle GOUREVITCH (réd.), *Histoire de la médecine : Leçons méthodologiques*, Ellipses, Paris, 1995, pp. 108-14.

RICHARD, Émile, *Histoire de l'hôpital de Bicêtre (1250-1791)*, Paris, Thèse de médecine, 1889.

RICHARD, Hélène, *Une grande expédition scientifique au temps de la Révolution française : le voyage d'Entrecasteaux à la recherche de Lapeyrouse*, Comité des travaux historiques et scientifiques, Paris, 1986.

RICHE, J., « Frochot, préfet de la Seine sous le premier Empire, sa carrière, pendant l'époque révolutionnaire », Société pour l'histoire du droit et des institutions des anciens pays bourguignons, comtais et romands, *Mémoires*, 1960, 21, pp. 43-62.

RICHERAND, Balthazar Anthelme, *Nouveaux éléments de physiologie*, Crapart, Caille et Ravier, Paris, An X [1801].

RIESE, Walther, « Philippe Pinel, his views on human nature and disease, his medical thought », *J Nerv Ment Dis*, 1951, 114, pp. 313-323.
– *The conception of disease : its history, its versions and its nature*, Philosophical Library, New York, 1953.
– « Le raisonnement expérimental dans l'œuvre de Pinel », *Evol Psychiatr*, 1966, 31, pp. 407-13.
– « The sources of Pinel's view on mental alienation », *Arch neurobiol*, 1965, 28, pp. 753-71.
– « La méthode analytique de Condillac et ses rapports avec l'œuvre de Philippe Pinel », *Rev Phil Fr Etr*, 1968, 158, pp. 321-36.
– *The legacy of Philippe Pinel : an inquiry into thought on mental alienation*, Springer, New York, 1969. (a)
– « Les sources hippocratiques de l'œuvre de Philippe Pinel », *Ann Therap Psychiat*, 1969, 4, pp. 130-48. (b)

RIGOTARD, Jean, « Les commissaires de police de Paris sous le Consulat et l'Empire », Paris VII, Mémoire de maîtrise, 1995.

RISSE, G. B., *Hospital life in Enlightenment Scotland : care and teaching at the royal infirmary of Edinburgh*, Cambridge University Press, Cambridge, 1986.

RITTI, Antoine, « Philippe Pinel et son œuvre au point de vue de la médecine mentale », *Ann Med Psychol*, Paris, 1888, 7e série, 8, pp. 177-82.
– (réd.) *Histoire des travaux de la Société médico-psychologique et éloges de ses membres*, 2 vol., Masson, Paris, 1913-1914.

ROCHAIX, Maurice, *Essai sur l'évolution des questions hospitalières de la fin de l'Ancien Régime à nos jours*, Thèse de droit, Dijon, 1957.

RODREGA, H., « Pinel's Ideen von der Befreiung der Geisteskranken und ihre Verwirklichung zu Beginn des 19. Jahrhunderts », *Der Kassenarzt*, 1978, 33, pp. 6684-97.

RODRIGUEZ-MORINI, A., « El monumento a Pinel en el manicomio de San Baudillo de Llobregat », *Rev Frenopat Esp (Barcelone)*, 1905, 3, pp. 109-114.

ROGER, Jacques, *Les sciences de la vie dans la pensée française du XVIIIe siècle*, Armand Colin, Paris, 1963.

ROIG, Juan Delgado, *Fundaciones psiquiátricas en Sevilla y nuevo mundo*, Paz Montalvo, Madrid, 1948.

ROLÉ, André, et BOULEAT, Luc, *Georges Cabanis: médecin de Brumaire*, Éditions Fernand Lanore, Paris, 1994.

ROMANO, A., « La seconda fase del pensiero psychiatrico nel secolo XVIII a Napoli », *Gli incurabili*, Napoli, 1902, 17, pp. 347-71.

ROSEN, George, « The philosophy of ideology and the emergence of modern medicine in France », *Bull Hist Med*, 1946, 20, pp. 328-39.

– « The idea of social medicine in America », *J Canad Med Ass*, 1949, 41, pp. 316-23.

– « Hospitals, medical care and social policy in the French Revolution », *Bull Hist Med*, 1956, 30, pp. 124-49.

– « The fate of the concept of medical police, 1780-1815 », *Centaurus*, 1957, 5, pp. 97-113.

– *A history of public health*, MD Publications, New York, 1958.

– « Mercantilism and health policy in eighteenth-century France », *Med Hist*, 1959, 3, pp. 259-77.

– « The hospital: historical sociology of a community institution », dans E. FREIDSON (réd.), *The hospital in modern society*, Free Press, New York, 1963, pp. 1-36.

– « Irrationality and madness in seventeenth- and eighteenth-century Europe », dans George ROSEN (réd.), *Madness in society: chapters in the historical sociology of mental illness*, Routledge and Kegan Paul, Londres, 1968.

– « Some notes on Greek and Roman attitudes toward the mentally ill », dans Lloyd G. STEVENSON et Robert P. MULTHAUF (réd.), *Medicine, science and culture: essays in honor of Owsei Temkin*, The Johns Hopkins University Press, Baltimore, Md, 1968, pp. 17-23.

– *From medical police to social medicine: essays on the history of health care*, Science History Publication, New York, 1974.

ROSTAN, Léon, « Mémoire sur cette question: l'asthme des vieillards est-il une affection nerveuse ? », *J Gen Med*, 1818, 3, pp. 3-30.

– *Recherches sur une maladie encore peu connue, qui a reçu le nom de ramollissement du cerveau*, Béchet jeune, Paris, 1823.

ROTHE, A. von, *Geschichte der Psychiatrie in Russland*, Deuticke, Leipzig, 1895.

ROTHMAN, David, *The discovery of the asylum: social order and disorder in the new republic*, Little Brown, Boston, 1971, 1990.

ROUSSEAU, A., « Gaspard Laurent Bayle, le théoricien de l'École de Paris », *Clio Med*, 1971, 5, pp. 205-11.

ROUSSEAU, George S., « Psychology », dans G. S. ROUSSEAU et R. PORTER (réd.), *The ferment of knowledge: studies in the historiography of eighteenth-century science*, Cambridge University Press, Cambridge, England, 1980, pp. 143-210.

ROUSSEAU, Nicolas, *Connaissance et langage chez Condillac*, Droz, Genève, 1986.

ROUSSEL, Pierre, *Système physique et moral de la femme ou Tableau philosophique de la constitution, de l'état organique, du tempérament, des mœurs, et des fonctions propres au sexe*, Vincent, Paris, 1775.

ROUSSET, A. (réd.), *Dictionnaire géographique, historique et statistique des communes de la Franche-Comté et des hameaux qui en dépendent*, Bintot, Besançon, 1855.

ROUX, Gaspard, « Remarques sur quelques points de l'article "Fièvres en particulier", du *DSM* », *J Gen Med*, 1816, 58, pp. 250-311; 1817, 59, pp. 145-222.

RUFF, P., *De l'architecture des hôpitaux psychiatriques*, Thèse de médecine n° 198, Paris, 1954.

RUMBAUT, Ruben D., « The hospital of Zaragoza », *Bull Menninger Clin*, 1975, 39, pp. 268-73.

RUSH, Benjamin, *Medical inquiries and observations upon the diseases of the mind*, Kimber et Richardson, Philadelphie, 1812.

– *Lectures on the mind*, édition établie par Eric T. Carlson, J. L. Wollock et P. S. Noel, American Philosophical Society, Philadelphie, 1981.

SABOURIN, P., « Pinel et son geste ou l'autre chaîne des désirs », dans Jean GARRABÉ, *Philippe Pinel*, 1994, pp. 139-56.

SADE, Donatien Alphonse François, marquis de, *Journal inédit. Deux cahiers retrouvés 1807, 1808, 1814, suivis en appendice d'une notice sur l'Hospice de Charenton*, texte établi par Hippolyte de Colins, Gallimard, Paris, 1970.

SAGAR, Johann Baptist Michael, *Systema morborum systematicum*, Kraus, Vienne, 1771.

SAILLANT, Charles Jacques, *Tableau historique et raisonné des épidémies catharrales, vulgairement dite la grippe, depuis 1510 jusques et y compris celle de 1780*, Didot jeune, Paris, 1780.

SAND, René, *Vers la médecine sociale*, Paris, 1948 ; trad. angl. : *The advance to social medicine*, Staples, Londres, 1952.

SAUSSURE, Raymond de, *French psychiatry in the Eighteenth century. Ciba Symposia*, 1950, 11 n° 5, pp. 1235-38.

SAUVAGES, voir Boissier de Sauvages de la Croix.

SCAPINI, Aldo, *La pazzia nell'interpretazione di Vincenzo Chiarugi*, Giardini, Pise, 1966.

SCHNECK, Jerome M., « The Thomas Sydenham – Benjamin Rush transition in the history of psychiatry », *Med Hist*, 1962, 6, pp. 389-91.

SCHRENK, Martin, *Über den Umgang mit Geisteskranken : Die Entwicklung der psychiatrischen Therapie vom « moralischen Regime » in England und Frankreich zu den « psychischen Curmethoden » in Deutschland*, Springer, Heidelberg et New York, 1973.

SCHWARTZ, Robert M., *Policing the poor in eighteenth-century France*, University of North Carolina Press, Chapel Hill, NC, 1988.

SCHWEIGGER, A. F., *Über Kranken – und Armen-Anstalten zu Paris, mit einem Anhang über die französischen Feldspitäler von Dr J. G. Langermann*, Bayreuth, Lübeck, 1809.

SCULL, Andrew, *Madhouses, mad-doctors, and madmen : the social history of psychiatry in the Victorian era*, University of Pennsylvania Press, Philadelphie, PA, 1981.

– « The domestication of madness », *Med Hist*, 1983, 27, pp. 233-48.

– *Social order/mental disorder : Anglo-American psychiatry in historical perspective*, University of California Press, Berkeley, CA, 1989.

– (réd.), *Museums of madness : the social organization of insanity in 19th-century England*, St. Martin's Press, New York, 1979.

SECRETAIN, A., *Propositions et réflexions sur quelques maladies des vieillards*, Thèse de médecine, Paris, 1827.

SEDERER, L., « Moral therapy and the problem of morale », *Amer J Psychiat*, 1977, 134, pp. 267-27.

SELLE, Christian Gottlieb, *Rudimenta pyretologiae methodicae*, Himburg, Berlin, 1773.

– *Médecine clinique ou Manuel de pratique*, J. Martel aîné, Montpellier, 1787.

SEMELAIGNE, René, *Philippe Pinel et son œuvre au point de vue de la médecine mentale*, Imprimeries réunies, Paris, 1888.
– *De la législation sur les aliénés dans les Iles Britanniques*, Steinheil, Paris, 1892.
– *Les grands aliénistes français*, Paris, Steinheil, 1894.
– « Observations sur l'Hospice des insensés de Bicêtre », *Bull Soc Hist Med*, 1910, pp. 177-89, repris par Jacques POSTEL, 1981 (a), pp. 233-48.
– *Aliénistes et philanthropes : les Pinel et les Tuke*, Steinheil, Paris, 1912.
– « Notes inédites de Pinel », *Bulletin de la société clinique de médecine mentale*, 1913, 6, pp. 221-27, repris par Jacques POSTEL, 1981 (a), pp. 226-29.
– *Les pionniers de la psychiatrie française avant et après Pinel*, 2 vol., Baillière, Paris, 1930.

SÉRIEUX, Paul, et GOULARD, R., « Le service médical de la Bastille », *Bull Soc Fr Hist Med*, 1926, 20, pp. 117-34, 178-98, 218-23.

SÉRIEUX, Paul, et LIBERT, Lucien, « L'assistance et le traitement des maladies mentales au temps de Louis XVI », *Chron Med*, 1914, 21, pp. 419-25, 460-67. (a)
– « Règlements de quelques maisons d'aliénés », Documents pour servir à l'histoire de la psychiatrie en France, *Bull Soc Med Ment Belg*, 1914, 172, pp. 109-250. (b)
– « Le régime des aliénés en France au XVIIIe siècle d'après des documents inédits », *Ann Med Psychol*, Paris, 1914, 10e sér., 6, pp. 43-76, 196-219, 311-23, 470-97, 598-627 (c) ; 1916, 7, pp. 74-98.

SÉRIEUX, Paul, et TRENEL, M., « L'internement des aliénés par voie judiciaire », *Rev Hist Dr Fr Etr*, 1931, pp. 450-86.

SÉRIEUX, Paul, *L'assistance des aliénés en France, en Allemagne, en Italie et en Suisse*, Imprimerie municipale, Paris, 1903.
– « Les asiles spéciaux pour les condamnés aliénés et les psychopathes dangereux », *Rev Psychiat*, 1905, 9, pp. 265-79.
– « Le traitement des maladies mentales à la Bastille », *Arch Intern Neurol*, 1922, 41 (1), pp. 137-50, 177-86 ; 41 (2), pp. 12-23, 51-62, 96-107, 121-30, 161-80.
– « Le traitement des maladies mentales dans les maisons d'aliénés du XVIIIe siècle », *Arch Intern Neurol*, 1924, 43 (2), pp. 97-119, 145-54, 191-203 ; 1925, 44 (1), pp. 21-31, 50-63, 90-104, 121-33.
– « L'internement par "ordre de justice" des aliénés et des correctionnaires sous l'Ancien Régime, d'après des documents inédits », *Rev Hist Dr Fr Etr*, 1932, 77, pp. 413-62.
– *Le quartier d'aliénés du dépôt de mendicité de Soissons au XVIIIe siècle d'après des documents inédits*, d'Acrosse, Soissons, 1934.
– « Le parlement de Paris et la surveillance des maisons d'aliénés et de correctionnaires aux XVIIe et XVIIIe siècles », *Rev Hist Dr Fr Etr*, 1938, 83, pp. 404-459.

SERVIER, Dr, *Le Val-de-Grâce : histoire du monastère et de l'hôpital militaire*, Masson, Paris, 1888.

SEVESTRE, Pierre, « Éloge de la maison de Charenton », *Inform Psychiat*, Paris, 1976, 52, pp. 361-63.
– « La maison de Charenton : de la fondation à la reconstruction, 1641-1838 », *Hist Sci Med*, 1991, 25, pp. 61-71.

SGARD, Jean (réd.), *Dictionnaire des journaux*, 2 vol., Universitas, Paris, 1991.

SHATTUCK, R., *The forbidden experiment: the story of the wild boy of Aveyron*, Farrar Straus Giroux, New York, 1980.

SHERSHOW, J.D. (réd.), *Delicate branch: the vision of moral psychiatry*, Dabor Science Publication, Oceanside, New York, 1977.

SHRYOCK, Richard H., « The psychiatry of Benjamin Rush », *Amer J Psychiat*, 1944, 10, pp. 429-32.

SIBALIS, Michael David, « Prisoners by *mesure de haute police* under Napoleon I: revising the *lettres de cachet* », *Proceedings of the Western Society for French History*, 1991, 18, pp. 261-69.

SICARD, André, « Hommage à Pinel », *Bull Acad Nat Med*, 1982, 166, pp. 931-35.

SIMON, J.C.H., *L'assistance aux malades mentaux: histoire et problèmes modernes en France*, Thèse de médecine, Paris, 1964.

SIMON, Nadine, et FRANCHI, Jean, *La Pitié-Salpêtrière*, Éditions de l'Arbre à Images, Paris, 1986.

SINGER, L., « La place de la psychiatrie française dans la psychiatrie européenne », *Ann Med Psychol*, Paris, 1993, 151, pp. 256-59.

SKURNIK, N., « Psychiatrie de l'enfant et histoire: le développement de la psycho-pédagogie et de la pédo-psychiatrie moderne à l'époque contemporaine », *Inform Psychiat*, Paris, 1981, 57, pp. 947-59, 1071-75, 1175-83.

SMYTH, James Carmichael, *An account of the effects of swinging*, Johnson, Londres, 1787.

SOMMER, R., et ROEMER, H., « Die Jahrhundertsfeier für Pinel in Paris vom 30. Mai - 2. Juni 1927 », *Psychiat Neurol Wochenschr*, 1927, 29, pp. 397-99.

SOURNIA, J.C., *La médecine révolutionnaire, 1789-1799*, Payot, Paris, 1989.

SPEZZAFERRI, F., « Chi per primo spezzo le catene degli alienati: Pinel o Chiarugi ? », *Pagine di storia della medicina*, 1962, 6, pp. 44-48.

STAROBINSKI, Jean, *Histoire du traitement de la mélancolie, des origines à 1900*, Geigy, Bâle, 1960.

STAUM, Martin S., *Cabanis: Enlightenment and medical philosophy in the French Revolution*, Princeton University Press, Princeton, NJ, 1980.

STAUM, Martin S., et LARSEN, D.R. (réd.), *Doctors, patients, and society: power and authority in medical care*, Wilfrid Laurier University Press, Waterloo, Canada, 1981.

STENGER, G., *La société française pendant le Consulat*, 6 vol., Perrin, Paris, 1905.

STILL, Arthur, et VELODY, Irving, *Rewriting the history of madness: studies in Foucault's "Histoire de la folie"*, Routledge, Londres, 1993.

STILLMUNKES, Paul, « La Faculté de médecine de Toulouse dans la tourmente révolutionnaire », dans *Larrey, Tarbes, Viguerie*, Ordre national des médecins, Toulouse, 1989, pp. 3-6.

STOLL, Maximilien, *Médecine pratique*, tr. P.A.O. Mahon, avec l'Éloge de Stoll par Vicq d'Azyr, deux Tables... et des Notes par MM. Pinel, Majon, Baudelocque etc., Brosson, Paris, An IX.

STROPPIANA, L., « La riforma degli ospedali psichiatrici di Chiarugi nel quadro del riformismo Toscano ed europeo », *Rivista di storia della medicina*, 1976, 20, pp. 168-79.

STRUMPF, Neville E., et TOMES, Nancy, « Restraining the troublesome patient: a historical perspective on a contemporary debate », *Nursing Hist Rev*, 1933, 1, pp. 3-24.

STUART, D., *Disputatio medica de mania*, Balfour, Auld et Smellie, 1770.

SUDHOFF, Karl, « Das medizinische Zeitschriftswesen in Deutschland bis zur Mitte des 19ten Jahrhunderts », *Münch Med Wochenschr*, 1903, 50, pp. 455-63.
SUE, P., *Anecdotes historiques, littéraires et critiques sur la médecine, chirurgie et pharmacie*, 2 vol., Le Boucher, Amsterdam, 1785.
SUEUR, Laurent, « Les classifications des maladies mentales en France dans la première moitié du XIXe siècle », *Rev Hist*, 1993, 289, pp. 483-510. (a)
– « La fragile limite entre le normal et l'anormal : lorsque les psychiatres français essaient, au XIXe siècle, de reconnaître la folie », *Rev Hist*, 1993, 292, pp. 31-51. (b)
– « La place de la religion catholique dans les asiles d'aliénés au XIXe siècle », *Rev Hist*, 1993, 289, pp. 31-51. (c)
– « Quelques traitements médicaux utilisés contre la folie, en France, durant la première moitié du XIXe siècle », *Arch Sci*, Genève, 1994, 47, pp. 219-30.
SURZUR, J. M. J., *L'Hôpital-hospice de Bicêtre. Historique, fonctions sociales, jusqu'à la Révolution française*, Thèse de médecine n° 943, Paris, 1969.
SUTTON, Geoffrey, « "The physical and chemical path to vitalism", Xavier Bichat's physiological researches on life and death », *Bull Hist Med*, 1984, 58, pp. 53-71.
SWAIN, Gladys, *La question de la naissance de la psychiatrie au début du XIXe siècle*, Thèse de médecine, Caen, 1975.
– « La nouveauté du *Traité médico-philosophique* et ses racines historiques », *Inform psychiat*, 1977, 53, pp. 463-76. (a)
– *Le sujet de la folie : Naissance de la psychiatrie*, Privat, Toulouse, 1977 (b). Nouvelle éd. avec préface de Marcel Gauchet, Calmann-Lévy, Paris, 1997.
– « Anatomie d'une loi : la loi du 30 juin 1838 sur les aliénés va-t-elle tomber dans les oubliettes ? », *La santé de l'homme*, 1982, 238, pp. 22-23.
– « La folie à l'âge démocratique », *Esprit*, 1983, pp. 93-110. (a)
– « Les ruses de la déraison », *Esprit*, 1983, pp. 87-92. (b)
– *Dialogue avec l'insensé*, avec une préface de Marcel Gauchet, Gallimard, Paris, 1994.
SWAIN, Gladys, et GAUCHET, Marcel, « Un nouveau regard sur l'histoire de la folie », *Esprit*, 1983, pp. 77-86.
SYDENHAM, Thomas, *Works*, The Sydenham Society, Londres, 1848.
SZAPIRO, E., « Pinel et Esquirol : quelques commentaires sur les débuts d'une amitié », *Ann Med Psychol*, 1976, 134, pp. 59-61.
SZASZ, Thomas S., *The myth of mental illness : foundations of a theory of personal conduct*, Hoeber-Harper, New York, 1961.
– *The manufacture of madness : a comparative study of the inquisition and the mental health movement*, Harper & Row, New York, 1970.
– *Psychiatric Slavery*, Free Press, New York, 1977.
SZTULMAN, Henri, « Folie ou maladie mentale ? Étude critique psychopathologique et épistémologique des conceptions de Michel Foucault », *Evol Psychiat*, Paris, 1971, 36, pp. 260-77.
TANSEY, M., « The life and works of Sir Alexander Crichton, F.R.S. (1763-1856) : a Scottish physician to the Imperial Russian Court », *Royal Society of London : records and proceedings*, 1983-1984, 38, pp. 241-59.

TEMKIN, Owsei, « The philosophical background of Magendie's physiology », *Bull Hist Med*, 1946, 20, pp. 10-35. (a)
– « Materialism in French and German physiology of the early 19th century », *Bull Hist Med*, 1946, 20, pp. 322-27. (b)
– « Gall and the phrenological movement », *Bull Hist Med*, 1947, 21, pp. 275-321.
– « Medicine and the problem of moral responsibility », *Bull Hist Med*, 1949, 23, pp. 1-20.
– « Historical aspects of the classification of science », dans B.C. VICKERY (réd.), *Classification and indexing in Science*, Academic Press, New York, 1959.
– « The history of classification in the medical sciences », *Conference on the role and methodology of classification in psychiatry and psychopathology*, National Institutes of Health, Washington, D.C., 1965, pp. 11-20.
– « The scientific approach to disease: specific entity and individual sickness », dans *The double face of Janus*, The Johns Hopkins University Press, Baltimore, 1971, pp. 441-55.
TEMKIN, Owsei, et TEMKIN, Lillian C., « The relationship between Geoffroy Saint-Hilaire and Lakanal », *Bull Hist Med*, 1945, 17, pp. 305-14.
TENON, Jacques, « Observations sur les obstacles qui s'opposent aux progrès de l'anatomie », *Mémoire... imprimé sous le privilège de l'Académie des sciences, classe anatomie, le 20 août 1785*, Pierres, Paris, 1785.
– *Mémoires sur les hôpitaux de Paris*, Pierres, Paris, 1788 [voir WEINER, 1997 (a)].
TESSON, « Visite de la Salpêtrière », *Procès-verbaux de la Commission municipale du Vieux Paris*, 1903, pp. 182-95.
THOMPSON, John D., et GOLDIN, Grace, *The hospital: a social and architectural history*, Yale University Press, New Haven, Connect., 1975.
THOUIN, André, « Description de la *Maison des fous* d'Amsterdam, extraite du journal manuscrit des voyages du citoyen Thouin, dans la Belgique et la Hollande », *Déc Phil*, Vendémiaire-Frimaire, An IV, [1795-1796] 7, pp. 418-424.
THOURET, Michel Augustin, *De l'état actuel de l'École de santé de Paris*, Didot, Paris, 1798.
THUROT, F., « Lettres sur divers mémoires du citoyen Cabanis », *Déc Phil*, 1800, 25, pp. 262-70, 461-68, 521-28.
TISSOT, S. A., *Avis au peuple sur sa santé*, Didot, Paris, 1761.
– *Essai sur les moyens de perfectionner les études de médecine*, Mourer, Lausanne, 1785.
TOMES, Nancy, *A generous confidence: Thomas Story Kirkbride and the Art of Asylum-Keeping, 1840-1883*, Cambridge University Press, Cambridge, 1985.
TOULOUSE, Édouard, *L'infirmerie spéciale du Dépôt et le placement d'office dans les asiles de la Seine*, Rapport présenté à la Société des asiles de la Seine, Paris, 1920. (a)
– *La réorganisation de l'hospitalisation des aliénés dans les asiles de la Seine*, Société médicale des asiles de la Seine, Paris, 1920. (b)
TRÉLAT, Ulysse, « Famille et folie au XIXe siècle: une lecture de Trélat », *Inform Psychiat*, Paris, 1980, 56, pp. 345-52.
TRILLAT, Étienne, *Histoire de l'hystérie*, Seghers, Paris, 1986.
TROYANSKY, D. G., *Old age in the Old Regime: image and experience in eighteenth-century France*, Cornell University Press, Ithaca, 1989.

TUETEY, Alexandre (réd.), *L'assistance publique à Paris pendant la Révolution*, 4 vol., Imprimerie nationale, Paris, 1895-1897.

TUKE, Samuel, *Description of the Retreat at York*, W. Alexander, York, 1813.

TYRODE, Yves, « Le comte de Broutet est-il le Philippe Pinel avignonnais ? », *Psychol Med*, 1993, 25, pp. 1153-58.

ULLERSPERGER, J. B., *Die Geschichte der Psychologie und der Psychiatrik in Spanien von den ältesten Zeiten bis zur Gegenwart*, Stuber, Würzburg, 1871.

VAGANI, A., et MANGENOT, E. (réd.), *Dictionnaire de théologie catholique*, Letouzey et Ané, Paris, 1908.

VAIDY, J. F. V., « Lettre à M. le docteur N. sur l'enseignement clinique », *J Compl Dict Sci Med*, 1818, 2, pp. 279-84.

VALDIZAN, Hermilio, « La obra apostolica de Pinel », *Rev Crim Psiquiat Med Legal*, 1927, 14, pp. 588-604.

VALLADE, L., « Instruction de 1785 sur la manière de gouverner les insensés : ses répercussions à Aix et à Marseille », *Inform Psychiat*, Paris, 1977, 53, pp. 53-56.

VALLADE, L., et VALLADE, M. J., « Historique de l'hospice des insensés de la Trinité à Aix-en-Provence », *Inform Psychiat*, 1978, 54, pp. 411-22.

VALLÉRY-RADOT, Pierre, *Paris d'autrefois, ses vieux hôpitaux : deux siècles d'histoire hospitalière*, Dupont, Paris, 1947.

VARTANIAN, Aram, « Cabanis and La Mettrie », *Studies on Voltaire and the eighteenth century*, 1976, 155, pp. 2149-66.

VEITH, Ilza, *Hysteria : the history of a disease*, Chicago University Press, Chicago, 1965.

– « Psychiatric nosology : from Hippocrates to Kraepelin », *Amer J Psychiat*, 1957, 114, pp. 385-91.

VESS, D. M., *Medical revolution in France, 1789-1796*, Florida State University Press, Gainesville, Floride, 1975.

VICQ D'AZYR (1787-1794), MAHON (1794-1801), PETIT-RADEL (1801-1815), MOREAU DE LA SARTHE (1815-1826), THILLAYE (1826-1830) (réd.), *Encyclopédie méthodique. Médecine*, 13 vol., Panckoucke, Paris, 1783-1830.

VIDAL, Auguste, « Le Collège de Lavaur », *Revue du Tarn*, 1888, pp. 49-56, 66-77, 83-93.

VIDART, L., et JUGLAND, J., « À propos de l'action de Pinel à l'hospice de Bicêtre », *Ann Med Psychol*, Paris, 1976, 134, pp. 55-59.

VIÉ, Jacques, *Les aliénés et les correctionnaires à Saint-Lazare au XVII*[e] *et au XVIII*[e] *siècle*, Presses Universitaires de France, Paris, 1930.

VIEL, C. F., *Principes de l'ordonnance et de la construction des bâtiments. Notices sur divers hôpitaux, et autres édifices publics et particuliers*, Tilliard, Paris, 1812.

VIGUERIE, J. de, *Une œuvre d'éducation sous l'Ancien Régime : Les Pères de la Doctrine chrétienne en France et en Italie, 1592-1792*, Éditions de la Nouvelle Aurore, Paris, 1976.

VINACHE, A., *Essai d'un commentaire sur l'aphorisme d'Hippocrate concernant les maladies des vieillards*, Thèse de médecine, Paris, 1816.

VINCIENNES, Olivier, « La maison de santé Belhomme : légende et réalité », *Mem Fed Soc Hist*, 1985, 31, pp. 135-208.

VIOLET, I., « Le mythe de la libération des aliénés de Bicêtre par Philippe Pinel pendant la Révolution française », UER d'histoire, Paris IV, Paris, 1989.

VISZANIK, Michael, *Die Irren- und Pflegeanstalten Deutschlands, Frankreichs, sammt der Cretinen-Anstalt auf dem Abendberge in der Schweiz, mit eigenen Bemerkungen*, Gerold, Vienne, 1845.

WAGNITZ, Heinrich Balthasar, *Historische Nachrichten und Bemerkungen über die merkwürdigsten Zuchthäuser in Deutschland, nebst einem Anhang über die zweckmässigste Einrichtung der Gefängnisse und Irrenanstalten*, 3 vol., Gebauer, Halle, 1791-1794.

– *Über die moralische Verbesserung der Zuchthausgefangenen*, Hemmer, Halle, 1797.

WAHL, D., « Un asile d'aliénés au XVIIIe siècle (Pontorson) », *Ann Med Psychol*, 1912, 70, pp. 688-707.

WARDENBURG, Georg, *Briefe eines Arztes geschrieben zu Paris und bei den französischen Armeen von Mai 1796 bis November 1797 zunächst für Ärzte und Statistiker*, Schroeder, Göttingen, 1798.

WARNER, J. H., « The selective transport of medical knowledge : ante bellum American physicians and Parisian medical therapeutics », *Bull Hist Med*, 1985, 59, pp. 213-31.

– *Against the spirit of system : the French impulse in nineteenth-century American medicine*, Princeton University Press, Princeton, N.J., 1998.

WEICKARD, Melchior Adam, *Der philosophische Arzt*, 2 vol., Andreas, Francfort, 1790.

WEINER, Dora B., « Le droit de l'homme à la santé : une belle idée devant l'Assemblée constituante, 1790-1791 », *Clio Med*, 1970, 5, pp. 209-33.

– « The French Revolution, Napoleon and the nursing profession, *Bull Hist Med*, 1972, 46, pp. 274-305.

– « Public health under Napoleon : the Conseil de salubrité de Paris, 1802-1815 », *Clio Med*, 1974, 9, pp. 271-84.

– « Le concept de l'homme sain dans l'œuvre de Pinel », *Hist Sci Med*, 1977, 11, pp. 36-43. (a)

– « Les handicapés et la Révolution française : aspects de médecine sociale », *Clio Med*, 1977, 12, pp. 97-109. (b)

– « The apprenticeship of Philippe Pinel. A new document, "Observations of citizen Pussin on the insane" », *Clio Med*, 1978, 13, pp. 124-33, et *Amer J Psychiat*, 1979, 136, pp. 1128-34.

– *The clinical training of doctors : an essay of 1793*, The Johns Hopkins University Press, Baltimore, MD, 1980. (a)

– « Philippe Pinel et l'abolition des chaînes : un document retrouvé », *Inform Psychiatr*, 1980, 56, pp. 145-53 (b)

– « Trois moments-clés dans la vie de Philippe Pinel », *Actas, XIX congreso internacional de historia de medicina*, 2 vol., Barcelone, 1980, 1, pp. 154-61. (c)

– Compte rendu de O. Keel, *La généalogie de l'histopathologie*, Paris, 1979, *Arch Internat Hist Sci*, 1983, 33, pp. 386-38.

– « Philippe Pinel, père : deux générations en conflit », *Persp Psychiat*, Paris, 1984, 22, pp. 100-3. (a)

– « Pinel or the *Zeitgeist* ? », dans O. BAUR et O. GLANDIEN (réd.), *Zusammenhang, Festschrift für Marielene Putscher*, 2 vol., Wienand, Cologne, 1984, 2, pp. 617-631. (b)

– « Hospital administrators in the French Revolution », *Koroth*, 1985, 11-12, pp. 181-91. (a)

– « Philippe Pinel, linguist », *Gesnerus*, 1985, 42, pp. 499-509. (b)

– « Un registre inédit de la première clinique psychiatrique à Paris entre 1802 et 1808 : Jean Étienne Dominique Esquirol et ses malades », dans R. A. BERNABEO (réd.), *Proceedings of the XXXI International*

Congress on the History of Medicine, Monduzzi Editore, Bologne, 1988, pp. 543-50.
– « The Brothers of Charity and the mentally ill in pre-revolutionary France », *Soc Hist Med*, 1989, 2, pp. 321-37.
– « Mind and body in the clinic : Philippe Pinel, Alexander Crichton, Dominique Esquirol and the birth of psychiatry », dans G. S. ROUSSEAU (réd.), *The languages of Psyche : mind and body in Enlightenment thought*, University of California Press, Berkeley, Cal., 1990, pp. 331-402.
– « Philippe Pinel, clerc tonsuré », *Ann Med Psychol*, 1991, 149, pp. 169-73. (a)
– « Pinel, professeur de physique médicale, d'après des documents inédits », *Hist Sci Med*, 1991, 25, pp. 43-52. (b)
– « Philippe Pinel's "Memoir on Madness" of 11 December 1794 : a fundamental text of modern psychiatry », *Amer J Psychiat*, 1992, 149, pp. 725-32. (a)
– « Triage for health care in a metropolis : Paris under Napoleon », *Medicina nei secoli : arte e scienza*, new series, 1992, 3, pp. 175-90. (b)
– *The Citizen-Patient in revolutionary and imperial Paris*, Johns Hopkins University Press, Baltimore, 1993. (a)
– « La Société philanthropique de Paris », dans Jean-Pierre GOUBERT (réd.), *Santé et Révolution*, vol. 7 de l'*Atlas de la Révolution française*, Éditions de l'EHESS, Paris, 1993, p. 51 (b)
– « Le geste de Pinel : history of a psychiatric myth », dans M.S. MICALE et R. PORTER (réd.), *Discovering the history of psychiatry*, Oxford University Press, New York, 1994, pp. 232-47 (a)
– « Pinel et Pussin à Bicêtre : causes et conséquences méthodologiques d'une rencontre », dans Jean GARRABÉ (réd.), *Philippe Pinel*, Les empêcheurs de penser en rond, Paris, 1994, pp. 95-116. (b)
– « Les femmes de la Salpêtrière : trois siècles d'histoire hospitalière parisienne », *Gesnerus*, 1995, 52, pp. 20-39.
– Introduction, notes, liste de biographies et un glossaire de termes techniques de l'édition du texte de : Jacques TENON, *Memoirs on Paris Hospitals (1788)*, Science History Publications, Canton, Mass., 1997 (a)
– « Sur les pas de Pinel à la Salpêtrière, d'après des documents inédits », *Hist Sci Med*, 1997, 31, pp. 37-44. (b)
– « Philippe Pinel », dans *Doctors, nurses, and medical practitioners : a bio-bibliographical sourcebook*, Westport, Connect., The Greenwood Press, 1997, pp. 216-221. (c)
– « The madman in the light of reason : Part I : Custody, therapy, theory and the need for reform. Part II : Alienists, asylums and the psychologic approach », dans Edwin R. WALLACE, IV, M.D. et John GACH (réd.), *Handbook of the history of psychiatry*, New Haven, Connect., Yale University Press, *à paraître.*

WEISZ, George, *The medical mandarins : the French Academy of medicine in the 19th and early 20th century*, Oxford University Press, New York, 1995.

WENTZ, Henry, *Promenades en Europe et au-delà*, Lebon, Paris, 1865.

WHITE, William A., « Reil's "Rhapsodieen" : critical historical review », *J Nerv Ment Dis*, 1916, 43, pp. 1-22.

WHYTT, R., *Essay on the vital and other involuntary motions of animals*, Hamilton, Édimbourg, 1751.

WIDLÖCHER, D., « Psychiatrie morale et théorie ontologique de la maladie », dans Jean GARRABÉ, *Philippe Pinel*, 1994, pp. 13-18.

WILLIAMS, Alan, *The police of Paris, 1718-1789*, Louisiana State University Press, Baton Rouge, Los Angeles, 1979.

WILLIAMS, Élizabeth A., *The physical and the moral: anthropology, physiology, and philosophical medicine in France, 1750-1850*, Cambridge University Press, New York, 1994.

– « Medicine in the civic life of eighteenth-century Montpellier », *Bull Hist Med*, 1996, 70, pp. 205-32.

WILLIAMS, L. Pearce, « Science, education and the French Revolution », *Isis*, 1953, 44, pp. 311-30.

– « Science, education and Napoleon I », *Isis*, 1956, 47, pp. 369-82.

WIRIOT, Mireille, *L'enseignement clinique dans les hôpitaux de Paris entre 1794 et 1848*, Thèse de médecine, Paris, 1970.

WITTELS, F., « The contribution of Benjamin Rush to psychiatry », *Bull Hist Med*, 1946, 20, pp. 157-66.

WOLOCH, Isser, « From charity to welfare in revolutionary Paris », *J Mod Hist*, 1986, 58, pp. 779-812.

WOODS, Evelyn, et CARLSON, E.T., « The psychiatry of Philippe Pinel », *Bull Hist Med*, 1961, 35, pp. 14-25.

WOOLF, S., « Les bases sociales du Consulat: un mémoire d'Adrien Duquesnoy », *Rev Hist Mod*, 1984, 31, pp. 597-618.

WÜRTZ, Georg Christoph, *Mémoire sur l'établissement des écoles de médecine pratique à former dans les principaux hôpitaux civils de la France à l'instar de celle de Vienne, pour perfectionner l'art de médecine pratique et la faciliter aux jeunes médecins*, Didot Jeune, Paris et Treuttel, Strasbourg, 1784.

YEO, Richard, « Reading encyclopedias: science and the organization of knowledge in British dictionaries of arts and sciences, 1730-1850 », *Isis*, 1991, 82, pp. 24-49.

YOUNG, Thomas, *Practical and historical treatise on consumption*, Underwood, Londres, 1815.

ZILBOORG, G., *History of medical psychology*, Norton, New York, 1941.

ZIMMERMANN, Johann Georg, *Von der Erfahrung in der Arzneikunst*, Heidegger, Zurich, 1763-1764.

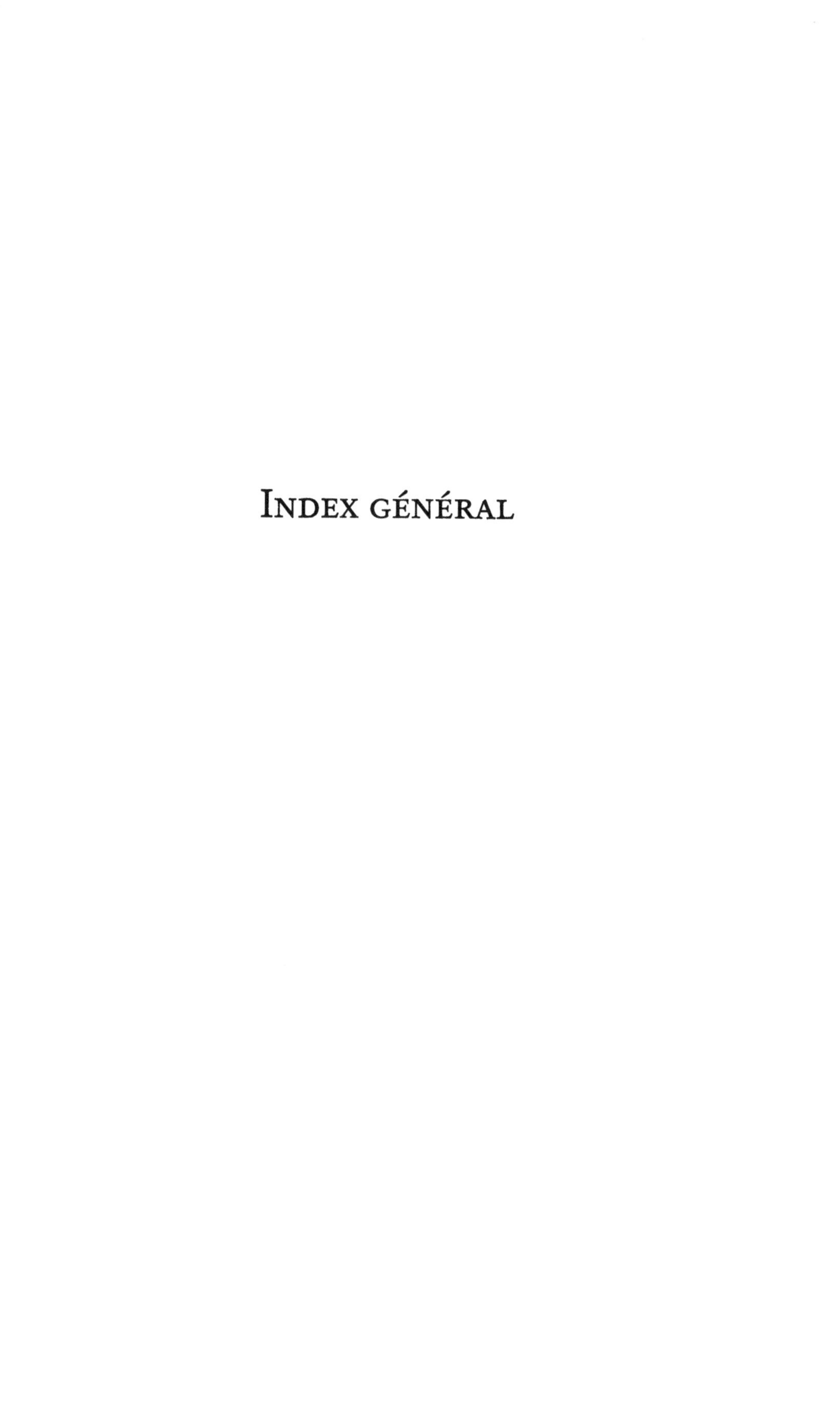

Index général

A

N.B. Index sélectif des principaux concepts généraux et noms propres établi par l'auteur.

D

E

F

I

M

N

O

P

U

V

W

Z

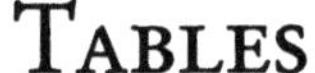

Tables

Table des tableaux

Table des illustrations

Table des matières

www.ingramcontent.com/pod-product-compliance
Lightning Source LLC
LaVergne TN
LVHW010124230826
846091LV00001BA/140